高等医药院校护理学"十三五"规划教材

供护理学类专业用

U0642443

康复护理学

丛书总主编　唐四元

主　　编　冯　辉　马素慧

中南大学出版社

www.csupress.com.cn

·长沙·

本书编写委员会

前　言 ......

　　康复护理是随着康复医学的发展而逐渐发展起来的一门专科护理技术，是康复医学的重要组成部分，贯穿于整个康复的全过程。康复护理是全面落实康复计划，通过早期、全程介入实施康复护理技术及健康教育等，以预防、减轻和消除康复对象的功能障碍，达到最大限度地功能改善和重返社会，提高生存和生活质量。《"健康中国2030"规划》、《全国医疗卫生服务体系规划（2015—2020年）》及《全国护理事业发展规划（2016—2020年）》中强调护理服务内容从疾病临床治疗向慢病管理、长期照护、康复促进等方面延伸，努力满足人民群众日益多样化、多层次的健康需求。因此，护理人员作为康复医疗团队中的重要成员，必须了解、熟悉和掌握康复护理学的基本理论和技术，对促进康复对象的全面康复具有积极、重要的意义。

　　《康复护理学（供护理学类专业用）》/高等医药院校护理学"十三五"规划教材共分10章，内容包括绪论、康复护理学理论基础、康复评定、常用康复治疗技术、康复护理技术以及临床常见神经疾病、骨骼肌肉疾病、心肺疾病、内分泌与代谢疾病及肿瘤患者的康复护理。本书充分体现应用型人才的培养特色，强调基础理论与最新临床实践相结合，以医学整体评估为基础，以全面康复为目标，以实施个性化护理措施为落脚点，加强康复护理指导，注重在整个康复过程中为患者提供生理、心理和社会的全面和全程的护理服务和关爱。本教材适用于高等医药院校本科护理学专业师生、康复护理工作者以及临床护理工作者阅读参考。

　　本书应中南大学出版社邀请，组织国内具有丰富康复护理教学经验和临床康复医疗和护理实践经验的专业人员共同编写完成。为满足教学、临床实践的需要，本书紧扣康复学科最新进展，在内容选择上，力求全面、精练，重点突出，避免重复，并多配以图表，简明易懂，使学生能够在学习中将康复评估、康复护理措施及指导融会贯通运用，提高可操作性，重点培养学生的实践应用能力。由于此次编写时间较紧，编写人员水平有限，书中难免有诸多欠妥之处，祈请使用本书的师生、读者和康复界同仁谅察，并给与批评和建议，以供今后修正。

冯　辉

2019 年 11 月

目　录

第一章　绪　论 ……………………………………………………（1）

　第一节　康复与康复医学 ……………………………………（1）

　第二节　康复医学服务及工作方式 …………………………（5）

　第三节　康复护理学概述 ……………………………………（10）

　第四节　康复护理程序 ………………………………………（14）

第二章　康复护理学理论基础 …………………………………（18）

　第一节　康复护理基础 ………………………………………（18）

　第二节　康复护理学相关理论 ………………………………（28）

第三章　康复护理评定 …………………………………………（41）

　第一节　概　述 ………………………………………………（41）

　第二节　运动功能评定 ………………………………………（42）

　第三节　心肺功能评定 ………………………………………（53）

　第四节　感知与认知功能评定 ………………………………（64）

　第五节　语言功能及吞咽障碍评定 …………………………（70）

　第六节　疼痛的评定 …………………………………………（77）

　第七节　盆底功能评定 ………………………………………（79）

　第八节　神经肌肉电诊断 ……………………………………（99）

　第九节　心理评定 ……………………………………………（105）

　第十节　睡眠障碍 ……………………………………………（110）

　第十一节　日常生活活动能力和生活质量评定 ……………（116）

第四章　常用康复治疗技术 ……………………………………（128）

　第一节　物理治疗 ……………………………………………（128）

　第二节　作业治疗 ……………………………………………（137）

　第三节　言语治疗 ……………………………………………（141）

　第四节　康复辅助器具 ………………………………………（146）

　第五节　中医疗法 ……………………………………………（151）

第五章 常用康复护理技术 ·· (162)

　　第一节　体位摆放 ··· (162)

　　第二节　体位转换 ··· (167)

　　第三节　呼吸功能与排痰训练 ····································· (174)

　　第四节　吞咽障碍的康复护理 ····································· (180)

　　第五节　神经源性膀胱护理技术 ··································· (186)

　　第六节　肠道的康复护理 ··· (192)

　　第七节　日常生活活动能力训练 ··································· (196)

　　第八节　心理康复护理 ··· (202)

　　第九节　康复护理环境管理 ······································· (204)

第六章 常见神经疾病患者的康复护理 ······························· (208)

　　第一节　脑卒中 ··· (208)

　　第二节　颅脑损伤 ··· (223)

　　第三节　脑性瘫痪 ··· (232)

　　第四节　脊髓损伤 ··· (241)

　　第五节　阿尔茨海默病 ··· (251)

　　第六节　帕金森病 ··· (256)

　　第七节　周围神经病损 ··· (263)

第七章 常见肌肉骨骼疾病患者康复护理 ····························· (271)

　　第一节　颈椎病 ··· (271)

　　第二节　肩周炎 ··· (276)

　　第三节　腰椎间盘突出症 ··· (282)

　　第四节　关节炎 ··· (290)

　　第五节　骨　折 ··· (298)

　　第六节　手外伤 ··· (309)

　　第七节　截　肢 ··· (313)

　　第八节　人工关节置换术 ··· (318)

　　第九节　常见运动损伤 ··· (325)

第八章 常见心肺疾病患者的康复护理 ······························· (331)

　　第一节　冠心病的康复护理 ······································· (331)

　　第二节　原发性高血压的康复护理 ································· (345)

　　第三节　慢性心力衰竭的康复护理 ································· (357)

　　第四节　慢性阻塞性肺疾病的康复护理 ····························· (368)

　　第五节　支气管哮喘 ··· (381)

　　第六节　慢性呼吸衰竭 ··· (390)

第九章 常见内分泌与代谢疾病患者的康复护理 ························ （396）

第一节 糖尿病 ·· （396）

第二节 骨质疏松症 ·· （414）

第十章 肿瘤患者的康复护理 ·· （428）

第一节 乳腺癌患者术后的康复护理 ································ （429）

第二节 喉癌患者的康复护理 ·· （437）

第三节 肺癌患者的康复护理 ·· （441）

第四节 大肠癌患者的康复护理 ····································· （449）

参考文献 ·· （454）

第一章 绪 论

学习目标

识记：

1. 能准确陈述康复、康复医学、康复护理学的概念。

2. 能简述康复的对象与范畴、康复医学的内容、康复护理的原则与基本内容。

理解：

1. 能陈述康复医学的服务及工作方式。

2. 能简述残疾的三级预防。

3. 能陈述社区康复。

4. 能概述护士在康复治疗中的作用。

5. 能简述康复护理程序。

运用：

1. 能比较 ICIDH 和 ICF 的分类原则及描述各成分之间的关系。

2. 能陈述康复护理的发展。

第一节 康复与康复医学

一、康复及其内涵

康复（rehabilitation）的概念：rehabilitation 一词来源于中世纪的拉丁语，其中"re-"是"重新"的意识，"habilis"是"为人所期望"的意思，在当时是指失去地位、特权和财产等而重新恢复之意，后逐渐被赋予"经正规治疗使病残者恢复往日的自我和尊严"的意义。在现代医学领域中，康复的定义和内涵在不断演变。

最早定义是 1969 年由 WHO 康复专家委员会给出，是指"综合协调地应用医学、社会、教育、职业以及其他措施，对病、伤、残者进行训练或再训练，以提高其活动能力"。随着社会的发展，康复的内涵也在不断丰富，从初期着重于改善躯体功能到强调生活自理能力的提高，再到关注生存质量。

目前，康复的定义是指综合协调地应用各种措施，消除或减轻病、伤、残对个体身、心、社会功能的影响，使个体在生理、心理和社会功能方面达到和保持最佳状态，从而改变病、伤、残者的生活，增强其自理能力，使其重返社会，提高生存质量。有些病、伤、残对个体的病理变化无法彻底消除，有些局部或系统功能无法完全恢复，但经过康复后，个体仍然可以带着某些功能障碍过着有意义的生活，从而达到个体的最佳生存状态。在康复中，患者与环境和社会都是能动的。一方面，患者要通过改善功能以适应环境和社会；另一方面，可以通过对环境和社会的改造，以适应患者。尤其需要强调的是，康复不仅仅指功能的恢复，还强调权利的恢复，即"复权"。因此，康复还是一项综合性社会事业。

由此可见，康复的含义包括4个方面：①采取综合措施；②以康复对象的功能障碍为核心；③强调功能训练、再训练；④以提高生活质量，重返社会为最终目的。

二、康复对象

（一）病、伤、残者

"病"是指各种先天性和后天性疾病的患者；"伤"是指各类战争伤、工伤以及其他各类突发事件引起的伤，如地震、交通事故等；"残"是指各类先天和后天因素导致的残疾者。随着医疗技术的不断提高，死亡率逐年下降，许多疾病的成活者多留有不同程度的功能障碍，致残率增加，功能障碍者增多。根据全国第二次残疾人抽样调查结果显示：截至2006年，我国残疾人总数为8296万，占人口总数的6.34%，涉及至少2.6亿家庭人口。其中近6000万需要康复，占残疾人总数72.28%。2011年，WHO发布的《世界残疾报告》指出：全球有10亿人口带有某种形式的残疾，约占世界总人口数的15%，而且随着人口日益老龄化，这一比例将继续增长。

（二）老年人群

老年人大多存在不同程度的退行性改变和功能障碍。随着人口老龄化速度加快，截至2017年底，我国60岁及以上老年人口达2.43亿，占总人口比重达17.3%，其中65岁及以上老年人口1.58亿，占总人口的11.4%。据联合国预测，到2040年全球超过60岁的人口将从目前的10%升至21%，60%的老年人患有多种慢性病。采用2006年第二次残疾人抽样调查数据推算，我国老年人中长期卧床、生活不能自理的约有2700万人，半身不遂的约有70万人，82万老年性痴呆患者中约有24万人长期卧床，迫切需要进行康复。

（三）亚健康状态者

例如，不明原因的疲劳、性功能下降和月经周期紊乱；不明原因的情感障碍、焦虑或神经质；以及对工作、生活、学习等环境难以适应，人际关系难以协调。亚健康状态如果处理得当，身体可向健康状态转化；反之，则容易患上各种各样的疾病。而康复训练对于许多疾病或病态有预防和治疗的双重作用。

三、康复范畴

康复范畴是指综合协调地应用各种措施，包括医学、社会、教育、职业等方面，这一概念的提出和框架的形成奠定了医学（医疗）康复、社会康复、教育康复、职业康复的基础。显然，这里的康复范畴是一个大康复的概念。

（一）医学康复

医学康复或称为医疗康复（medical rehabilitation）是指通过医学或医疗的手段来解决病、伤、残者的功能障碍，达到康复的目的。医学康复涵盖了整个医学范畴，但着重于临床医学。因此，临床上手术或非手术的方法均属于医学康复的范畴。在某种意义上，医学康复等同于临床医学，尤其是现代医学，两者最大的区别在于临床医学更多地关注救命治病，医学康复更多关注的是对那些救治过来的对象如何改善他们的功能。

（二）康复工程

康复工程（rehabilitation engineering）是指利用或借助于工程学的原理和手段，将现代科技的技术和产品转化为有助于改善病、伤、残者功能的具体服务。例如，截瘫患者的下肢行走训练器，截肢术后的人工假体（肌电手或假肢）及喉癌切除后的人工喉等。

（三）教育康复

教育康复（educational rehabilitation）是指对适龄病、伤、残儿童实施文化教育，可以在普通学校中开设特殊教育班或成立专门招收残疾儿童的学校，如聋哑学校。

（四）职业康复

职业康复（vocational rehabilitation）对成年残疾人或成年后致残的病、伤、残者，通过职业评定后，根据其实际功能及其残留的能力实施针对性训练，使其掌握一种或几种实用性的技能，并帮助其谋求职业、自食其力，为家庭和社会奉献微薄之力，成为有用之才。

（五）社会康复

社会康复（social rehabilitation）是从社会学或宏观上对病、伤、残者实施康复，维护残疾者的尊严和公平待遇，解决其重返社会时遇到的各种社会问题。如国家对残疾人的权利和福利通过立法的方式予以保障。

四、康复医学

（一）康复医学概念

康复医学（rehabilitation medicine）是以研究病、伤、残者功能障碍的预防、评定和治疗为主要任务，以改善躯体功能、提高生活自理能力、改善生存质量为目的的一个医学专科。康复医学源自于医疗康复，是临床医学的一个重要分支。虽然临床上常常将康复医学简称为康复，但二者不能等同。从学术上来看，康复是一个事业，医学或医疗康复是一个领域。它与预防医学、临床医学、保健医学组成现代医学体系。康复医学科与内科、外科、妇产科、儿科、急症科等临床学科并列为临床一级学科，可见其在临床学科中的影响力。因此，康复医学属于临床医学和医疗康复的范畴。

（二）康复医学内容

从专科内容上看，康复医学包括康复预防、康复评定和康复治疗三大方面。

1. 康复预防

康复预防包括残疾的三级预防，主要是预防那些与原发病没有直接关系的继发性功能障碍。例如，左小腿（膝下）截肢的患者，因术后没有及时康复训练，出现左大腿肌肉萎缩、左侧髋关节活动受限，甚至出现了右侧下肢的肌肉萎缩和关节活动受限；一位左半球脑出血的患者，因发病后没有及时活动训练，导致了肺部感染和深静脉血栓形成等。

2. 康复评定

康复评定是在临床检查的基础上，对病、伤、残患者的功能状况及其水平进行客观、定性和（或）定量的描述（评价），并对结果作出合理解释的过程。康复评定又称功能评定，包括躯体功能、认知功能、言语（交流）功能、心理功能及社会功能等5个方面。①躯体功能：包括人体发育、姿势、关节活动、肌张力、肌肉力量、平衡和协调、步行功能、心肺功能等；②认知功能：包括注意力、记忆力、逻辑思维、计算力、时间和空间的定向力等；③言语（交流）功能：包括口语、手语、书面语、身体语言、书写功能等；④心理功能：包括行为、智力、人格、情绪等；⑤社会功能：包括社会交流、人际交流、组织和策划能力等。

3.康复治疗

康复治疗是康复医学的重要内容，常用的治疗方法有以下几个方面。

(1)物理治疗(physical therapy, PT)：通过主动和被动的方式，利用个体自身的肌肉收缩和关节活动，并借助于各种物理因子(如电、光、声、磁、冷、热、水、力等)来治疗疾病，恢复与重建功能的一种治疗方法，是康复治疗的主要手段之一。

(2)作业治疗(occupational therapy, OT)：通过特殊的作业活动(activity/task)来治疗躯体和精神疾患，改善个体功能，使患者的功能和独立性在日常生活的各个方面均能达到最佳水平。作业疗法的形式很多，如吃饭、穿衣、书法、园艺、编织、手工等，需要根据患者的实际情况来设定。

(3)言语治疗(speech therapy, ST)：狭义的概念是指使患者恢复正常说话能力的治疗，广义上指通过各种训练，使患者可以借助于口语、书面语言、手势语来传达个人的思想、感情、意见，实现个体之间最大能力交流的一种治疗。

(4)心理辅导与治疗(psychological therapy, PST)：是指在良好的治疗关系基础上，由经过专业训练的治疗者运用心理治疗的有关理论和技术，对患者进行帮助，以消除或缓解患者的心理问题或障碍，促进其人格向健康、协调的方向发展。

(5)中国传统治疗(traditional Chinese medicine, TCM)：包括针灸、中药、中医手法治疗、传统的保健方法和功能训练如太极拳等。

(6)康复护理(rehabilitation nursing, RN)：是随着康复医学的发展而逐渐发展起来的一门专科护理技术，是康复医学的重要组成部分，主要通过康复护理技术及健康教育等，促进残疾者的全面康复，预防继发性残疾。具体介绍见本章第三节。

(7)其他：如文体治疗(recreation therapy, RT)，康复工程(rehabilitation engineering, RE)，社会服务(social service, SS)等。

(三)康复医学与临床医学关系

1.临床医学是康复医学的"源头"

没有临床医学就没有康复医学，随着临床医学诊疗技术的不断提高，各类疾病的早期救治能力不断加强，死亡率下降，由此导致致残率上升，遗留有功能障碍的人数迅速增加，催生了康复医学，促进了康复医学的发展。

2.康复医学是临床医学的延续

临床医学是保命治病，稳定病情，康复医学则是改善功能，提高生活自理能力，提高生活质量。由此，康复医学是临床医学疗效的可靠保证。例如，一位上肢骨折的患者，骨科通过复位、固定，使骨折愈合；康复科通过各种功能训练，最大限度地恢复或改善了上肢特别是手部的功能。一位脑卒中患者，急诊科或神经内外科通过早期的急救，挽救了生命，康复科通过早期介入床边康复，实施综合康复，恢复了患者的行走和上肢功能，使患者生活自理，生存质量改善。

第二节 康复医学服务及工作方式

一、康复医学服务方式

服务方式是指提供具体康复服务所发生的场所。根据所能提供服务的层次，可以将康复医学分为机构内康复（institution – based rehabilitation，IBR）和社区康复（community – based rehabilitation，CBR）两种服务方式。

（一）机构内康复是指在具体的机构内开展的康复

机构包括综合医院中的康复科（部）、康复门诊、专科康复门诊、康复医院（中心）等。机构内康复的优点是有经过正规训练的各类专业人员（如物理治疗师、作业治疗师、言语治疗师等），有比较高的专业技术水平和比较完善的康复设备，可以在发现或疑似病、伤、残的早期就介入康复或给予预防性治疗，同时能解决病、伤、残者不同时期的各种康复问题。不足之处是病、伤、残者必须来到该机构方能接受康复服务，因此，服务对象有限。

（二）社区康复是指在社区内或基层开展的康复

社区可以是城市的街道，农村的乡镇。社区康复是使所有病、伤、残者得到康复、具有平等的机会和达到社会一体化的有效保障。社区康复的优点是依靠社区资源（人、财、物、技术），为本社区病、伤、残者开展就地的康复服务，强调发动社区、家庭和病、伤、残者参与，以医疗、教育、社会、职业等全面康复为目标。不足之处是专业人员不够、治疗技术受到限制、设备往往比较简单。因此，社区康复一定要有固定的转诊（送）系统，一些康复技术由上级医疗或专业康复机构下传，而一些难于在社区解决的困难问题，又必须向上面转送。这种上下转介系统，是建立"医院 – 社区 – 家庭"一体化康复网络体系的重要保证。

二、康复医学工作方式

工作方式是指在实施康复治疗方案时所运行的方式，与其他临床专科不同，康复医学的工作方式是以康复治疗组（team）的形式来运作。

（一）康复治疗组

康复治疗组包括康复医师（physiatrist）、康复护士（rehabilitation nurse）、治疗师（therapists）三类医务人员。康复医师是治疗组的组长或负责人，负责患者在整个康复治疗过程中的功能评定和治疗方案的制定，以及治疗组内各部门之间的协调；康复护士负责患者在住院治疗或门诊治疗期间与康复护理有关的治疗；治疗师在康复医师的指导下负责具体康复治疗方案的制定和实施。由于康复治疗的种类比较多，亚专业逐渐成熟，治疗师又包括物理治疗师（physiotherapist，PT）、作业治疗师（occupational therapist，OT）、言语治疗师（speech therapist，ST）、矫形师（orthotist）、心理治疗师（psychologist）、文体治疗师（recreational therapist，RT）、职业咨询师（vocational counselor）、社会工作者（social worker）和营养师（nutritionist）等。

（二）运作

接诊康复对象后，康复医师首先进行一个全面、系统的评价，了解康复对象有没有功能障碍方面的问题，如果有，则需了解其对功能的影响范围和程度有多大，是否需要给予具体的康复治疗，康复的目的是什么等；随后，康复医师根据评价结果将康复对象转介给相关的治疗师（内部转诊），治疗师根据医生的检查和评估意见，完成具体的评定、制定具体的治疗方案并实施治疗；在治疗前、治疗中和治疗结束前，康复医师会召集康复护士、治疗师举行康复治疗协调会（team work），由负责康复对象的具体医师、护士、治疗师分别汇报康复对象的评定结果或治疗、护理情况，并提出下一阶段的康复治疗目标，如此循环，完成康复对象的治疗过程。康复治疗组的运作是以康复评定开始，又以康复评定结束。小组人员的组成是动态的，并非在康复治疗的进程中一成不变，应根据康复治疗各阶段患者的不同需求而实时调整。

三、社区康复

（一）概念

社区是指具有某种互动关系和共同文化维系力的人类生活群体及其活动区域，是人类生活的基本场所，是社会空间与地理空间的结合。社区的构成有 4 个要素，即社区的地域、人口、文化和社会活动。社区康复是 1976 年 WHO 提出的一种全新、有效、经济的康复服务途径。社区康复是指在社区内，利用和依靠社区的人力资源，根据社区内康复对象的康复需求，由康复对象及其家属参与的康复。社区康复的对象是居住在社区内的所有病、伤、残者，老年人及亚健康群体。社区康复以社区为区域，根据社区经济发展状况和可以利用的康复资源，为社区内康复对象提供康复服务。

社区康复的目标是使病、伤、残者和慢性病、老年患者的身心功能得到改善，日常生活活动能够自理，积极参与社区活动；能享受与健康人均等的机会，使病伤残者能融入社会，不受歧视、孤立和隔离，并能得到必要的方便条件和支持以参加社会生活，最终提高病伤残者的生存质量。

（二）社区康复内容

1. 开展病、伤、残的预防宣教

（1）普及残疾预防知识：依靠社区的力量，落实各项有关残疾预防的措施，如做好优生优育指导，对适龄儿童进行预防接种，开展环境卫生、营养卫生、精神卫生、安全防护等宣传教育工作，发放普及读物，增强残疾预防的自我意识和群体意识。以上工作一般都要与社区的基本公共卫生服务等结合进行。

（2）参与残疾普查及监测：依靠社区力量，开展社区内残疾调查，掌握本社区的病残人员及其分布，并做好登记，进行残疾总数、分类、残疾原因等的统计分析，为制订残疾预防和康复计划提供资料。

2. 提供各种康复服务

（1）提供康复咨询与指导：主要为社区内的康复对象提供康复咨询与指导，协助病、伤、残者组织诸如"独立生活互助中心""脑卒中康复之家"或"糖尿病之友"等，提供有关独立生活的咨询和服务，如有关经济、法律、权益的咨询和维护，有关病、伤、残者用品用具的购置、使用和维修服务，独立生活技能咨询和指导等。帮助病伤残者树立康复信心，积极配合康复治疗。

（2）实施康复治疗：在家庭和（或）社区康复站，对那些需要康复的对象进行有关的功能评定，制订具体的康复计划，实施必要的、可行的具体康复方案，提供康复治疗、家庭康复病床等服务，评估康复治疗效果。

（3）协助与上级医院的双向转介服务：一方面，对那些经过机构内康复、病情稳定的康复对象及时向社区转介，在社区内接受进一步或后续的康复；另一方面，对某些在社区康复中难以解决的问题或经过社区康复治疗效果不理想的对象，适时向上级医院康复科或康复医院转诊。转介服务是社区康复可持续发展的保障。此外，有些需要政府和社会共同帮助解决的非医疗问题，如就业、劳动、教育、养老等，则需要横向转介系统支持。

（4）提供社区康复护理：社区康复护理是针对不同疾病恢复阶段的需要，指导病、伤、残者及其家属根据不同病情和体质，采取必要的康复护理措施。对常见的压疮、呼吸系统、泌尿系统、骨与关节系统的并发症进行相应的护理，做好坠床、摔伤、骨折、脱臼等意外伤害的安全防护，最大限度地减少和避免患者痛苦，预防并发症和预防致残因素。

3. 提供非医疗康复服务

（1）教育康复：帮助残疾儿童解决上学问题，或组织社区内残疾儿童的特殊教育学习班。

（2）职业康复：对社区内还有一定劳动能力、有就业潜力的青壮年病残人，提供就业咨询和辅导，或介绍到区、县、市的职业辅导和培训中心，进行就业前的评估和训练，对个别病残人，指导自谋生计的本领和方法。

（3）社会康复：建设和维护社区无障碍环境。依靠社区的力量，组织病残人与非病残人在一起的文娱体育和社会活动，以及组织病残人自己的文体活动。

四、残疾的发生及其预防

（一）残疾的概念

残疾（disability）是指因外伤、疾病、发育缺陷或精神因素等各种原因造成身心功能障碍，以致不同程度地丧失正常生活、工作和学习能力的一种状态。广义的残疾则包括残损、残疾和残障。

1. 残损

残损是发生在器官水平上的残疾。是指心理上、生理上、解剖结构上或功能上的任何丧失或异常。如内脏残损（呼吸、循环、消化、生殖等器官）、骨骼残损（姿势、体格、运动）、言语残损、听力残损、视力残损等。残损不是疾病，是疾病的后果。

2. 残疾

残疾是发生在个体水平上的残疾。是指由于残损导致机体的功能障碍，以至于个体不同程度地丧失正常生活、工作和学习能力的一种状态。

3. 残障

残障是发生在社会水平的残疾。是指由于残损或残疾限制或阻碍了个体发挥正常的（按年龄、性别、社会、文化等因素）社会作用，不但个人生活不能自理，而且影响到不能参加社会生活、学习和工作的一种状态。

（二）残疾发生的原因

残疾发生的原因主要为先天性因素和后天性因素。先天性因素包括遗传、妊娠等因素所致的新生儿畸形、先天性聋哑、精神发育迟滞等。后天性因素占残疾发生的绝大多数，包括外伤或创伤，如交通事故、工伤事故、战争、自然界的突发事件（地震、泥石流等）导致的骨折、颅脑损伤、脊髓损伤、周围神经损伤等；个体营养状况：严重缺乏维生素所致的骨骼发育畸形、视力障碍等；药物或毒物中毒：如药物性耳聋、药物性肾衰竭；毒气泄漏导致的失明及中毒性脑病等；心理因素：如生存压力过大及个体应激不良所致精神抑郁、躁狂、精神分裂等；人口老化和慢性病也成为了主要的致残原因之一，如脑血管意外、帕金森病、肿瘤等老年病、慢性病。

（三）残疾分类

1. 国际残损、残疾和残障分类（ICIDH）

《国际残损、残疾和残障分类》（International Classification of Impairment, Disability&Handicap, ICIDH）是 1980 年由 WHO 颁布，该分类方法从身体、个体和社会三个层次反映功能损伤的程度，将残疾分为残损、残疾、残障 3 个水平，相互之间可以转化（表 1 - 1）。以先天性心脏病为例，房间隔或室间隔的缺损属于器官水平的残损，如果及时手术治疗修补了缺损，心脏功能没有受到影响，则残损不可能发展。如果没有及时治疗，随着个体的发育可能会影响到心脏的功能（如心肌收缩减弱，心排血量降低等），个体的活动受到限制，从而由残损发展为个体水平的残疾。如果心功能的影响进一步加大，患者日常活动受到进一步限制，不能参与社区活动，则会进一步发展为残障。

表 1 - 1　ICIDH 分类特征、表现以及相应的康复评定和治疗途径

分类	障碍水平	表现	评定	康复途径	康复方法
残损	器官水平	器官或系统功能严重障碍或丧失	关节活动范围、徒手肌力检查、电诊断等	复原	功能锻炼（PT，ST 等）
残疾	个体水平	生活自理能力严重障碍或丧失	ADL 等	代偿	ADL 训练（OT，支具等）
残障	社会水平	社交或工作能力严重障碍或丧失	社交和工作能力	适应	环境改造（SW，OT，RE 等）

注：PT：物理疗法；OT：作业疗法；ST：言语治疗；SW：社会服务；RE：康复工程

2. 国际功能、残疾、健康分类（ICF）

《国际功能、残疾、健康分类》（International Classification of Functioning, Disability and Health, ICF）是 2001 年第 54 届世界卫生大会通过的新标准（图 1 - 1）。ICF 与 ICIDH 分类的最大区别是在 ICIDH 中，各个项目之间的关系是单向的、平面式的模式；而在 ICF 中，各个项目之间的关系是双向的，相互关联、相互制约的立体化模式。ICF 强调了功能 - 障碍的双向变化，即通过评定身体功能和结构来反映器官损伤，通过评定活动与活动限制来反映残疾，通过评定参与和参与受限来反映残障；同时强调了情景因素即影响健康的环境因素（environment）和个体因素（personal）的作用；此外，ICF 的用语属于中性（不含歧视性用语），容易为专业和非专业人员所接受，可以作为一种普适性的评定工具，是未来功能、残疾分类的研究热点。

3. 我国残疾分类

1987 年我国第一次残疾人抽样调查时采取的是五类残疾分级，包括视力残疾、听力语言残疾、智力残疾、肢体残疾、精神残疾；1995 年将听力语言分为听力残疾和语言残疾，修订

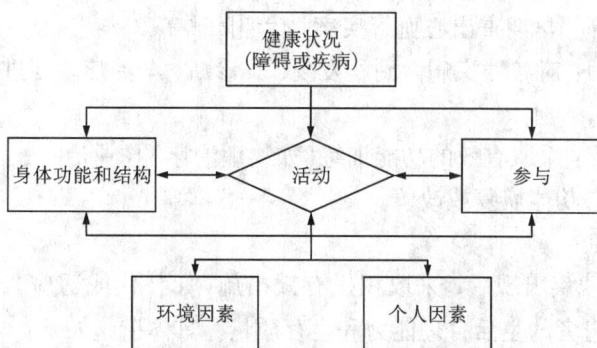

图 1-1 国际功能、残疾、健康分类(ICF)模式图

成为六类残疾。这些残疾标准主要是依据残疾部位对残疾进行分类,并依据残疾对功能影响的严重程度进行分级。

4.残疾评定

残疾评定是依据国家现有标准,对病、伤、残者的功能障碍进行评定,并对存在功能障碍的性质、范围、类别及其严重程度作出判断,为制定和调整康复治疗方案、评估治疗效果以及判断预后提供依据。残疾评定是一项严谨的工作,必须到有资质的医院,按照下列流程进行:询问病史、系统体格检查、综合功能评定、相关专科会诊、必要的实验室检查、资料汇总分析、确定残疾类别及其等级。

(四)残疾预防

我国卫生工作方针是"预防为主",残疾预防重于治疗,残疾的预防分为3级。

1.一级预防

一级预防是指在残疾发生前采取各种措施,预防残疾的发生。有效的一级预防可以预防75%的残疾发生。具体措施和方法如下:

(1)预防先天性残疾:包括婚前医学咨询、优生优育咨询、围生期保健等。

(2)预防各类疾病:包括出生后的免疫接种,生命各个时期的健康教育,保持健康的生活方式(如合理营养、适当运动、限制烟酒、作息规律等),控制危险因素(如戒烟、禁酒、控制体重、控制血脂、减轻精神压力等);预防心脑血管病、糖尿病等。提倡合理行为及精神卫生。保持心理平衡,减轻精神压力;避免心理、行为过激反应,预防抑郁、焦虑及其他精神障碍和身心疾病。

(3)预防致残性外伤:包括避免引发伤害的危险因素,如交通和建筑的安全教育(如遵守交通规则、乘车使用安全带、避免酒后驾驶等),维护安全环境,改善社会安全环境(消除或减少暴力、设置安全设施、具备防火、防污染、防噪声保障及家庭、学校、工作场所的安全环境),预防意外伤害。

2.二级预防

二级预防是指在病伤残出现后,采用积极有效措施,预防病伤残由残损发展到狭义的残疾,影响生活自理能力。二级预防是在残损发生后所采取的预防,只有25%的预防作用。具体措施如下:

（1）定期发现疾病：如筛检新生儿苯丙酮、听力、视觉、儿童精神障碍等，早期查出高血压、糖尿病、心脏病等。早期查出心血管疾病、代谢障碍等。

（2）早期医疗干预：对各种疾病做到早发现、早诊断、早治疗。促进病伤残的痊愈，预防各种并发症。

（3）早期康复治疗：采取有效的功能训练（如物理治疗、作业治疗、言语训练等），及时给予心理辅导、促进身心功能恢复或改善。

3. 三级预防

三级预防是指在残疾出现后，采取积极有效措施（如替代或适应），预防残疾发展为残障，最大限度地改善患者的生活自理能力和生存质量。具体措施如下：

（1）康复功能训练：此时的功能训练主要是尽可能维持或改善功能、减慢功能障碍或退变的速度。

（2）代偿或替代：对某些对象使用假肢、矫形器预防肢体或躯干的畸形，改善功能；使用辅助用品用具，如助听器、眼镜、坐垫等，改善视听能力及日常活动能力；使用步行用具如腋杖、拐、助行车、轮椅等，辅助行走。

（3）康复咨询：预防功能的进一步恶化，提高自我康复能力。

第三节　康复护理学概述

一、康复护理概念

康复护理（rehabilitation nursing，RN）是护理学和康复医学结合所产生的一门专科护理技术，是在康复计划的实施过程中，由护士配合康复医师和治疗师等康复专业人员，对康复对象进行基础护理和实施各种康复护理专门技术，以预防继发性残疾，减轻残疾的影响，达到最大限度地功能改善和重返社会，提高生存质量。

康复护理是全面落实康复计划的重要组成部分，贯穿于整个康复的全过程。康复护理对象与康复对象一致，即凡是需要接受康复的对象就是康复护理的对象。近年来，随着康复向临床专科的普及和推广，以及老年病和慢性病患者的增多，康复护理已经从只服务于医院康复医学科的住院和门诊治疗的患者，拓展到医院相关临床科室或社区的患者，并强调康复护理的早期介入和全程介入。

二、康复护理内容

为了适应康复治疗的需要，康复护理是从基础护理中发展起来的一门专科护理技术，因此，护理内容既体现基础护理的内涵，又要突出康复护理的专科特色。

（一）康复护理中的基础护理

基础护理是康复护理的基础。因此，康复护理必须体现基础护理的内容。例如对患者进行基础护理中的一般评估（如体温、脉搏、血压、疼痛、压疮等）；观察患者的病情并做好相应的记录；执行康复医生开出的相关临床诊疗的医嘱（如完成各类检查，给予必要的药物治疗等）；完成基础护理中的健康教育等。

(二)康复护理中的专科护理

康复护理必须突出康复的专科特色,即紧密围绕改善或提高功能这一核心实施专科护理。

1. 预防继发性功能障碍

继发性功能障碍是指患者病、伤、残后,由于没有得到康复治疗或适宜的康复护理所导致的功能障碍。例如,脑卒中后患者由于体位摆放不正确导致偏瘫侧肢体的痉挛、足下垂等;长期卧床患者由于得不到及时翻身和正确体位摆放而出现的压疮、肺部感染、深静脉血栓形成、肢体挛缩等;脊髓损伤后患者大小便控制障碍,由于得不到正确的饮水和排尿功能训练,导致膀胱功能紊乱,产生泌尿系感染等。适时介入康复护理,可以有效预防继发性功能障碍。

2. 协助实施相关的康复治疗

虽然绝大部分康复治疗是由治疗师完成,但有些适宜技术在医生或治疗师的指导下,康复护士可以积极协助或监督患者完成。这些适宜技术包括:各种疾患的正确体位摆放、在监督或指导下的体位转移和肢体的主动训练、膀胱功能再训练、接受言语治疗患者的言语交流等。做好患者病情和康复效果监测,及时将患者在康复治疗过程中出现的问题转告医生和治疗师。

3. 给予心理支持与护理

由于护士与患者和家属接触的时间比较长,交流的机会比较多,因此,及时给予患者心理支持,恰当解释病情和功能变化或改善情况,适时鼓励患者主动参与康复治疗,对有心理障碍的患者(如抑郁症、焦虑症等)给予适当的心理护理。

(三)在疾病的不同时期,康复护理的重点不同

1. 疾病的早期

此期多为疾病的急性期,患者多在 ICU、CCU、急诊以及相关的临床专科。此期康复护理的重点是及时做好各种护理观察和评定,采取积极措施预防各种继发性并发症,适时开展床边简单、有效的康复治疗。

2. 疾病的恢复期

疾病的恢复期是指疾病度过了急性期或病情稳定后的时期,此期为功能恢复的理想时期,患者及其家属参与康复的积极性比较高,期望值也比较大,是功能改善的关键时期,也是康复护理介入的好时机。此时的康复护理重点是在医生的指导下,协助治疗师积极开展各种功能训练,加强心理支持,鼓励主动参与,尽可能改善器官功能,提高生活自理能力,尽早回归家庭和社会。

三、康复护理原则

(一)预防继发性功能障碍

这是康复护理的首要原则,并应贯穿于康复护理的始终。

(二)强调自我护理

这是康复护理的核心要素,只有加强自我护理才能使康复护理从传统护理中的“替代”护理转变为康复护理中的“主动”护理。自我护理实际上也可以看作是一种功能训练,在护士的监督和指导下,在确保康复对象安全的前提下,充分发挥患者及家属主动参与的积极性,从

"我为患者做"到"患者自己做"。这种主动或自我护理最能体现康复护理特色。

（三）重视心理支持

这是康复护理发挥作用的保障。只有经常鼓励病伤残者，使他们能正确面对各种功能障碍，积极参与康复治疗，才可以确保康复治疗的成效。

（四）提倡协作精神

这是康复护理正常运作的必要环节。康复科与临床其他专科最大的区别是有各种治疗师参与治疗，医生、护士、各治疗师组成了一个治疗小组，相互之间的协调和合作是康复治疗的可靠保障。

四、护士在康复治疗中的作用

康复治疗的方法和途径很多，通常由治疗组协作完成，护士在患者的治疗全过程中发挥着重要的作用。

（一）病情的观察者

由于护士与患者的接触机会最多，时间最长，可经常和及时观察到患者的心理状态、功能训练的恢复进度，以及对康复的需要。对康复治疗后出现的问题应及时与医生或治疗师沟通，以保障康复治疗顺利进行。同时，通过语言、态度和行为，在精神上给予患者鼓励与支持。

（二）康复治疗的实施者

康复护士在实施康复护理过程中，根据总体康复计划，与康复其他专业人员紧密配合，应用康复护理技术如压疮护理、体位转移、膀胱护理、肠道护理、呼吸训练与排痰技术、日常生活活动能力训练、辅助器具的指导使用技术等为患者服务。同时，需做好康复教育与咨询，教给患者及其家属必要的医学知识和自我护理的技术，协助患者完成"自我护理"，为出院回归家庭作准备。

（三）治疗组的协调者

康复计划由康复医师、护士、治疗师共同完成，在实施康复治疗的过程中，康复护士需要根据康复对象的治疗时间安排来协调各项工作，尤其是与护理有关的工作，如静脉用药的时间需要错开患者参与康复治疗的时间，以保证康复训练措施的落实。同时，由于每项康复治疗都有时间限制（0.5～2小时），康复护士需要督促患者遵守治疗的时间安排和进度，以保证康复治疗有序安全完成。

（四）病房管理者

护士在病房管理中承担管理的角色，负责病房及周围环境的管理，协调各方面之间的关系。因此，应及时发现和改进环境中不利于康复的因素，营造患者友好环境，以满足病伤残者的需要，如门、窗、把手、洗漱设备等均应低于一般高度，以供坐轮椅者之需；厕所内设置保护装置、扶手；通道应平坦，无障碍物等。

为了适应现代康复护理发展的需求，护士不仅要掌握精湛的康复专业护理技术，而且要具有高尚的职业道德、高度的责任心、良好的心理素质，才能在全方位的康复护理实践中扮演好专业角色。

五、康复护理学的发展

(一)康复护理的发展沿革

康复护理学是护理学的重要分支学科,在康复医学中应运而生。远在2000多年前,我国就已经存在简单的康复治疗,也就有了康复医疗,现存最早的医学著作《黄帝内经·素问》中记载有针灸、导引、按摩、饮食、体育等治疗瘫痪、麻木、肌肉挛缩等病症的康复方法。汉末名医华佗创编的五禽戏,既能防病健身,又能促使患者康复,影响甚远。在西方,古罗马和希腊也有关于运动治病的记载,如曾用体操、散步、工作疗法、文娱疗法等治疗躯体和精神疾病,这是最早的作业疗法。同时,采用电疗、水疗、光疗等治疗身心疾病,形成了物理治疗。康复医学在第二次世界大战中诞生,因为战争使成千上万的人不幸残疾。1970年,被称为"世界医学康复之父"的美国医生 Howard A. Rusk 提出了全面康复的概念,运用综合治疗措施,如物理、作业、语言、心理、假肢、矫形支具等对病伤残者进行全面功能训练,大大提高了康复的疗效,使康复医学开始成为一门独立的医学学科。

20世界80年代,我国引入康复医学。我国先后成立了荣军疗养院、荣军康复医院,各地区也成立了疗养院、福利院、盲人学校、聋哑学校及残疾人工厂等,为残疾人提供康复治疗和工作学校场所。1983年,我国成立了"中国康复医学研究会",1988年更名为"中国康复医学会"。1983年,卫生部要求有条件的医学院校开设康复医学课程,同时在我国许多地区纷纷成立了多种形式的康复机构,形成了骨科、神经科、心脏病、老年病等康复医学分支,促进了专科化发展,并大力倡导和推广社区康复。

康复医学的诞生带动了康复护理的发展。自20世纪末以来,康复护理在护理实践、人才培养、教学科研、学术组织建设、专科护士培养等诸多方面均得到了迅速发展,并逐渐形成了独立的专业体系。我国于1987年成立了中国康复护理研究会(后更名为中国康复医学会康复护理专业委员会),随后各省康复护理学术组织如雨后春笋般蓬勃发展。2002年,《护理与康复》杂志在杭州创刊。2012年底,中华护理学会组建了康复护理专业委员会,为护理工作者搭建了康复护理学术交流平台。2000年,国内部分院校开始设置康复护理学课程。目前,浙江、黑龙江、湖南等省陆续启动了康复专科护士培养,有效推动了临床康复护理的发展。

(二)康复护理的发展趋势

随着人类对健康的需求越来越迫切,对康复护理学的要求也更高,这为康复护理学的发展提供了更广阔的空间。

1.康复护理将深入临床各科

康复护理学已广泛应用于神经、精神、肿瘤、骨伤、内分泌等领域及伤病的各个阶段,成为临床护理工作的重要组成部分。这要求护理人员贯彻康复护理理念,运用康复护理技术,提高患者功能水平,促进患者早日康复。

2.康复护理工作范围明显扩展

康复护理不仅仅在医院、康复中心、康复机构进行,还在养老院、疗养院、基层卫生服务机构、家庭等广泛开展。而且社区将是实施康复护理的重要场所之一。

3.中国传统康复护理与现代康复护理相结合

将中国传统康复护理同现代康复护理相结合,以扩大我国康复护理的内容和范畴,创建具有中国特色的康复护理,是促进我国康复护理事业的重要措施。

4.培养康复护理人才队伍

康复护士不仅要有临床护理人员的基础理论和实践经验，还要有康复医学及康复护理学的理论、知识与技能。许多学校开设了康复护理必修课程，通过规范化培训、各种形式的在职继续教育等对现有护理人员进行培训，逐渐形成了较高层次的康复护理人才队伍，促进了康复护理事业的发展。

第四节　康复护理程序

一、康复护理评估

康复护理评估也称为康复护理评定，是护理人员有目的地、系统地收集患者的相关资料，准确、有效地评定患者功能障碍的种类、性质、部位、范围、残存及潜在能力，并对其结果进行比较、分析，进行诊断的过程。康复护理评估是顺利进行康复护理工作的基础和制定康复护理计划的重要依据，贯穿于康复护理的整个过程。

（一）康复护理评估程序

康复护理评估可通过收集资料、整理分析、资料记录三个阶段。

1.收集资料

可通过交谈、观察、护理体查、阅读病历及争端报告等方法确定患者目前及过去的健康状况、功能障碍情况，为制定护理计划提供依据。收集资料的种类包括主观资料和客观资料。主观资料指康复对象的主诉和主观感觉，是康复对象对其所经历、感觉、担心以及听到、看到、触到的内容的诉说；客观资料指通过观察、护理体查（量表）或借助医疗器械检查而获得的患者症状、体征，以及通过实验室检查而获得的有关资料。为确保收集资料的准确性和可靠性，无论是仪器评估还是非仪器评估，都要求评估方法具有一定的效度、信度、灵敏度和统一性。

资料的来源主要是康复对象；与康复对象相关的人员，如亲属、朋友、邻居、同事、其他医务人员；有关文字记录，如病案、各种检查和检验报告、既往健康检查记录、儿童预防接种记录以及查阅的文献等。

2.整理分析资料

通过对资料整理、分析、比较，确定患者组织、器官和系统等功能障碍情况，对患者生活能力、工作能力和社会活动能力的影响程度进行评定，明确所存在的护理问题，分析各护理问题之间的关系，确定通过护理所要达到的护理目标及解决护理问题的具体康复护理措施。

（二）康复护理评估内容评估

（1）一般情况：包括患者的年龄、职业、单位、职务、民族、文化程度、宗教信仰、家庭成员、患者在家庭中的地位及作用等。

（2）既往史：包括患者健康情况及有无药物过敏史等。

（3）生活状况及自理程度：包括饮食、睡眠、排泄、清洁卫生等生活自理情况。

（4）护理体检：主要包括生命体征、身高、体重、意识、瞳孔、皮肤黏膜、四肢活动度以及呼吸、循环、消化等系统的阳性体征；重点是对现有残存功能的检查，如感觉、运动、认知、语言及 ADL 能力水平状况。

（5）致残原因：包括致残性质是先天性的，还是后天疾病、外伤所致，起始时间和经过等。

（6）精神心理状况：患者对疾病和健康的认识，精神及情绪状态，人格类型，患者对压力的反应，对自己目前状况的看法和自我形象概念等。

（7）康复愿望：了解患者及其家属对康复的要求，希望达到的健康状态，是否对康复有信心等。

（8）环境状况：患者有无安全感，并根据患者的年龄和精神状况分析是否需要安全保护措施，如床栏；是否有交叉感染的环境因素；是否有无障碍设施等。

（9）社会支持：如家庭关系、经济收入、亲戚朋友对患者的关系和支持等。

（三）康复护理评估的注意事项

（1）明确评估目的与方法：根据疾病和障碍的不同特点，正确选择评估方法，应采取国际通用的、标准的评估量表和技术进行定量和定性评估。

（2）适宜的评估环境：根据患者病情和所要评估的内容，选择适宜的评估环境，减轻患者的心理负担，必要时用屏风遮挡，保护患者隐私。

（3）尽量缩短评估时间：评估操作要熟练、迅速，避免造成患者疲劳。

（4）避免操作中的误差：康复护理评估的环境、时间、地点、方法、测量者及所用的测量工具应保持一致，尽可能由一人从始至终地进行，并注意健侧和患侧对照，尽量准确。同时，应注意沟通技巧，消除患者的紧张，取得其配合，降低对评估的不利影响。

二、康复护理计划制定

根据全面、细致的了解，找出个体不同的护理问题，确定护理目标，制订康复护理计划，如良肢位摆放、关节被动活动、体位转移、心肺功能训练、日常生活能训练等，并提供评价标准。康复护理计划应随着护理对象病情的变化和康复护理效果随时调整、补充。

（一）确定护理重点

一个患者可同时存在多个护理问题，制订计划时应按其重要性和紧迫性排出主次，一般把威胁最大的问题放在首位，如清理呼吸道无效、潜在的高风险行为等；其他的护理问题依次排列，这样护士就可根据轻、重、缓、急有计划地进行工作。

（二）制订预期目标

根据康复护理的目标，通过康复护理干预对患者及其家属提出的能达到的、可测量的、能观察到的患者行为目标。

（三）制订护理措施

护理措施是为协助患者达到预期目标所采取的具体护理方法与手段。护理措施的组成要素有：日期与时间、行为动词、具体内容和方法、制订者签名。制订护理措施应注意如下事项：

（1）安全性：要保证患者的安全，并使患者乐于接受。

（2）针对性：护理措施应针对护理目标，一般一个护理目标必须采取多项护理措施。

（3）可行性：护理措施要符合实际、切实可行，要结合患者的身心问题，护理人员配备及服务能力、适当的医疗设备等情况来制订。

（4）科学性：应具有科学依据，基于护理科学及相关学科的理论基础之上。

（5）配合性：有些措施需与康复医师、治疗师、营养师等以及与患者商量，取得合作。

三、康复护理计划实施

实施是患者能否取得康复效果的关键节点，依靠护士的观察能力、专业知识、操作技能、沟通技巧，围绕康复治疗总体计划，实现康复护理目标的过程，更是决定能否达到预期康复效果的关键步骤。

（一）实施方法

（1）直接提供护理，即按计划的内容对所负责的护理对象进行护理。

（2）与其他康复治疗组人员合作，按计划中的各项康复护理活动分工、落实任务，并督促他人计划的执行，检查评价完成情况。

（3）指导与咨询，即对护理对象及其家属进行教育与咨询，并让他们参与一些康复护理活动，以发挥其积极性，鼓励他们掌握有关知识，达到自我护理的目的。

（二）实施内容

（1）按计划的内容执行护理措施，将康复治疗和护理有机结合，保持二者间的活动协调一致，提供康复工作效率。

（2）继续收集资料，不断发现新的护理问题，重新评估护理对象，制订新的计划和措施。同时，及时评估计划实施的质量、效果，观察病情发展变化，处理突发急症。

（3）解答患者及其家属所咨询的问题，进行针对性健康教育，指导他们共同参与康复护理计划的实施活动。

（4）书写护理记录，执行口头交班和书面交班报告。

四、康复护理评价

评价是有计划地、系统地将患者的健康状况和功能状况与预期护理目标进行比较的活动，是判断康复护理整体效果的过程。评价常采用护理查房、护理会诊、出院护理病历讨论会、护理病历质量评价，以及护士自我评价等形式进行。

（一）评价的内容

（1）身体的外观及功能：通过直接观察、测量和检查病历等来了解患者外观和功能的变化情况，并推断这些变化与护理措施的关系。

（2）特殊症状与体征：可以通过直接观察、与患者交谈及检查病历来评价。

（3）知识方面：评价知识的获得情况包括患者对疾病知识、症状体征自我监测和控制知识、药物知识、康复训练知识、寻求支持知识、潜在并发症的知识、与医护人员进行有效沟通知识等，可以通过与患者交谈或笔试等方法来评价患者知识的掌握程度。

（4）操作技能方面：可以通过直接观察来完成，护士可将观察到的患者行为与目标中描述的行为相比较。

（5）心理和情感方面：患者所经历的情感和心理是主观的，通常难以测量。护士可通过非正式的交谈、病历讨论、交接班报告、阅读各种观察记录，以及直接观察患者的表情、体位、声调、语言信息等进行评价，并要重视来自其他医护人员、家属等提供的资料。

（二）评价的基本方法

（1）调查法：如座谈、访谈、问卷调查等。

(2)对比法：常用自身对比和相互对比。

(3)观察法：通过对患者床边实地观察，记录某些现象和数据，然后进行分析比较，以此评价护理效果。

(4)统计分析法：应用统计学方法处理调查数据，并应用统计学指标进行分析来描述和评价护理效果。

思考题

1. 如何做好残疾的三级预防？
2. 在患者的康复过程中，康复护士承担的角色与职责有哪些？

（冯　辉）

第二章　康复护理学理论基础

学习目标

识记：

1. 能正确概述肌肉的特性和关节的活动度与稳定性。

2. 能准确概述神经损伤的实质及损伤后的退化现象。

3. 能简述 ICF 的理论模式。

4. 能简述奥瑞姆护理系统理论和纽曼系统模式基本内容。

理解：

1. 能分析关节的运动链与杠杆原理，说明其在康复医学中的具体运用。

2. 能归纳心脏活动的适应性变化的表现。

3. 能比较 ICIDH 和 ICF 的异同。

运用：

1. 能用实例说明运动对机体功能的影响，解释康复护理的运动学基础。

2. 能结合案例，将 ICF 应用于临床康复护理。

3. 能查阅资料，用奥瑞姆自护理论说明脊髓损伤患者的康复护理措施。

第一节　康复护理基础

一、运动学基础

运动学（kinematics）是运用物理学方法，研究人体节段运动和整体运动时，各组织和器官的空间位置随时间变化的规律，以及伴随运动而发生的一系列生理、生化和心理变化。

（一）运动的分类

1. 按用力方式

分为被动运动和主动运动。

（1）被动运动（passive movement）：完全依靠外力帮助机体而完成的运动。外力可由治疗器械或治疗师徒手施加，也可利用患者自身的健康肢体施加。

（2）主动运动（active movement）：机体通过自身肌肉收缩而完成的运动，根据引起运动的力进一步分为以下三种。

1）助力主动运动（assistant movement）：指机体主动运动时，适当施加辅助外力，帮助完成的运动，兼有主动运动与被动运动的特点。

2）主动运动（active movement）：指机体完全不依靠外力辅助，独立完成的运动。

3）抗阻力主动运动（resistance active movement）：指机体进行主动运动的同时，对抗一定阻力而进行的运动。

2. 按运动部位

分为全身运动和局部运动。

（1）全身运动（general movement）：指上、下肢同时参与的运动。

（2）局部运动（local movement）：指机体为了维持局部关节的活动能力，改善局部肌肉及骨骼功能而进行的运动。

3. 按照肌肉收缩

分为静态收缩和动态收缩。

（1）静态收缩（static contraction）：肌肉收缩但不产生运动。

1）等长收缩（isometric contraction）：肌肉张力改变但长度不变，不产生运动，也称静力收缩，是固定体位与维持姿势的主要肌肉运动形式。

2）协同收缩（coordinated contraction）：肌肉收缩时，主动肌与拮抗肌同时收缩，肌张力增加但不产生运动。

（2）动态收缩（kinetic contraction）：肌肉收缩时，关节产生肉眼可见的运动。

1）等张收缩（isotonic cotraction）：肌肉张力不变但长度改变，产生关节活动。分为①向心性收缩或等张缩短（concentric contraction）：肌肉收缩时肌肉两端附着点之间的距离缩短、接近，关节屈曲；②离心性收缩或等张延伸（eccentric contraction）：肌肉收缩时两端肌肉止点距离变远，原来缩短的肌肉延伸变长，以稳定关节、控制肢体坠落速度或肢体动作。

2）等速收缩（isokinetic contraction）：整个运动过程中运动的速度不变，但肌肉张力与长度一直变化，需借助专用设备才能实现。

机体进行各种复杂运动时，躯体姿势不断变化。当机体完成协调、有目的的运动时，肌肉收缩以等长收缩、向心性收缩、离心性收缩等形式不断变化。在日常生活与康复训练中，常结合运用静态收缩与动态收缩，可预防肌肉萎缩、增强肌力并提高运动技能水平。

（二）运动对机体的影响

运动时，肌肉活动与功能锻炼可通过神经反射、神经体液因素和生物力学作用，对机体的多种功能产生影响和改变。经过一段时间训练后，可以逆转失调的功能状态，重新获得较好的能力。运动在康复中的作用主要体现在以下几个方面：

1. 提高神经系统调节能力

运动可提高中枢神经系统和自主神经系统的调节功能。运动是一系列生理性条件反射的综合，当运动达到一定强度与难度时，可促使大脑皮质形成更多、更复杂的条件反射，提高神经活动的兴奋性、灵活性和反应性，进而强化中枢神经系统对全身功能的调整与协调能力。长期锻炼还能提高迷走神经的兴奋性，提高机体对脏器活动的制控能力。

2. 改善情绪与调节精神心理状态

适度运动可对精神和心理产生积极影响，改善患者情绪，扭转抑郁、悲观和失望等负面情绪。运动时，机体代谢活动增强，肾上腺素分泌增加，并由此产生欣快感，可极大程度地缓解精神和心理压力，阻断抑郁或焦虑情绪与躯体器官功能紊乱的恶性循环，增强自信心。

3. 提高代谢能力与改善心肺功能

运动时消耗大量能量，使机体新陈代谢水平升高，因此成为糖尿病和骨质疏松症的基本治疗方法之一。运动时，循环系统和呼吸系统的功能活动也发生相应变化，表现为心跳加快、心肌收缩加强、心排量增加、回心血量增加、血流重新分布、呼吸加深加快、潮气量增多。

4. 维持运动器官形态与功能

长期运动可预防和延缓骨质疏松、软骨变性退化、肌肉萎缩、关节挛缩甚至关节形态破坏。运动可改善软骨营养、维持骨代谢平衡、维持肌纤维形态、改善主动运动能力、维持和改善关节活动范围。

5. 促进代偿机制的形成与发展

部分器官的功能受损时，机体可发挥健存组织与器官的作用，以代偿部分缺失的功能。运动的重点是通过训练健侧肢体或者非损伤组织，发展其代偿能力，补偿丧失的功能。

6. 预防术后血栓性静脉炎

运动时肌肉收缩可促进机体局部或全身血液循环，加强静脉回流，减轻静脉淤滞，从而预防长期卧床或术后患者发生血栓性静脉炎、肺栓塞等并发症。

7. 促进机体损伤的恢复

运动可促进血液循环，增强损伤后组织周围胶原纤维的排列与构成，从而促进创面、损伤肌腱与韧带以及骨折的愈合；激活软骨细胞，增加胶原与氨基己糖的合成，防止滑膜粘连，促进滑膜腔中脓性渗出物和积血的清除，促进受损软骨愈合及保护关节软骨。

(三)肌肉运动学

肌肉运动学主要研究骨骼肌在运动中的功能及运动规律，以及与康复治疗相关的肌肉运动学理论知识。

1. 肌肉的分类

根据肌肉在某一动作中的功能，分为原动肌、拮抗肌、固定肌和中和肌。

(1)原动肌(agonist)：指直接完成动作的肌或肌群，即在关节活动中起主要作用的肌或肌群。其中在产生关节活动中起主要作用的肌或肌群称为主动肌，协助完成动作或仅在动作的某一阶段起作用的肌或肌群称为副动肌。如屈肘运动时，发挥作用的包括肱二头肌、肱肌、肱桡肌和旋前圆肌，其中肱二头肌和肱肌起主要作用称为主动肌；肱桡肌和旋前圆肌起辅助作用称为副动肌或辅助肌。

(2)拮抗肌(antagonist)：指与原动肌作用相反的肌或肌群。当原动肌收缩时，拮抗肌协调放松或适当地离心收缩，从而保持关节活动的稳定性与动作的精确性，同时起到维持关节活动的空间定位作用，并且防止关节过度屈伸所导致的关节损伤。如屈肘运动时，肱三头肌是肱二头肌的拮抗肌，肘肌是肱肌的拮抗肌；而伸肘运动中，肱二头肌是肱三头肌的拮抗肌，肱肌是肘肌的拮抗肌。

(3)固定肌(fixator)：指为了固定、支持关节而产生静止性收缩的肌或肌群。为了发挥原动肌对肢体运动的动力作用，必须将肌肉相对固定的一端(大多为近心端)所附着的骨骼或更近的骨骼充分固定。发挥固定作用的肌或肌群称为固定肌。如进行肘关节屈伸负重活动需要固定肩关节，此时固定肩关节的肌群均称为固定肌。

(4)中和肌(netalizator)：其作用是抵消原动肌收缩时所产生的一部分不需要的动作。如扩胸运动，斜方肌与菱形肌是原动肌，斜方肌收缩使肩外展扩胸时，还使肩胛骨下角外旋；而菱形肌收缩使肩胛骨移向脊柱产生扩胸效应的同时，还产生肩胛骨下角内旋。这种肩胛骨下角的内旋和外旋可削弱扩胸效应，但斜方肌与菱形肌同时收缩所产生的动作相互抵消，因此两者互为中和肌。

单个运动时，除主动作肌以外的全部肌或肌群统称为协同肌（synergist），包括辅助肌、固定肌和中和肌。此外，肌肉的协作关系不是固定不变的，可随着动作的改变而发生变化。

2.肌肉的特性

肌肉的物理特性包括：①伸展性（extension）：指在外力作用下肌肉被拉长的特性；②弹性（elasticity）：指在外力取消后肌肉可恢复到原状的特性；③黏滞性（stickiness）：指肌浆内各分子之间相互摩擦产生的阻力。肌肉的伸长程度与外力大小不成正比，去除外力后肌肉不会立即恢复原状，是由黏滞性所导致的肌肉阻力。肌肉的生理特性包括：①兴奋性（excitability）：指肌肉受到刺激时产生兴奋的特性；②收缩性（contractility）：指肌肉兴奋时产生收缩反应的特性。

3.肌肉的功能状态指标

主要包括肌力、肌张力、快速力量和肌耐力。

（1）肌力：肌肉收缩时所表现出的能力，体现了肌肉主动收缩能力和抗阻能力，通常以肌肉最大兴奋时所负荷的重量来表示。影响肌力的主要因素包括：①肌肉的横断面积：单位横断面积所产生的最大肌力称绝对肌力，横断面积越大则可产生的肌力越大；②肌肉的募集：单一运动时，同时参与收缩的运动单位数量越多，肌力越大，这种情况称为肌肉募集；③肌肉的初长度：指肌肉收缩前的长度，当肌肉被牵拉至静息长度的1.2倍时，肌小节功能最佳，产生的肌力最大；④肌纤维的走向：通常与肌腱长轴一致，但较大肌肉中的部分肌纤维与肌腱长轴有一定角度，呈羽状连结，这种羽状连接的成角越大，可募集的肌纤维数量就越多，肌肉越粗，产生的肌力也越大；⑤肌肉的收缩速度：肌肉收缩速度增加时肌力下降，故等长收缩比缩短收缩产生更大肌力。

（2）肌张力：指肌肉在安静时所保持的紧张度，肌张力异常包括肌张力增强和减退。肌张力异常通常是肌肉失去神经支配和/或调节功能障碍的结果。

（3）快速力量：肌或肌群在一定速度下所能产生最大力量的能力，由启动力量、爆发力和制动力量组成。爆发力是指在最短时间内发挥肌力量的能力，由肌力和肌肉收缩速度所决定。

（4）肌肉耐力：肌肉在一定负荷条件下保持收缩或持续重复收缩的能力，反映肌肉持续工作的能力和对抗疲劳的水平。

（四）骨关节运动学

关节是骨与骨之间借助周围的结缔组织相连，相连骨之间具有充以滑液的腔隙，运动范围较大。

1.关节的分类

主要分类方法如下：

（1）按运动多少，可分为不动关节、少动关节和活动关节。

1）不动关节：相邻骨之间由透明软骨或结缔组织相连，没有运动功能。

2）少动关节：关节活动范围小。其构造主要有两种方式：①两骨的关节面由一层透明软骨覆盖，其间靠纤维连接，如椎间盘和耻骨联合；②两骨之间仅有一定间隙，借韧带与骨间膜相连，如骶髂关节和胫腓关节。

3）活动关节：典型滑膜关节结构，可自由活动，如肩关节和髋关节。

（2）按运动轴的数目和关节的形态，分为单轴关节、双轴关节和多轴关节。

1）单轴关节：只有一个自由度，即只能绕一个运动轴在一个平面上做一组运动。

2）双轴关节：由椭圆形球面的关节头和椭圆形凹面的关节窝构成，可围绕两个互相垂直的运动轴进行两组运动，也可进行环转运动。

3）多轴关节：由呈球面的关节头和呈球形凹的关节窝构成，可在三个互相垂直的运动轴上作屈伸、收展、旋转等多方向运动。

2. 关节的运动

所有关节运动都可分解为在三个互相垂直平面上进行的单一或复合位移运动，即围绕冠状轴在矢状面上的运动，围绕矢状轴在冠状面上的运动，围绕垂直轴在横断面（水平面）上的运动。通常关节运动主要包括屈与伸、收与展、旋转和环转运动。

3. 关节的活动范围和稳定性

关节的独特结构使关节不但具有活动度，而且具有稳定性。关节运动轴越多，运动形式就越多样灵活；关节囊的松紧与厚薄、周围韧带和肌腱状况也影响关节运动；两关节面之间的面积差也决定关节的灵活性。通常情况下，稳定性大的关节活动范围小，稳定性小的关节活动范围大。

4. 关节活动顺序性原理

在运动中，最先产生运动的是大关节，然后依据关节大小出现相应的先后顺序。在康复训练中，主动强化训练大关节，发挥其潜力，从而有利于训练的顺利完成。

5. 关节的运动链和杠杆原理

通常借助关节将人体一侧上、下肢按一定顺序衔接，组成运动链。人体运动可分为开链运动（open kinetic chain, OKC）和闭链运动（closed kinetic chain, CKC）。如肢体近侧端固定而远侧端游离，可任意活动某单独关节或同时活动若干关节，即为开链运动。反之，肢体远侧端固定而近侧端关节活动，如接触地面、墙面或手被扶持，即为闭链运动。

在人体运动中，肌肉收缩输出的力作用于骨骼，导致关节运动。各种复杂的关节运动均能分解为一系列的杠杆运动。

（1）关节杠杆运动的基本概念：①支点（F），是杠杆绕其转动的轴心点，在骨杠杆上，支点是关节的运动中心；②力点（E），是力的作用点，在骨杠杆上，力点是肌肉的附着点；③阻力点（W），是阻力在杠杆上的作用点，阻力由运动肢体的重力、骨关节摩擦或弹力、拮抗肌的张力、韧带筋膜的抗拉力等造成，全部阻力的合力作用点，是唯一的阻力点；④力臂（d），是在肌力作用下，肢体发生转动时力的作用线与转轴间的垂直距离；⑤阻力臂（dw），是从支点到阻力作用线的垂直距离；⑥力矩（M），表示力对肢体产生转动作用的大小，力对点之矩是力与作用点到该力垂直距离（即力臂）的乘积，即 $M = E \times d$，力对轴之矩是力与作用点到轴的垂直距离的乘积；⑦阻力矩（Mw），是阻力和阻力臂的乘积，即 $Mw = W \times dw$。

（2）杠杆的分类：根据杠杆上三个点的位置关系分为：①平衡杠杆：支点位于力点与阻力点之间，如天平和跷跷板等；②省力杠杆：阻力点位于力点与支点之间，如撬动重物的棍棒，一端支在地上，棍棒下垫有物体；③速度杠杆：力点位于阻力点与支点之间，引起运动时力必须大于阻力，因此不能省力，但能使阻力点获得较大的运动速度和幅度，如肱二头肌通过肘关节屈起前臂的动作。

（3）杠杆原理在康复医学中的应用：学习人体杠杆原理，主要是在运动中起到省力、提高速度和避免肌肉损伤的作用。①省力：力臂增长或阻力臂缩短，就能用较小的力去克服较大的阻力，如提重物时使重物靠近身体以缩短阻力臂来实现省力，举重时让杠铃尽可能贴近身体；②获得速度：如掷铅球和踢球时，为使阻力点移动的速度与幅度增大，就需要缩短力臂和增加阻力臂；③防止损伤：人体骨骼和肌肉组成的杠杆多属于速度杠杆，当阻力过大时容易引起运动杠杆的各环节，尤其是力点与支点即关节、肌腱和肌肉止点的损伤，为保护运动杠杆，一方面应通过训练增强肌力，另一方面应适当控制阻力和阻力臂。

二、神经学基础

神经系统（nervous system）是人体结构与功能最复杂的系统，通过控制和调节各个系统的活动，使机体成为一个有机整体。

（一）神经发育

神经是发育最早、最迅速的系统，胚胎神经干细胞通过细胞间相互联系而发生诱导、分化、迁移和凋亡，最终形成脑、脊髓和神经系统的其他组成成分。

1. 神经诱导

胚胎从受精卵经过卵裂球、囊胚发育成原肠胚，原肠胚背部中央的脊索与和其上方覆盖的预定神经外胚层之间的细胞相互作用后，外胚层发育成神经组织，这一过程称为神经诱导。神经诱导包括直接和间接两种方式，其中直接诱导发生于细胞间的直接接触，而间接诱导则主要通过弥散的生物活性物质所介导。

2. 神经细胞分化

神经管的室管膜细胞可产生神经细胞和神经胶质细胞的前体，继而转化为终末细胞，这一过程称为细胞分化。神经细胞分化的过程伴随其他过程，如神经上皮增殖。

3. 神经细胞迁移

神经细胞迁移是神经系统发育中的独特现象，由于神经细胞的发生位置和定居位置不同，神经细胞为达到纤维联系所特定的靶细胞位置，需不断进行迁移。

4. 神经细胞的程序性死亡

由细胞内特定基因程序表达所介导的细胞死亡，称为程序性死亡，是神经系统调整细胞数量的一种方式。细胞增殖与死亡的动态平衡促进神经系统的结构完整和功能完善，并为细胞向特定组织和器官分化奠定基础。

（二）神经损伤后再生

1. 神经损伤的实质

神经损伤包括神经细胞胞体和突起的损伤，其中胞体损伤不能再生，这是由于胞体丧失导致轴突与树突失去营养中心而死亡。突起损伤主要是轴突中断，使靶组织失去传入神经支配，轴突损伤导致神经细胞的部分胞质丧失，引起神经细胞的退化和变性。

2. 神经细胞损伤后退化

当损伤仅限于轴突与树突时，可能引起神经细胞死亡或以一种改变的状态存活。

（1）部分损伤神经细胞：指损伤局限于神经细胞的突起、轴突或树突。轴突被切断的神经细胞常出现胞体萎缩，严重时导致细胞死亡，称为逆向变性。如果轴突被切断的神经细胞仍保留未受损的轴突侧支投射，称为支持侧支。

（2）跨神经细胞变性：失去正常神经传入或失去靶组织的神经细胞发生萎缩，也称跨突触效应。其中失去传入神经引起神经细胞死亡的现象称为正向跨神经细胞变性，而失去靶组织而引起神经细胞死亡的现象称为逆向跨神经细胞变性。

（3）跨神经细胞萎缩：大多数神经细胞失去靶组织或失去神经支配，并不发生细胞死亡，但出现退化现象。

3. 神经细胞损伤后再生

完整有效的再生一般包括轴突的出芽、生长和延伸，与靶细胞重建轴突联系，实现神经再支配从而修复功能。高等脊椎动物的中枢神经系统在胚胎与幼体时期具有再生能力，在成年期再生能力有限。轴突损伤的再生可分为完全再生和再生的出芽生长。

（1）完全再生：指轴突与其靶组织重新建立连接。

（2）再生的出芽生长：指受损的轴突短距离再生，但不能与原来的靶组织重新建立连接。根据出芽再生方式及结果可分为以下几种类型：①侧支或终末旁的出芽生长：在神经细胞的参与下，轴突和/或突触成分对损伤的反应性生长，这种生长或者从存活的突触前终末长出新的终末树状分支，或者沿着健存轴突的任何地方产生一个新侧支；②中枢神经系统的出芽生长：去神经支配区域的未损伤轴突形成额外的突触连接，有助于脑损伤后的功能恢复；③与剪除相关的出芽生长：神经细胞的一个侧支受损时，轴突和/或突触连接生长，但未涉及受损的轴突。

4. 影响神经再生的因素

神经再生是一个复杂过程，涉及神经细胞自身与神经细胞微环境。

（1）促进神经再生的因素：包括①神经营养因子，损伤导致神经细胞营养不良甚至死亡，外源性给予神经营养因子可促进受损神经细胞的存活与再生；②神经生长相关蛋白-43，与神经细胞生长发育、突触形成及神经可塑性密切相关，并参与神经轴突的生长和再生；③巨噬细胞和施万细胞，不仅分泌神经营养因子或促进神经营养因子的分泌，还通过吞噬作用为神经细胞的再生创造条件。

（2）与神经再生有关的因素：星形胶质细胞、施万细胞及唾液分泌的神经生长因子，成纤维细胞分泌的成纤维细胞生长因子均能促进神经细胞的生长与存活；维持神经细胞生长的细胞因子、神经生长必需的蛋白质以及维持细胞间联系的细胞因子与中枢神经的功能恢复密切相关；运动可通过促进脑梗死区的血管形成和上调神经营养因子表达，减轻脑卒中的损害。

（3）与血管再生有关的因素：血管生成素和血管内皮生长因子可介导血管生成，可能在侧支循环的发生中起重要作用。

（4）影响神经细胞凋亡的因素：体内外多种因素可诱发细胞凋亡，如射线、糖皮质激素、肿瘤坏死因子和谷氨酸等。细胞内促凋亡基因与抗凋亡基因的比值决定了神经细胞是否发生凋亡。

（5）胶质细胞与施万细胞：损伤后中枢与外周神经均引起胶质细胞和施万细胞的增殖与分泌，适当增殖有利于再生轴突的生长，但过度增殖所形成的瘢痕阻碍再生轴突的生长与延伸，并导致再生轴突再次退化。

(6)神经细胞黏附分子：通过黏连与导向作用影响神经突起的生长与延伸，从而调节神经细胞的形态，并借此影响神经细胞骨架蛋白的分配与聚合，以及细胞骨架的组装。

5. 中枢神经系统的修复

不论移植外源性神经干细胞还是再动员内源性神经干细胞，均须通过以下途径实现功能恢复：新产生的神经细胞与脑内的神经回路整合，接受神经传入，重建正常的神经网络；通过分泌神经递质与生长因子促进原有神经细胞存活。

(三)中枢神经的可塑性

为了适应外界环境的变化，神经系统可发生结构和功能的改变，并维持一定的时间，这种变化即中枢神经的可塑性。

1. 可塑性理论基础

中枢神经系统损伤后的恢复是由于残留功能重组、代偿或部分代偿原有功能。神经系统损伤后，在系统内、系统间存在结构和功能的可塑性。

(1)系统内重组：同一系统内相同水平或不同水平出现的代偿，如由病灶周围组织代偿或由病灶以上或以下结构代偿，包括突触可塑性、神经轴突发芽、潜伏通路的启动、失神经过敏、离子通道改变等。

(2)系统间重组：由功能上不完全相同的另一系统来代偿损伤系统的功能，如由皮肤触觉代替视觉。主要形式包括古旧脑代偿、对侧半球代偿、功能几乎完全不相干的系统代偿等。

2. 大脑的可塑性

大脑在结构和功能上具有修改自身以适应环境改变的能力。促进神经再生与修复的策略主要是促进内在的再生能力和消除外在的抑制因素两大途径。各种可塑性变化既可在神经发育期出现，也可在成年期或老年期出现。

3. 突触的可塑性

神经细胞受损后，突触在形态和功能上的改变，表现为突触结合的可塑性与突触传递的可塑性。前者包括改变突触形态、形成新的突触联系以及建立传递功能，这是一种持续时间较长的可塑性；后者是指突触反复活动引起突触传递效率增加或降低。突触可塑性的形式包括强直后增强、习惯化和敏感化、长时程增强和长时程抑制。

4. 脊髓的可塑性

脊髓损伤后的可塑性变化与大脑一样，具有发育阶段差异与区域差异特征。

(1)脊髓损伤后轴突的出芽：包括①再生性出芽，轴突损伤的神经细胞存活时，在轴突近侧端以长出新芽的方式再生；②侧支出芽，损伤累及神经细胞胞体或近端轴突进而造成神经细胞死亡时，附近未受伤的神经细胞从侧支生出支芽；③代偿性出芽，为了代偿受伤丢失的侧支，在正常的侧支发出新芽。

(2)脊髓模式发生器：具有独立于脊髓的神经中枢和外周感觉输入，以及自我维持运动样神经活动的特性。由于模式发生器的网络具有多功能性，边界灵活，可以实现网络重组。

5. 影响因素

包括内在因素和外在因素两部分。

(1)内在因素：①神经生物学因素，包括神经生长因子、脑源性神经营养因子、成纤维细胞生长因子、胰岛素生长因子-1等，这些因子调控神经细胞的存活、分化、生长和凋亡；

②神经免疫学因素，如组织相容性抗原、肿瘤坏死因子、多种白细胞介素等，对中枢神经系统的修复具有双向调节作用。

(2)外在因素：①环境因素，可促进中枢神经损伤患者神经的再支配，引起缺血脑内树突与突触可塑性的改变；②干细胞移植，神经干细胞可产生神经组织的各类细胞，在神经系统损伤时增殖、迁徙至损伤部位并进一步分化，修复损伤；③康复治疗，包括传统康复治疗、物理治疗、作业治疗、语言治疗、心理治疗、康复工程及康复护理等。

三、心血管基础

(一)运动的心血管生理

1. 心脏

运动时，心血管系统做出一系列调整，以满足骨骼肌对氧及其他代谢底物需求的骤增。

(1)心率(heart rate，HR)：是最易测量的心血管活动指标。静息状态下心迷走神经作用占主导地位，运动训练可增强静息状态下心迷走神经张力，使静息心率降低。运动中，心率随运动强度而上升，当运动强度接近最大时，心率逐渐达到平台期，继续增加运动强度，心率不再进一步增快。

类似于最大运动强度的心率平台期，在任何强度下持续进行有氧运动2~3分钟，心率都将达到平台期，此时的心率称稳态心率，表明心血管系统处于相对稳定的代偿状态。经训练提高有氧耐力可降低一定运动强度下的稳态心率。

在心脏康复中，稳定的心血管活动状态是保证心脏病患者运动安全的重要前提，能够在运动中达到理想的稳态心率是制定运动处方的目标。通过比较某一特定运动强度下的稳态心率，可简单地横向比较患者间的心功能差异，或纵向比较患者训练前后的心功能改善情况。

(2)心搏量(stroke volume，SV)：是重要的心功能指标，在一定的心率下，心搏量越大心功能越好。运动初期心搏量呈线性上升，其主要原因包括：①交感活性增强，释放儿茶酚胺类增强心肌收缩能力；②肌肉挤压容量血管或在神经支配下容量血管收缩，使回心血量增加，心室充盈程度增加，心肌初始长度增加，心肌收缩力增加。运动后期心率增快，达到150次/分时，心室充盈时间由静息时的500~700 ms缩短至150 ms左右，导致回心血量减少，心搏量减少，在正负两方面的综合作用下心搏量达到平台期。

(3)心输出量：反映一段时间内心室射血的总量，等于心搏量及心率的乘积。运动中，心输出量与运动强度呈正相关，以适应运动中骨骼肌对氧气需求的增加。随着运动强度的增高，参与运动肌肉耗氧量的增加，心输出量也随之代偿性增加，直至心功能达到极限。

2. 血压

运动时交感神经激活及肾上腺髓质分泌增加，一方面使动静脉平滑肌收缩，促进血液回流，增加心搏量；另一方面通过增强心肌收缩力，使心搏量增加，导致收缩压升高。

在恒定强度下持续进行有氧运动一段时间后，收缩压将不再升高，还到稳态。如果运动继续进行较长时间，因骨骼肌血管进一步扩张，同时经呼吸、排汗丢失水分使血容量减少，收缩压可出现小幅度下降。临床进行运动负荷试验时，如增加运动强度时收增压不升反而降低≥10 mmHg，提示心功能不全，应立即终止运动试验；如收缩压≥220 mmHg亦需考虑终止试验。

舒张压主要受总外周阻力(total peripheral resistance，TPR)的影响。运动中交感神经激活，消化系统和肾脏的血供可降低 70% ~80%，导致 TPR 增高，骨骼肌血管舒张使 TPR 降低。双向调节的综合结果表现为：舒张压在亚极量运动时改变不明显，在极量运动时稍增高。

有氧运动主要引起心脏容量负荷增加，舒张压保持不变或轻度降低。阻抗运动以肌肉收缩为主，主要引起心脏压力负荷的增加，舒张压上升。舒张压直接影响冠脉灌注压，阻抗运动中舒张压升高，有利于增加心肌灌注。

3. 血流重分布

血流重分布（blood flow redistribution）：静息状态下，约一半的血流供应给肝脏和肾脏，骨骼肌的血流仅占 15% ~20%；而在较高强度运动中，骨骼肌的代谢需求骤增，心输出量显著增加，在保障心脑血液供应的前提下，骨骼肌的血流量可增加至输出量的 80% 以上。进食后消化系统的血流量可增加 10 倍左右，如果在进食后短时间进行运动，消化系统将与骨骼肌"竞争"血液供给，脑部供血相对减少，增加运动中发生骨骼肌痉挛、甚至低血压晕厥的风险，同时导致消化不良。

（二）运动训练后心血管系统的适应性改变

人体进行短时间运动训练时，根据运动需求增强循环、呼吸等系统的做功，以保证运动系统的供血。若反复有规律地进行有氧训练，人体可发生一系列适应性改变，表现为改善耐力、心率储备、心搏量、心输出量、心功能储备、血压、周围血流等，以及增强肌肉能源利用效率、调节自主神经功能、促进新生血管生成、动脉重构、改善内皮功能等。

1. 耐力提高

耐力（endurance）包含心肺耐力和肌耐力，其中肌耐力决定了肌肉或肌群持续进行运动的能力；心肺耐力为运动系统提供氧气及营养物质，是肌肉进行有氧代谢的前提，也称有氧耐力（aerobic endurance），是评估患者健康状况、制定运动治疗方案、评估治疗效果的重要指标。最大摄氧量（$VO_{2\,max}$）是公认的最客观的评价有氧耐力的实验室指标。长时间有氧训练可提高有氧耐力，未经训练的人经过 20 周的有氧训练，$VO_{2\,max}$ 可提高 15% ~20%。

2. 血容量增加

运动训练可使血容量增加 10% 左右，有利于增加心脏前负荷，提高心搏量。第一次运动训练后血容量即可增加，可能由于肌肉运动导致血液中钾离子含量增加，肾远曲小管醛固酮受体表达增多，促进水、钠重吸收。经过 2 ~3 次运动训练，皮质醇分泌增多导致血液中白蛋白含量增加，以维持血浆渗透压。

3. 心脏结构改变与心功能储备改善

长期运动训练可使心室腔扩大、心肌增厚。与病理性心肌肥厚不同，这种结构的改变是可逆的，且伴有心功能的增强。心脏结构的改变与运动训练的类型相关，单纯有氧运动使心室腔扩大，心室壁增厚；单纯阻抗运动使心室壁增厚更加明显，心室腔大小可无明显改变。有氧训练后心脏功能的变化包括：心室充盈能力增加、心脏搏动更加有力、心搏量增加、静息心率降低。

4. 血压

运动结束后通常有血压降低的现象，即"运动后低血压"，可能是运动治疗高血压的基本原理。通常运动降压的幅度为 5 ~7 mmHg，可持续至运动后 24 小时。其机制为，运动终止后组织间隙仍存在 NO、前列腺素等扩血管活性物质，骨骼肌和内脏器官的血管床仍处于扩张状态，TPR 降低。

长期运动降低血压的主要机制包括：①神经系统的适应性改变：血容量增加刺激压力感受器，引起反射性的交感缩血管神经张力降低；②改善血管内皮功能：在反复运动的血液切应力作用下，血管内皮细胞更新周期缩短，内皮由更多的"年轻"内皮细胞组成，因此有更强的分泌功能，NO 等扩血管因子释放增加，血管平滑肌舒张，静息 TPR 降低。

5.血管新生

长期有氧训练有利于血管内皮细胞合成血管内皮生长因子（vascular endothelial growth factor，VEGF），促进骨骼肌、心肌等部位的血管新生。这些新生血管在降低 TPR 方面作用甚微，但可为骨骼肌和心肌提供充足的血液供应。阻抗运动主要涉及骨骼肌的 Ⅱb 型细胞，此类细胞的毛细血管密度远低于 Ⅰ 型细胞，因此促进血管新生的效果明显低于有氧训练。

（三）停止运动训练

停止训练后，运动带来的一系列适应性改变将逐渐恢复至训练前的状态。停止运动 2 天，运动降低血压的作用消失；停止训练后数天，血浆容量降低，停止 2～3 周后包含血细胞数在内的血容量与最大心输出量一同下降；停止运动 2 周，血管内皮细胞功能下降至训练前水平。若训练时间仅持续数周，最大摄氧量在停止运动后数周内回到原点；若训练时间达数月以上，因新生血管的形成及心脏结构的适应性改变，最大摄氧量的降低速度相应减慢。

思考题

1. 如何应用运动对机体的影响理论提高偏瘫患者康复训练的依从性？
2. 请利用关节活动范围的知识，分析为一位左侧上肢全偏瘫的患者进行肩关节被动锻炼时，肩关节可被动活动的方式和范围。
3. 结合临床案例思考杠杆原理在康复医学中的应用？
4. 如何应用神经系统可塑性知识对偏瘫患者进行康复护理指导？
5. 试述运动训练与心血管的关系。
6. 如何预防运动风险的发生？

第二节 康复护理学相关理论

一、ICF 体系

（一）ICF 的构成

1.身体的功能/结构与病损

（1）身体功能/结构：身体功能（body function）包括生理或心理功能。身体结构（body structures）指身体的解剖部分及组成。身体除了具有各器官外，还包括各器官所具有的功能，如脑是身体的一部分，其具有的意识功能也是身体的一部分。功能（functioning）是动名词，其准确的含义是动态变化的功能，而非静态的功能。促使功能向积极方向转化是康复的宗旨（表 2 - 1）。

表 2 – 1　身体功能与结构

项目	身体功能	身体结构
构成	身体(身体部分)	
内容	精神功能 感觉功能与疼痛 发声/发音及言语功能 循环、血液、免疫、呼吸系统功能 消化、代谢、内分泌系统功能 泌尿、性、生殖系统功能 神经肌肉与运动相关联功能 皮肤与相关部位功能	神经系统结构 眼、耳与相关部位结构 与发声、发音及言语相关结构 循环、免疫、呼吸系统结构 消化、代谢、内分泌系统结构 与泌尿、性、生殖系统相关结构 与运动相关结构 皮肤与相关结构
积极方面	功能和结构完整	
消极方面	损伤	

(2)残损(impairment):指身体解剖结构的缺失或偏差,是在各器官系统的水平评价功能障碍的严重程度,不涉及组织、细胞和分子水平的病损。残损可以是暂时或永久的,可以是进行性发展或静止不变的,可以持续或间断性出现。残损比疾病或紊乱的范围更加广泛,如截肢是身体结构的残损,但不是疾病,也不表示患者处于疾病或虚弱状态,有些截肢者甚至是优秀的运动员。

2.活动与活动受限

(1)活动(activity):指个体从事的活动或任务,涉及与生活有关的所有个人活动,是综合应用身体功能的能力。身体功能和基本活动可以在个体活动的水平得到体现,如计划每日安排是一项个体水平的活动。

(2)活动受限(activity limitation):指按正常方式进行的日常活动能力丧失和工作能力受限,从个体完成任务、进行活动的水平评价功能障碍的严重程度。活动受限建立在病损的基础上,可以是完成活动的量或质发生变化所致。但并非所有病损都会引起活动受限,如截除一只小指的患者,在器官水平上属于病损,但未影响患者的日常生活。

3.参与和参与局限

(1)参与(participation):是与个人生活各方面有关的社会状况,是个人健康、素质及其所生存的外在因素之间的复杂关系,影响参与的相关因素在社会水平,而影响活动的因素在个体水平。

(2)参与局限(participation restriction):是从社会水平评价功能障碍的严重程度,指由于病损、活动受限或其他原因,导致个体参与社会活动受限,影响和限制个体在社会上的交往,导致不能独立进行工作、学习和社交。常见的参与局限包括定向识别(时、地、人)、自主行动、社会活动和经济自主受限。如脊髓损伤造成四肢瘫痪的患者,在生活不能自理的情况下,也丧失了工作和社交能力。

4.情景性因素

情景性因素(contextual factors)指个体生活和生存的全部背景,包括环境因素和个人因素。

（1）环境因素（environmental factors）：指社会环境、自然环境、家庭及社会支持，与身体功能和结构、活动、参与之间具有相互作用（表2-2）。

表2-2 活动和参与及情景性因素

项目	活动	参与	情景性因素	
			环境因素	个人因素
构成	个体 （人在标准环境中）	社会 （人在现实环境中）	功能外在影响	功能内在影响
内容	学习和应用知识 一般任务和要求 交流 移动 自理 其他活动	家庭生活 工作 人际交流/人际关系 社区生活 其他参与	用品和技术 自然环境 支持和相互联系 社会态度 服务体制和政策 其他环境因素	性别/年龄 生活方式/习惯 教育水平 社会背景 教养/行为方式 心理素质
积极方面	活动	参与	促进	促进
消极方面	活动受限	参与局限	阻碍	阻碍

（2）个人因素（personal factors）：指个体生活和生存的特殊背景，如性别、年龄、生活习惯、教育水平、社会背景、行为方式和心理素质等。如个体在生活与社会活动中悲观失望，有明显的焦虑或抑郁，无继续生存的愿望及信心，就会直接影响其活动与参与能力以及健康状况。

（二）ICF 的编码

ICF 运用字母数字编码系统，字母 b、s、d 和 e 代表身体功能、身体结构、活动和参与以及环境因素。首字母 d 指明活动和参与的领域，根据使用者情况，可以用 a 或 p 替代首字母 d，分别指明活动和参与。

使用限定值（qualifier）是 ICF 编码的重要特点，ICF 编码只有在加上一个限定值后才算完整。限定值表示健康水平的程度，即问题的严重性，见表2-3。

表2-3 ICF 分类的限定值

限定值	身体功能	身体结构			活动与参与局限		情景性因素	
		一级 （损伤程度）	二级 （变化的性质）	三级 （指出部位）	一级 活动受限程度	二级 （无辅助时参与局限程度）	障碍因素	有利因素
0	无残疾	没有损伤	结构没有改变	多于一个部位	无困难	无困难	无	无
1	轻度残疾	轻度损伤	完全缺失	右侧	轻度困难	轻度困难	轻度	轻度

续表 2 - 3

限定值	身体功能	身体结构			活动与参与局限		情景性因素	
		一级（损伤程度）	二级（变化的性质）	三级（指出部位）	一级活动受限程度	二级（无辅助时参与局限程度）	障碍因素	有利因素
2	中度残疾	轻度损伤	部分缺失	左侧	中度困难	中度困难	中度	中度
3	严重损伤	轻度损伤	附属部位	两侧	重度困难	重度困难	重度	充分
4	完全损伤	轻度损伤	异常维度	前端	完全困难	完全困难	完全	完全
5	—	—	不连贯性	后端	—	—	—	—
6			偏离位置	近端	—	—	—	—
7			结构性质改变（包括积液）	远端				
8	未特指	未特指	未特指	未特指	未特指	未特指	未特指	未特指
9	不适用	不适用	不适用	不适用	不适用	不适用	不适用	不适用

（三）ICF 的框架理论

ICF 的核心理论是采用生物 - 心理 - 社会学模式，全面看待人的功能障碍及康复过程，包括器官/系统的功能障碍、个体活动能力受限和社会参与限制。功能障碍受环境因素和个人因素的交互影响，是人和环境相互作用的消极方面，康复治疗的目的是将这些消极方面转化为积极方面。转化的过程包括：通过康复训练和治疗，改善患者的自身功能以适应环境；通过代偿和替代路径，提供患者适应环境的新能力；通过改造硬环境（建筑、无障碍设施、医疗等）和软环境（政府政策、社会态度和关系等），使患者在功能障碍的情况下可以适应社会。

二、ICF 对临床的指导意义

（一）ICF 的临床应用的层次

ICF 可分为三个层次，即通用水平（ICF 通用组合）、功能障碍水平（ICF 康复组合）和特定疾病与健康问题水平（ICF 核心组合）。其中通用组合适用于所有医学科室，可用于医疗管理、医保政策和医疗质量等；康复组合适用于康复医学领域或与康复密切相关的临床科室；核心组合针对特定疾病/外伤或健康问题的功能障碍，适用于特定临床或康复亚专业。临床使用 ICF 时，须注意这是多学科与利益相关方共同的语言和工具。

1. ICF 通用组合

用最简洁的类目涵盖临床学科最共性、最基本的功能问题，用于所有患者的基础功能评定，并与国际疾病分类（ICD）相结合，成为所有医疗记录的基本内容。类目共计 7 项：b130 精气神、b152 情感功能、b280 痛感、d230 执行日常事务、d450 步行、d455 到处移动和 d850 有报酬的就业（表 2 - 4）。

表 2 - 4　ICF 康复组合类目的临床解释

ICF 类目	临床解释
b130G 精气神	维持精力、气色、欲望(活动、食欲)的能力
b134 睡眠功能	入睡和维持睡眠时间和质量的能力
b152G 情感功能	具有和管理恰当心理和情感的能力
b280G 痛觉	情绪相关的不愉快的主观感受程度
b455 运动耐受功能	与心肺功能相关的维持运动时间和质量的能力
b620 排尿功能	随意控制和排除尿液的能力
b640 性功能	性生活有关的精神和躯体能力，包括性唤起、准备、高潮和消退阶段
b710 关节活动功能	关节活动的幅度和灵活性
b730 肌肉力量功能	肌肉和肌群收缩的能力
d230G 进行日常事务	计划、安排并完成日常生活事务的能力
d240 控制应激	调节、控制、处理应激事件的能力
d410 改变身体基本姿势	从某种身体姿势转变为另一种姿势的能力
d415 保持一种身体姿势	保持某种身体姿势不变的能力
d420 移动自身	从某处平面移动身体到另一处平面的能力
d450G 步行	使用双下肢移动身体从某地到另一地的能力，总有一只脚在地面
d455G 到处移动	以非步行的方式，从一地移动身体到另一地的能力
d465 利用设备到处移动	使用辅助器具(拐杖、轮椅等)将身体从一处移动到另一处的能力
d470 利用交通工具	作为乘客利用交通工具到处移动
d510 盥洗自身	清洁和擦干全身或部分身体的能力
d520 护理身体各部	护理皮肤、牙齿、毛发、指(趾)甲和生殖器等的能力
d530 如厕	以恰当的方式完成大小便和经期护理的能力
d540 穿着	根据气候和环境选择衣物和鞋袜，并以适当的方式穿脱的能力
d550 吃	使用适当的器具将食物送入嘴中并能咽下的能力
d570 照顾个人健康	通过各种方式保持身体舒适健康及身心愉悦的能力
d640 做家务	居家生活，包括清洁居室，洗衣服，使用家用电器，储存日用品和处理垃圾等的能力
d660 帮助别人	帮助他人学习、交流、生活自理和到处活动，并使他们保持良好状态的能力
d710 基本人际交往	以符合社会背景的恰当方式与他人交往的能力
d770 亲密关系	与他人产生和维持亲密关系的能力，如夫妻、情侣等
d850G 有报酬的就业	获得有报酬工作的能力
d920 娱乐和休闲	参与娱乐、休闲活动以及任何形式的游戏等的能力

注：G 指通用组合的类目

采用数字评定量表(number rating scale，NRS)进行评定。NRS评定时界定两端，分别是0和10，其中0代表完全没有问题，而10代表完全严重的问题(图2-1)。NRS在临床应用的实例是疼痛评定量表(visual analogue scale，VAS)，其中0表示没有疼痛，10表示最严重的疼痛。

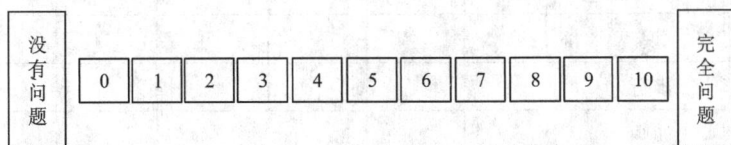

图2-1 数字评定量表

评定时记录患者每个ICF类目的分值，比较和分析患者功能水平的变化，用于指导医疗与康复目标制定、治疗计划安排、任务分配以及治疗计划调整。由于ICF的分值是等级或者计数资料(ordinal data)，在统计分析时要注意统计方法，不能简单地做等距或计量资料(interval data)进行分析。

2. ICF康复组合

原名功能障碍组合，是扩大版的ICF通用组合，在7个类目的基础上增加了23个类目，共计30个类目。其中"身体结构和身体功能"6个，"活动和参与"17个。除通用组合的7个类目外，其余的15个类目适用于有医疗状况的人群，8个类目适用于医疗全过程。具体的类目和解释见表2-4。

采用数字评估量表NRS的方式，用于评定特定疾病或健康问题具有功能障碍的患者，其中通用组合的7个类目必评，根据临床需要可选评另外的23个类目，或从特定疾病的核心组合中选评。

3. ICF核心组合

根据特定的疾病或健康问题，结合疾病的特殊时期(急性期、亚急性期或恢复期)，挑选最密切相关的类目，称为ICF核心组合。根据临床应用的目的又分为简明核心组合(brief core set)和综合核心组合(comprehensive core set)。前者用于临床实践，后者用于临床科研。

已有数十种疾病和健康问题建立了核心组合，包括急性期和亚急性期心血管、神经肌肉、骨关节等的核心组合。采用ICF限定值作为其评定方式，根据疾病和健康问题有针对性地选择核心组合。

表2-5 脑卒中ICF核心分类组合简版

ICF类别		0	1	2	3	4	8	9
110	意识功能							
114	定向功能							
167	语言精神功能							
730	肌肉力量功能							

续表 2-5

ICF 类别			0	1	2	3	4	8	9
110	脑的结构	程度 性质 部位							
330	说								
450	步行								
530	如厕								
550	吃								

环境因素		+4	+3	+2	+1	0	1	2	3	4	8	9
e310	直系亲属家庭											

(二) ICF 的应用目标

（1）康复专业人员：利用 ICF 体系确定康复目标、制定康复方案、分解康复任务、评定治疗效果、调整康复方案及长期随访观察等。

（2）医院管理人员：利用 ICF 体系分析医疗工作状况、医疗质量控制、经济效益分析、医院与科室运营分析和发展战略分析等。

（3）医保管理人员：利用 ICF 体系功能结局分析、医保给付标准、医保监控、投入产出分析、社会影响分析和医保政策调整等。

（4）康复质控管理人员：利用 ICF 体系分析质控单元的运行状况、医疗隐患和管理措施，分析医疗功能结局等。

（5）康复临床科研人员：将 ICF 体系作为研究工具，特别是结局分析的工具。

（6）康复医疗服务系统：将 ICF 体系作为医院转诊的依据，分析各层级医疗的功能价值。

三、功能障碍

功能（function）是指组织、器官、肢体等的特征性活动，如下肢的功能是支撑身体和走路，脑的功能是思维。当不能正常发挥原来具有的功能时，称为功能障碍（dysfunction）。按照 ICF 体系，功能障碍分为残损、活动受限与参与受限。通过对功能障碍的性质、范围、类别及严重程度作出判断，可为残疾分类、估计预后、制定和调整康复方案、评估治疗效果以及进一步提出全面康复计划提供依据。

康复的目的是：最大程度促进功能恢复，帮助功能障碍者尽量适应其受限的状态，尽量减少内在和外在的限制因素，充分利用各种必要的辅助条件和资源，使其完成尽可能多的功能活动。

(一) 功能障碍的评定

在全面了解评定对象临床情况的基础上，功能障碍的评定包括：确定现存的和康复所要求的功能水平，确定受限制的性质及其严重程度，确定受限制因素，以 ICF 体系作为功能障碍评定的基本框架。

1. 确定现存的和康复所要求的功能水平

以日常生活活动能力(activities of daily living, ADL)评定为例,在各 ADL 分类中,包括亚类,如活动项(从一点转移到另一点)可以用几种技术实现(如步行、爬行、单脚跳、轮椅)。在确定评定对象可以完成的项目后,康复专业人员会采用该对象易于完成的动作,如髋部骨关节炎患者从圈椅坐位站立有困难,则可以采用从高凳子坐位站立训练。

2. 确定受限制的性质及其严重程度

任何特定的功能限制均可采用相应的量化指标进行评定,如完成某项活动的时间、完成计量工作的数量等。评定内容还包括需要帮助的程度(他人介入的程度与时间),可以使用辅助器具或他人给予帮助,但在评定结论中应加以注明。各种评定量表是功能限制评定的常用工具之一,如被广泛采用的功能独立性量表(functional independence measure, FIM),可以灵敏、可靠地反映活动受限的性质和程度,为临床康复提供依据。

3. 确定受限制因素

限制因素影响功能的高水平发挥,康复计划的主要目的之一是帮助残疾者改变或克服这些限制因素。限制因素可以是内在的或外在的,内在限制因素包括伤病所造成的损害如衰弱无力、运动受限,外在因素包括环境如交通工具、阶梯、无障碍设施、雇主态度以及用工限制等。

4. ICF 体系作为功能障碍评定的基本框架

ICF 从身体功能或结构、活动受限和参与受限三个水平提出了相关标准评定方法和量表,ICF 作为临床工具可用于需求评定、治疗方法的选择、职业康复与评定、康复及其结果评估等多个方面。ICF 还可以用于临床教育与研究。

(二)功能障碍的治疗

1. 明确临床症状的处理与功能障碍恢复的关系

明确临床症状与功能障碍的关系对于康复治疗计划的制订和实施十分重要。如对于完全性脊髓损伤的患者,不宜投入过多资源恢复损伤平面以下肢体的感觉和运动功能;对于急性腰扭伤的患者,不必过分急于恢复功能,而应以休养和相应的临床治疗为主。对于一些突发的不可逆功能障碍,如脊髓损伤、脑卒中等所致的偏瘫等,康复专业人员应帮助患者降低期望值,使其正确面对现实,帮助患者确定实际的目标,并进行教育和咨询。

2. 减少内在限制因素的原则

内在限制因素即个人因素,是与个体相关的、不利于功能障碍恢复的背景性因素。这些因素可能包括性别、种族、年龄、健康情况、生活方式、应对方式、社会背景、教育情况、职业经历、行为方式和性格类型等,这些因素可能在任何层次的残疾中发挥作用。许多内在限制因素如病损所致的认知或行为异常,可以通过治疗手段加以处理,包括患者教育、行为矫正、药物治疗、物理治疗和手术等。

3. 减少外在限制因素的原则

外在限制因素为不利的环境因素,并对个体的功能发生影响。限制性因素往往是外在的,包括经济、社会环境、建筑障碍和人们的态度等。许多因素反映了物质环境和社会的问题,需各专业人员(包括康复专业)和政府等社会力量一起努力,最大程度地克服经济、环境、人文、社会等外在的限制因素。

ICF 分类将环境因素区分了两个层面。个体层面主要涉及个体所处的即刻环境,包括如家庭、工作场所和学校等场景，在此层面包括个体直接接触的环境和人，如家人、熟人、同行和陌生人等。社会层面主要包括与工作环境有关的组织和服务机构、社区活动、政府机构、通信和交通服务部门以及如法律、条例、正式或非正式的规定、态度和意识形态等非正式社会网络。

4. 使用必要的辅助器具

使用辅助器具是帮助克服或替代功能障碍的行之有效的方法，可帮助残疾人改善功能活动的质量。在开具辅助器具处方前，康复人员应先确定康复对象是否有使用该器具的愿望和要求，了解矫形器的适应证及神经肌肉在功能和生物力学方面的缺陷，理解矫形器应用的生物力学原理、装配中所用的材料的性能、各种可能的设计方案、患者穿戴矫形器前后必须制定的训练计划、矫形器的费用和患者的经济收入情况等。

5. 以 ICF 体系作为功能障碍康复计划制订的基本框架

ICF 提出了新的残疾模式，为现代社会的功能障碍康复计划的制订提供了基本框架。首先，根据 ICF 有关残疾分类的理论与方法，分析功能障碍的表现形式及其对残疾人日常生活和社会参与的影响，然后根据上述康复评定的结果制订康复治疗计划。

四、奥瑞姆自我护理理论

(一)奥瑞姆自我护理理论的基本内容

1. 理论结构

奥瑞姆自我护理理论(theory of self - care)围绕护理的目标，最大限度地维持及促进服务对象的自理，又称自护理论和自理理论。包括三个相关的理论结构：①自我护理理论，回答"什么是自我护理、人有哪些自我护理需求"的问题；②自我护理缺陷理论，回答"什么时候需要护理"的问题；③护理系统理论，回答"如何通过护理系统帮助个体满足其治疗性自我护理需求"的问题。自我护理理论的建立基础是：自我护理活动与个人、群体的功能和发展之间有关。目的是：培养患者的独立性，提高自我护理能力。这个理论强调接受后的自我护理和谨慎的自我护理。

2. 自我护理理论

自我护理是人类个体为保证生存、维持和增进健康与安宁而创造和采取的行为，自我护理理论以自我照护为中心，其最终目标是使个体担负起自我照护的责任。

(1)自护(self - care)：又称自我护理，指在稳定或变化的环境中，个体为维持生命、确保自身结构完整和功能正常、增进健康与幸福，而采取的一系列自发的调节行为和自我照顾活动。是一种通过学习或经他人指导和帮助而获得的，连续而有意识的行为。人的自护能力从日常生活中得以发展，人的成长过程就是自护能力逐渐形成的过程。

(2)自护力量(self care agency)：又称自我照护能力，指个人完成自护行为的能力，是一个身心发展趋于成熟或已成熟的人所具备的一种综合能力。

3. 自我护理缺陷理论

(1)自护缺陷(self care deficit)：指自护力量不足以满足自护需要。当自护需要小于或等于个体的自护能力时，可以进行自护活动。个体的自护能力小于自护需要时，即出现自护不足，这种现象可以是目前存在的，未来存在的，也可以是潜在的。自护缺陷包括两种情况：一种是个体的自护能力无法满足自护需要；另一种是照顾者的自护能力无法满足被照顾者的自护需要。该概念是奥瑞姆自我护理学说的核心，明确指出了护理工作的范围。

（2）护理力量（nursing agency）：是受过专业教育或培训的护士必备的综合素质，包括护士在行为和智力上的双重能力以及应用专业知识的技能和经验，即了解患者的自护需要及护理力量，并采取行动帮助患者，通过执行或提高患者的自护力量来满足其自理需求。护理力量的结构成分与自护力量的成分相仿，并包括执行护理程序所必需的知识和技能。

4. 护理系统理论

护理系统（nursing systems）是在出现自护不足时护理活动的体现，是依据患者的自护需要和个体的自护能力制订的。理论所涉及的系统有 3 个，即全部补偿护理系统（wholly compensatory nursing systems）、部分补偿护理系统（partly nursing systems）和支持 – 教育护理系统（supportive – educative systems）。

（1）全部补偿护理系统：指个体不能参与自理活动，或医嘱限制这些活动，需要护士给予全面帮助。即由护士负责照顾患者以满足其全部需要。护士必须"代替"患者做所有的事，才能满足其治疗性需要。该系统将患者分为 3 种类型：①患者在精神和体力上均无自理能力，不能参与任何形式的自主活动，如昏迷、全麻未醒的患者；②患者神志清楚，能意识到自己的自理需求，但体力上不能完成，或医嘱限制其活动，如心肌梗死急性期的患者；③患者具备完成自理活动所需的体力，但因精神障碍无法判断自己的自理需求，如智力障碍患者。

（2）部分补偿护理系统：指满足患者治疗性自理需求的过程中，患者有能力进行一部分自理活动，但另一部分需要护士提供护理，如腹部手术后，患者自己可以进食、洗脸，但需要护士协助入厕、下床活动等。患者无法独立完成自护的主要原因是：①因病情或治疗需要，限制了其活动能力；②缺乏自护所需的知识和技能；③心理上没有做好学习或履行某些自护行为的准备，如刚经历过手术的患者需要协助其生活护理等。

（3）支持 – 教育护理系统：指患者能进行自理活动，但必须由护士提供咨询、指导和教育。如糖尿病患者，需要在护士的指导下正确控制饮食、运动、情绪，监测血糖和胰岛素注射等。

（二）自我护理理论应用

自护理论拓展了护理临床实践的领域，是实践中应用最广泛的理论。自 20 世纪 70 年代以来，国际上发表了大量的运用自护理论的文章，不仅证实了自护理论的实用性和可行性，也为该理论的充实和完善提供了第一手资料。如美国肺脏协会组织编写的健康教育手册，已证实依据患者及家属的需要而制订的自我护理计划，在慢性阻塞性肺疾病的处理中起到了积极作用。在日本也对一些慢性疾病、无特殊治疗手段而仅靠康复治疗的患者，如类风湿关节炎患者、脑血管疾病患者，实施自我护理指导。我国目前自我护理理论应用的最主要方式是健康教育，包括患者健康教育（门诊教育、住院教育、出院后教育）、社区教育和医务人员教育。

五、纽曼系统模式

（一）纽曼系统模式的基本内容

纽曼系统模式以其他学科的理论为基础，并应用了 Bertalanffy 的一般系统理论、Selye 的压力与适应理论、Caplan 的三级预防理论及 Lazarus 的压力与应对理论。纽曼系统模式是围绕压力与系统模式而组成的一个综合的、动态的、以开放系统为基础的护理概念性框架，主要考虑压力源对人的作用以及如何帮助别人应对压力源，进而发展及维持最佳的健康状况。该模式重点叙述了四部分内容：与环境互动的人、压力源、人体对压力源作出的反应以及对压力源的预防。

1. 人

人是环境持续互动的开放系统，称为服务对象系统。这个系统的结构可以用围绕着一个核心的一系列同心圆来表示（图 2 - 2）。基本结构位于核心部分，是机体的能量源，受人的生理、心理、社会文化、精神与发展这五方面因素的影响与制约。当能量源储存大于需求时，个体保持机体的稳定与平衡。

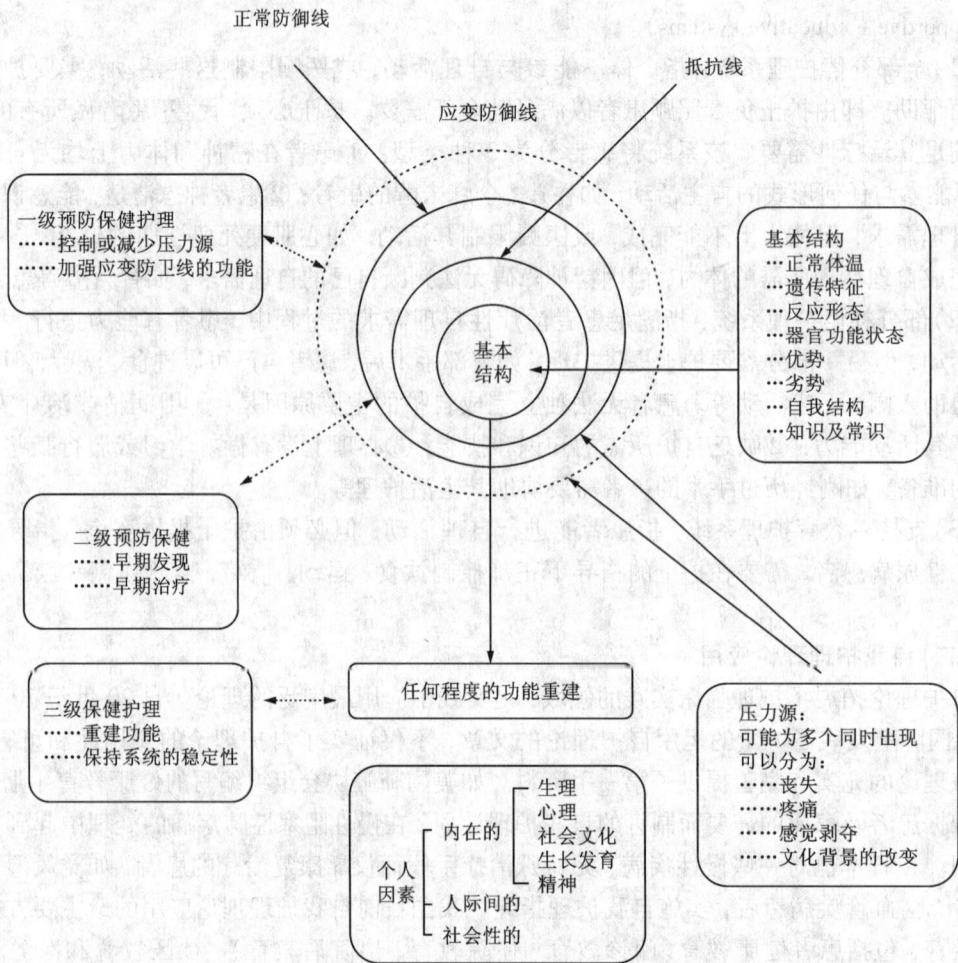

图 2 - 2 纽曼系统模式示意图

（1）抵抗线：是紧贴基本结构外层的一系列虚线圈，由支持基本结构和正常防线的一系列已知和未知的因素组成，如白细胞、免疫功能以及其他生理机制，主要功能是保护基本结构的稳定性。当压力源入侵到正常曲线时，抵抗线被无意识地激话，若有效发挥其功能，可促使个体回复到正常防线的强健水平。若功能失效，可导致个体能量耗竭甚至死亡。抵抗线的强弱因个体的生长程度、生活方式、以往经验的不同而有差异。一旦抵抗线被侵入，个体能量源遭到破坏，机体能量逐渐耗竭甚至死亡。

（2）正常防御线：为弹性防线内层的实线圈，位于弹性防线和抵抗线之间。机体的正常防线是人在生命历程中建立起来的健康状态或稳定状态，是个体在生长发育及环境互动过程中，对环境压力源不断调整、应对和适应的结果。健康水平增高时，正常防线扩展；健康状态恶化时，正常防线内收。因此，正常防御线可作为衡量个体是否偏离健康状态的标准。若压力源侵犯至正常防线，个体可产生相应的应激反应，表现为稳定性降低甚至疾病。正常防御线的强弱受多种因素影响，包括个体的系统特征、适应方式、生活方式、生长发育阶段、精神因素和文化因素等。

（3）弹性防御线：为最外层的虚线圈，位于机体正常防御线之外，充当机体的缓冲器和滤过器，常常处于被动之中，并可在短期内急速变化。一般而言，弹性防线距正常防线越远，弹性防线越宽，其缓冲、保护的作用越强。弹性防线受个体生长发育、身心状况、认知技能、社会文化、精神信仰等多种因素的影响。失眠、营养不足、生活不规律、身心压力过大都可削弱其防御功能。因此，弹性防线的主要功能是防止压力源入侵，缓冲、保护正常防线。

以上防御机制既有先天赋予的，也有后天习得的，抵抗效能取决于个体心理、生理、社会文化、精神和发展五个变量的相互作用。三条防御线中，弹性防线保护正常防线，抵抗线保护基本结构。当个体遭遇压力源时，弹性防线首先被激活，若弹性防线抵抗无效，正常防线受到侵犯，人体发生反应、出现症状，此时抵抗线被激活，若抵抗有效，个体恢复到健康状态。

2. 压力源

压力源（stressor）是环境中威胁个体弹性防御线和正常防御线，引发紧张和导致个体不稳定的所有刺激和力量。压力源可来自个体系统的内部和外部，包括生理、心理、社会文化、生长和精神等各领域；可独立存在也可多种压力源同时存在。纽曼将压力源分为以下三种。

（1）内在压力源（intrapersonal stressor）：指来源于个体内部，与个体内环境相关的压力源，如愤怒、悲伤、自我形象改变、自我紊乱、疼痛、失眠等。

（2）人际间压力源（intrasonal stressor）：指来自于 2 个或 2 个以上个体之间，在近距离内作用的压力源，如夫妻、父子、上下级或护患关系紧张等。

（3）外在压力源（extrapersonal stressor）：指来源于个体系统之外，并且作用距离远于人际间压力源的压力源，如气候变化、经济状况欠佳、环境陌生、社会医疗保障体系的变革等。

3. 反应

纽曼认同塞利提出的"压力可产生全身适应综合征、局部适应综合征以及压力反应"的三阶段学说，并进一步提出：压力反应不局限在生理方面，而是生理、心理、社会文化、精神与发展多方面的综合反映，反应的结果叼以是负性的，也可以是正性的。

4. 预防

护理活动的主要功能是控制压力源或增强人体各种防卫系统的功能，帮助服务对象保持、维持、恢复服务系统的平衡与稳定，获得最佳的健康状态。纽曼认为，护士可根据患者系统对压力源的反应采取以下三种不同水平的预防措施（preventive nursing action）。

（1）一级预防：患者系统对压力源没有反应时，护士通过控制或改变压力源实施护理，目的是防止压力源侵入正常防线，保持人作为一个系统的稳定，促进及维护人的健康。该领域的护理与预防保健和健康教育密切相关，可包括一系列措施如预防接种、健康的生活方式、个体的健康管理教育等。

（2）二级预防：当压力源穿过正常防御线后，人的动态平衡被破坏，出现症状或体征，此时护理的重点是帮助服务对象早期发现、早期治疗。二级预防的目的是减轻和消除反应、恢复个体的稳定性并促使其回复到健康状态，帮助人获得作为一个系统的稳定。

（3）三级预防：如人体的基本结构及能量源遭到破坏，护理的重点是帮助服务对象恢复及重建功能，减少后遗症，并防止压力源的进一步损害。三级预防是在处理和治疗时进行健康维持，帮助个体恢复，目的是进一步维持个体的稳定性、防止复发。

（二）纽曼系统模式理论的应用

纽曼理论被广泛应用于社区护理（家庭护理、精神卫生）和康复患者的护理，如作为心肌梗死患者家庭康复的指导框架、HIV 阳性患者的护理和脊髓损伤急性期的护理。在社区卫生护理机构中，纽曼理论被作为家庭评价的框架，用于指导家庭功能不良的评估和干预，防止虐待老人。

思考题

1. 探讨如何将 ICF 有关的理论模式应用于脊髓损伤患者的康复。
2. 试述奥瑞姆自我护理理论和纽曼系统模式与康复护理实践的关系。
3. 患者李某，男性，58 岁，患高血压 2 年，糖尿病 3 年，长期服用药物治疗，请采用纽曼系统模式分析对该个体康复护理的内容。

（赵丽晶）

第三章 康复护理评定

学习目标

识记：

1. 能准确复述康复护理评定的定义。

2. 能熟知运动功能评定、心肺功能评定、语言功能及吞咽障碍评定、盆底功能评定、睡眠障碍以及日常生活活动能力评定的方法，并能进行简单的功能障碍的原因分析。

理解：

1. 能用实例阐述各种评定方法。

2. 能比较几个评定的概念，说明它们之间的异同点。

运用：

能查阅资料，树立康复整体护理评估思想，培养团队意识和与他人合作的精神。

第一节 概 述

一、康复护理评定的概念

康复护理评定是指在总的康复医疗计划实施过程中，有计划、有目的、系统地收集患者资料，对病、伤、残者等康复对象的功能状况进行全面的、系统的综合评定，从而对护理对象和相关事物作出推断，为护理活动提供基本依据。康复护理评定准确与否直接影响到护理措施的实施，关系到为患者解决问题的实际效果。

二、康复护理评定的内容

(一)一般状况评定

了解患者病史、生活习惯、家庭情况、文化背景、社会背景、患病(致残)过程、治疗经过、康复经历、现在功能残存情况、日常生活活动能力、心理状态及评估有无并发症。

(二)功能评定

包括躯体功能、认知功能、言语(交流)功能、心理功能及社会功能等5个方面：①躯体功能：包括人体发育、姿势、关节活动、肌张力、肌肉力量、平衡和协调、步行功能、心肺功能、盆底功能等；②认知功能：包括注意力、记忆力、逻辑思维、计算力、时间和空间的定向力等；③言语吞咽功能：包括口语、手语、书面语、身体语言、书写功能、吞咽功能等；④心理功能：包括行为、智力、人格、情绪、睡眠等；⑤社会功能：包括社会交流、人际交流、组织和策划能力等。

三、康复护理评定的注意事项

（一）熟悉康复护理评定技术

应熟悉神经科和骨科等康复基础知识，在了解患者基本情况后，快速确定进一步要检查的内容，针对相应的功能障碍进行评定。

（二）正确选择评定方法

应采用国际通用的、标准的评价量表和技术进行定量和定性评定。

（三）发挥患者的主观能动性

评定前向患者说明评定的目的和方法，以消除不安，降低对评定的不利影响。

（四）尽量缩短评定时间

应熟练掌握评定方法，动作准确，不引起患者的疲劳，如果出现疲劳应立即休息或改日再进行。

（五）避免操作中的误差

康复护理评定的环境、时间、地点、方法、测量者及所用测量工具应保持一致，尽可能由一人从始至终地进行，并注意健侧与患侧对照，避免出现误差。

第二节　运动功能评定

一、肌力评定

肌力是指肌肉收缩产生的力量。肌力评定是测定受试者在主动运动时肌肉或肌群产生的最大收缩力量。肌力评定是对神经、肌肉功能状态的一种检查方法，是运动功能评价的最基本方法之一，目的是评定肌肉损害的范围和程度，间接判断神经功能损害的程度，评价康复效果。肌力评定的方法有徒手肌力检查、简单器械肌力测定及等速肌力检查。

（一）徒手肌力评定

1. 徒手肌力评定（manual muscle test，MMT）

根据受检肌肉或肌群的功能，让受试者在减重力、抗重力和抗阻力的条件下做一定的动作，并使动作达到最大的活动范围，根据肌肉的活动能力、抗重力或抗阻力的情况将肌力进行不同的分级。

2. 判定标准

国际上普遍应用的徒手肌力检查方法是 1916 年美国哈佛大学 Lovet 医生的 6 级分级法，见表 3 - 1。

表 3 − 1　MMT 分级法评定标准

分级	评级标准	正常肌力/%
0	没有肌肉收缩	0
1	肌肉有收缩，但无关节运动	10
2	关节在减重力状态下关节全范围运动	25
3	在抗重力状态下全范围运动	50
4	关节在抗部分阻力下全范围运动	75
5	关节在抗充分阻力下全范围运动	100

1983 年，美国医学研究委员会（Medical Research Council，MRC）在 Lovett 的基础上根据运动强度和施加的阻力进一步分级，见表 3 − 2。

表 3 − 2　MRC 分级法评定标准

分级	评级标准
5	肌肉抗最大阻力时活动关节达到全范围
5 −	肌肉抗最大阻力时活动关节未达到全范围，但 >50% 活动范围
4 +	肌肉抗中等强度时活动关节达到全范围，抗最大阻力时 <50% 活动范围
4	肌肉抗中等阻力时活动关节达到全范围
4 −	肌肉抗中等阻力时活动关节未达到全范围，但 >50% 活动范围
3 +	肌肉抗重力时活动关节达到全范围，但抗中等阻力时活动关节 <50% 活动范围
3	肌肉抗重力时活动关节达到全范围
3 −	肌肉抗重力时活动关节未达到全范围，但 >50% 活动范围
2 +	肌肉去除重力后活动关节达到全范围，肌肉抗重力活动时 <50% 范围
2	肌肉去除重力后活动关节达到全范围
2 −	肌肉去除重力后活动关节未达到全范围，但 >50% 范围
1 +	肌肉去除重力后活动关节在全范围的 50% 以内
1	可触及肌肉收缩，但无关节运动
0	没有可以测到的肌肉收缩

3. 人体主要肌肉或肌群的徒手肌力评价方法
见表 3 − 3。

表3-3　上肢和下肢主要肌肉的手法肌力检查

肌群	检查方法				
	1级	2级	3级	4级	5级
肩前屈肌群（三角肌前部、喙肱肌）	仰卧，试图屈肩时可触及三角肌前部收缩	向对侧侧卧，上侧上肢放在滑板上，肩可主动屈曲	坐位，肩内旋，掌心向下，可克服重力屈肩	坐位，肩内旋，掌心向下，阻力加于上臂远端，能抗中等阻力屈肩	坐位，肩内旋，掌心向下，阻力加于上臂远端，能抗较大阻力屈肩
肩外展肌群（三角肌中部、冈上肌）	仰卧，试图肩外展时可触及三角肌收缩	同左，上肢放在滑板上，肩主动外展	坐位，屈肘，肩外展90°，可克服重力外展	坐位，屈肘，肩外展90°，阻力加于上臂远端，能抗中等阻力	坐位，屈肘，肩外展90°，阻力加于上臂远端，能抗较大阻力
屈肘肌群（肱二头肌、肱肌、肱桡肌）	坐位，肩外展，上肢放在滑板上；试图肘屈曲时可触及相应肌肉收缩	同左，肘可主动屈曲	坐位，上肢下垂；前臂旋后（检查肱二头肌）或旋前（检查肱肌）或中立位（检查肱桡肌），可克服重力屈肘	坐位，上肢下垂；前臂旋后（检查肱二头肌）或旋前（检查肱肌）或中立位（检查肱桡肌），肘屈曲，阻力加于前臂远端能抗中等阻力	坐位，上肢下垂；前臂旋后（检查肱二头肌）或旋前（检查肱肌）或中立位（检查肱桡肌），肘屈曲，阻力加于前臂远端，能抗较大阻力
屈髋肌群（腰大肌、髂肌）	仰卧，试图屈髋时于腹股沟上缘可触及肌活动	向同侧侧卧，托住对侧下肢，可主动屈髋	仰卧，小腿悬于床缘外，屈髋，可充分完成该动作	仰卧，小腿悬于床缘外，屈髋，阻力加于股骨远端前面，能抗中等阻力	仰卧，小腿悬于床缘外，屈髋，阻力加于股骨远端前面，能抗较大阻力
伸髋肌群（臀大肌、半腱肌、半膜肌）	仰卧，试图伸髋时于臀部及坐骨结节可触及肌活动	向同侧侧卧，托住对侧下肢，可主动伸髋	俯卧，屈膝（测臀大肌）或伸膝（测臀大肌和股后肌群），可克服重力伸髋10°~15°	俯卧，屈膝（测臀大肌）或伸膝（测臀大肌和股后肌群），伸髋10°~15°，阻力加于股骨远端后面，能抗中等阻力	俯卧，屈膝（测臀大肌）或伸膝（测臀大肌和股后肌群），伸髋10°~15°，阻力加于股骨远端后面，能抗较大阻力

续表 3－3

肌群	检查方法				
	1级	2级	3级	4级	5级
伸膝肌群（股四头肌）	仰卧，试图伸膝时可触及髌韧带活动	向同侧侧卧，托住对侧下肢，可主动伸膝	仰卧，小腿在床缘外下垂，可克服重力伸膝	仰卧，小腿在床缘外下垂，伸膝，阻力加于小腿远端前侧，能抗中等阻力	仰卧，小腿在床缘外下垂，伸膝，阻力加于小腿远端前侧，能抗较大阻力
踝跖屈肌群（腓肠肌、比目鱼肌）	仰卧，试图踝跖屈时可触及跟腱活动	同左，踝可主动跖屈	仰卧，膝伸（测腓肠肌）或膝屈（测比目鱼肌），能克服重力踝跖屈	仰卧，膝伸（测腓肠肌）或膝屈（测比目鱼肌）踝跖屈阻力加于足跟，能抗中等阻力	仰卧，膝伸（测腓肠肌）或膝屈（测比目鱼肌）踝跖屈阻力加于足跟，能抗较大阻力

4. 徒手肌力检查的注意事项

(1)先向受试者说明检查的目的、步骤和方法等，消除其紧张心理，取得充分理解和合作。

(2)采取正确的测试姿势，近端肢体固定于适当体位，防止肌肉出现替代动作。

(3)每次测试都要做左右对比，检查时应先测试健侧同名肌，一般认为两侧差异大于10%才有临床意义。

(4)肌力在3级以上时，检查所加阻力必须连续施加，并保持与运动方向相反，同时阻力应施加于被测关节肢体的远端，必须保持同一强度。给予阻力的大小要根据受试者的个体情况来决定。

(5)肌力检查不适用于中枢神经系统疾病和痉挛性瘫痪的患者。

(二)器械肌力测定

当肌力达到能抗阻运动时，可采用器械进行肌力测定。常用的检查方法有握力测试、捏力测试、背肌力测试、四肢肌群肌力测试和等速肌力测试。

1. 握力测试

握力测试用握力计测定，用握力指数评定。测试者取坐位，上臂置于体侧，屈肘90°，前臂和腕部取中立位，手握住握力计的手柄，用最大力量握，测试3次，取最大值。握力指数＝握力(kg)/体重(kg)×100，大于50为正常。握力主要反映手内肌和屈指肌群的肌力。

2. 捏力测试

捏力测试用捏力计测定。测试者用拇指分别与其他手指相对，用最大力捏压捏力计，测试3次，取最大值。捏力主要反映拇对掌肌和其他四指屈肌的肌力，正常值约为握力的30%左右。

3. 背肌力测试

背肌力测试用拉力计测定，用拉力指数评定。测试者双脚站在拉力计上，手柄高度平膝，双膝伸直，双手握住手柄两端，然后伸腰用力向上拉手柄。拉力指数＝拉力（kg）/体重（kg）×100，正常值男性为150～300，女性为100～150。不适合用于有腰部病变的患者和老年人。

4. 四肢肌群肌力测试

四肢肌群肌力测试借助牵引绳和滑轮装置，通过与肌力方向相反的重量来评定肌力。

5. 等速肌力评定

等速肌力评定用等速肌力测试仪测定，目前应用的等速肌力测试装置有 Cybex、Kincom 等型号。等速运动是在整个运动过程中运动速度（角速度）保持不变的一种肌肉收缩的运动方式，即做关节全范围运动，仪器的杠杆绕其轴心作旋转运动时，肌肉进行的等速收缩活动。等速仪器内部有特制的结构使运动的角速度保持恒定，角速度确定后，受试者用力越大，机器提供的阻力也越大；受试者用力越小，机器提供的阻力也越小，使运动时的角速度保持不变。其功能是记录不同运动速度下的最大肌力矩、爆发力、耐力、功率和达到峰力矩的时间、角度等多种数据，并可分别测定向心收缩、离心收缩和等长收缩的数据。等速肌力测试是目前肌肉功能评定和肌肉力学特性研究的最佳方法。

二、肌张力评定

肌张力是指肌肉组织在静息状态下的一种不随意的、持续的、微小的收缩，即在做被动运动时，所显示的肌肉紧张度。正常的肌张力能够维持主动肌和拮抗肌的平衡运动，使关节有序固定，肢体保持一定的姿势，有利于肢体协调运动。

肌张力评定主要是手法检查，首先观察并触摸受检肌肉在放松、静止状况下的紧张度，然后通过被动运动来判断。

（一）肌张力分类

1. 正常肌张力

正常肌张力是维持身体各种姿势和正常活动的基础，根据身体所处的状态分为静止性肌张力、姿势性肌张力和运动性肌张力。正常的肌张力可以与关节和肌肉进行同步的运动，能够维持原动肌与拮抗肌之间的平衡，具有固定肢体某一姿势的能力，肢体被动运动时具有一定的弹性和轻度的抵抗感。

2. 异常肌张力

由于神经系统病损或肌肉受损的不同状态，异常肌张力可分为肌张力增高、肌张力降低和肌张力障碍。

（1）肌张力增高：肌腹紧张度增高。患者在肢体放松的状态下，检查者以不同的速度对患者的关节做被动运动时，感觉有明显阻力，甚至很难进行被动运动。

（2）肌张力降低：检查者被动活动患者关节时，几乎感觉不到阻力；患者自己不能抬起肢体，检查者松手时，肢体即向重力方向下落；肌张力显著降低时，肌肉不能保持正常的外形和弹性，表现为松弛无力。

（3）肌张力障碍：肌肉张力紊乱，或高或低，无规律地交替出现。

（二）肌张力评价方法

1. 临床分级

肌张力临床分级是一种定量评定方法，检查者根据被动活动肢体时所感觉到的肢体反应或阻力将其分为 0 ~ 4 级, 见表 3 - 4。

表 3 - 4 肌张力临床分级等级

等级	肌张力	标准
0	软瘫	被动活动肢体无反应
1	低张力	被动活动肢体反应减弱
2	正常	被动活动肢体反应正常
3	轻、中度增加	被动活动肢体有阻力反应
4	重度增加	被动活动肢体有持续性阻力反应

2. 肌痉挛的分级

目前多采用改良的 Ashworth 痉挛量表进行评定。评定时, 患者宜采用仰卧位, 检查者分别对其上、下肢关节做被动运动, 按所感受的阻力来分级评定, 见表 3 - 5。

表 3 - 5 改良 Ashworth 分级法评定标准

级别	评定标准
0 级	肌张力不增加, 被动活动患侧肢体在整个 ROM 内均无阻力。
1 级	肌张力稍微增加, 被动活动患侧肢体到 ROM 之末时出现轻微阻力。
1 + 级	肌张力轻度增加, 被动活动患侧肢体时在 ROM 后 50% 范围内突然出现卡住, 并在此后的被动活动中均有较小的阻力。
2 级	肌张力较明显增加, 被动活动患侧肢体在通过 ROM 的大部分时, 阻力均明显增加, 但受累部分仍能较容易地活动。
3 级	肌张力严重增加, 被动活动患侧肢体在整个 ROM 内均有阻力, 活动比较困难。
4 级	僵直, 患侧肢体僵硬, 被动活动十分困难。

注: ROM(range of motion), 指关节活动范围。

三、关节活动范围测量

关节活动范围(range of motion, ROM)是指关节的运动弧度或关节的远端向近端运动, 远端骨所达到的最终位置与开始位置之间的夹角, 即远端骨所移动的度数。可分为主动关节活动范围和被动关节活动范围。评定关节活动范围对于判断病因, 评估关节活动障碍的程度, 评定治疗效果有重要作用。

(一)测量工具

1. 通用量角器

由一个圆形的刻度盘和固定臂、移动臂构成。固定臂与刻度盘相连, 不能移动; 移动臂的端与刻度盘的中心相连, 可以移动。通用量角器主要用于四肢关节活动范围的测量。

2.电子角度计

固定臂和移动臂为 2 个电子压力传感器，刻度盘为液晶显示器。电子量角器测量准确程度优于通用量角器，且重复性好，使用方便。

3.指关节量角器

指关节量角器为小型半圆形量角器，半圆形的刻度盘和固定臂相连为一体，不能移动；移动臂与半圆形刻度盘相连，可以移动。指关节量角器适用于手指关节活动范围的测量。

4.脊柱活动量角器

脊柱活动量角器用于测量脊柱屈、伸的活动度，也可用于脊柱侧弯的测量。

（二）测量方法

1.通用量角器

量角器的轴心与关节中心一致，固定臂与关节近端的长轴一致，移动臂与关节远端的长轴一致。关节活动时，固定臂不动，移动臂随着关节远端肢体的移动而移动，移动臂移动终末所显示出的弧度即为该关节的活动范围。

2.电子角度计

将固定臂和移动臂的电子压力传感器与肢体的长轴重叠，用双面胶将其固定在肢体表面，此时液晶显示器显示出来的数字即为该关节的活动范围。

3.指关节活动范围测量

可应用指关节量角器、直尺或两脚规测量。

4.脊柱活动度测量

可通过脊柱活动量角器测量背部活动度或用皮尺测量指尖与地面距离。

表 3 – 6　主要关节 ROM 的测量方法

关节	运动	受检者体位	测角计放置方法受检者体位			正常活动范围
			轴心	固定臂	移动臂	
肩	屈、伸	坐或立位，臂置于体侧，肘伸直	肩峰	与腋中线平行	与肱骨纵轴平行	屈 0°~180° 伸 0°~50°
	外展	坐或立位，臂置于体侧，肘伸直	肩峰	与身体中线平行	与肱骨纵轴平行	0°~180°
	内、外旋	仰卧，肩外展 90°，肘屈 90°	鹰嘴	与地面垂直	与尺骨平行	各 0°~90°
肘	屈、伸	仰卧或坐或立位，臂取解剖位	肱骨外上髁	与肱骨纵轴平行	与桡骨平行	0°~150°
	旋前、旋后	坐位，上臂置于体侧，肘屈 90°	中指尖	与地面垂直	包括伸展拇指的手掌面	各 0°~90°
腕	屈、伸	坐或站位，前臂完全旋前	尺骨茎突	与前臂纵轴平行	与第二掌骨纵轴平行	屈 0°~90° 伸 0°~70°
	尺、桡侧偏移（尺、桡侧外展）	坐位，屈肘，前臂旋前，腕中立位	腕背侧中点	前臂背侧中线	第三掌骨纵轴	桡偏 0°~25° 尺偏 0°~55°

续表 3-6

关节	运动	受检者体位	测角计放置方法受检者体位			正常活动范围
			轴心	固定臂	移动臂	
髋	屈	仰卧或侧卧，对侧下肢伸直（屈膝时）	股骨大转子	与身体纵轴平行	与股骨纵轴平行	0°~125°
	伸	侧卧，被测下肢在上	股骨大转子	与身体纵轴平行	与股骨纵轴平行	0°~15°
	内收、外展	仰卧	髂前上棘	左右髂前上棘连线的垂直线	髂前上棘至髌骨中心的连线	各0°~45°
	内旋、外旋	仰卧，两小腿于床缘外下垂	髌骨下端	与地面垂直	与胫骨纵轴平行	各0°~45°
膝	屈、伸	俯卧或仰卧或坐在椅子边缘	膝关节或腓骨小头	与股骨纵轴平行	与胫骨纵轴平行	屈0°~150° 伸0°
踝	背屈、跖屈	仰卧，膝关节屈曲，踝处于中立位	腓骨纵轴线与足外缘交叉处	与腓骨纵轴平行	与第五跖骨纵轴平行	背屈0°~20° 跖屈0°~45°
	内翻、外翻	俯卧，足位于床缘外	踝后方，两踝中点	小腿后纵轴	轴心与足跟中点连线	内翻0°~35° 外翻0°~25°

四、平衡与协调能力评定

(一)平衡功能评定

平衡是指身体所处在的一种姿势状态，或是指在运动或受到外力作用时自动调整并维持姿势稳定性的一种能力。

平衡的控制是一种复杂的运动技巧，人体平衡的维持取决于以下几个方面：①适当的感觉输入：包括视觉、本体感觉及前庭感觉；②中枢整合作用：对所接收的信息进行加工，并形成运动方案，在交互神经支配或抑制的作用下，使人体能保持身体某些部位的稳定，同时有选择地运动身体的其他部位；③适当做运动输出：能产生适宜的运动，完成大脑所制订的运动方案。以上各方面综合作用，使身体的重心落在支撑面内，人体就保持平衡，否则，人体就失去平衡，产生平衡功能障碍。

1. 分类

人体平衡可以分为静态平衡、自动态平衡和他动态平衡三类。

(1)静态平衡：指的是人体或人体某一部位在无外力作用下处于某种特定的姿势。

(2)自动态平衡：指的是人体在进行各种自主运动或各种姿势转换的过程中，能重新获得稳定状态的能力。

(3)他动态平衡：指的是人体在外力作用下恢复稳定状态的能力。

2. 评定方法

平衡评定有多种方法，主要分为简易评定法、功能性评定及平衡测试仪评定三类。

(1)简易评定法：主要是 Romberg 检查法(闭目难立征)，受检者双足并拢站立，两手向前平伸，先睁眼，然后闭眼，维持时间为 30 秒，站立不稳或倾倒为异常，平衡功能正常者无倾倒。

(2)功能性评定：即量表评定法。目前临床上常用的平衡量表主要有 Berg 平衡量表(Berg Balance Scale，BBS)、Tinetti 量表、Brunel 平衡量表、简明平衡评价系统测试、Fugl - Meyer 平衡功能量表等，可根据不同的病种及患者的平衡状态选择应用。

(3)平衡测试仪评定：是近年来国际上发展较快的定量评定平衡能力的一种测试方法，包括静态平衡测试和动态平衡测试。采用高精度的压力传感器和电子计算机技术，通过压力传感器接收信号，输入计算机，应用计算机软件对接收到的信号进行分析，将结果以数据与图的形式显示，记录人体在静态与不同运动状态和姿势改变时的重心改变情况。

(二)协调能力评定

1. 概念

协调是指人体产生平滑、准确、有控制的运动的能力。所完成运动的质量应包括按照一定的方向和节奏，采用适当的力量和速度，达到准确的目标等几个方面。协调与平衡密切相关。协调功能障碍又称为共济失调。

与平衡控制相似，保持人体协调也需要三个环节的参与：感觉输入、中枢整合和运动控制。但与平衡有所不同，协调的感觉输入主要包括视觉和本体感觉，而前庭觉所起的作用不大；中枢的整合作用依靠大脑反射调节和小脑共济协调系统，其中小脑的协调系统起了更为重要的作用，小脑的损伤除了出现平衡功能障碍外，还可出现共济失调；运动控制主要依靠肌群的力量。

2. 分类

中枢神经系统中参与协调控制的部位主要有小脑、基底节、脊髓后索，因此根据中枢神经系统的病变部位不同可将共济失调分为以下三个类型：小脑性共济失调、大脑性共济失调和感觉性共济失调。

(1)小脑性共济失调：小脑是重要的运动调节中枢，其主要功能是维持身体的平衡、调节肌张力和随意运动，因此小脑的损伤除了出现平衡功能障碍外，还可出现共济失调。共济失调是小脑病变的主要症状，小脑半球损害导致同侧肢体的共济失调。患者由于对运动的速度、力量和距离的控制障碍而产生辨距不良和意向性震颤，上肢较重，动作愈接近目标震颤愈明显，并有快速及轮替运动异常；在下肢则表现为行走时的酩酊步态。

(2)大脑性共济失调：额桥束和颞枕桥束是大脑额、颞、枕叶与小脑半球的联系纤维，其病变可引起共济失调，但较小脑病变的症状轻。

(3)感觉性共济失调：脊髓后索的病变会造成深感觉障碍，从而引起感觉性共济失调。此类患者的协调障碍主要表现为站立不稳，行走时迈步不知远近，落脚不知深浅，踩棉花感，并需要视觉补偿，常目视地面行走，在黑暗处则难以行走。检查时会发现振动觉、关节位置觉缺失，闭目难立征(Romberg)阳性。

3. 评定方法

主要是观察受试者，在完成指定的动作时是否直接、精确，时间是否正常，在动作的完成过程中有无辨距不良、震颤或僵硬。

（1）上肢协调功能评定：常用以下几种方法：①指鼻试验：受试者肩外展90°，肘关节伸直，以示指头触自己的鼻尖，先慢后快，先睁眼后闭眼，反复上述运动。②指对指试验：检查者与受试者相对而坐，将示指放在受试者面前，让其用示指去接触检查者的示指。检查者通过改变示指的位置，来评定受试者对方向、距离改变的应变能力。③轮替试验：受试者双手张开，一手向上，一手向下，交替转动，也可以一侧手在对侧手背上交替转动。

（2）下肢协调功能评定：常用的是跟 – 膝 – 胫试验，受试者仰卧，抬起一侧下肢，先将足跟放在对侧下肢的膝盖上，再沿着胫骨前缘向下滑移。

五、步态分析

步态分析是利用力学原理和人体解剖学知识对人类行走进行对比分析的一种方法，包括定性分析和定量分析。

（一）正常步态

正常步态是人体在中枢神经系统控制下通过骨盆、髋、膝、踝及足趾等一系列活动完成的。正常步态具有周期性、稳定性、协调性，但神经系统、骨、关节及肌肉病变时会形成异常步态。

1. 步行周期

是指从一侧足跟着地到该侧足跟再次触地所经历的时间，分为站立相（支撑相）和摆动相。站立相是指同侧足跟着地到足尖离地，约占步态周期的60%。摆动相是指从足尖离地到足跟着地，约占步态周期的40%。

2. 步行参数

（1）步长：在步行周期中，一侧足跟着地到另一侧足跟着地所经过的距离。正常人平地行走时，一般步长为50～90 cm。

（2）步幅：行走时，由一侧脚跟着地到该侧脚跟再次着地的距离。通常为单步长的两倍。

（3）步宽：在行走中左、右两足间的横向距离称为步宽。正常人为（8±3.5）cm。

（4）足偏角：在行走中人体前进的方向与足的长轴所形成的夹角。正常人为6.75°。

（5）步频：单位时间内行走的步数，步频＝步数÷60（步/分钟），正常人在95～125步/分钟。

（6）步速：即步行的速度，是指单位时间内行走的距离，正常人大约为65～100 m/min。在临床上，一般是让测试对象以平常的速度步行10米的距离，测量所需的时间，按照公式（步速＝距离/所需时间）计算出步行速度。

（二）步态分析方法

分为临床分析和实验室分析两个方面。临床分析多用观察法和测量法，实验室分析需要借助于步态分析仪。

1. 观察法

让患者按习惯的方式来回行走，观察者从前面、侧面及后面观察行走的姿势和下肢各关节的活动，通过检查表或简要描述的方式记录步态周期中存在的问题；然后让患者作变速行走、慢速、快速、随意放松步行，分别观察有无异常；还可以让患者突然停下，转身行走、上下楼梯或斜坡、绕过障碍物，坐下和站起，原地踏步或原地站立，闭眼站立以及用助行器等多方面进行观察和评估。

2. 测量法

测量法是一种简单定量的方法。可以测定时间参数，即让患者在规定距离的道路上行走，用秒表计时，实测行走距离不少于 10 米，两端应至少再加 2～3 米以便受试者起步加速和减速停下。用足印法测定距离参数，其方法为在地面上撒上滑石粉，使患者行走时留下足印，测试距离至少 6 米，每侧足不少于 3 个连续足印，根据足印分析左右两侧下肢的步态参数。

3. 步行能力评定

步行能力评定是一种相对精细的半定量评定，常用 Hoffer 步行能力分级与 Holden 步行功能分类，见表 3－7、表 3－8。

表 3－7　Hoffer 步行能力分级

分级	评定标准
Ⅰ级 不能步行	完全不能步行
Ⅱ级 非功能性步行	借助于膝－踝－足矫形器（KAFO）、手杖等能在室内行走，又称治疗性步行
Ⅲ级 家庭性步行	借助于踝－足矫形器（AFO）、手杖等可在室内行走自如，但在室外不能长时间行走
Ⅳ级 社区性步行	借助于 AFO、手杖或独立可在室外和社区内行走、散步、去公园、去诊所、购物等活动，但时间不能持久，如需要离开社区长时间步行时仍需坐轮椅

表 3－8　Holden 步行功能分类

级别	表现
0 级：无功能	表现为患者不能行走，需要轮椅或 2 人协助才能行走
1 级：需大量持续性的帮助	需使用双拐或需要 1 个人连续不断地搀扶才能行走及保持平衡
2 级：需少量帮助	能行走但平衡不佳，不安全，需 1 人在旁给予持续或间断的接触身体的帮助或需使用膝－踝－足矫形器（KAFO）、踝－足矫形器（AFO）、单拐、手杖等以保持平衡和保证安全
3 级：需监护或言语指导	能行走，但不正常或不够安全，需 1 人监护或用言语指导，但不接触身体
4 级：平地上独立	在平地上能独立行走，但在上下斜坡、在不平的地面上行走或上下楼梯时仍有困难需他人帮助或监护
5 级：完全独立	在任何地方都能独立行走

4. 实验室步态分析

主要是对步态进行动力学分析，常用的有：①同步摄像分析：在 4～8 米的步行通道的周围设置 2～6 台摄像机，同时记录受试者步行图像，并采用同步慢放的方式，将受试者的动作分解观察和分析。②三维数字化分析：通过 2～6 台数字化检测仪或特殊摄像机连续获取受试者步行时关节标记物的信号，通过计算机转换为数字信号，分析受试者的三维运动特征。

输出结果包括：数字化重建的三维步态、各关节三维角度变化、速率和时相。③动态肌电图：在步行状态下同步检测多块肌肉的电活动，可以鉴别原发性神经肌肉功能障碍导致的步态异常，还是骨关节功能障碍和继发性肌肉活动异常引发的步行障碍。

（三）常见异常步态

1. 中枢神经系统损伤步态

（1）偏瘫步态：多见于各种原因所致的脑损伤。由于下肢伸肌紧张导致步态周期中髋、膝关节痉挛，膝不能屈曲，髋内旋，踝不能背屈并内翻。行走时患侧腿摆动相向前迈步时下肢由外侧回旋向前，故又称划圈步态。

（2）截瘫步态：多见于脊髓损伤。T_{10}以下截瘫患者，通过训练，借助手杖、支具等可达到功能性步行，但截瘫较重患者，双下肢可因肌张力高而始终保持伸直，行走时可出现剪刀步，甚至于足着地时伴有踝阵挛，而使行走更感困难，又称交叉步或剪刀步。

（3）脑瘫步态：见于脑性瘫痪。由于髋内收肌痉挛，导致行走中两膝常互相摩擦，步态不稳，呈剪刀步或交叉步。

（4）蹒跚步态：见于小脑损伤导致的共济失调，行走时摇晃不稳，不能走直线，状如醉汉，又称酩酊步态。

（5）慌张步态：见于帕金森病或基底节病变，行走时上肢缺乏摆动动作，步幅短小，并出现阵发性加速，不能随意停止或转向，称慌张步态或前冲步态。

2. 肌肉无力步态

（1）臀大肌无力：由于伸髋肌群无力，行走时躯干用力后仰，重力线通过髋关节后方以维持被动伸髋，并控制躯干的惯性向前，形成仰胸凸肚的姿态。

（2）臀中肌无力：由于髋外展肌群无力，不能维持髋的侧向稳定，行走时上身向患侧弯曲，重力线通过髋关节的外侧，依靠内收肌来保持侧方稳定，并防止对侧髋下沉，带动对侧下肢摆动，如果双侧臀中肌均无力，步行时上身左右摇摆，形如鸭子走步，又称鸭步。

（3）股四头肌无力：由于伸膝肌无力，行走时患腿在支撑期不能保持伸膝稳定，上身前倾，重力线通过膝关节的前方，使膝被动伸直，有时患者通过稍屈髋来加强臀肌及股后肌群的张力，使股骨下端后摆，帮助被动伸膝，如果同时合并伸髋肌无力，患者则需要俯身向前，用手按压大腿使膝伸直。

（4）胫前肌无力：由于踝背伸肌无力，患侧下肢在摆动期呈现足下垂，患者通过增加屈髋和屈膝来防止足尖拖地，又称跨门槛步或跨栏步。

3. 其他原因引起的异常步态

（1）短腿步态：如一侧下肢缩短超过2.5 cm时，患腿支撑期可见同侧骨盆及肩下沉，摆动期则有患足下垂。

（2）疼痛步态：当各种原因引起患腿负重时疼痛，患者尽量缩短患腿的支撑期，使对侧下肢跳跃式摆动前进，步长缩短，又称短促步。

第三节　心肺功能评定

心肺功能是人体新陈代谢和运动耐力的基础，泛指由氧运输系统通过肺呼吸和心脏活动推动血液循环向机体输送氧气和营养物质，从而满足各种人体生命活动物质与能量代谢需要的生理学过程，与人的体质健康和竞技运动能力有着极为密切的关系。

一、心功能评定

心功能可以通过自觉活动能力评级和心电运动试验来评估。自觉活动能力评级主要依据患者有无心悸、呼吸困难、乏力等主观症状，因而评定时结果可能存在一定的差异。心电运动试验通过一些重要的参数变化来反映心脏和整个身体的情况，包括症状、体征、心脏电生理指标、耗氧量和二氧化碳排出量等为基础的一系列代谢指标，评定结果较科学、客观、准确。

(一)心功能分级

主要采用美国纽约心脏病学会(NYHA)提出的一项分级方案，可用于评价心脏疾病患者的心功能，并指导患者的日常生活活动和康复治疗。根据患者的自觉活动能力可划分为四级，见表3-9。

表3-9　心脏功能分级(美国心脏病学会)

功能分级	临床情况	持续-间歇活动的能量消耗(千卡/分)	最大代谢当量(METs)
I	患有心脏病，其体力活动不引起疲劳、心悸、呼吸困难或心绞痛	4.0~6.0	6.5
II	患有心脏病，其体力活动稍受限制，休息时感到舒适，一般体力活动时，引起疲劳、心悸、呼吸困难或心绞痛	3.0~4.0	4.5
III	患有心脏病，其体力活动明显受限制，休息时感到舒适，低于一般体力活动时，即可引起疲劳、心悸、呼吸困难或心绞痛	2.0~3.0	3.0
IV	患有心脏病，不能从事任何体力活动，在休息时也有心功能不全或心绞痛的症状，任何体力活动均可使症状加重	1.0~2.0	1.5

(二)心电运动试验

1.心电运动试验

心电运动试验是指通过观察受试者运动时的各种反应(呼吸、血压、心率、心电图、气体代谢、临床症状与体征等)，来判断其心、肺、骨骼肌等的储备功能(实际负荷能力)和机体对运动的实际耐受能力。

2.心电运动试验的目的

(1)冠心病的早期诊断：具有较高的灵敏性(60%~80%)和特异性(71%~97%)。主要通过运动增加心脏负荷和心肌耗氧量，根据心电图ST段偏移情况诊断冠心病。

(2)鉴定心律失常：运动中诱发或加剧心律失常往往提示为器质性心脏病，应注意休息，避免运动，并及时调整康复训练计划和强度；运动中心律失常减少或消失提示属于良性心律失常，并非一定要限制运动和日常生活。

(3)鉴定呼吸困难或胸闷的性质：如果在运动试验中诱发呼吸困难或胸闷，多属于器质性疾病。

（4）判定冠状动脉病变的严重程度及预后：运动试验中发生心肌缺血的运动负荷越低，心肌耗氧水平越低、ST段下移程度越大，则说明冠状动脉病变也越严重，预后也越差。运动试验阳性无症状的患者发生冠心病的危险性增大。

（5）确定患者进行运动的危险性：低水平运动试验中诱发心肌缺血、心绞痛、严重心律失常、心力衰竭症状等，均提示患者进行运动的危险性大。通过运动试验，确定患者安全的日常生活活动范围，为制定运动处方提供依据，确保康复训练的有效性和安全性。

（6）评定康复治疗效果：参加心电运动试验的患者大部分心脏病诊断已经明确，此时评定的目的不仅仅是诊断，而是从心脏负荷试验中获得心脏电活动和血流动力学参数，结合运动超声心动图和气体代谢等指标，来判断冠状动脉病变的程度、心功能和预后，为患者制定合理的运动处方，通过重复进行运动试验，根据患者对运动耐受程度的变化，评定康复治疗效果。

（7）其他：根据运动试验的反应，协助患者选择必要的治疗，如手术适应证。

3. 适应证与禁忌证

（1）适应证：①病情稳定；②无明显步态和骨关节异常；③无感染及活动性疾病；④精神正常及主观上愿意接受并能主动配合检查的患者。

（2）禁忌证：包括绝对禁忌证和相对禁忌证。

1）绝对禁忌证：①未控制的心力衰竭或急性心衰；②血流动力学不稳定的严重心律失常；③稳定型心绞痛、增剧型心绞痛，近期心肌梗死后非稳定期；④急性心包炎、心肌炎和心内膜炎；⑤严重主动脉瓣狭窄；⑥急性肺动脉栓塞或肺梗死或肺水肿；⑦血栓性脉管炎或心脏血栓；⑧精神疾病发作期间或严重神经症。

2）相对禁忌证：①严重高血压（高于200 mmHg/120 mmHg）和肺动脉高压；②重度主动脉瓣狭窄或严重阻塞型心肌病；③重度房室传导阻滞及重度窦房传导阻滞；④严重左右冠状动脉狭窄或类似病变；⑤明显心动过速或过缓；⑥电解质紊乱；⑦慢性感染性疾病；⑧晚期妊娠或妊娠有并发症者；⑨运动可能会导致神经肌肉、骨骼肌肉或风湿性等疾病病情恶化；⑩精神障碍者，不能配合进行运动。

4. 心电运动试验种类

（1）按所用设备分类：包括活动平板试验、踏车运动试验、手摇车运动试验和台阶试验。

1）活动平板试验：又称跑台试验，是指装有电动传送带的运动装置。检查方法：患者按预先设计的运动方案，在能自动调节坡度和速度（运动强度）的活动平板上进行走-跑的运动，逐渐增加心率和心脏负荷，最终达到预期的运动目标。优点是接近日常活动生理状态，可以逐步增加负荷量，诊断的敏感性和特异性较高，在运动中可以连续监测心电变化，安全性好。

2）踏车运动试验：是指坐位或卧位卜，在固定的功率车上进行运动，可增加踏车阻力，调整运动负荷。优点是运动中心电图记录较好，血压测量较容易，受试者心理负担较轻。缺点是对于体力较好的运动员往往达不到最大心脏负荷，不会骑车者也难以完成运动。

3）手摇车运动试验：原理与踏车运动相似，只是将下肢踏车改为上肢摇车。适用于下肢功能障碍者。

4）台阶试验：是一种简便易行的评定心功能的方法。试验中的运动负荷是由台阶高度、运动节律、运动时间组成，按年龄、性别、体重和肺活量不同，评价指标不同。台阶试验指数值越大，心血管系统的功能水平越高，反之亦然。严重心血管疾病患者禁忌。

（2）按终止试验的运动强度分类：包括极量运动试验、亚（次）极量运动试验、症状限制性运动试验和低水平运动试验。

1）极量运动试验（maximal exercise testing）：是指运动强度到达极致或主观最大运动强度的试验。可按患者的性别和年龄推算出预计最大心率（220 - 年龄）作为终止试验的标准。适用于健康的青年人和运动员，以测定个体最大运动能力、最大心率和最大摄氧量。

2）亚（次）极量运动试验（sub maximal exercise testing）：是指运动至心率达到亚极量心率，即按年龄预计最大心率（220 - 年龄）的85% ~90%，或达到参照值（195 - 年龄）时结束试验。适用于测定非心脏病患者的心功能和体力活动能力。服用某些药物如β - 受体阻滞药以及抗高血压药物的患者，由于这些药物会影响安静心率和运动心率，因此不宜采用预计的亚极量心率作为终止试验的标准。

3）症状限制性运动试验（symptom limited exercise testing）：是指运动进行至出现必须停止运动的指征为止，是临床上最常用的作为运动终点的试验方法。用于诊断冠心病、评估心功能和体力活动能力，为制定运动处方提供依据。

症状限制性运动试验终点的指征：①出现呼吸急促或困难、胸闷、胸痛、心绞痛、极度疲劳、下肢痉挛、严重跛行、身体摇晃、步态不稳、头晕、耳鸣、恶心、意识不清、面部有痛苦表情、面色苍白、发绀、出冷汗等症状和体征；②运动负荷增加时收缩压不升高反而下降，低于安静时收缩压10 mmHg以上；运动负荷增加时收缩压上升，超过220 ~250 mmHg以上；运动负荷增加时舒张压上升，超过110 ~ 120 mmHg以上；或舒张压上升，超过安静时15 ~ 20 mmHg以上；③运动负荷不变或增加时，心率不增加，甚至下降超过10次/分；④心电图显示ST段下降或上升超过或等于1 mm；出现严重心律失常，如异位心动过速、频发、多源或成对出现的期前收缩、R - on - T、房颤、房扑、室扑、室颤、二度以上房室传导阻滞或窦房阻滞、完全性束支传导阻滞等；⑤患者要求停止运动；⑥仪器故障等。试验室内应备有急救药品和设备，并对出现的严重并发症及时处理。

4）低水平运动试验（low level exercise testing）：是指运动至特定的、低水平的靶心率、血压和运动强度为止。即运动中最高心率达到130 ~140次/分，或比安静时增加20次/分；最高血压达160 mmHg，或与安静时比增加20 ~40 mmHg。运动强度达3 ~4 METS作为终止试验的标准。此法目的在于检测从事轻度活动及日常生活活动的耐受能力，用于诊断冠心病、评估心功能和体力活动能力，作为住院评价、制定运动处方的依据。

（3）按试验方案分类：包括单级运动试验和多级运动试验。

1）单级运动试验：是指运动试验过程中运动强度始终保持不变的运动试验，如台阶试验。

2）多级运动试验：是指运动试验过程中运动强度逐渐增加的运动试验，如活动平板试验、踏车试验，又称为分级运动试验、递增负荷运动试验。

5. 运动试验方案

（1）活动平板试验：运动强度以MET值表示，MET值的大小取决于活动平板运动速度和坡度的组合。Bruce方案为应用最早、最广泛的运动方案。主要通过增加速度和坡度来增加运动强度和负荷，见表3 - 10。

表 3 - 10　活动平板改良 Bruce 方案

分级	速度(km/h)	坡度(%)	时间(min)	代谢当量(METs)
0	2.7	0	3	1.7
1/2	2.7	5	3	2.9
1	2.7	10	3	4.7
2	4.0	12	3	7.1
3	5.5	14	3	10.2
4	6.8	16	3	13.5
5	8.0	18	3	17.3
6	8.9	20	3	20.4
7	9.7	22	3	23.8

注：坡度 1° = 1.75%。

（2）踏车运动试验：运动强度以功率表示，单位以瓦特(W)或千克·米/分(kg·m/min)表示。1 W = 6.12 kg·m/min(kg 为运动阻力单位；m/min 表示每分钟功率自行车转动距离)。运动负荷，男：300 kg/min 起始，每 3 分钟增加 300 kg/min，女：200 kg/min 起始，每 3 分钟增加 200 kg/min。最常用的是 WHO 推荐的方案，见表 3 - 11。

表 3 - 11　WHO 推荐方案

分级	运动负荷(kg·m/min)		运动时间(min)
	男	女	
1	300	200	3
2	600	400	3
3	900	600	3
4	1200	800	3
5	1500	1000	3
6	1800	1200	3
7	2100	1400	3

（3）手摇车试验：运动起始负荷为 150 ~ 200 kg/min，每级负荷量增加 100 ~ 150 kg/min，持续时间 3 ~ 6 分钟。

（4）等长收缩试验：常用最大收缩力的 30% ~ 50% 作为运动强度，持续收缩 2 ~ 3 分钟。一般采用握力试验，还可采用定滑轮重量法，即通过一个滑轮将重力引向受试者的手或腿，受试者进行抗阻屈肘或伸膝，并始终保持关节角度不变。受试的重力可以从 2.5 kg 开始，每级持续 2 ~ 3 分钟，负荷增加 2.5 kg，直至受试者不能继续保持关节活动范围为止。

（5）简易运动试验：适用于体力较弱无法进行活动平板或踏车运动试验的患者，包括定时运动法和固定距离法。①定时运动法：患者尽力行走 6 分钟，计算所走的距离，距离越长，说明体力活动能力越好；②固定距离法：固定距离，如 30 米，计算完成该距离的时间。

6. 运动试验结果及其意义

(1) 心率：正常人运动负荷每增加 1MET，心率增加 8 ~ 12 次/分。运动中反应性心率过慢见于窦房结功能减退、严重左心室功能不全和严重多支血管病变的冠心病患者。患者心率过快分为窦性心动过速和异位心动过速，如果运动中窦性心率增加过快，提示体力活动能力较差；异位心动过速主要是室上性或房性心动过速，少数是室性心动过速，提示应限制患者的体力活动。

(2) 血压：运动负荷每增加 1MET，收缩压相应增高 5 ~ 12 mmHg，舒张压相对改变较少，250 mmHg/120 mmH 为上限。运动中收缩压越高，心源性猝死的概率越低。运动中舒张压升高，超过安静水平 15 mmHg 以上，甚至超过 120 mmHg，常见于严重冠心病。运动中收缩压不升高或不超过 130 mmHg，或血压下降，甚至低于安静水平时，提示冠状动脉多支病变；如果这些情况与 ST 段等其他指标同时出现，则提示严重心肌缺血引起左室功能障碍及心脏收缩储备能力差。诱发血压下降的其他疾病，包括心肌病、心律失常、血管反应、左心流出道阻塞、贫血、长时间剧烈运动等。出现异常低血压反应的工作负荷量越低，则说明病情越重。

(3) 每搏量和心排血量：运动时每搏量逐步增加，心排血量也逐渐增大，最高可达安静时的两倍左右。但达到 40% ~ 50% 最大吸氧量时，每搏量不再增加，此后心排血量增加主要依靠心率加快。心排血量最大值可达安静时的 4 ~ 5 倍。但是运动肌的血流需求量高于心排血量的增加。因此需要进行血流的再分配，以确保运动组织和重要脏器的血液供应。

(4) 心率 – 收缩压乘积：是反映心肌耗氧量和运动强度的重要指标，其数值一般用 10^{-2} 表达。运动中心率 – 收缩压乘积越高，冠状血管储备越好，心率 – 收缩压乘积越低，提示病情严重。康复训练后，在心率 – 收缩压乘积不变的条件下运动时间或强度增高，说明心血管及运动系统效率提高，相对减轻心血管负担，因此患者可以耐受更大的运动负荷。

(5) 心电图 ST 段改变：正常 ST 段应该始终保持在基线。运动中 ST 段出现偏移为异常反应，包括 ST 段上抬和下移。ST 段上抬：有 Q 波的 ST 上抬提示室壁瘤或室壁运动障碍，见于 50% 的前壁心肌梗死和下壁心肌梗死的患者；无 Q 波的 ST 上抬提示严重近段冠脉的病变或痉挛和严重的穿壁性心肌缺血。ST 段正常化是指安静时有 ST 段下移，在运动中 ST 段下移反而减轻，甚至消失，这种情况见于严重冠心病或正常人。引起 ST 段改变的其他心脏情况还有：心肌病、左心肥厚、二尖瓣脱垂、洋地黄作用、室内传导阻滞、预激综合征、室上性心动过速；非心脏情况包括：严重主动脉狭窄、严重高血压、贫血、低血压、葡萄糖负荷、过度通气、严重容量负荷过重等。

(6) 心脏传导障碍：窦性停搏，如见于运动后即刻发生，多为严重缺血性心脏病患者；预激综合征 (WPW)，如在运动中消失的 WPW 预后较好 (约占 50%)；束支传导阻滞，运动可诱发频率依赖性左、右束支传导阻滞及双束支传导阻滞。如在心率低于 125 次/分时发生可能与冠心病有关；心率高于 125 次/分时发生的病理意义不大。心室内传导阻滞可见于运动前，运动中可加重甚至消失。

(7) 运动性心律失常：运动性心律失常的原因与交感神经兴奋性增高和心肌需氧量增加有关。利尿药和洋地黄制剂可使运动中发生心律失常；冠心病患者心肌缺血也可诱发心律失常。室性期前收缩是运动中最常见的心律失常，其次是室上性心律失常和并行心律。运动中

和运动后一过性窦性心律失常和良性游走心律也较常见。运动诱发短阵房颤和房扑低于
1%，可见于健康人或风湿性心脏病、甲亢、预激综合征、心肌病患者。单独出现的运动诱发
性室上性心律失常与冠心病无关，而与肺部疾患、近期饮酒或咖啡有关。窦性停搏，偶见于
运动后即刻，多为严重缺血性心脏病患者。

（8）症状：正常人在亚极量运动试验中应无症状。极量运动试验时可有疲劳、下肢无力、
气急并伴有轻度眩晕、恶心和皮肤湿冷，这些症状如发生在亚极量运动时则视为异常。胸
痛、发绀、极度呼吸困难发生在任何时期均属异常。在发生心绞痛的同时不一定有 ST 段的
下移。ST 段的改变可以在心绞痛前、后或同时发生。对于运动诱发不典型心绞痛的患者，可
以选择另一方案重复运动试验，观察患者是否在同等 RPP 的情况下诱发症状。由于冠心病患
者的心肌缺血阈值比较恒定，所以如果症状确实是心肌缺血所致，就应该在同等 RPP 的情况
下出现症状。

（9）药物对试验结果的影响：许多药物对心电运动试验的结果有影响，解释结果时应充
分考虑。

（10）主观劳累程度分级：主观劳累程度分级（rating of perceived exertion，RPE）是由 Borg
提出，故又称 Borg 量表，见表 3-12。是根据运动过程中自我感觉劳累程度来衡量相对运动
水平的半定量指标，在康复界广泛应用，确定合理运动强度的最好办法是 RPE 和靶心率两种
方法结合。评估的基本原则：将最轻微用力定义为 6 分，将最大或衰竭性运动定义为 20 分。
分值的设定与正常心率反应相关，将分值乘以 10 即为运动时的正常心率反应。

表 3-12　主观用力程度分级

RPE	主观运动感觉特征	相应心率（次/分）
6	安静	60
7	非常轻松	70
8		80
9	很轻松	90
10		100
11	轻松	110
12		120
13	稍费力（稍累）	130
14		140
15	费力（累）	150
16		160
17	很费力（很累）	170
18		180
19	非常费力（非常累）	190
20		200

二、呼吸功能评定

呼吸的生理功能是进行气体交换，肺循环和肺泡之间的气体交换称为外呼吸，指外界空气与血液之间的气体交换过程，即通过呼吸运动与血液循环，肺泡内的空气与肺部毛细血管内的静脉血之间不断地进行气体交换，静脉血吸入氧排出二氧化碳，变成含氧丰富的动脉血的过程。体循环和组织细胞之间的气体交换称为内呼吸。内呼吸过程中，氧由毛细血管血液进入组织液，二氧化碳则由组织液进入毛细血管血液。肺功能评价的主要目的是了解呼吸功能障碍的类型和严重程度，动态观察患者的呼吸功能状况，指导患者进行呼吸功能训练。

（一）气促程度分级

根据患者在体力活动中气促的程度对呼吸功能做出初步评定，见表3-13。

表3-13 气促程度分级

功能分级	判断标准
0	日常生活能力和正常人无区别
1	一般劳动较正常人容易出现气短
2	登楼、上坡时出现气短
3	慢走100 m以内即感气短
4	讲话、穿衣等轻微动作便感到气短
5	安静时就有气短，不能平卧

（二）肺容积和肺容量的测定

肺容积包括潮气量、补吸气量、补呼气量和残气量四种基本容积，它们互不重叠，全部相加等于肺的最大容量。

1. 潮气量

潮气量是指平静呼吸时每次呼出或吸入的气量，正常值为500 mL。

2. 深吸气量

深吸气量是指从平静呼气末做最大吸气时所能吸入的气量，是潮气量和补吸气量之和。是衡量最大通气潜力的一个重要指标，正常成年男性为2600 mL，女性为1900 mL，占肺活量的75%。深吸气量减少，提示限制性通气功能障碍，如胸廓、胸膜、肺组织和呼吸肌等的病变。

3. 补吸气量

补吸气量是指平静吸气末再尽力吸气所能吸入的气量。

4. 肺活量

肺活量是指最大吸气后从肺内所能呼出的最大气量，是潮气量、补吸气量和补呼气量之和。正常成年男性约为3500 mL，女性为2500 mL。肺活量是反映通气功能的基本指标，阻塞性通气功能障碍，肺活量可正常或轻度降低，而限制性通气障碍则明显降低。

5. 功能残气量

功能残气量是指平静呼气末尚存留于肺内的气量，是残气量和补呼气量之和。正常成年人约为 2500 mL。临床中检测方法是让患者在 5000 mL 纯氧中呼吸 7 分钟，根据氧吸收情况计算而得。功能残气量增加，表示平静呼气后肺泡充气过度，肺弹性减退、气道阻塞等疾病等，功能残气量减少见于肺间质纤维化、肺切除术后。

6. 肺总(容)量

肺总量是指肺所能容纳的最大容量，是肺活量和残气量之和。正常成年男性约为 5000 mL，女性约为 3500 mL。肺总量增加见于阻塞性肺疾病，如肺气肿等，肺总量减少见于限制性肺疾患，如弥漫性肺间质性纤维化。

(三)通气功能测定

1. 每分钟静息通气量(minute ventilation，VE)

每分钟静息通气量是指平静呼吸时每分钟进或出肺的气体总量。VE = 呼吸频率 × 潮气量。平静呼吸时，成人呼吸频率如每分钟 12 次，潮气量为 500 mL，则每分钟静息通气量为 6 L。

2. 最大通气量(maximal ventilatory volume，MVV)

最大通气量是指尽力做深快呼吸时，每分钟所能吸入或呼出的最大气量。它反映单位时间内充分发挥全部通气能力所能达到的通气量，是估计一个人能进行多大运动量的一个生理指标。测定时，一般只测量 10 秒或者 15 秒的最深最快的呼出或吸入气量，再换算成每分钟的，一般可达 70 ~ 120 L。

3. 用力肺活量(forced vital capacity，FVC)

用力肺活量是指尽力最大吸气后，尽力尽快呼气所能呼出的最大气量。该指标是指将测定肺活量的气体用最快速呼出的能力。其中，开始呼气第一秒内的呼出气量为一秒钟用力呼气容积(forced expiratory volume in one second，FEV1.0)，常以 FEV1.0/FVC% 表示。正常人 3 秒内可将肺活量全部呼出，第 1 秒、2 秒、3 秒所呼出气量各占 FVC 的百分率正常分别为 83%、96%、99%。FEV1.0 的正常值男性为 (3179 ± 117) mL，女性为 (2314 ± 8) mL，FEV1.0/FVC% 正常为 >80%。正常人大于 80%，低于 80% 表明气道阻塞性通气障碍的存在。

4. 通气功能障碍的分型

通气功能障碍可分为三种类型，即阻塞性、限制性和混合性，三种类型通气功能障碍的肺功能表现不同，见表 3 - 14。临床上需结合病史资料与肺功能各项测定指标进行综合分析，才能准确评定。

表 3 – 14　通气障碍的表现

	项目	阻塞性	限制性	混合性
肺容量	肺活量(VC)	正常或下降	明显下降	下降
	功能残气量(FRC)	明显下降	明显下降	不一定
	肺总量(TLC)	正常或上升	明显下降	不一定
	残气量/肺总量(RV/TCL)	上升	不一定	不一定

续表 3 - 14

	项目	阻塞性	限制性	混合性
通气功能	时间肺活量（FVC）	正常或下降	明显下降	明显下降
	第一秒用力呼气量（FEV1.0）	明显下降	下降	明显下降
	FEV1.0/FVC%	明显下降	正常或上升	正常或下降
	最大通气量（MVV）	明显下降	下降	明显下降
	最大呼气中期流速（MMEF）	明显下降	下降	明显下降

三、有氧运动能力评定

在康复医学中反映有氧运动中体内气体代谢能力最常用的指标是最大摄氧量（maximal oxygen uptake, VO_2max）；在制定运动处方的运动强度方面则是以代谢当量（MET）作为临床主要参考依据。

1. 摄氧量

摄氧量是指机体所摄取或消耗的氧量，是反映机体能量消耗和运动强度的指标，也反映机体摄取、利用氧的能力。摄氧量为 20 ~ 30 mL/(kg·min)者可从事重体力劳动；15 mL/(kg·min)者可以从事中等体力劳动；5 ~ 7 mL/(kg·min)者仅能从事轻体力劳动。

2. 最大摄氧量

最大摄氧量是指机体在运动强度达到最大时所能摄取的最大氧量，是综合反映心肺功能状态和最大体力活动能力的最好生理指标，目前仍被美国纽约心脏病协会采用作为心功能分级的客观依据。其数值大小主要取决于心排血量、动静脉氧分压差、氧弥散能力和肺通气量。适当的康复训练，尤其是耐力训练，可通过中心效应（心肺功能改善）和外周效应（骨骼肌代谢能力改善）提高最大摄氧量。测定最大摄氧量可以通过极量运动试验直接测定，也可用亚极量负荷时获得的心率负荷量等参数间接推测，后者可能有 20% ~ 30% 的误差。最大摄氧量的直接测定方法如下。

（1）心排血量和动静脉氧分压差测定：最大摄氧量 = 心排血量 × 动静脉氧分压差；心排血量 = 每搏量 × 心率。安静时每搏量为 80 ~ 100 mL，最大时可达 150 mL；安静时心率为 60 ~ 100 次/分，最大时可达 180 ~ 200 次/分。动静脉氧分压差代表组织利用氧的效率，安静时为 5 mL，指 100 mL 动脉血液在通过组织后，有 5 mL 氧被组织吸收利用；运动时动静脉氧分压差逐步增大，最大时可达到 15 ~ 17 mL。

（2）呼吸气分析测定：最大摄氧量 = 吸气量 × 呼吸气氧分压差。肺通气量与最大摄氧量呈线性相关。安静时呼吸气氧分压差为 4% ~ 5%，即吸入 100 mL 空气时有 4 ~ 5 mL 氧被人体吸收；运动中呼吸气氧分压差最大可增加 2 倍左右。

（3）运动方案：参与运动的肌群越多，所测得的最大摄氧量越高（平板运动最高），因此以平板运动试验测定结果最为准确，也有踏车（功率车）运动、手臂摇轮运动、台阶试验等运动方案。

（4）运动程序：可分为单级负荷，即一次达最大值；或分级负荷，即逐渐增加负荷，每一级负荷至少持续3~5分钟，直至达到最大值。

（5）最大摄氧量的测定标准：①主观筋疲力尽，不能继续运动或不能维持原先的速度；②分级运动中两级负荷的摄氧量差值小于或等于5%，或者数值小于或等于2 mL/(kg·min)；③呼吸商大于1.10(成人)或1.00(儿童)。

（6）最大摄氧量直接测定的局限性：①极量运动试验的运动量大，具有一定的危险性，不易为一般受试者所接受；②标准不易掌握，因主观因素使检测重复性受影响；③需要气体分析设备。为此，许多学者试图通过亚极量负荷下的生理指标来推测最大摄氧量，但误差较大。由于人体极量运动能力和亚极量运动能力有密切联系，故间接推算法仍具有一定的实用意义。

3.代谢当量(metabolic equivalent, MET)

代谢当量是表示相对能量代谢水平和运动强度的重要指标。健康成年人安静、坐位时，每千克体重、每分钟的耗氧量为3.5 mL/(kg·min)，即1MET。代谢当量的临床应用如下：

（1）判断体力活动能力和预后：一般将运动试验所能达到的最大摄氧量折算为代谢当量，或采用间接判断的方式确定代谢当量，用以判断体力活动水平和预后，以及是否手术治疗的选择参考。关键的最高代谢当量值为：①小于5METs，提示65岁以下的患者预后不良；②5METs，提示日常生活受限，相当于急性心肌梗死恢复期的功能储备；③10METs，提示正常健康水平，药物治疗预后与其他手术或介入治疗效果相当；④13METs，提示即使运动试验异常，预后仍然良好；⑤18METs，提示有氧运动员水平；⑥22METs，提示高水平运动员。

（2）用以判断心功能及相应的活动水平：由于心功能与运动能力密切相关，因而最高代谢当量的水平与心功能直接相关，见表3-15。

表3-15　各种心功能状态时的代谢当量及可以进行的活动

心功能	METs	可以进行的活动
Ⅰ级	≥7	携带10.90 kg重物连续上8级台阶 携带36.32 kg重物进行铲雪、滑雪、打篮球、回力球、手球或踢足球慢跑或走(速度为8.045 km/h)
Ⅱ级	≥5，<7	携带10.90 kg以下的重物上8级台阶 性生活 养花种草类型的工作 步行(速度为6.436 km/h)
Ⅲ级	≥2，<5	徒手走下8级台阶 可以自己淋浴、换床单、拖地、擦窗 步行(速度4.023 km/h) 打保龄球、连续穿衣
Ⅳ级	<2	不能进行上述活动

（3）制定运动处方：采用代谢当量表示运动强度得到广泛认可。代谢当量与能量消耗直接相关，所以在需要控制能量摄取与消耗比例的情况下(如糖尿病和肥胖患者的康复)，采用

代谢当量是最佳选择。在计算上可以先确定每周的能耗总量(运动总量)及运动训练次数或天数,将每周总量分解为每天总量,然后确定运动强度,查表选择适当的活动方式,并将全天总的代谢当量分解到各项活动中去,组成运动处方。

(4)区分残疾程度:将最大代谢当量小于 5 作为残疾标准。

(5)指导日常生活活动与职业活动:职业活动(每天 8 小时)的平均能量消耗水平不应该超过患者代谢当量峰值的 40%,峰值强度不可超过代谢当量峰值的 70% ~80%。美国的标准如下:①最高运动能力大于或等于 7METs 者,可参加重体力劳动,平均 METs 2.8 ~3.2,峰值 METs 5.6 ~6.4;②最高运动能力小于 7METs,大于或等于 5METs 者,可参加中度体力劳动,平均 METs 小于 2.0,峰值 METs 小于 4.0;③最高运动能力 3 ~4METs 者,可参加轻体力劳动,平均 METs 1.2 ~1.6,峰值 METs 2.4 ~3.2;④最高运动能力 2 ~3METs 者,休息时无不适,可参加坐位工作,不能跑、跪、爬、站立或走动时间不能超过工作时间的 10%。

第四节 感知与认知功能评定

感知是指将视、听、触等感觉信息综合为有含义的认识,包括感觉和知觉。认知是指人脑加工、储存和提取信息的能力,即人们对事物的构成、性能的关系、发展动力、发展方向及基本规律的把握能力,是一种高级心理活动。

一、感觉功能评定

感觉是人脑对直接作用于感受器的客观事物的个别属性的反映,个别属性有大小、形状、坚实度、湿度、气味、颜色、声音等。通常将感觉分为特殊感觉和一般感觉,特殊感觉包括视、听、嗅、味等,一般感觉也称躯体感觉,包括浅感觉、深感觉和复合感觉。

(一)感觉评定的判断方法

(1)感觉正常:对刺激反应快而准确。

(2)感觉减退:对刺激有反应,但敏感性降低,回答与所受刺激不相符。

(3)觉消失:对刺激无反应。

(4)感觉过敏:对轻微的刺激则引起强烈的反应,如痛觉过敏。

(5)感觉倒错:对刺激的认识完全倒错,如冷刺激有热感。

(二)感觉评价的方法

1. 浅感觉

(1)痛觉:用针尖轻刺皮肤,询问患者有无疼痛的感觉,两侧对比。

(2)温度觉:用盛有冷热水的试管交替接触患者皮肤,让其辨出冷、热感觉。

(3)触觉:用棉絮轻划患者皮肤,询问能否觉察到触及感。

2. 深感觉

(1)运动觉:轻轻活动患者手指、足趾,询问其何部位及作何方向的运动。

(2)位置觉:患者闭目,将患者一侧肢体摆成某一姿势,让患者说出所放位置,或用另一肢体模仿。

(3)振动觉:将音叉置于骨突起处(如内踝、外踝、膝盖、胫骨等),询问有无振动感觉和持续时间,判断两侧有无差别。

(三)复合感觉

1. 两点辨别觉

患者闭目,以钝角分规刺激皮肤上的两点,检查患者有无能力辨别,再逐渐缩小两脚间距,直到患者感觉为一点为止。正常身体各部位辨别两点的能力不尽一致:指尖掌侧为 2~8 mm,手背为 2~3 cm,躯干为 6~7 cm。

2. 图形觉

患者闭目,用笔或竹签在其皮肤上画方形、圆形、三角形等图形,让患者分辨。

3. 实体觉

患者闭目,令其用单手触摸熟悉的物体,如钢笔、纽扣等,嘱其说出物体的大小、形状、硬度、轻重及名称。

二、知觉功能评定

知觉是人对客观事物各部分及属性的整体反应。知觉障碍是在感觉系统输入完全正常的情况下,对感觉刺激的辨别出现错误的现象,包括失认症和失用症。

(一)失认症评定

失认症是指因脑损伤致患者在没有感觉功能障碍、智力衰退、意识不清、注意力不集中的情况下,不能通过感觉辨认身体部位和熟悉物体的临床症状。包括躯体失认、半侧空间失认、左右失认、视觉失认、触觉失认、疾病失认等。

1. 躯体失认

是对身体部位、位置、各部位相邻关系以及和周围物体关系的认识障碍。多见于优势大脑半球的损害。主要包括躯体部位失认、左右分辨困难、单侧忽略、手指失认和疾病失认。检查方法有身体部位识别及命名测试、手指识别及命名测试、拼图、画人像、动作模仿、左右分辨、双手操作、线段二等分试验、字母删除试验、临摹测试、空间表象试验等。

2. 半侧空间忽略

患者不能整合和利用来自身体或环境一侧的知觉,多见右脑损伤后出现左侧忽略。常用的评定方法包括:①删除试验:纸上印几行数字或字母,让患者删去某个特定数字或字母,一侧明显有遗漏为阳性。②绘图试验:可让患者模仿画人、房子、花或钟面,如绘画缺少一半或明显偏歪、扭曲等为阳性。③二等分试验:20 cm 长的直线进行二等分,中点向右偏1 cm以上考虑阳性。④拼板试验:让患者拼人形拼板,如一侧遗漏为阳性。⑤阅读试验:让患者读一段落文字,如遗漏一侧字为阳性。

3. 视觉失认

在视力正常的情况下,不能认知、肯定眼前的视觉对象为何物的一种状态,即可以看到眼前的客观实体,却不知是什么,不知其特质内容(如形状、材质、用途等),检查方法有形态辨别、辨认和挑选物品、图片辨别、涂颜色试验、相片辨认等。

4. 听觉失认

是指听力保留,但对所能听到的原本知道的声音的意义不能辨识和肯定的一种状态。这里的声音是指言语音或有意义的非言语音。检查方法有无意义声音配对、声源匹配、音乐匹配等。

5. 触觉失认

是指在触觉、温度觉、本体感觉，以及注意力均无障碍的情况下，不能通过触摸来辨识从前早已熟悉的物体的意义，如不能命名，不能说明该物品的用途等。检查方法有对物品的质觉、形态、实体的辨认等测验。

（二）失用症评定

失用症又称运用障碍，是由于脑损伤致患者在无智能障碍、理解困难、感觉障碍、运动障碍，肌强直及共济失调的情况下，不能准确执行有目的的动作。

1. 意念性失用

是指无法正常使用日常惯用的物品，其特点为对复杂精细的动作失去应有的正确观念，以致各种基本动作的逻辑次序紊乱，患者只能完成一套动作的一些分解动作，但不能将各个组成部分合乎逻辑地连贯结合为一套完整的动作。例如知道物体是何物，不会使用；系列动作完成障碍等。评定方法可用日常用具使用试验、活动逻辑试验。

2. 意念运动失用

言语命令或视觉模仿的动作实现困难，其特点为无意识下能做到的动作，而随意时完成困难，如让患者刷牙时能自动的去刷牙，但口头指示其刷牙，却不能完成。评定方法常采用模仿动作试验、口头命令动作试验。

3. 运动性失用

双侧或对侧运动区及其纤维或胼胝体前部病变，引起对侧肢体尤其是上肢远端的运动障碍。一般简单动作无困难，表现为动作笨拙，失去执行精巧、熟练动作的能力，患者被动执行口令、模仿及主动自发动作仅限于上肢远端，失去执行精巧、熟练动作能力，患者执行口令模仿及自发动作均受影响，如患者不能书写、扣衣和弹琴等。

4. 穿衣失用

日常穿衣能力丧失，衣服的各个部分与患者身体各部位空间关系障碍，评价方法是给玩具娃娃穿衣或患者自己穿衣。

5. 结构性失用

将物体构件组合成一定形状的能力障碍，主要类型有物体构成障碍和身体构成障碍。评价方法有画空心十字试验、火柴棒拼图试验、砌积木试验、拼图案试验、几何图形临摹试验。

三、认知功能评定

认知是指人脑在对客观事物的认识过程中，对感觉输入信息的获取、编码、操作和使用的过程，是输入、输出之间发生的内部心理过程，这一过程包括直觉、注意、记忆及思维等。

（一）认知障碍表现

1. 注意力障碍

当进行一项工作时，不能持续注意，常是脑损伤的后遗症。比较基本的问题 能充分地注意，但对简单刺激有反应如声音或物体；比较严重的注意问题包括不能把注意力从一件事上转到另一件事上，或分别注意同时发生的两件事情。注意力代表了基本的思维水平，这个过程的破坏对其他认知领域有负面影响。

2. 记忆力障碍

这是损伤后最常见的主诉。表现为不能回忆或记住受伤后所发生的事件，但对久远的事情回忆影响不大。虽然记忆力随时间推移可逐步改善，但大多数人仍有严重问题。

3.推理/判断问题障碍

大面积脑损伤后，将出现高水平的思维障碍。表现为分析和综合信息困难，抽象推理能力降低，判断差，解决问题能力差。

4.执行功能障碍

许多脑损伤患者难以选择并执行与活动有关的目标，不能组织解决问题的办法。

5.其他

包括精神活动过程整体降低。与脑损伤前相比，患者要花较长时间思考才能反应；情感淡漠，不与他人交往；视觉处理障碍；洞察力、手眼协调、空间与距离判断有困难。

（二）认知功能评定方法

1.认知功能评定量表

（1）简明精神状态检查（mini‐mental state examination，MMSE）：该量表 1975 年由 Folstein 提出，主要用于神经系统疾病患者早期进行性痴呆的筛选，量表共 20 个问题，包括时间定向、空间定向、语言能力、记忆能力、心算能力、结构模仿能力等内容，最高得分为 30 分，分数在 27~30 分为正常，分数 <27 为认知功能障碍。见表 3‐16。

表 3‐16　简明精神状态检查表（MMSE）

评定项目	评分		评定项目	评分	
1.今年是哪一年	1	0	18.72－7	1	0
2.现在是什么季节	1	0	19.回忆：皮球	1	0
3.今天是几号	1	0	20.回忆：国旗	1	0
4.今天是星期几	1	0	21.回忆：树木	1	0
5.现在是几月份	1	0	22.辨认：手表＊＊	1	0
6.你现在在哪一省（市）	1	0	23.辨认：铅笔	1	0
7.你现在在哪一县（区）	1	0	24.复述：四十四只石狮子	1	0
8.你现在在哪一乡（镇、街道）	1	0	25.按卡片闭眼＊1	1	0
9.你现在在哪一层楼上	1	0	26.用右手拿纸	1	0
10.这里是什么地方	1	0	27.将纸对折	1	0
11.复述：皮球	1	0	28.将纸放在大腿上	1	0
12.复述：国旗	1	0	29.写一句完整的句子	1	0
13.复述：树木	1	0	30.按样作图	1	0
14.100－7	1	0			
15.93－7	1	0			
16.86－7	1	0			
17.79－7	1	0			

1.认知功能障碍：最高得分为 30 分，分数在 27~30 分为正常，分数 <27 为认知功能障碍。

2. 痴呆划分标准：文盲≤17 分，小学程度≤20 分，中学程度（包括中专）≤22 分，大学程度（包括大专）≤23 分

3. 痴呆严重程度分级：轻度 MMSE≥21 分；中度，MMSE 10～20 分；重度，MMSE≤9 分

说明：＊按卡片上书写的指令动作（闭眼睛）

＊＊辨认：出示手表问是不是刚才让他们看过的物品

总分标准：文盲≥17 分　　　　小学≥20 分　　　　中学以上≥24 分

评分低于上述标准即可考虑痴呆

（2）Loewenstein 作业治疗认知评定（the loewenstein occupational therapy cognitive assessment，LOTCA）：该量表由 Katz 和 Rahmani1974 年提出，量表内容：定向、视知觉、空间知觉、动作运用、视运动组织、思维运作、注意力与专注力等检查，绝大部分测试项目都是 1～4 分，分数越低，认知功能越差，见表 3－17。

表 3－17　Loewenstein 作业治疗认知评定量表

测试项目	分数		备注
	低　　　　　　　高		
定向			
1. 地点定向（OP）	1 2 3 4 5 6 7 8		
2. 时间定向（OT）	1 2 3 4 5 6 7 8		
视知觉			
3. 物体识别（OI）	1　　2　　3　　4		
4. 形状识别能力（SI）	1　　2　　3　　4		
5. 图形重叠识别（OF）	1　　2　　3　　4		
6. 物体一致性识别（OC）	1　　2　　3　　4		
空间知觉			
7. 身体方向（SP1）	1　　2　　3　　4		
8. 与周围物体的空间关系（SP2）	1　　2　　3　　4		
9. 图片中的空间关系（SP3）	1　　2　　3　　4		
动作运用			
10. 动作模仿（P1）	1　　2　　3　　4		
11. 物品使用（P2）	1　　2　　3　　4		
12. 象征性动作（P3）	1　　2　　3　　4		
视运动组织			
13. 复绘几何图形（GF）	1　　2　　3　　4		
14. 复绘二维图形（TM）	1　　2　　3　　4		
15. 插孔拼图（PC）	1　　2　　3　　4		
16. 彩色方块拼图（CB）	1　　2　　3　　4		

续表 3-17

测试项目	分数					备注
	低			高		
17. 无色方块拼图（PB）	1	2	3	4		
18. 碎图复原（RP）	1	2	3	4		
19. 画钟（DC）	1	2	3	4		
思维操作						
20. 物品分类（CA）	1	2	3	4	5	
21. Riska 无组织的图形分类（RU）	1	2	3	4	5	
22. Riska 有组织的图形分类（RS）	1	2	3	4	5	
23. 图片排序 A（PS1）	1	2	3	4		
24. 图片排序 B（PS2）	1	2	3	4		
25. 几何图形排序推理（GS）	1	2	3	4		
26. 逻辑问题（LQ）	1	2	3	4		
注意力及专注力	1	2	3	4		

1. 注意力评定

常用的注意力评定包括数字顺背和倒背、Stroop 字色干扰任务测验及日常生活注意测验（test of everyday attention，TEA）。

2. 记忆力评定

记忆的过程主要由编码、储存、提取三个部分组成。根据提取内容的时间长短，又分为瞬时记忆、短期记忆、近期记忆、长期记忆。记忆力的评定主要是应用各种记忆量表，从言语记忆和视觉记忆方面进行评定。Rivermead 行为记忆能力测验是一个日常记忆能力的测验，有儿童、成年等共 4 个版本。主要检测患者对具体行为的记忆能力，如回忆人名、识别 10 幅刚看过的图片、即时和延迟忆述一个故事，识别 5 张不熟悉面貌照片等。

3. 执行功能评定

执行功能是人类推理、解决和处理问题的能力，是人类智力功能的最高水平。常用的评定方法包括画钟测验和蒙特利尔认知评估量表（the montreal cognitive assessment，MOCA）。方法：①画钟测验是一个简单的测试方法，能够初步反映受试者的执行功能和视觉结构能力。要求受试者在白纸上画出一个钟表的表盘，把数字放在正确位置，并用表针标出 8∶20 位置。常用 4 分法评定：画出闭锁的圆得 1 分，将数字安放在正确位置得 1 分，表盘上标出全部 12 个正确数字得 1 分，将指针安放在正确位置得 1 分。该测试方法能够快速筛查轻度认知功能障碍患者的执行功能。②MOCA 是高效快速筛查老年轻度认知损害的工具。老年轻度认知损害患者最早出现的症状常常是执行功能障碍，该量表对执行功能障碍的评测比较敏感。量表包括视空间执行能力、命名、记忆、注意、语言流畅、抽象思维、延迟记忆、定向力等 8 方面的评估，共计 30 分；26 分或以上为正常，如果受试者受教育年限小于 12 年，在测试结果上加 1 分，校正受教育程度的偏倚；测试时间约 10 分钟，得分越高认知功能越好。需时约 25 分钟。

第五节　语言功能及吞咽障碍评定

一、概述

语言和吞咽功能是人类参与沟通交流，传递信息和获取营养物质必须具备的能力之一。语言需要复杂认知和心理活动，需要大脑每天加工处理大量信息，其中最重要和最大量的就是语言符号，包括听觉和视觉符号。这些信息在脑内加工过程如对语言符号的感知辨识，理解分析和语言表达都与其心理过程如思维、学习和记忆都有着不可分割的联系，也就是说人的一切高级心理活动都离不开语言。语言包括口语、书面语和姿势语（如手势、表情、手语）。言语（speech）则是指口语的能力，也就是说话的能力，需要口颜面构音器官的协调运动。其中参与言语的构音器官同时也参与人体的吞咽功能，人们正常的吞咽过程则分为口腔前期、口腔准备期、口腔期、咽期和食管期。

二、语言功能评定

（一）语言障碍的类型

1.失语症

失语症（aphasia）是言语获得后的障碍，是由于大脑损伤所引起的言语功能受损或丧失，常常表现为听、说、读、写、计算等方面的障碍。成人和儿童均可发生。

2.构音障碍

由于发音器官本身或者支配这些器官的神经病变造成发音异常和构音不清楚，常伴有吞咽功能障碍。

（1）运动性构音障碍：由于神经肌肉病变引起的构音器官的运动障碍，表现为发声或发音不清等症状。

（2）器质性构音障碍：由于先天或后天原因所致构音器官的形态结构异常，临床上最常见的是唇腭裂所致的构音障碍。

（3）功能性构音障碍：多见于学龄前儿童，指在不存在任何运动障碍、听力障碍和形态障碍等情况下，部分发音不清晰，通过训练可完全恢复。

3.听力障碍所致的言语障碍

语言发育过程中，听刺激是必不可少的因素。儿童一般在七岁左右言语即发育完成，这时可以称之为获得言语，获得言语之后的听觉障碍的处理只是听力补偿问题；获得言语之前特别是婴幼儿时期的中度以上的听力障碍所导致的言语障碍（deafness and dumbness），不经听觉言语康复治疗，获得言语会很困难。

4.儿童语言发育迟缓

儿童语言发育迟缓（delayed language development）是指儿童在生长发育过程中其言语发育落后于实际年龄的状态。最常见的病因有大脑功能发育不全、自闭症、脑瘫等。通过语言训练可以改善语言能力，提高患儿社会适应能力。

5.口吃

口吃（stutter）是言语的流畅性障碍。口吃的确切原因目前还不十分清楚，部分儿童是在言语发育过程中不慎学习了口吃，或与遗传以及心理障碍等因素有关。口吃可表现为重复说初始的单词或语音、停顿、拖音等。部分儿童可随着成长自愈；没有自愈的口吃常常伴随至成年或终生，通过训练大多数可以得到改善。

6. 发声障碍

发声是指由喉头发出声波，通过喉头以上的共鸣腔产生声音，这里所指的"声"是嗓音。发声障碍(dysphonia)是由于呼吸及喉头调节存在器质或功能异常引起的，常见于声带和喉的炎症。

(二)失语症评定

1. 失语症的语言症状

(1)听理解障碍：听理解障碍是失语症患者常见的症状，是指患者对口语的理解能力降低或丧失。根据失语症的类型和程度不同而表现出在字词、短句和文章不同水平的理解障碍。主要包括：①语音辨识障碍：患者能像常人一样听到声音，但听对方讲话时，对所听到的声音不能辨认，给人一种似乎听不见的感觉，患者可能会说听不懂对方的话或不断地让对方重复或反问，经纯音听力检查听力正常。②语义理解障碍：此种情况在失语症最多见，患者能正确辨认语音，但存在着反复的音义连续的中断以致部分或完全不能理解词意。

(2)口语表达障碍包括：①发音障碍：失语症的发音障碍与言语产生有关周围神经肌肉结构损害时构音障碍不同，发音错误往往多变，这种错误大多由于言语失用所致；②说话费力：一般常与发音障碍有关，表现为说话时言语不流畅，患者常伴叹气，面部表情和身体姿势费力的表现；③错语：常见有三种错语，即语音错语、词意错语和新语；④杂乱语：在表达时，大量错语混有新词，缺乏实质词，以致说出的话使对方难以理解；⑤找词困难和命名障碍：指患者在谈话过程中，欲说出恰当词时有困难或不能，多见于名词、动词和形容词；⑥刻板语言：常见于重症患者，可以是刻板单音，也可以是单词；⑦言语的持续现象：在表达中持续重复同样的词或短语，特别是在找不到恰当的表达反应方式时出现；⑧语法障碍；⑨复述障碍。

(3)阅读障碍：因大脑病变致阅读能力受损称失读症。阅读障碍包括朗读和文字理解，这两者可出现分离现象。

(4)书写障碍：书写不仅涉及语言本身，而且还有视觉、听觉、运动觉，视空间功能和运动参与其中，所以在分析书写障碍时，要判断书写障碍是否是失语性质，检查项目包括自发性书写、分类书写、看图书写、写句子、描写书写、听写和抄写。

2. 失语症的分类及临床特征

根据失语症的发病部位以及临床语言障碍表现特征，将其分类两大类：皮质性失语和皮质下失语，前者分为 Broca 失语、Wernicke 失语、传导性失语、完全性失语、经皮质运动性失语、经皮质感觉性失语、经皮质混合性失语、命名性失语八类；后者又分为丘脑性失语、基底节性失语。常见失语症类型、病灶及表现特征见表3－18。

表 3 - 18 常见失语症类型、病灶及表现特征

失语症类型	病灶部位	图示	流利性	复述	语言文字理解	朗读	书写	命名
Broca 失语(BA)	左额下回后部		×（电报式言语）	×	△	×	×	×
Wernicke 失语(WA)	左颞上回后部		○（错语、杂乱语）	×	×	×	×	×
传导性失语(CA)	左弓状束及缘上回		○（找词困难、错语）	△	×	×	×	×
完全性失语(GA)	左额顶颞叶大灶		×（刻板语言）	×	×	×	×	×
经皮质运动性失语(TCMA)	左 Broca 区上部		×	○	○	△	×	△
经皮质感觉性失语（TCSA）	左颞顶分水岭区		○（错语、模仿语言）	○	×	△	×	×
混合性经皮质失语（MTCA）	左分水岭区大灶		×（模仿语言）	△	×	×	×	×
命名性失语（AA）	左颞顶枕结合区		○（词语健忘）	○	○	△	△	△
皮质下失语（SCA）	丘脑或基底节、内囊		△（缄默少语）	△	△	△	△	×

注：○，正常；△，部分障碍；×，障碍。

知识拓展

Broca 失语：病灶位于优势半球额下回后部（Broca 区）。语言症状以口语表达障碍最突出，典型非流利型口语，电报式语言，说话费力，尤其开始说时表现为说话延迟、慢、中间停顿时间长；命名有困难，但可以接受语音提示；错语常见；语量少，常为实质词，明显缺乏语法词，但仍可表达基本意思；口语理解相对较好，简单的句子可以理解，复杂的言语或命令的理解较为困难。Broca 失语常常伴有颜面失用。预后视病灶大小不同，一般预后较好。

Wernicke 失语：病变部位在优势半球颞上回后部（Wernicke 区）。口语为典型的流利型，语量正常或过多；主要问题是说出话中缺少实质词或有意义的词，大量错语，以词义错语和新语为主，以致说出的话完全不能被理解；严重的口语理解障碍为此类型失语的另一突出特点，其严重程度可因患者个体而有所不同。预后一般较差，恢复到有效的口语交流较困难，可通过手势、表情和语言交流板进行日常生活交流。

传导性失语：病灶位于优势半球缘上回或者深部白质内的弓状纤维。属于中度失语，自发谈话流利，听理解障碍不严重；复述不成比例的受损是最有鉴别诊断意义的特点，即复述与听理解障碍不成比例，理解障碍比复述障碍明显轻些。

来源：由燕铁斌主编.康复护理学.第四版.北京.人民卫生出版社，2018

3.失语症评定的适应证和禁忌证

凡是脑组织损伤引起的已获得的语言功能的丧失或受损的语言障碍综合征以及与言语功能有关的高级神经功能的障碍，如中、轻度痴呆，失算症，失认症等认知功能障碍均是评定的适应证。禁忌证包括：①病情尚不稳定，仍处在疾病进展期的患者；②有意识障碍者；③重度智能低下者；④拒绝评定或不配合者。

4.失语症常用评定方法

失语症评定总的目的是通过系统全面的语言评定发现患者是否患有失语症及其程度，鉴别各类失语症，了解各种影响患者交流能力的因素，评定患者残存的交流能力并制定治疗计划，还可用于病因学、认知和交往能力方面的研究。听理解和口语表达是语言最重要的方面，应视为评定的重点。下面介绍几种国内外常用的失语症评定方法。

(1)国内常用的失语症评定方法：中国康复研究中心失语症检查法（CRRCAE）：由中国康复研究中心语言科以日本的标准失语症检查（standard language test of aphasia, SLTA）为基础，同时借鉴国外有影响的失语症评定量表的优点，按照汉语的语言特点和中国人的文化习惯编制而成。

汉语失语症成套测验（aphasia battery of Chinese, ABC）是由北京大学医学部神经心理研究室参考西方失语症成套测验结合国情编制而成，ABC 由会话、理解、复述、命名、阅读、书写、结构与视空间、运用、计算和失语症总结 10 大项目组成，于 1988 年开始用于临床。

(2)国际常用的失语症评定方法：波士顿诊断性失语症检查（Boston diagnostic aphasia examination, BDAE）：该方法是目前英语国家普遍应用的标准失语症检查。此检查由 27 个分测验组成，分为 5 个大项目：①会话和自发性言语；②听理解；③口语表达；④书面语言理解；⑤书写。该测验在 1972 年标准化，1983 年修订后再版（Goodglass 和 Kaplan，1983 年），此检查能详细、全面测出语言各种模式的能力，但检查需要的时间较长。河北省康复中心已将此方法翻译成中文，在我国应用并通过常模测定。

西方失语症成套测验（western aphasia battery, WAB, 1983 年）是较简短的波士顿失语症检查版本，检查时间大约 1 小时，该测验提供一个总分称失语商（AQ），可以分辨出是否为正常语言。WAB 还可以测出操作商（PQ）和皮质商（CQ），前者可了解大脑的阅读、书写、运用、结构、计算、推理等功能；后者可了解大脑认知功能。该测验还对完全性失语、感觉性失语、经皮质运动性失语、传导性失语等提供标准误差解释和图形描记。

日本标准失语症检查(Standard Language Test of Aphasia，SLTA)：是日本失语症研究会设计完成，检查包括听、说、读、写、计算五大项目，包括 26 个分测验，按六个阶段评分，在图册检查设计上以多图选一的形式，避免了患者对检查内容的熟悉，使检查更加客观。

TOKEN 测验：Token 测验是 DeRenzi 和 Vignolo 于 1962 年编制，此测验有 61 个项目组成，包括两词句 10 项、词句 10 项、四词句 10 项、六词句 10 项及 21 项复杂指令。适用于检测轻度或潜在的失语症患者的听理解。目前用得较多的是简式 Token Test，是专门评价失语症患者听理解的方法，优点是不但可以用于轻度失语症患者，也可用于重度失语症患者。该测验还有量化指标，可测出患者听理解程度。

(3)严重程度的评定：目前国际上多采用波士顿诊断性失语症检查法(BDAE)中的失语症严重程度分级，见表 3-19。

表 3-19　失语症严重程度分级

级别	评定标准
0	无有意义的言语或听觉理解能力
1	言语交流中有不连续的言语表达，但大部分需要听者去推测、询问或猜测；可交流的信息范围有限，听者在语言交流中感到困难
2	在听者帮助下，可进行熟悉话题的交谈，对陌生话题常常不能表达自己的思想，使患者与检查者都感到进行语言交流有困难
3	在仅需少量帮助下或无帮助下，患者可以讨论几乎所有的日常问题。但由于语言和(或)理解能力的减弱，使某些谈话出现困难或不大可能
4	语言流利，但可观察到有理解障碍，但思想和语言表达尚无明显限制
5	有极少可分辨得出的语言障碍，患者主观上可能有点困难，但听者不一定能明显觉察到

三、吞咽障碍的评定

(一)概述

吞咽障碍是神经系统、颌面部肿瘤等疾病的常见并发症，可引起脱水、营养不良、误吸、吸入性肺炎甚至窒息等。因此，早期诊查患者存在的吞咽障碍，及时进行科学的康复评估与治疗，减少并发症，对改善自身的摄食和吞咽功能显得尤为重要。

(二)吞咽障碍的临床表现

1.概念

吞咽障碍是由于下颌、双唇、舌、软腭、喉、食管上括约肌或食管的结构和功能受损，不能安全有效地把食物正常运送到胃的过程。

2.表现

流涎、食物从口角流出、咀嚼不能、张口困难、吞咽延迟、咳嗽、哽咽、声音嘶哑、食物反流、食物滞留在口腔和咽部、误吸及喉结构上抬幅度不足等。

3.并发症

体重减轻、反复肺部感染(误吸性肺炎或反流性肺炎)、营养不良等。

（三）吞咽障碍评定

1. 吞咽障碍

吞咽障碍的初步筛查，采用三步法。

第一步，评估患者的意识状态和头部抬高姿势；第二步，使用 EAT-10 吞咽筛查量表问卷调查，见表 3-20；第三步，洼田饮水试验，反复唾液吞咽试验，以及胸部、颈部听诊。

表 3-20　EAT-10 吞咽筛查量表

项目	评分				
	0（没有）	1（轻度）	2（中度）	3（重度）	4（严重）
1. 我的吞咽问题已经使我体重减轻					
2. 我的吞咽问题影响到我在外就餐					
3. 吞咽液体费力					
4. 吞咽固体食物费力					
5. 吞咽药丸费力					
6. 吞咽时有疼痛					
7. 我的吞咽问题影响到我享用食物的快感					
8. 我吞咽时有食物卡在喉咙里					
9. 我吃东西时会咳嗽					
10. 我感到吞咽有压力					

说明：请将每一题的数字选项写在相应的方框。回答您所经历的下列问题处于什么程度。

筛查（screening）可以间接了解到患者是否有吞咽障碍，以及障碍所导致的症状和体征，如咳嗽、肺炎病史、食物是否由气管套溢出等症状，筛查的主要目的是找出吞咽障碍的高危人群，判断是否需要做进一步诊断性的检查。

第三步包括以下评估方法。

（1）洼田饮水试验：本评估方法由日本人洼田俊夫在 1982 年设计后提出，主要通过饮水来筛查患者有无吞咽障碍及其程度。方法：先让患者单次喝下 2~3 茶匙水，如无问题，再让患者像平常一样喝下 30 mL 水，然后观察和记录饮水时间、有无呛咳、饮水状况等，见表 3-21。

表 3-21　洼田饮水试验

分级	判断
Ⅰ级：可一次喝完，无呛咳	正常：在 5 秒内喝完，分级在Ⅰ级
Ⅱ级：分两次以上喝完，无呛咳	可疑：饮水喝完时间超过 5 秒以上，分级在Ⅰ~Ⅱ级
Ⅲ级：能一次喝完，但有呛咳	异常：分级在Ⅲ、Ⅳ、Ⅴ。用茶匙饮用，每次喝一茶匙，连续两次均呛住属异常

续表 3 – 21

分级	判断
Ⅳ级：分两次以上喝完，且有呛咳	
Ⅴ级：常常呛住，难以全部喝完	

（2）反复唾液吞咽试验

方法：患者取坐位，或半坐卧位。检查者将手指放在患者的喉结及舌骨处，让患者尽量快速反复吞咽，喉结和舌骨随着吞咽运动，越过手指后复位，即判定完成一次吞咽反射。观察在 30 秒内患者吞咽的次数和喉上抬的幅度，高龄患者 30 秒内完成 3 次即可，口干患者可在舌面沾少量水后让其吞咽，如果喉上下移动小于 2 cm，则可视为异常。若患者因意识障碍或认知障碍不能听从指令，反复唾液吞咽试验执行起来有一定的困难，可用蘸上冰水的棉签在口腔和咽做冷按摩，观察吞咽的情况和吞咽启动所需要的时间。

（3）胸部、颈部听诊：颈部听诊：将听诊器放在喉的外侧缘，能听到正常呼吸、吞咽和讲话时的气流声，检查者用听诊器听呼吸的声音，在吞咽前后听呼吸声作对比，能分辨呼吸道是否有分泌物或残留物。

2. 临床评估

（1）病史采集：患者吞咽异常的主诉，包括吞咽持续时间、频度、加重和缓解的因素、症状、继发症状等；相关既往史，包括一般情况、家族史、以前的吞咽检查、内科、外科、神经科和心理病史、目前治疗和用药情况等；临床观察，包括胃管、气管切开、营养、脱水、流涎、精神状态、体重、言语功能、吞咽肌和结构。

（2）口颜面功能评估：主要包括唇、颊部的运动。静止状态下唇的位置有无流涎，做唇角外展动作以观察抬高和收缩的运动、做闭唇鼓腮、交替重复发"u"和"i"的音、观察说话时唇的动作。

（3）颌的运动：静止状态下颌的位置，言语和咀嚼时颌的位置，是否能抗阻力。

（4）软腭运动：进食时是否有反流入鼻腔、发"a"音 5 次，观察软腭的抬升、言语时是否有鼻腔漏气。

（5）舌的运动：静止状态下舌的位置、伸舌动作、舌抬高动作、舌向双侧的运动、舌的交替运动、言语时舌的运动，是否能抗阻力运动及舌的敏感程度。

（6）咽功能评估：吞咽反射检查包括咽反射（swallowing reflex）、呕吐反射（gag reflex）、咳嗽反射（cough reflex）等。咽反射检查时，用棉签触碰硬腭与软腭的交界处或咽后壁，正常时会引起软腭的向上向后动作，但咽壁不会有反应，不会造成呕吐的全咽反应。呕吐反射是胃内容物和部分小肠内容物通过食管反流出口腔的一种复杂的反射动作。咳嗽反射是常见的重要的防御性反射。它的感受器主要位于喉、气管和支气管的黏膜。

（7）喉的运动：主要包括发音的时间、音高、音量、音质、言语的协调性及喉上抬的幅度。

3. 仪器评估

仪器评估能显示吞咽的解剖生理情况和过程，被应用于吞咽困难的评估，包括：吞咽造影检查、吞咽电视内镜检查、超声检查、放射性核素扫描检查、测压检查、表面肌电图检查、脉冲血氧定量法等，其中吞咽造影检查是判断吞咽障碍的金标准。

（1）电视荧光吞咽造影检查（videofluoroscopic swallowing study，VFSS）：电视荧光吞咽造影检查是在 X 线透视下，针对口、咽、喉、食管的吞咽运动所进行的造影检查，是目前公认最全面、可靠、有价值的吞咽功能检查方法。被认为是吞咽障碍检查的"理想方法"和诊断的"金标准"。

（2）电视内窥镜吞咽功能检查（videoendoscopy swallowing study，VESS）：电视内窥镜吞咽功能检查，是使用喉镜，经过咽腔或鼻腔观察下咽部和喉部，直接在直视下观察会厌软骨、杓状软骨、声带等，咽及喉的解剖结构和功能状况。

第六节　疼痛的评定

一、概述

（一）疼痛的定义

目前 IASP 提出的疼痛新定义为：疼痛是与组织损伤或潜在的组织损伤或描述的类似损伤相关的令人不愉快的感觉，还有情感的体验。

（二）疼痛的分类

疼痛作为一种预警信号，已被提为临床的第五大体征，分类较为复杂。现就临床常用的两种方法对疼痛进行分类。

1. 根据疼痛的持续时间分类

可分为：急性疼痛、慢性疼痛、亚急性疼痛、再发性急性疼痛。

（1）急性疼痛：疼痛时间通常在 1 个月以内。

（2）慢性疼痛：疼痛时间通常在 6 个月以上。

（3）亚急性疼痛：疼痛时间介于急性疼痛和慢性疼痛之间，约 3 个月。

（4）再发性急性疼痛：疼痛是在数月或数年中不连续的有限的急性发作。

2. 根据疼痛的发生机制分类

可分为中枢性、外周性、心因性疼痛 3 类。

（1）中枢性疼痛：多由中枢神经系统疾患或截肢后神经通路被阻断所致，如截肢术后的幻肢痛等。

（2）外周性疼痛：即伤害性疼痛，又可分为内脏痛和躯体痛两类。

内脏痛：由内脏疾病引起，如胆囊炎、胆结石、肾结石、消化性溃疡、冠状动脉粥样硬化性心脏病及癌症等。躯体痛：包括深部肌肉、骨、关节、结缔组织的疼痛以及浅部的各种皮肤疼痛等。

（3）心因性疼痛：主要为癔症性疼痛、精神性疼痛等。

二、疼痛评定方法

疼痛作为一种主观感受，难以定量定性进行客观判断与对比。在康复医学临床工作，用的疼痛评定方法有直接评定、间接评定和问卷调查等方法。

(一)压力测痛法

压力测痛法是目前临床针对疼痛强度(如痛阈、耐痛阈)进行评定的主要方法之，测痛直接，特别适用于肌肉骨骼系统疼痛的评定。存在末梢神经炎的糖尿病患者、患有凝血系统疾病而易产生出血倾向的患者禁止使用。

1. 评定方法

采用压力测痛测评，检查者先以手按找准痛点，将压力测痛仪的测痛探头平稳地对准痛点，逐渐施加压力并观察和听取受试者反应。记录受试者诱发疼痛出现所需的压力强度，此值为痛阈。继续施加压力至受试者不可耐受限度所需的压力强度，此值为耐痛阈。同时记录所评定痛区的体表定位以便对比。应在数日或数周后重复评定，记录读数。

2. 注意事项

(1)患者体位必须合适，检查部位应放松以提高检查的准确性。

(2)测痛器的圆形探头须平稳地放在待测部位，避免用测痛探头的边缘测试。

(3)测量记录应从压力测痛计加压时开始，施加的压力在整个实验中应保持不变。

(二)目测类比评分法

又称视觉模拟评分法(VAS)，是目前临床上最为常用的评定方法，适用于需要对疼痛的强度及强度变化进行评定的受试者。用于评价疼痛的缓解情况、治疗前后的比对。但对于感知直线和准确标定能力差或对描述词理解力差的老年人不宜使用。

1. 直线法

在纸上或尺上画一条10 cm长的直线，端标为无痛，一端标为最痛，受试者根据自己对疼痛的感觉，用手指或笔画出表示疼痛程度的记号。这种方法简便，评价迅速，重复性好，但两点间不能量化，要求受试者有一定知识水平，年龄不小于8岁。

2. 数字评分法(NRS)

将疼痛程度用0~10这11个数字表示，0表示无痛，10表示最剧烈的疼痛，受试者根据个人疼痛感受在其中一个数字上做标记，见图3-1。

3. 注意事项

应提醒受试者尽量准确标记，避免随意标记影响评分结果。

(三)口述分级评分法(VRS)

指应用言语评价量表进行疼痛评价的方法。言语评价量表由一系列用于描述疼痛的形容词组成，描述词以疼痛从最轻到最强的顺序排列。

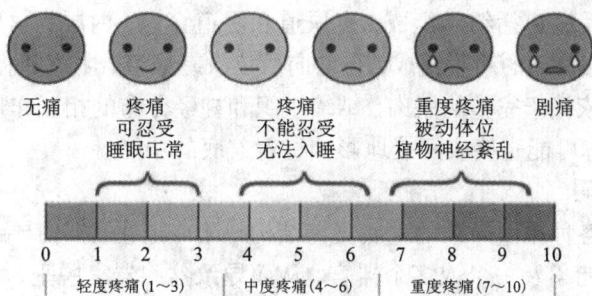

图 3 - 1　数字评分法

注：

0 分，无痛，无任何疼痛感觉；

1 ~ 3 分，轻度疼痛，不影响工作，生活；

4 ~ 6 分，中度疼痛，影响工作，不影响生活；

7 ~ 10 分，重度疼痛，疼痛剧烈，影响工作及生活

第七节　盆底功能评定

学科前沿

　　盆底功能障碍性疾病是影响中老年女性生活质量的常见疾病，随着人口老龄化、社会压力的增加，其发病率逐年增加。近年来，盆底康复治疗越来越多地被应用于临床，其效果逐渐被认可。盆底康复综合运用有关康复治疗技术，恢复、改善或重建女性在妊娠和分娩过程受到不同程度损伤的盆底有关功能。由于盆底康复方法及技术的多样性，但相关基础研究少，循证医学证据强度不足，尚未形成良好的操作规范和实践指南，需根据患者的情况分析并根据康复过程中的效果制定个体化的治疗方案。

　　盆底康复需要妇产科、泌尿科、肛肠科、康复科诸多学科的共同研究与协作，通过对盆底功能适时评定、尽早发现、及时康复，预防和治疗盆底功能障碍性疾病、提高中老年女性生活质量。

　　来源：刘芳，钱永华，林丽. 盆底康复操锻炼对产妇产后盆底肌力及心理状态的影响 [J]. 护理学杂志，2015，12：97 - 100.

一、概述

（一）盆底的解剖及功能

　　盆底由多层肌肉、筋膜、韧带等组织构成，封闭骨盆底出口，承托并保持盆腔脏器于正常位置。其界限：前方为耻骨联合和耻骨弓，后方为尾骨尖，两侧为耻骨降支、坐骨升支和坐骨结节。盆底从内到外由三层组织构成：其中外层由会阴浅筋膜及其深面的球海绵体肌、

坐骨海绵体肌、会阴浅横肌及后方的肛门括约肌组成；中层为泌尿生殖膈，由上下两层坚韧的筋膜、会阴深横肌及尿道括约肌组成，有尿道和阴道穿过；内层为盆膈，是盆底最坚韧的一层，由肛提肌及其外覆盖的筋膜组成，自前向后依次有尿道、阴道和直肠穿过。

正常的盆底功能依赖于完整的肌肉、结缔组织和神经分布的相互作用。这一整体中任何一部分出现异常，都有可能直接或间接地影响患者盆底的功能。

（二）盆底功能障碍

盆底功能障碍是各种原因导致的盆底支持结构缺陷或退化、损伤导致功能障碍造成的疾病。这些功能障碍可能累及一个或多个器官，从而导致盆腔器官脱垂、大小便失禁和排空障碍、盆腔疼痛及性功能障碍等。

盆底功能障碍的发生与年龄增加、肥胖、激素分泌、妊娠、分娩、重体力活动、慢性便秘、慢性咳嗽、神经肌肉损伤等因素密切相关。流行病学调查研究显示，国内报道成年女性的尿失禁患病率为38.5%。美国一项调查显示，在每周至少出现一次尿失禁的女性中，仅有45%会因尿失禁症状而寻求治疗。相关统计资料显示，女性尿失禁的患病率较高，大于45岁以上尿失禁的患病率为17%～55%，而较年轻及中年女性尿失禁的患病率为12%～42%。相较于女性，目前有关男性尿失禁流行病学的研究还较少。年龄超过65岁的男性尿失禁的患病率为11%～34%，且其大便失禁在整体人群中的发生率约为2.2%。二便失禁的危险因素包括年龄大于80岁（与年龄小于70岁相比）、抑郁、神经系统疾病、功能受限、经产及分娩高出生体重儿（体重＞4.3 kg）。但目前尚不明确女性大便失禁的患病率是否高于男性。相关调查发现，存在盆底器官脱垂症状的女性占6%～8%。直肠脱垂并不常见，成年人的发病率为0.25%～0.42%，65岁以上成年人的患病率仅为1%。在美国，盆腔疼痛患者的患病率为4%～16%，约占所有妇科门诊的10%，盆底疼痛是诊断性和治疗性手术常见的适应证之一。由于涉及隐私等，因此盆底功能障碍的发生率可能比调查的结果更高。

康复评定是康复治疗的基础。产后盆底功能检查、评估及康复治疗一般在产后6周左右，恶露干净后进行，经产妇在非经期进行评估，男性患者一般无特殊要求。评定流程包括问诊（主诉、现病史、既往史、现存功能障碍等）、调查量表或问卷（如性功能指数（FSFI）、国际勃起功能问卷评分等）、查体（盆底目前状况等）、检查（包括会阴检查、妇科检查、盆底超声检查等）、功能评估（主要包括盆底肌力、阴道收缩压、肛肠检查、盆底肌电图、尿流动力学检查等）。

在我国，盆底康复、康复护理近年来逐渐受到人们的广泛重视而迅速发展。盆底功能康复对提高患者的近期和远期生活质量大有裨益，但受传统观念及对疾病认识程度不足等因素的影响，目前仍有相当多的病例"诊治延迟"。因此，对盆底功能适时评定、尽早发现、及时康复，是预防和治疗盆底功能障碍性疾病、提高生活质量的关键。

二、盆底功能评定

女性的盆底功能康复护理评估常采用的方法有：改良牛津肌力分级、PERFECT方案评估、POP－Q分级法、盆底电生理功能评估。具体评估方法如下：

（一）改良牛津肌力分级

0级：感觉不到盆底肌收缩。

1级：检查者的手指感觉到颤动或搏动——非常弱的收缩。

2级：弱收缩——肌肉张力增加但没有任何能感觉到的抬举或挤压感。

3级：中等程度收缩——以阴道后壁的抬高和检查者手指根部感觉到挤压感（耻骨内脏肌）并伴随会阴体向内收为特征。会阴视诊通常可以看出3级或更高级别的收缩。

4级：良好的收缩——可以对抗阻力产生阴道后壁抬高，有会阴体内收。如果将两根手指（食指和中指）横向或垂直放入阴道并分开，4级肌力收缩可以对抗阻力将它们挤压在一起。

5级：强有力的收缩——可以对抗强大的阻力产生阴道后壁抬高，并使食指和中指挤压在一起。

（二）PERFECT方案评估

见表3-22。

表3-22 PERFECT方案评估

代号	评估内容	结果
P（power）	肌力	改良牛津肌力分级0~5级
E（endurance）	耐力	0~10秒
R（repetition）	重复收缩能力	0~10（次）
F（fast）	快速收缩能力	0~10（次）
E（elevation）	阴道后壁抬高	Yes/No
C（co-contraction）	下腹部肌肉协同收宿	Yes/No
T（timing）	同步（咳嗽时盆底肌的反射性收缩）	Yes/No

注：

检查方法：患者取仰卧位，头下方垫两个枕头，膝盖弯曲。

1. Power：将食指放置入阴道内4~6 cm，置于4点钟和8点钟方向，分别嘱患者进行阴道最大自主收缩，根据改良牛津肌力分级系统（0~5级）评价肌力。

2. Endurance：选择1中4点或8点钟位置肌力较大的位置，将食指放入阴道内4~6 cm，嘱患者进行阴道最大自主收缩并保持，计数阴道最大自主收缩肌力下降至50%之前所保持的时间（以秒计算）。

3. Repetition：手法同上，嘱患者进行阴道最大自主收缩并保持5 s，间隔4 s后再做一次，记录一共能进行的次数（0~10），阴道最大自主收缩肌力下降至50%或不能保持5 s不再继续，超过10次则可以不再继续。

4. Fast：休息至少一分钟以后，手法同上，嘱患者尽可能快和强有力地进行快速收缩-放松动作，记录次数（0~10），超过10次可以不再继续。

5. Elevation：将食指（食指和中指）置于阴道后壁，嘱患者进行阴道最大自主收缩，感受患者的阴道后壁是否向上抬举。正常情况：可以感受到明显的向上抬举感。

6. Co-contraction：下腹部肌肉协同收缩，在进行盆底肌指检的时候，可以将另一只手放在下腹部，感受患者下腹部肌肉与盆底肌的协同收缩。正常情况：下腹部肌肉参与。

7. Timing：仰卧位，暴露会阴，嘱患者咳嗽，观察咳嗽的同时，患者的会阴是否向上抬举，肛门是否向内聚拢。正常情况：当患者咳嗽时，可以看到患者的会阴向上抬举，肛门内聚。

（三）盆底电生理功能评估

设备名称：神经肌肉电刺激治疗仪-PHENIX USB 4.2，见图3-2。

肌电位：指肌肉最大用力收缩时所有参与去极化肌纤维的密度或数量，即所有参与肌纤维去极化的组合中的最大瞬间值。不同的人的测量值不一样,盆底肌电位最大正常值为 30 μV,用于临床判断是否有肌肉的萎缩或者有懒惰肌肉纤维未激活参与肌肉收缩,最小值可以为 1 μV,用于临床判断是否有下运动神经损伤。

疲劳度:指肌肉收缩过程中发生疲劳的程度,电生理指标疲劳度用面积法计算:一定的时间段内肌肉收缩时肌电位值除以理论值的 100% 比较,单位是负值的%,如 -5%,负值越大肌肉越容易疲劳,造成肌肉的持续收缩能力下降,正常值为 0%。

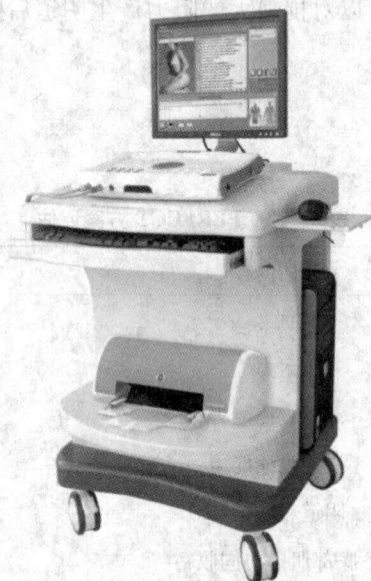

图 3 - 2 配置:PHENIX USB 4 主机 + 盆底肌肉治疗头

1. 测量 I、Ⅱ 类肌纤维的肌电位及疲劳度

(1) I 类:慢肌纤维,强直收缩,长且持久,不易疲劳。

耻骨 - 阴道,耻骨 - 直肠 70%;耻 - 尾骨 90%;髂 - 尾骨,坐 - 尾骨 68%。

振幅达到 40% 为 I 类肌纤维在收缩,见图 3 - 3。

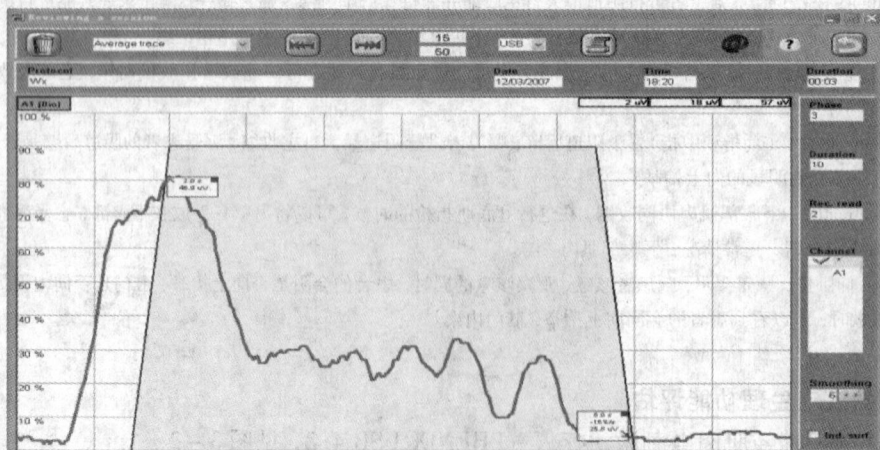

图 3 - 3 I 类肌纤维的肌电位及疲劳度评估

（2）ⅡA 和ⅡB 类：快肌纤维，阶段性收缩，快速短暂，易疲劳。

振幅达到60% ~70% 为ⅡA 类纤维在收缩；振幅达到90% ~100% 为ⅡB 类纤维在收缩，见图3 -4。

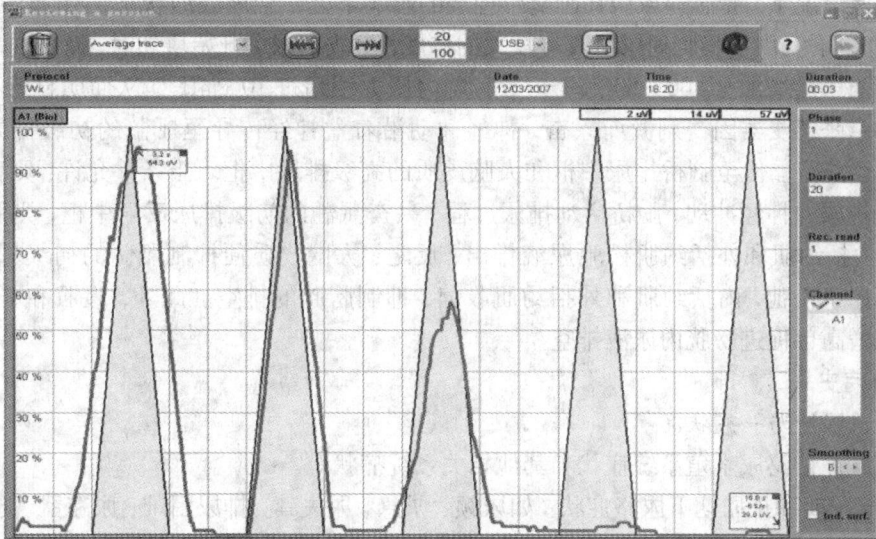

图 3 -4　　Ⅱ类肌纤维的肌电位及疲劳度评估

疲劳度为起点最高点到6 秒钟终点的最高点之间的下降比率的百分比，正常为0% 。

阴道动态压力评估：患者主动收缩盆底肌时产生的阴道内压力值，正常值为 80 ~ 150 cmH_2O 。

在图3 -5 中，右角小框中的 126.0 cmH_2O 为测量的某一患者阴道动态压力值。

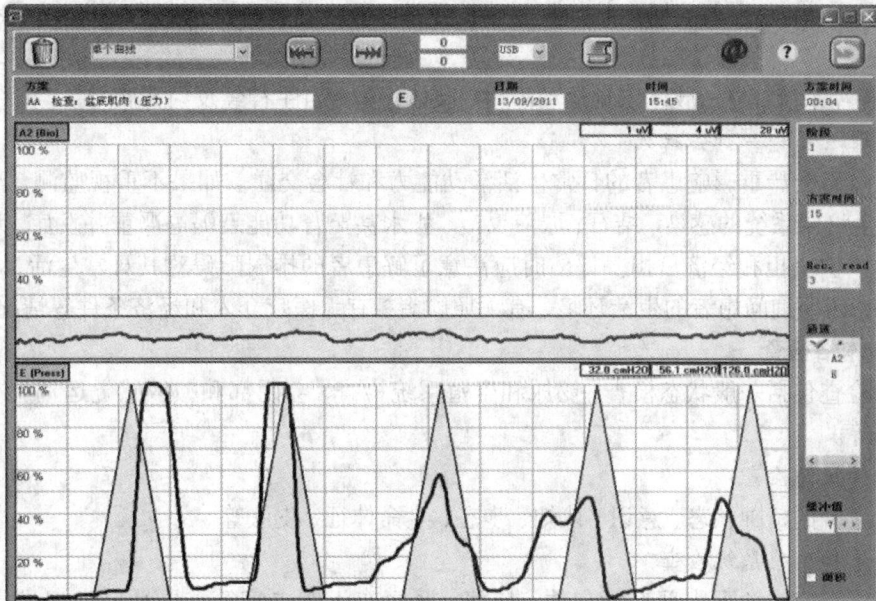

图 3 -5　　阴道动态压力评估

三、排尿障碍评定

(一)排尿的生理

在正常情况下,膀胱逼尿肌在副交感神经的影响下处于轻度收缩状态,膀胱内压保持在10 cmH$_2$O 以下。由于膀胱逼尿肌具有较大的伸展性,故在尿量开始增加时,膀胱内压力无明显升高。当尿量增加至 400 ~ 500 mL 时,膀胱内压力便超过 10 cmH$_2$O 从而明显升高,此时膀胱壁的牵张感受器因受刺激而兴奋,神经冲动沿着盆神经传导至骶髓的初级排尿反射中枢,同时经脊髓上传至脑桥排尿中枢和大脑皮质的高级排尿中枢。当条件允许,则大脑皮质发出允许排尿的神经冲动,脑桥启动排尿过程,兴奋骶髓的初级排尿反射中枢,则膀胱逼尿肌收缩,内括约肌和外括约肌松弛尿液排出,反之,大脑皮质便抑制骶髓的初级排尿中枢,则膀胱逼尿肌松弛,内括约肌和外括约肌收缩,抑制膀胱的排空。此外,腹肌和膈肌收缩,使腹内压增高也促进膀胱内尿液排空。

(二)病史

1.目前病情与一般状况

询问并评估泌尿生殖系统症状和其他相关系统症状等。

(1)储尿期和排尿期下尿路症状:如尿频、尿急、尿失禁、排尿困难、尿潴留、尿痛等。

(2)膀胱感觉和症状:如膀胱有无充盈感和尿意、膀胱感觉是否缺失、尿频、尿急等症状。

(3)泌尿系统管理方式调查:如腹压排尿、叩击排尿、挤压排尿、漏尿、间歇导尿、长期留置尿管、留置膀胱造瘘管等。

(4)性功能障碍症状:男性是否存在勃起功能障碍、性高潮异常、射精异常等,女性是否存在性欲减退、性交困难等。

(5)泌尿生殖系统症状:如腰痛、盆底疼痛、血尿等。

(6)肠道功能:肛门直肠症状如直肠感觉异常、里急后重感等,排便症状如大便失禁、便秘等。

(7)神经系统症状:肢体感觉运动障碍、肢体痉挛、自主神经反射异常等。

2.心理 – 精神 – 社会状况

排尿障碍会严重影响患者的日常生活活动能力和社会交往。如果不重视监测、治疗和护理,可产生泌尿系统的感染、结石、尿液反流、积水甚至肾功能衰竭等严重并发症,从而加重了家庭的照护负担和经济负担。评估时应注意了解患者的排尿障碍对其日常生活、心理、社交的影响,还要询问患者的生活环境、有无照顾者、有无医疗介入和经济条件等情况。

(三)体格检查

体格检查包括一般状态检查、泌尿和生殖系统检查、会阴部和鞍区感觉运动检查、神经反射检查等。

1.一般状态检查

包括患者的精神状态、意识、认知、步态、生命体征、皮肤等。

2.泌尿和生殖系统检查

腹部检查应注意下腹部有无包块、压痛,肾区有无叩击痛等。男性应常规进行直肠指诊,女性要注意是否并发盆腔器官脱垂等。

3. 会阴部和鞍区检查

包括感觉功能检查和运动功能检查。感觉功能检查部位是肛门皮肤黏膜交界处和两侧坐骨结节处，分为轻触觉和针刺觉，如果患者肛门周围针刺觉和轻触觉均消失，则需要通过肛门指诊来检查肛门内深压觉。进行感觉功能检查时可同时检查肛门反射，即轻划肛门周围皮肤，正常引起肛门外括约肌收缩。运动功能检查是通过肛门指诊来检查肛门外括约肌有无自主收缩，同时注意检查肛门括约肌张力。

4. 神经反射检查

神经反射的检查有助于神经系统病损的定位。浅反射检查包括腹壁反射、提睾反射、趾反射、肛门反射等；深反射包括肱二头肌反射、肱三头肌反射、膝腱反射、跟腱反射、桡骨膜反射、阵挛等；病理反射包括 Babinski 征、Oppenheim 征、Gordon 征、Hoffmann 征等。

（四）实验室和影像学检查

1. 尿液分析

通过检查尿比重，尿中红细胞、白细胞、蛋白水平，了解是否存在泌尿系感染等，并可以间接反映肾功能状况。当存在泌尿系统感染时应进行尿液细菌学检查，通过检查明确病原菌种类，根据药物敏感试验结果指导合理使用抗生素，以减少耐药性发生。

2. 肾功能检查

通过血肌酐、尿素氮水平反映肾功能状况，为合理选择影像学检查提供参考。肾功能异常时患者用药应相应调整药物种类与剂量。

3. 泌尿系统超声检查

了解肾脏、输尿管、膀胱形态和残余尿量。

4. 泌尿系统 X 线检查

包括腹部平片和尿路造影，可了解有无隐性脊柱裂等腰、骶骨发育异常，脊柱损伤情况，肾、输尿管和膀胱形态，明确有无泌尿系结石存在。肾功能异常时应慎重使用造影剂。

5. 泌尿系统 CT 检查

能够明确肾脏皮质厚度、肾盂积水状态、输尿管扩张程度、泌尿系结石等异常，了解泌尿系统邻近器官情况。CT 重建影像可以更清楚地显示上尿路扩张和迂曲情况以及膀胱形态，但肾功能异常时应慎重选择增强扫描。

6. 核磁共振尿路造影（magnetic resonance urogaphy，MRU）

可以清楚地显示肾盂输尿管扩张情况、输尿管走行和迂曲状态以及膀胱形态，无须使用造影剂，不受肾功能影响。但患者体内有心脏起搏器、内固定等金属植入物时禁用。

7. 膀胱尿道镜检查

此检查对明确膀胱尿道的解剖性异常具有诊断价值，长期留置导尿管或膀胱造瘘管的患者应考虑定期行此项检查，以排除膀胱肿瘤。

（五）症状评估

1. 排尿日记

在 20 世纪 80 年代末，排尿日记在排尿功能占该方面得到了广泛的应用，已被广泛用于诊断下尿路疾病，是所有正式检查的组成部分，而且也是部分的治疗方法。排尿日记由患者在家里或在工作中自行完成，因此可以评估在患者所习惯的环境中下尿路功能的严重程度。通过填写排尿日记，患者在诊断过程中能成为积极的参与者，而且他们的积极程度也可以被评估，见表 3 - 23。

表 3 - 23 （出自：大众医学 2019 第 7 期　P32 - 33　1000 - 8470）

姓名：　　　　　　性别：　　　　　　年龄：　　　　　　记录日期：

时间	液体摄入(mL)	排尿量(mL)	尿急感	漏尿
晨起第一次排尿				
就寝				
24 小时总计				

2. 膀胱过度活动患者自我评价量表（OABSS）

膀胱过度活动症（OAB）是一种以尿急症为特征的症候群，常伴尿频和夜尿，可伴或不伴有急迫性尿失禁。OAB 的诊断主要依赖于患者的主观感受，患者报告结果的方法是 OAB 诊断和评价中非常重要的工具。OAB 症状评分（OABSS），对 OAB 症状可以进行量化，用于评价 OAB 的严重程度，见表 3 - 24。

表 3 - 24　膀胱过度活动症评分（OABSS）问卷表

（图出自：中华泌尿外科杂志 2010 第 11 期　1000 - 6702）

问题	症状	频率/次数	得分（请打√）
1 白天排尿次数	从早晨起床到晚上入睡的时间内，小便的次数是多少	≤7	0
		8 ~ 14	1
		≥15	2
2 夜间排尿次数	从晚上入睡到早晨起床的时间内，因为小便起床的次数是多少	0	0
		1	1
		2	2
		≥3	3

续表 3 - 24

问题	症状	频率/次数	得分(请打√)
3 尿急	是否有突然想要小便，同时难以忍受的现象发生	无	0
		每周 <1	1
		每周 >1	2
		每日 =1	3
		每日 2 ~4	4
		每日 ≥5	5
4 急迫性尿失禁	是否有突然想要小便，同时无法忍受并出现尿失禁的现象	无	0
		每周 <1	1
		每周 >1	2
		每日 =1	3
		每日 2 ~4	4
		每日 ≥5	5

总得分：

OAB 的诊断标准：问题 3(尿急)的得分≥2 分，且总分≥3 分

OABSS 对 OAB 严重程度的定量标准：3≤得分≤5　　轻度 OAB

$\qquad\qquad\qquad\qquad\qquad\qquad\quad$ 6≤得分≤11　　中度 OAB

$\qquad\qquad\qquad\qquad\qquad\qquad\quad$ 12≤得分　　重度 OAB

3. 尿垫试验

尿垫试验通过尿垫称重使漏尿量化，从而评估尿失禁程度。目前最常用的是 1 小时和 24 小时尿垫试验：①1 小时尿垫试验：历时 1 小时，尿垫增加重量大于 1 g 为阳性；②24 小时尿垫试验：历时 24 小时，尿垫增加重量大于 4 g 为阳性。尿垫试验可用于评估治疗前尿失禁患者的情况与治疗后效果的随访。

4. 症状评分

不同患者排尿障碍的表现、伴随症状和病因不同，为了客观评估排尿功能障碍的严重程度，了解其对患者生存质量的影响，客观评估治疗效果，建议采用症状评分。最常使用的是各种类型的量表，例如国际尿失禁咨询委员会尿失禁问卷等。国际尿失禁咨询委员会尿失禁问卷通过 5 个部分，了解患者一般情况和尿失禁严重程度，对日常生活的影响、对性生活的影响、对患者精神状态的影响、有无伴随症状和严重程度。该问卷可用于对临床治疗效果的评估。

(六)膀胱残余尿的测定

残余尿指排尿后立即导尿或用 B 超检查测定膀胱内残余的尿量。正常女性残余尿量一般少于 50 mL，正常男性一般少于 20 mL。通过膀胱残余尿量测定，可以了解膀胱排尿功能，或判断下尿路梗阻程度，为膀胱护理提供依据。

（七）简易膀胱容量和压力测定

简易膀胱容量和压力测定技术是判断患者膀胱容量大小和压力变化情况的技术。它是根据压力量表的原理，将与大气压相通的压力管与膀胱相通，膀胱内压力随储量的改变通过水柱波动来显示，见图3-6。简易膀胱容量和压力测定操作简单、方便，由护士在床边执行，可用于对膀胱功能的动态监测。监测指标包括膀胱感觉、膀胱顺应性、膀胱压力及容量等。

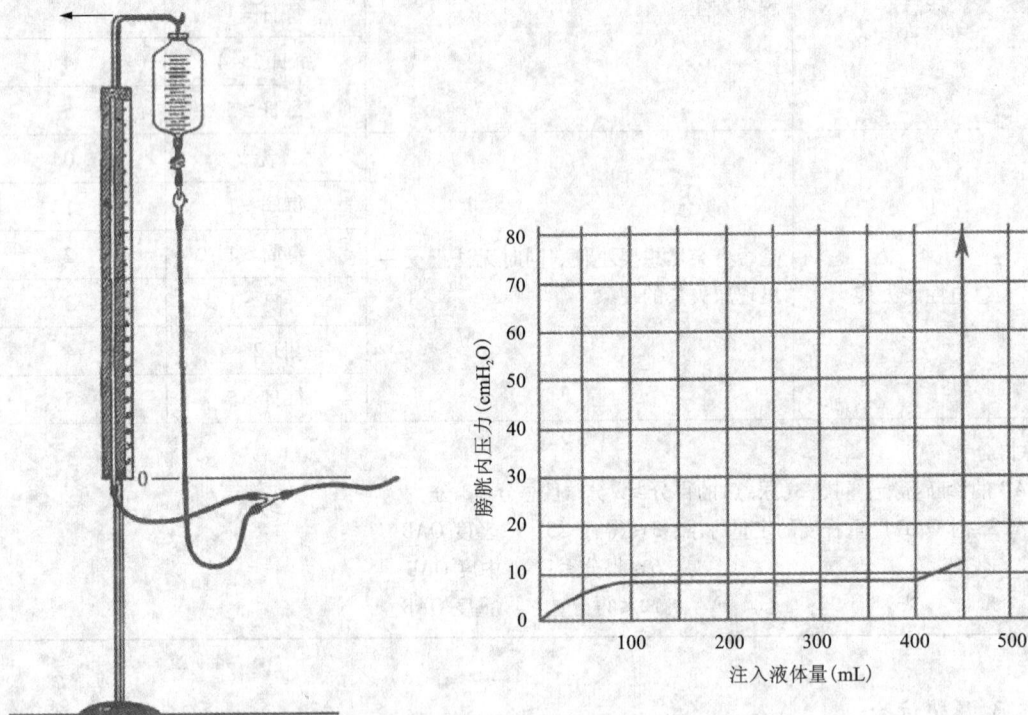

图3-6　简易膀胱容量和压力测定

（图出自：燕铁斌.康复护理学.第四版.北京：人民出版社，2018）

1. 膀胱感觉

正常人的膀胱容量为300～500 mL，首次膀胱充盈感（首次注意到膀胱充盈时的感觉）一般出现在膀胱容量为100～200 mL时，首次排尿感（首次感觉到需要在合适的时候排尿的感觉）一般出现在膀胱容量为200～330 mL时，强烈排尿感（持续存在的排尿感）一般出现在膀胱容量为400～500 mL时。异常的膀胱感觉包括膀胱感觉增强、减退和缺失等。膀胱感觉增强是指充盈膀胱时提前出现的首次膀胱充盈感和（或）发生在低膀胱容量时提前出现的强烈排尿感。膀胱感觉减退是指充盈膀胱时患者的膀胱充盈感和（或）强烈排尿感下降或延迟。膀胱感觉缺失是指在充盈膀胱过程中患者没有感觉。

2. 膀胱顺应性

膀胱顺应性是指膀胱在充盈期维持其压力不变或仅轻度升高的能力，即膀胱对增加液体的耐受力。正常膀胱从空虚到充盈状态逼尿肌压力仅经历较小的变化（维持在10～15 cmH$_2$O）。高顺应性膀胱是指随着膀胱容量的增加，膀胱内压力始终保持低水平，达到正常膀胱容量时压力仍然不升高，且膀胱容量高于正常，即一般大于 500 mL。低顺应性膀胱是指随着膀胱容量的增加，膀胱内压力明显升高，且膀胱容量明显低于正常（一般小于 200 mL）。

3. 膀胱压力与容量

简易膀胱容量和压力测定技术可以显示膀胱充盈时膀胱压力与其容量之间的关系。正常人充盈期膀胱内压力为 10 ~ 15 cmH_2O。当膀胱内压力大于 40 cmH_2O 时，发生输尿管反流和肾积水等上尿路功能损害的风险显著增加。因此 40 cmH_2O 被视为安全压力的上限。在安全压力下的膀胱容量才是安全容量。只有在安全压力下储尿和排尿，上尿路的功能才能得到保护。

在临床护理实践中，简易膀胱容量和测定技术得到了不断地改良和发展。近年来开发的膀胱容量压力测定仪可精准记录患者膀胱容量 – 压力的关系、安全容量及最大容量等，其应用价值有待进一步检验和证实。

（八）尿流动力学检查

尿流动力学检查（urodynamic）是借助流体力学及电生理、神经生理学的原理和方法，对泌尿道输送、储存和排泄等功能进行动态观察，较全面而完整地反映各种变化，并提供客观依据。主要通过监测膀胱储尿期容积压力变化、尿流率、尿道压力分布测定、膀胱和尿道有关肌肉电生理活动与神经生理情况，从而反映下尿路功能。

1. 尿流率测定

尿流率测定（uroflowmentry，UF）为单位时间内排出的尿量（mL/s），主要反映排尿过程中逼尿肌与尿道括约肌相互作用的结果，即下尿路的总体功能情况。主要参数有最大尿流率、尿流时间及尿量等。尿流率受性别、年龄和排尿等因素的影响。

2. 膀胱压力容积测定

膀胱压力容积测定（cystometry）包括膀胱内压、直肠内压（腹压）及逼尿肌压（膀胱内压减去直肠内压）。正常压力容积测定为：①无残余尿；②膀胱充盈期内压维持在 ~ 515 cmH_2O，顺应性良好；③没有无抑制性收缩；④膀胱充盈过程中，最初出现排尿感觉时的容积 100 ~ 200 mL；⑤膀胱总容积 400 ~ 500 mL；⑥排尿及中止排尿受意识控制。

3. 尿道压力分布测定

尿道压力分布测定（urethral pessure profile，UPP）主要参数包括最大尿道压、最大尿道闭合压、尿道功能长度等。

4. 括约肌肌电图

括约肌肌电图（sphincter electromyography，SEMG）可用来了解尿道外括约肌的功能状态，是确定尿道肌肉是否神经支配异常的可靠检查项目。由于尿道外括约肌与肛门括约肌神经支配基本相同，可用肛门括约肌反映尿道外括约肌的活动情况。在正常排尿周期中，膀胱充盈期间尿道外括约肌呈持续活动，排尿时肌电活动突然中止，排尿完毕，肌电活动重新出现。病理情况下可见：①排尿时括约肌肌电活动不消失或消失不全，应考虑为逼尿肌 – 括约肌协同失调；②膀胱充盈过程中出现括约肌肌电活动自发性下降或消失，患者出现不自主漏尿，应考虑为不稳定性尿道。

5. 尿流动力学和 B 超或 X 线同步联合检查

随着科技手段的进步，影像尿动力学检查越来越普遍用于膀胱尿道功能失常的检查。影像尿动力学检查是在膀胱测压显示和记录尿动力学参数的同时显示和摄录 X 线透视或 B 超的下尿路动态变化图形。这是目前能够收集到情况最全面的检查方法。

四、排便障碍的评定

排便障碍是一系列肛直肠动力学变化所导致的大便排出受阻或不能随意控制。以排便次数减少、排便费力、排便不尽、粪便不自主排出等为临床表现。排便障碍分为器质性病变引起的排便功能障碍和功能性排便障碍；后者包含排便失禁及功能性便秘。排便障碍的评定取决于排便障碍的类型和原因，了解排便障碍对患者的生理、心理、社交造成的影响以及排便障碍所导致的并发症，从而为制订康复计划提供依据，评定内容包括病史采集、临床检查和辅助检查。

(一)病史

1. 目前主要病情

了解患者的排便习惯、目前的排便情况、排便感觉和相关症状。

(1)排便习惯：了解患者的排便方式、排便地点、排便独立程度等。同时了解患者患病前后的排便习惯以及饮食习惯。

(2)排便情况：了解患者的排便次数、每次排便量、粪便的形状等；对于排便失禁的患者进一步了解失禁的频率(包括气体、水样便、成形便)，失禁发作频率、细节，对排便的控制能力等；对于便秘进一步了解便秘的持续时间，每次排便的时间，尝试排便失败的次数等。

(3)排便感觉：了解患者排便前是否有感觉、排便过程是否需要辅助、排便后是否有不尽感等、有无排便时肛周疼痛等。

(4)相关症状：了解患者有无腹胀、腹痛、腹部不适、恶心、呕吐等胃肠道不适的症状，有无发热、头晕、全身乏力等。

2. 既往病史及诊疗经过

了解患者有无产后损伤或者肛门性交；是否进行肛门直肠手术或者服用导致便秘或腹泻的药物；是否有神经系统疾病、胃肠道疾病等影响直肠功能的疾病；有无家族病史及精神疾病病史。

3. 一般情况、心理－精神－社会状况

评估患者的心理状态，了解排便功能异常对患者日常生活活动能力及社会参与的影响。

(二)体格检查

1. 一般状态

评估患者的意识及精神状态、认知能力、语言表达能力等。

2. 腹部视诊

观察有无出现腹部膨隆；腹部触诊能否触及肿块；腹部叩诊、听诊检查有无肠胀气和肠鸣音的改变。

3. 运动感觉功能检查

评估患者的肌力、肌张力及感觉功能，对于脊髓损伤患者应确定受损的运动平面、感觉平面和残损程度等。

4. 神经反射检查

有助于神经系统病损的定位。常见的有浅反射、深反射、病理反射检查等。

5.肛门直肠检查

包括视诊、肛门指检和相关反射的检查。

（1）肛门视诊：采用膝胸位、蹲位等观察肛门及肛周皮肤的湿度、色泽是否正常，有无皮肤破损、粪便残留、陈旧瘢痕、畸形、肛门狭窄、痔、瘘管或脓肿等。

（2）肛门指诊：检查者右手示指戴指套或手套，并涂以润滑剂缓慢插入肛门直肠内检查。肛门直肠指检以评估括约肌缺损、静息张力、狭窄、肛门或直肠的包块、肛门收缩压力以及黏膜或直肠脱垂的现象；用手指感觉肛门外括约肌的张力和控制能力、直肠内的压力。嘱患者做收缩提肛动作，感觉有无肛周肌肉的自主收缩。

（3）反射检查：最常用的是提睾反射、肛门反射和球海绵体反射。

（三）实验室及影像学检查

1.粪便常规检查

分析检查粪便的量、颜色、性状、气味等。通过检查粪便中的白细胞、红细胞、巨细胞、肠黏膜上皮细胞等了解有无局部炎症和出血。

2.排粪造影

通过将一定剂量的钡注入直肠，在 X 线下模拟生理性排便活动，动态观察造影剂在静坐、提肛、用力排便及排空粪便后肛管、直肠形态和功能变化的检查方法。主要用于肛门直肠疾病诊断。

3.纤维结肠镜

纤维结肠镜的重要价值在于排除大肠器质性疾病，对于功能性排便障碍的检查意义在于排除结直肠的疾病。

4.骨盆磁共振

通过影像学上看到是否有肌肉的缺损及缺失，较超声检查更精准客观。

此外，还有如直肠感觉功能及顺应性测定、钡灌肠、经直肠腔内超声、结肠高分辨率测压等相关辅助检查。

（四）其他专科辅助检查

除了影像学检查，还应对肛管静息压、肛管收缩压、模拟排便时直肠和肛门压力、肛门直肠抑制反应等进行评估，并评估肛门括约肌、耻骨直肠肌肌力及肌张力，以及与腹肌等其他相关肌肉的协调性。

1.排便失禁评估量表

大便失禁严重性指数（fecal incontinence severity index，FISI）、克利夫兰临床的失禁评分系统等用于量化评估排便失禁，大便失禁的生活质量调查表（fecal incontinence quality of life scale，FIQL）等专门评估失禁对患者生活的影响程度。

2.便秘评估量表

便秘患者症状评估量表（patient assessment of constipa–tion symptoms，PAC–AYM）主要用于评估便秘症状发生的频次、严重程度以及评价便秘治疗的效果，见表 3–25。目前该量表已被广泛应用于姑息治疗的患者、老年人群和服用阿片类药物引发便秘的人群中。其他还有便秘评估量表（constipation assessment scale，CAS）和便秘评分系统（constipation scoring system，CSS）等。

表 3 − 25　便秘患者症状自评量表

来源于：Marquis P, De La Loge C, Dubois D, McDermott A, Chassany O. Development and validation of the Patient Assessment of Constipation Quality of Life questionnaire. Scand J Gastroenterol. 2005, 40(5): 540 − 51

症状		严重程度(Likert5 级评分法)				
		无	轻微	中等程度	严重	非常严重
		0	1分	2分	3分	4分
粪便性状	粪质坚硬					
	粪量少					
直肠症状	排便次数减少					
	排便费力					
	排便疼痛					
	排便不尽感					
	有便意而难以排出					
	直肠出血或撕裂					
	直肠烧灼感					
腹部症状	胃痛					
	腹部痉挛疼痛					
	腹部胀痛					
评分		患者自评，回顾时间 2 周				

3.排便日记

要求患者记录每日的活动、饮食、大便情况、应用润滑剂及其他药物情况等，以使对治疗前后进行对比、分析，根据疗效指导合理饮食及用药。

4.肛门直肠压力测定法

通过将气囊或灌注式测压导管置入肛管、直肠内，通过压力转换器将信号传导到生理测压仪或电子计算机，监测肛门对气囊扩张的反应，测定肛门静息压、收缩压，直肠顺应性以及直肠肛门抑制反射等指标，从而专门评估和了解肛管、直肠控制排便的功能。

5.球囊逼出试验

通过要求患者排出直肠内的充水或充气的球囊来评估直肠的排出功能。具体操作是将导尿管插入球内，润滑后置入直肠壶腹部，注入 50 mL 37℃温水或空气，用夹子夹住导管。在压水过程中，询问患者有无便意感，刚开始引起便意时，记录注入的水量(直肠感觉阈值)。嘱受试者取习惯排便姿势尽快将球囊排出，同时记录排出的时间。5 分钟将球囊排出为球囊逼出试验阴性，属出口功能正常，而排出时间超过 5 分钟甚至排不出为球囊逼出试验阳性，系患者有出口阻塞等疾病。

6.结肠传输实验

通过定时 X 线腹部摄片客观地反映结肠内容物推进的速度，观察了解标志物在胃肠道内运行速度、分布情况及排出率，借以区别和诊断便秘的类型。标准吞服一定量的不透 X 线的标志物，在吞服含标志物的胶囊后的 24、48、72 小时乃至 96 小时定时拍摄腹部 X 线平片，观察结肠各部位标志物的数量，计算排出率，判断结肠的蠕动功能和传输功能。吞服的含标志物的胶囊会融化，并散落于胃肠道中随食物的消化过程在胃肠道运行。结肠传输功能正常者，48～72 小时至少 80% 以上标志物到达直肠或排出体外。

7. 盆底肌电图检查

通过分别记录静息、缩肛及模拟排便时各盆底肌电活动，主要用来了解肛门内括约肌、肛门外括约肌和耻骨直肠肌的功能，区分肌肉功能的异常是神经源性损害、肌源性损害还是混合性损害。

五、性功能障碍评定

性功能障碍是指个体不能参与他/她所期望的性关系，包括性欲低下，快感减退，不能产生有效的性行为所必需的生理反应，或不能控制或体验到高潮。性功能是一个复杂的生理过程，其完成不仅涉及生殖系统，而且有赖于身体其他系统的参与，尤其是神经系统的调控和内分泌系统的调节；性功能障碍的发生涉及解剖、生理、生化、病理、心理及社会诸多因素。女性性功能障碍主要表现为性欲障碍、性唤起障碍、性高潮障碍和性交疼痛。男性性功能障碍主要表现为性欲异常、勃起功能障碍、插入障碍、射精障碍、性交痛和射精痛等。性功能障碍总体上可分为功能性性功能障碍和器质性性功能障碍两类。

性功能障碍影响因素很多，包括：①生物因素：由遗传、健康状况、激素水平、年龄、疾病等原因所引起；药物、长期大量酗酒或吸毒者，也会出现性功能障碍。②精神心理因素：包括错误的性观念、过去性经历的影响、环境因素、人际关系紧张和各种外界因素所造成的负性情绪等。③社会文化因素：由于宗教和文化背景的影响，某些人对性生活存在偏见，认为性交会损耗元气，主观上要放弃或减少性活动，容易造成性压抑。因此，在康复评定时，要科学、准确地评估性功能，需结合多种方法。

（一）病史

性史问询除重点需要采集患者既往及目前存在的性问题、性满意度以外，还包括性健康相关信息，如婚姻状态、月经史与生育史、避孕方式、性发育史、性别认同与性取向、性伴侣数与性别、性创伤史与滥交史、性传播性疾病史以及社会文化背景、家庭成员对性问题的态度等。同时，还应关注患者的基本信息，如年龄、民族、职业、宗教信仰、受教育程度等。通过性史的门诊问询，可以建立性功能障碍的初步诊断，还可以帮助医生评价患者对其婚姻的满意度、与配偶/性伴侣之间的情感关系、性活动时的自信心以及有性需求时与性伴侣的交流能力等，为后续治疗干预提供思路。

（二）体格检查

盆底功能障碍患者常无明确的阳性体征发现。但是，体格检查尤其是生殖系统专科检查，可以帮助识别性相关病理体征或消除患者对疾病的心理顾虑。

1. 全身检查

全身体格检查包括患者精神状态、皮肤色泽、血压与心率、外周血管搏动、肌肉骨骼、甲状腺、乳腺以及神经系统的检查等。皮肤色泽苍白者，需注意贫血导致低反应性性欲障碍、性唤起障碍的可能；血压和外周血管搏动异常者，需注意高血压病、外周血管病、动脉粥样硬化症等引起性唤起障碍的可能；运动和神经感觉障碍者，需注意因肌肉骨骼系统异常（如关节炎、机械性背痛、椎管狭窄、髋部骨折）引起继发性性行为困难而导致性欲障碍、性唤起障碍的可能；乳房溢乳和甲状腺肿大患者，需排除垂体瘤和甲状腺功能减退相关的性唤起障碍；神经系统检查异常的患者，需排除糖尿病性神经病变、癫痫、脊髓损伤或退行性变、多发性硬化症等疾病相关的性欲障碍、性高潮障碍。

2. 专科检查

女性专科检查特指女性生殖系统检查，包括外生殖器检查及阴道内检。通过专科检查，可发现生殖道畸形、盆底肌肉的松弛和紧张、盆底组织结构和功能改变（如盆腔脏器脱垂、尿失禁、粪失禁、肌筋膜综合征）、生殖系统疾病（包括感染、损伤、肿瘤）等 FSD 相关体征。专科检查阳性体征与可能的病因及其引起的 FSD 的症状，见表 3 – 26。

表 3 – 26　性功能障碍相关的专科检查的阳性体征

阳性体征	可能的病因	引起的 FSD 症状
外阴皮肤弹性、厚度、颜色、完整性异常	外阴硬化性苔藓、非特异性外阴炎、外阴阴道假丝酵母菌病、前庭大腺炎	性交痛
阴毛稀疏	低雄激素水平	性欲下降
阴道或阴唇萎缩	低雄激素水平	性交痛、性欲下降
阴唇、阴蒂、处女膜异常	先天性发育异常	因异常程度不同表现为多种症状，包括性交痛、性欲下降等
阴道前后膨出、子宫脱垂、沿外阴前庭的压痛	盆底器官脱垂、外阴前庭炎	性交痛、性欲下降（因疾病引起尴尬）
阴道分泌物异常	阴道炎症	性交痛
子宫固定、后倾位，穹隆压痛结节，宫骶韧带触痛	盆腔子宫内膜异位症	深部性交痛
盆底肌肉松弛或高张	盆底功能障碍性疾病、阴道痉挛	性交痛、性欲下降、性高潮障碍

男性专科检查：①全身检查：重点应注意体型及第二性征；②生殖器官的检查：重点注意有无生殖器官畸形，睾丸的位置、坚度、大小，附睾、输精管有无结节或缺如，阴囊内有无精索静脉曲张、鞘膜积液等。③直肠指检：注意前列腺大小、硬度、有无结节、结石，怀疑前列腺炎者应作前列腺按摩液检查。

（三）临床检查

1. 女性性功能障碍

（1）性激素测定：血清性激素测定包括雌二醇、睾酮以及孕酮、催乳素、促黄体生成素、卵泡生成素。

（2）甲状腺素测定：血清甲状腺素测定包括促甲状腺素（TSH）、血清总甲状腺素（TT4）、血清总三碘甲腺原氨酸（TT3）、血清游离甲状腺素（FT4）、血清游离三碘甲腺原氨酸（FT3）、有助于内分泌源性 FSD 的病因诊断。

（3）血糖、血脂等测定：血糖血脂测定包括空腹血糖、总胆固醇、甘油三酯、有助于血管性 FSD 的病因诊断。

(4)阴道分泌物检查:阴道分泌物检查包括阴道 pH 值、阴道清洁度以及细菌、真菌、滴虫检查。

此外,对女性,需行生殖器刺激前后血流变化的测定和顺应性测定,以及生殖器官温觉及震动器感觉阈值测定。

2.男性性功能障碍

(1)精液分析是评估男性生育力的重要依据。

(2)精液生化检查用于判断附属性腺分泌功能。

(3)内分泌检查,许多内分泌疾病可以影响睾丸功能。

(4)男性生殖系统细菌学和脱落细胞学检查,用于判断生殖系统感染和睾丸曲细精管功能。

(四)辅助检查

1.女性

(1)生殖器及盆底彩超;

(2)阴部动脉造影(B 级推荐)、阴道体积描记和生殖感官分析仪(C 级推荐);

(3)会阴神经功能检测。

2.男性

(1)临床神经功能检测:生殖皮层(阴茎背部)体感诱发电位检查、生殖皮层(阴茎海绵体)运动诱发电位检查、生殖骶神经反射检查(球海绵体肌反射检测);阴茎交感皮肤反应状况;温度觉、振动觉、痛觉检查。

(2)当存在勃起功能障碍时,需进行视听性刺激测试、夜间阴茎勃起监测、阴茎血流动力学检测及勃起神经功能检测等。

(五)性功能障碍康复评估量表

1.女性的康复评定多采用质量问卷调查表

如女性性功能指数(female sexual function index,FSFI)、性欲的关系困扰量表(sexual desire relationship distress scale,SDRDS)、性欲功能减退障碍表(HSDD)、性活动问卷、女性性困扰量表(female sexual distress scale,FSDS)等。

(1)FSFI——女性性功能指数评估(国际公认)

FSFI 是目前国内外应用最广泛的 FSD 评测工具。FSFI 女性性功能指数调查量表计分及评分方法(每个问题只能选择一个选项,选项的前方标记数字为评分),见表 3 - 27。

表 3 - 27　女性性功能指数(female sexual function index,FSFI)

来源于:女性性功能指数的使用现状[J].中国康复理论与实践,2014,20(11):1081 - 1082.

问题	0	1	2	3	4	5
1:近 4 周内,您感到有性欲望或对异性有性兴趣的频率如何?		几乎没有或没有	较少(不到一半的时间)	有时(大约一半的时间)	大多数时候(超过一半的时间)	总是有或几乎总是
2:近 4 周内,您怎样评价您的性欲望或性兴趣的等级(或水平)?		很低或没有	低	中等	高	非常高

续表 3 – 27

问题	0	1	2	3	4	5
3：近 4 周内，在性行为或者性交时，您感受到性唤起性兴奋的频率如何？	没有性行为	几乎没有或没有	较少（不到一半的时间）	有时（大约一半的时间）	大多数时候（超过一半的时间）	总是能够或几乎总
4：近 4 周内，您在性行为或者性交时性唤起（性兴奋）的程度（或水平）如何？	没有性行为	很低或几乎没有	低	中等	高	非常高
5：近 4 周内，您在性行为或者性交时对性唤起（性兴奋）有足够的自信吗？	没有性行为	非常低或没有自信	低度自信	中度自信	高度自信	非常自信
6：近 4 周内，您性行为或者性交时有多少次对性唤起（性兴奋）感到满意？	没有性行为	几乎没有或没有	较少（不到一半的次数）	有时（大约一半的次数）	大多数时候（超过一半的次数）	总是或几乎总是
7：近 4 周内，在性行为或性交时您经常感到阴道湿润吗？	没有性行为	几乎没有或没有	较少（不到一半的次数）	有时（大约一半的次数）	大多数时候（超过一半的次数）	总是或几乎总是
8：近 4 周内，您在性行为或性交时阴道湿润的困难程度？	没有性行为	极度困难或根本不能	非常困难	困难	稍有困难	没有困难
9：近 4 周内，在性行为或性交过程中，有多少时候您觉得能够保持阴道润滑（湿润）一直到性活动结束？	没有性行为	几乎没有或没有	较少（不到一半的次数）	有时（大约一半的次数）	大多数时候（超过一半的次数）	总是或几乎总是能
10：近 4 周内，您维持阴道润滑（湿润）一直到性行为或性交结束的困难程度如何？	没有性行为	极度困难或根本不能	非常困难	困难	稍有困难	没有困难
11：近 4 周内，当您受到性刺激或性交时，达到性高潮的频率有多少？	没有性行为	几乎不能或不能	较少（不到一半的次数）	有时（大约一半的次数）	大多数时候（超过一半的次数）	总是或几乎总是能达到
12：近 4 周内，您在性刺激或性交时，达到性高潮的困难程度如何？	没有性活动	极度困难或根本不能	非常困难	困难	稍有困难	没有困难
13：近 4 周内，您对您在性行为或性交时达到性高潮的能力满意吗？	没有性行为	非常不满意	不满意	满意和不满各占一半	比较满意	非常满意

续表 3-27

问题	0	1	2	3	4	5
14：近4周内，在性生活过程中您与丈夫(或性伴侣)的感情亲密度满意程度怎么样？	没有性行为	非常不满意	不满意	满意和不满各占一半	比较满意	非常满意
15：近4周内，您对您和丈夫(或性伴侣)的性关系满意吗？		非常不满意	不满意	满意和不满各占一半	比较满意	非常满意
16：近4周内，您对性生活的整体满意度如何？		非常不满意	不满意	满意和不满各占一半	比较满意	非常满意
17：近4周内，在阴茎插入阴道时，有多少次您感到阴道不适或疼痛？	没有尝试性交	总是或几乎总是	大多数时候(超过一半的次数)	有时(大约一半的次数)	较少(不到一半的次数)	几乎没有或没有
18：近4周内，您在阴茎插入阴道后感觉阴道不适或疼痛的频率？	没有尝试性交	总是或几乎总是	大多数时候(超过一半的次数)	有时(大约一半的次数)	较少(不到一半的次数)	几乎没有或没有
19：近4周内，您在阴道插入过程中或结束后感到阴道不舒服或疼痛的程度如何？	没有尝试性交	非常严重	比较严重	中度	低	非常低或没有

　　具体 FSFI 各个领域(共6个)评分与总评分计算方法如下：各个领域的评分与总评分可以参照附表1的评分公式。对每一个领域而言，每个问题的得分总和与该领域的系数相乘得出该领域的得分，如果得分为0，说明在近4周内无性行为或性生活，6个领域的得分相加得出总评分，见表3-28。

表 3-28　FSFI 评分表

来源于：女性性功能指数的使用现状[J]. 中国康复理论与实践，2014，20(11)：1081-1082.

调查领域	问题序号	得分范围	系数	最低得分	最高得分	合计得分
性欲望	1、2	1~5	0.6	1.2	6.0	
主观性唤起能力	3、4、5、6	0~5	0.3	0	6.0	
性活动时阴道润滑性	7、8、9、10	0~5	0.3	0	6.0	
性高潮	11、12、13	0~5	0.4	0	6.0	
性生活满意度	14、15、16	0(或1)~5	0.4	0.8	6.0	
性交痛	17、18、19	0~5	0.4	0	6.0	
FSFI 总分范围				2.0		

（2）性欲功能减退障碍表（HSDD），见表3-29。

表3-29　性欲功能减退障碍表（HSDD）

产后性功能障碍常见类型及诊断量化标准[J].中国实用妇科与产科杂志，2008，24（8）：570.572.

	项目	0分	1分	2分	3分	4分	5分
性欲低下	主观上对性生活的愿望	从无	很低	低	中等	高	很高
	性梦	从无	偶尔有过（1次/6个月）	少有（2次/6个月）	有过（3次/6个月）	几乎常有（4次/6个月）	常有
	性幻想	从无	偶尔有过（1次/6个月）	少有（2次/6个月）	有过（3次/6个月）	几乎常有（4次/6个月）	常有
	接受配偶性要求	已经中断达6个月以上	在配偶压力下被动服从（1次/月）	被动服从（2次/月）	被动服从（3~4次/月）	接受	主动要求
	看到性镜头时有无性冲动	从无	基本无	少有	有	常有	经常有
性交疼痛	性交时疼痛	严重不能性交	阴道深处疼痛	插入时或抽动时疼痛	阴道浅表处略有疼痛	阴道不适感	无任何不适
	对性交的态度	坚决拒绝	很不愿意	勉强但拒绝抽动	勉强	被动服从	愿意

注：根据过去6个月内的情况评估，经过问卷评分总分达12分以上者为正常，8分以下则诊断为性欲低下；根据过去6个月内的情况评估，若经评估总分在6分以下即可诊断为性交疼痛。

2. 男性的康复评定

男性的康复评定多采用男性性功能问卷、国际勃起功能问卷评分、早泄诊断量表等，见表3-30，表3-31。

表3-30　早泄诊断量表（PEDT）

早泄诊断量表的汉化研究和信效度评价[J].中华男科学杂志，2015年7月 第21卷 第7期

Q1：性交时对延迟射精有多大困难？

0.一点也不困难	1.有些困难	2.中度困难	3.很困难	4.极其困难

Q2：性交时有多少次在你想射精之前就已射精？

0.几乎没有（0%）	1.少数时候（25%）	2.有时候（50%）	3.大多时（75%）	4.几乎总是或总是（100%）

Q3：是否受很小的刺激就会射精？

0.几乎没有（0%）	1.少数时候（25%）	2.有时候（50%）	3.大多时（75%）	4.几乎总是或总是（100%）

Q4：是否对自己想射精之前就已射精的状况感到失望？

0.一点也不	1.有些失望	2.中度失望	3.很失望	4.极其失望

续表 3-30

Q5：是否担忧射精时间会让性伴侣感到不满足？				
0. 一点也不	1. 有些担忧	2. 中度担忧	3. 很担忧	4. 极其担忧

诊断评分：≥11 分存在早泄问题；9～10 分可能存在早泄问题；≤8 分：不存在早泄问题

表 3-31　国际勃起功能问卷评分

来源于：Rhoden E L, Teloken C, Sogari P R, et al. The use of the simplified International Index of Erectile Function(IIEF-5) as a diagnostic tool to study the prevalence of erectile dysfunction[J]. International journal of impotence research. 2002：557-573.

项目	评分					
	0 分	1 分	2 分	3 分	4 分	5 分
对获得勃起和维持勃起的自信程度如何？	无	很低	低	中等	高	很高
受到性刺激而有阴茎勃起时，有多少次能够插入阴道？	无性活动	无性活动	少数几次（远少于一半）	有时（约一半时候）	大多数时候（远多于一半）	几乎总是或总是
性交时，有多少次能在进入阴道后维持勃起态？	没有尝试性交	没有尝试性交	少数几次（远少于一半）	有时（约一半时候）	大多数时候（远多于一半）	几乎总是或总是
性交时，维持阴茎勃起直至性交完成，有多大困难？	没有尝试性交	没有尝试性交	困难很大	困难	有点困难	不困难
性交时，有多少次达到	没有尝试性交	没有尝试性交	少数几次（远少于一半）	有时（约一半时）	大多数时候（远多于一般）	几乎总是或总是

总分25分，重度：1～7分，中度：8～11分，轻到中度：12～16分，轻度：17～21分，正常：22～25分

第八节　神经肌肉电诊断

神经肌肉电诊断是康复医学中一项客观的功能检查和疗效评定方法，是探测和记录肌肉、神经生物电活动的一种技术。它以定量的电流刺激来观察神经和肌肉的兴奋性或观察肌肉在松弛和收缩时的生物电活动变化以及用特定的外界刺激（包括体感、视觉、听觉）来了解中枢神经系统应答过程中产生的生物电活动，临床上用于中枢神经系统和周围神经系统运动及感觉障碍的诊断，尤其是在定性、定位、定量方面的分析。

一、肌电图检查及其临床意义

（一）肌电图概念及检测设备

1. 肌电图

肌电图（electromyography, EMG）是一种探测和记录肌肉生物电活动的检查技术，通过这

种检查取得的资料有助于分析肌肉松弛和收缩时的各种正常和异常表现。临床上利用它诊断和鉴别诊断中枢性和周围性神经系统疾病和损害，包括运动终板疾病和肌肉疾病。

2.设备

肌电图检查仪包括电极、放大器、扬声器、显示器、记录器和计算机。电极分为针电极和表面电极两类。针电极是传统的常规电极，单芯针电极最常用，主要记录电极周围的电活动，表面电极记录到电极下广泛范围电活动的总和，常用于神经传导测定、诱发电位的检查、运动学的研究。

(二)正常肌肉的肌电图表现

1.插入电位

针电极插入正常肌肉时会引起短暂的电位发放，每次移动针电极都会产生，但在失神经支配的肌肉及某些疾病(如肌强直、多发性肌炎等)容易激惹引起插入电活动活跃和延长。其起始波常为负波。

2.电静息

当电极插入完全松弛状态下的肌肉内，电极下的肌纤维无动作电位出现，荧光屏上显示一条直线，称电静息。

3.正常运动单位电位

正常肌肉在轻微主动收缩时，出现动作电位称为运动单位电位，它表示一个脊髓前角细胞所支配的肌纤维的综合电位或亚运动单位的综合电位。正常运动单位有如下特征：

(1)波形：由离开基线偏转的位相来决定，根据偏转次数的多少分为单相、双相、三相、四相或多相(五相以上)，一般多为双相或三相。

(2)时程(时限)：指运动单位电位从离开基线的偏转起，到返回基线所经历的时间。运动单位时程变动范围较大，一般在 3 ~ 15 ms 范围。

(3)电压：指亚运动单位肌纤维兴奋时产生的运动单位幅度的总和，即正相峰值加上负相峰值。一般为 100 ~ 200 μV，最高不超过 5 mV。

4.不同程度随意收缩时肌电相

不同程度随意收缩时肌电相包括：①单纯相：轻度收缩时只出现几个运动单位电位相互分离的波形；②混合相：中度用力收缩时，有些区域电位密集不能分离，部分区域内可见单个运动单位电位；③干扰相：肌肉作重收缩时，运动单位相互重叠，不能分离出单个运动单位电位。

(三)异常肌电图

1.插入电位异常

表现为插入电位延长，系肌膜对机械刺激兴奋性极度增高所致。

(1)插入电位：可由正锐波、纤颤电位、肌强直电位、正常运动单位及低电压短时程电位组成。

(2)肌强直电位：针极插入或挪动时的瞬间所触发的高频放电，其波幅和频率先大后小逐渐衰减。扬声器上可闻及摩托车发动机样特征性的声音。

2.肌肉松弛时异常肌电图

表现包括以下几种。

(1)纤颤电位：是短时限低波幅的自发电位，其时限范围是 0.5 ~ 2 ms，波幅为 30 ~

150 μV，频率 2 ~ 10 次/秒，波形为双相，即开始为正相，后随一个负相。纤颤电位是下运动神经元疾病肌纤维失神经支配的有价值指征，一般失神经支配 2 ~ 3 周后出现。

（2）正相尖波：时限比纤颤电位长，但波幅差不多，波形包括一个正相尖峰及随后的缓慢低平的负相波，总的持续时间可大于 10 ms，肌肉失神经支配时出现的另一种自发电活动。

（3）束颤：是一群肌纤维的自发性收缩，典型的束颤可在前角细胞病变时出现。但在神经根病、嵌压神经病以及肌肉 - 痛性束颤综合征中也可出现。可分为良性束颤和病理性束颤或称为复合性束颤。

（4）肌纤维颤搐：是一个复合的重复发放，呈规律性暴发发放。多见于面部肌肉、脑干胶质瘤和多发性硬化及周围性脱髓鞘病损。

（5）强直放电：肌强直样电位是插入电活动延长的一种特殊形式，代表一组肌纤维的同步放电，整个电位以一定的频率重复发放。肌强直电位见于先天性肌强直或紧张性肌营养不良。肌强直样电位见于肌营养不良，多发性肌炎和多种慢性失神经状态，如运动神经元病，神经根病和慢性多发性神经病。

（6）群放电位：是一种时现时消的群放电位，如果规则性出现多见于帕金森病、舞蹈病、痉挛性斜颈。不规则出现的群放电位多见于姿势性震颤、脑血管意外痉挛性瘫痪的肌肉。

3. 随意收缩时异常肌电图

随意收缩时异常肌电图表现包括多相电位、神经再生电位、巨大运动单位电位、同步电位等。

（1）多相电位：动作电位波形在五相以上，正常肌肉收缩多相电位一般不超过动作电位数的 4%，超过 10% 以上者为异常。

（2）神经再生电位：运动单位动作电位时限延长的多相电位，是高波幅长时限的多相电位，又称群多相电位。多见于周围神经病损。

（3）巨大运动单位动作电位：运动单位动作电位时限延长超过 12 ms，波幅升高超过 3000 μV 以上，甚至高达 10000 μV（10 mV），但相位单纯，一般二相或三相，而且是同一相似的电位。多见于脊髓前角细胞病变。

（4）同步电位：在同一肌肉上，用两根针电极在间距大于 20 mm 沿肌纤维走向行直角垂直插入同时引出动作电位时，如两者同时出现称为同步电位。如同步达 80% 以上称为完全同步电位。是脊髓前角细胞病变的特征性电位，也是肌源性和周围神经疾病的鉴别指标。

4. 肌肉最大收缩时异常表现

肌肉最大收缩时异常表现包括以下几种。

（1）单纯相：运动单位数量减少（相当于正常肌肉作轻度收缩时的动作电位），见于神经源性病变。

（2）病理干扰相：波形细碎密集，波幅低，扬声器上出现碎裂的高声调，运动单位数量正常，见于肌源性病变。

（3）混合相：肌肉最大收缩时，出现较正常干扰相为弱的电活动形式，即基线无静止区，相当于正常肌肉做中等程度随意收缩时的动作电位。

（4）无随意运动：完全瘫痪的肌肉，使之随意用力，并无任何动作电位出现，肌电图上的电静息状态，称无随意运动，也称为病理性电静息。见于严重的神经肌肉病变及癔症性瘫痪。

（四）肌电图的临床应用

临床上肌电图主要用于神经或肌肉病变的早期诊断、鉴别神经源性和肌源性肌萎缩、预测神经外伤的恢复，协助制订正确的神经肌肉诊疗计划。肌电图不能确定病因，因为各种病因可在同一神经肌肉部位引起病变，所以肌电图的改变可能相同，需要结合临床进行分析，才能作出正确的诊断。

在诊断方面，肌电图广泛用于定位诊断，如上运动神经元病变（如肿瘤、侧索硬化、脊髓截瘫、脑血管病、大脑发育不全等）；下运动神经元病变（如脊髓前角病变、神经根、周围神经干及神经丛病变等）；锥体系统病变（如帕金森病，舞蹈病、手足搐动、抽搐症等）；神经肌肉接头病变（重症肌无力等）；肌病（如肌炎、肌强直和肌营养不良等）。

二、神经传导速度测定及其临床意义

神经传导速度是研究神经在传递冲动过程中的生物电活动。反射检查则同时研究传入与传出通道，包括反射弧的初级中枢的功能。神经传导速度测定分为运动神经传导速度测定和感觉神经传导速度测定。也可通过 F 波测定、H 反射以及诱发电位来测定神经近端的损害。

（一）运动神经传导速度测定

1. 检查方法

检查前将电极浸透生理盐水，直径 1 cm，相距 2 cm 的两个银制或不锈钢的圆盘作为一对刺激电极置于欲刺激的神经干的皮肤上，阴极置于外周端靠近记录电极处。以尺神经为例，A 极置于肘部尺神经沟处，B 极置于腕部尺神经干处，在尺神经所支配的小指外展指肌处安放记录电极 C。刺激电极 B 与记录电极 C 之间安放一电极接地。A 和 B 刺激电极分别与脉冲刺激器连接，并分别给予超强度刺激，经一定时间可记录到由于刺激而诱发的动作电位。

2. 分析指标

分析指标包括潜伏期、传导时间和零距离、神经传导速度。异常情况可见于：①神经失用：跨病灶的肌肉动作较病灶远端的肌肉动作波幅低平。如是轴索断伤，则在病灶近端只能引起波幅明显低平的动作电位。②髓鞘脱失：在病变部位近端刺激时，传导减慢而波幅相对正常，则提示阶段性髓鞘脱失。如是轴索变性，潜伏期延长或传导速度减慢，但波幅明显低平。

（二）感觉神经传导速度测定

1. 检查方法

检查方法分为顺流法及反流法。刺激可用环状电极包绕于手指或足趾，阴极置于近端指节（或趾节），无关电极置于末端指节（或趾节）。记录电极可用表面电极或针电极，使用表面电极时，电极间距 3 mm 为宜。针电极由两根金属电极组成，其中一根针插入邻近神经部位，另一电极插入远离神经部位，针极记录的神经电位幅度较高，波形可呈双相、三相、四相。

2. 分析指标

感觉神经系将冲动从末梢感受器传入中枢，测定感觉神经传导速度时刺激与记录的位置和运动神经传导速度的测定不同，检查时电流刺激神经远端部，在神经近端进行记录。有学者认为感觉神经传导速度的改变对周围神经突变，比运动神经传导速度更为敏感，特别是在中毒性、代谢性神经病变者。

3. 异常所见

由于感觉动作电位微小,潜伏期是从伪差到动作电位正峰起始时间。其异常与运动神经传导相似。明显的神经传导速度减慢有利于髓鞘脱失的诊断,轴索断伤时波幅明显低平。

(三)F 波传导速度测定

1. 测定方法

检查方法与运动神经传导速度基本相同。F 波潜伏期减去 M 波潜伏期,即为刺激点至脊髓的往返传导时间。从人体表面可测出刺激点至脊髓(下肢以腰 1 棘突、上肢以颈 7 棘突作为测定点)的距离,代入下列公式,即可求出该段 F 波传导速度。

$$[刺激点至颈7(或腰1)的距离(mm) \times 2]/[F 波潜伏时 - M 波潜伏时 - 1.0(ms)]$$

上式中 ×2 是指上行和下行往返路程,减去 1.0 ms 是估计脊髓的延迟时间。

F 波传导速度可测定肢体近脊髓端的传导速度,而运动神经传导速度则可测定肢体远端的传导速度。两者正好起相互补充的作用。

2. 临床应用

吉兰-巴雷综合征是较常见的多发性周围神经病变,它的损害可以在神经根、神经近端和远端。如果急性期在根和近端有病灶,F 波就可以消失,而恢复期又复现。F 波的延长提示近端有脱髓鞘改变。其他如糖尿病性神经病、尿毒症性神经病、臂丛和根性神经病损、脊肌萎缩症等,F 波均有较明显的延长。

(四)H 反射

1. 检查方法

电刺激胫神经,在 M 波位置之后出现的刺激电位称为 H 波,在 1 岁以前的新生儿的许多神经中可以引出。但到了成人期,则只在胫神经运动神经传导速度检测时,当刺激量轻微或 M 波刚出现时,H 波即明显出现,随着刺激强度的加强,H 波减少,M 波逐渐加大,M 波最大时 H 波消失。

2. 临床意义

由于正常反射也由网状结构下行纤维所抑制,当上运动神经元病损害了这些纤维时,抑制减弱,出现了 H 反射亢进,表现为潜伏期短,波幅增高,波形多相,H/M 比值 >64%,所以 H 反射的变化反映了上运动神经元病变。H 反射可因腰骶根的损害而改变,如 S1 根受损其表现多为 H 反射消失或者潜伏期延长。

(五)神经传导速度测定的临床应用

(1)确认反射弧是否损害:能够区别感觉径和运动径的损害,以及中枢性损害。

(2)区分脱髓鞘性病变与轴索变性病变:前者以传导减慢为主,后者以失神经电位和动作电位振幅下降为特征。

(3)确定损害的节段:包括近心段和远心段,其精确可能达到 10 cm。

(4)确定神经损害的程度可以精确地定量测量,是康复疗效评定的客观、可靠、灵敏指标。

三、诱发电位检查及其临床意义

诱发电位(evoked potential)是经皮记录到的中枢神经电位,包括在头颅记录到的皮质电位和脊髓记录到的脊髓电位。神经系统接受多次感觉刺激时生物电活动发生改变,通过平均叠加记录下来称为诱发电位。

(一)视觉诱发电位

视觉诱发电位(visual evoked potential, VEP)是用光刺激时在枕部记录到的皮质电位。它产生于纹皮质,主要反映视网膜中心凹圆锥细胞受刺激后的电活动。受视网膜、视神经、视交叉、视束、外侧膝状体、视丘、视反射和视皮质功能状态的影响。记录电极一般用盘状表面电极,按国际脑电图学会建议的 10~20 系统放置。主要参数是 P100 的潜伏期和波幅。VEP 异常大致分为两类:一类为视神经炎和多发性硬化等脱髓鞘疾病,其主要特征是 P100 潜伏期延长。VEP 检出上述疾病的阳性率极高。另一类为轴索变性,VEP 的主要表现是波幅下降以至于记不出,还可能有波形畸变,但潜伏期延长不多。

(二)脑干诱发电位

脑干诱发电位(brainstem auditory evoked potential, BAEP)是声音刺激诱发的短潜伏期电位,主要反映了听神经和脑干听传导路径的功能。BAEP 的典型波形主要是 Ⅰ~Ⅴ波。一般认为Ⅰ波源于听神经,Ⅱ波源于耳蜗核,Ⅲ波源于脑桥上橄榄核,Ⅳ波源于外侧丘系,Ⅴ波源于四叠体下丘。Ⅰ波潜伏期延长或消失见于刺激强度不足、传导性耳聋,或耳蜗毛细胞损害,也见于其他器质性听神经损害。Ⅰ~Ⅲ,Ⅲ~Ⅴ波传导时间不受各种药物的影响,其延长仅见于相应部位的器质性损害。一般情况下,BAEP 具有定位诊断的意义而无定性诊断的价值。BAEP 还可以用于颅后窝手术监测和用药监护,以减少听神经损害。

(三)躯体感觉诱发电位

躯体感觉诱发电位(somatosensory auditory evoked potential, SEP)是指刺激躯体神经(通常为腕部的尺神经或正中神经,其次是踝部的胫神经或腓神经)时在中枢记录到的神经电位,通常是指从头顶记录的头皮 SEP,也包括从脊髓记录到的 SEP。

SEP 记录的临床意义为:①确定中枢神经感觉传导速度。②可以在周围神经的不同水平刺激,根据 N20 或 N37 潜伏期之差,计算周围感觉神经的传导速度。③可以根据潜伏期的变化确定病情变化及疗效的好坏。④可以作脊髓损害的定位诊断。⑤作为手术监测。⑥有提示预后的意义。脊髓损伤后一周能记录到 SEP,则表示预后良好,否则预后不佳。

(四)诱发电位在临床上的应用价值

临床上,诱发电位可用来协助确定中枢神经系统可疑病变,帮助定位病损,监护感觉、运动系统的功能状态,为预后和康复治疗提供确切指标,因此它是神经内科、神经外科、康复科等的有利工具,为临床医疗、科研提供有价值的资料。

1. 视觉诱发电位(visual evoked potential, VEP)

VEP 对视神经的脱髓鞘疾病很敏感,约 90% 以上的视神经炎和球后视神经炎患者 VEP 异常;95% 以上的多发性硬化患者 VEP 异常,P100 延长达 30 ms 以上;此外,弥漫性神经系统病变绝大多数都有 VEP 异常,包括:①脊髓小脑变性;②肾上腺白质营养不良;③进行性神经性腓骨肌萎缩症;④帕金森病;⑤慢性遗传性舞蹈病;⑥恶性贫血;⑦慢性肾病;⑧脊髓病,尤其是慢性病变患者;⑨脑肿瘤和脑梗死等。

2. 听觉诱发电位(auditory evoked potential, AEP)

AEP 可以提供听力学和神经学两方面的资料,听神经痛是 AEP 最敏感的检测病变,小脑脑桥角肿瘤较小时,AEP 有助于早期发现;脑干髓内肿瘤 AEP 的阳性率很高;脑干血管病特别已致残者的 AEP 异常率很高;脑死亡患者 AEP 各波均不能引出或Ⅰ波可见,此时可判定脑死亡。

3.体感诱发电位

当周围神经、神经丛、神经根、脊髓前角和后索、脑干以及皮质受损时,从不同部位记录相应的改变。尤其是大脑皮质和皮质下神级元受损时,SEP 晚成分会有异常改变,它比脑电图更敏感,更易于比较和分析。因此,临床上可进行 SEP 检测的疾病如下:①各种周围感觉、运动神经病损;②各种原因所致神经根和脊髓受损疾患;③各系统的脱髓鞘疾病;④颅脑疾病和损伤(包括脑血管意外疾病);⑤各种中毒和中枢神经系统损害、精神疾病及心理研究等;⑥昏迷及死亡等。

第九节　心理评定

一、概述

康复医疗中常见的损伤和疾病不仅引起肢体功能的障碍,而且常常伴随认知障碍、性格改变和情绪异常等心理功能的变化,由于损伤多为突发性,其后果常严重影响患者的健康、工作、家庭生活,从而引起反应性精神和心理上的急剧改变。心理功能障碍不仅影响其他功能障碍的康复,也影响各项康复治疗方法的实施和治疗效果。因此,心理功能评定与躯体功能评定同样重要,在临床康复中不容忽视。对于躯体残疾伴随心理问题而影响康复进程的患者均可考虑进行心理功能的评定。

心理评估(psychological assessment)是指运用心理学的理论和方法测试和评估患者的心理行为变化和心理特征。严重的创伤和疾病常引起患者一系列的心理变化,心理功能评定可用于康复的各个时期,通过心理功能的评定能够准确地掌握患者的心理状况,帮助患者采取积极的应对措施调整心理环境,这对于患者的康复具有重要的意义。

(一)心理评定常用方法

心理功能评定的具体方法很多,可以通过直接观察或心理学测验获取患者目前的心理状况,还可根据患者及其家庭的生活经历来进行推断,一般而言,多种方法联合使用可以收集到更全面的资料使评定结果更具有科学性和实用价值。常用方法有:

1.观察法

观察法是通过对研究对象表现出来的心理现象的外部活动进行科学观察和分析,研究其中的心理行为规律的方法,可分为自然观察和特定情境中观察两类。主要内容包括仪表、体型、人际沟通风格、言谈举止、注意力、各种情景下的应对行为等。

2.访谈法

访谈法是指心理医生或医护人员运用词语或非词语语言与患者进行的一种有目的的沟通和交流,以便深入了解患者心理状况的评估方法。在访谈过程中,要注意收集患者非言语的一些信息,如患者的姿势、手势、表情等。主要内容包括对病伤残和康复的认识、伤后情绪表现、睡眠和饮食情况、对残疾生活的态度等。

3.心理测验

心理测验是指在标准的环境下,运用一套预先经过标准化的问题(量表)来测量患者的某些心理品质的方法。它包括心理测验和评估量表,是心理评估中的主要方法。标准化的心理测验必须由经过专门训练的人员进行施测。

4. 心理生理评估

心理生理评估通过监控心理生理变量来评估，包括大脑的活动情况及其功能状况如脑电图（EEG）、功能性磁共振成像技术（MR）、脑磁图（MEG）、激素和免疫系统参数及反应形式；自主神经系统 – 心血管系统反应模式如心电图（ECG）呼吸参数；汗腺活动变量如皮肤电活动（EDA）；肌肉紧张参数如肌电图（EMG）等进行测定、评估。

（二）心理评估目的

（1）为康复治疗与护理提供依据：了解伤病引起的功能和心理上的变化，明确心理异常的范围、性质、程度和对其他功能的影响，为安排或调整康复计划提供重要依据。

（2）对康复的效果进行评价预测：康复过程中可根据心理评估的结果，及时调整康复程序，提高康复的效果；同时，心理评估也是客观评价康复疗效的重要的指标。

（3）为回归社会做准备：通过心理评估了解患者的潜在能力，对患者回归社会提供指导依据，帮助患者更好地回归家庭、社会。

（4）研究康复对象的心理变化规律。

二、心理测验常用方法

（一）智力测验

1. 定义智力

定义智力（intelligence）也称智能，是指人认识、理解客观事物并运用知识、经验等解决问题的能力，包括观察力、理解力、记忆力、思维能力等。智力测验（intelligence test）是通过测验的方式衡量个体普通心智功能的一种科学的方法。医护人员可根据评估结果指导患者进行康复训练。智商（intelligence quotient，IQ）是智力数量化的单位，是将个体智力水平数量化的估计值，能反映个体智力水平的高低。

2. 韦克斯勒智力量表

韦克斯勒智力量表（Wechsler intelligence scale）是目前使用最广泛的智力测验量表，包括韦氏儿童智力量表（WISC）、韦氏成人智力量表（WAIS）和韦氏学龄前及学龄初期智力量表（WPPSI），适用于 4 ~ 74 岁被试者。中国修订版韦氏成人智力量表（WAIS – RC）适用于 16 岁以上的成人，测试包括 11 个分测验，分言语和操作两类，言语 6 个分测验，操作 5 个分测验，见表 3 – 32。

评估者可根据相应百分等级常模表转换成量表分，再根据不同年龄组的转换表得出言语智商（verbal intelligence quotient，VIQ）、操作智商（performance intelligence quotient，PIQ）和全量表智商（full intelligence quotient，FIQ）。智商与智力等级关系，见表 3 – 33。

表 3 – 32　WAIS – RC 测试项目和内容

类别	分测试项目和内容	
言语测试	知识：29 个题目，包括历史、地理、天文等	知识、兴趣范围和长时记忆等能力
	领悟：14 个题目，涉及社会风俗、价值观、成语等	对社会的适应程度，尤其是对伦理道德的判断能力
	算术：14 个心算，要计时	对数的概念和操作（加、减、乘、除）能力，注意力及解决问题的能力
	相似性：有 13 对词，念给患者听时要求说出每对词的相似性	抽象和概括能力
	数字广度：念给患者听一组数字，要求顺背 3 ~ 12 位数，倒背 2 ~ 10 位数	瞬时记忆和注意力
	词汇：念 40 个词汇给患者听，要求在词汇表上指出并说明其含义	词语理解和表达词义的能力
操作测试	数字符号：阿拉伯数字 1 ~ 9 各配一符号，要求患者给测验表上 90 个无顺序的数字配上相应的符号，限时 90 秒	手 – 眼协调，注意能力和操作速度
	图画填充：21 个图画，都缺失一个重要部分，要求说出缺失什么并指出缺失部分	视觉辨认能力，对组成物件要素的认识能力及扫视后迅速抓住缺点的能力
	木块图案：要求患者用 9 块红白两色的立方形木块按照木块测验图卡组合成图案，共 7 个	辨认空间关系的能力、视觉分析综合能力
	图片排列：把说明一个故事的一组图片打乱顺序后给患者看，要求摆成应有的顺序，共 8 组	逻辑联想，部分与整体的关系、思维灵活性
	图形拼凑：把人体、头像等图形的碎片给患者，要求拼成完整的图形，共 4 个	想象力、抓住事物线索的能力、手 – 眼协调能力

表 3 – 33　韦氏智力量表的智力水平分级

智商	分级
>130	极超常
120 ~ 129	超常
110 ~ 119	高于平常
90 ~ 109	平常
80 ~ 89	低于平常
70 ~ 79	临界
<69	智力缺损

3. 其他的智力测验量表

①斯坦福 – 比内智力量表（Stanford Binet intelligence scale）测验对象以儿童为主，测验得到的智商量可表明受试者在同岁儿童中或青少年中的相对智力水平，可测验 2～8 岁的儿童和青少年，在学龄儿童中使用比较准确。②贝利婴儿发展量表（Bayley scaleof infant development）是美国常用的婴幼儿智力量表，适用于 1～30 月龄的孩子，包括运动量表。

（二）人格测验

人格是指个体在适应社会的成长过程中，经遗传和环境的交互作用形成的稳定而独特的心理特征，包括气质、性格、能力、兴趣、态度等。人格测验是对人格特点的揭示和描述，即测量个体在一定情境下经常表现出来的典型行为和情感反应，通常包括气质或性格类型的特点、情绪状态、人际关系、动机、兴趣和态度等内容。

艾森克人格问卷（EPQ）是国际公认的、也是临床上常用的人格测验工具，分为儿童版（适态、人际关系、动机、兴趣和态度等内容，用于 7～15 岁儿童）和成人版（适用于 16 岁以上成人）。我国修订的 EPQ 中有 88 个问题，被试者根据自己看完问题后的最初想法回答"是"或"否"，然后由评估者对其分别评分，再根据被试者的年龄、性别，诊断出受试者的人格特征。EPQ 的评估说明详见表 3 – 34。

表 3 –34　EPQ 的 4 个量表及评估说明

量表名称	检测目的	结果说明
E 量表（共 21 条）	测试内向与外向的个性特征	高分：性格外向。表现为乐观随和，爱交际，喜欢刺激和冒险，易冲动
		低分：性格内向，表现为安静离群，踏实可靠，富于内省，不易冲动
N 量表（共 24 条）	测试情绪的稳定性	高分：情绪不稳定。表现为焦虑、紧张、抑郁、情绪反应重难以平静
		低分：情绪稳定。表现为平静，不紧张，情绪反应慢、弱
P 量表（共 23 条）	测试精神质（或倔强性）	高分：个性倔强。表现为倾向独身，不关心他人，难以适应环境
		低分：个性随和，表现为对人友善、合作
L 量表（共 20 条）	测试自我掩饰或隐蔽待征	高分：有掩饰或自我隐蔽倾向，说明被试者较老练成熟
		低分：掩饰倾向低，说明被试者单纯、幼稚

（三）情绪测验

情绪是人对客观事物所持态度在内心产生的一种反应。情绪状态有积极和消极之分，临床上常见的消极情绪有焦虑和抑郁两种。焦虑是对事件或内部想法与感受的一种紧张和不愉快的体验，表现为持续性紧张或发作性惊恐状态，但此状态并非由实际威胁所引起。抑郁是一种对不良外界刺激发生长时间的沮丧感受反应的情绪反应。用于焦虑、抑郁的评估量表分为他评量表和自评量表。

1. 焦虑评估量表

常用的焦虑评估量表有汉密尔顿焦虑评估量表、Zung焦虑自评量表等。汉密尔顿焦虑评估量表(Hamilton anxiety scale, HAMA)是英国学者汉密尔顿于1959年编制的一种医生常用的焦虑测验量表。它能很好地衡量治疗效果,一致性好、长度适中、简便易行,用于测量焦虑症以及患者的焦虑程度,是当今用的最广泛的焦虑量表之一,见表3-35。

表3-35　汉密尔顿焦虑量表(HAMA)

项目	分数	说明
1.焦虑心境	0 1 2 3 4	担心,担忧,感到有最坏的事情要发生,容易激惹
2.紧张	0 1 2 3 4	紧张感,易疲劳,不能放松,易哭,颤抖,感到不安
3.害怕	0 1 2 3 4	害怕黑暗,陌生人,独处,动物,乘车及人多的场合
4.失眠	0 1 2 3 4	难以入睡,易醒,睡眠不深,多梦,梦魇,夜惊,醒后感疲惫
5.认知功能	0 1 2 3 4	或称记忆,注意障碍,注意力不能集中,记忆力差
6.抑郁心境	0 1 2 3 4	丧失兴趣,对以往爱好缺乏快感,忧郁,早醒,昼重夜轻
7.肌肉系统症状	0 1 2 3 4	肌肉酸痛,活动不灵活,肌肉抽动,肢体抽动,牙齿打颤,声音发抖
8.感觉系统症状	0 1 2 3 4	视物模糊,发冷发热,软弱无力,浑身刺痛
9.心血管系统症状	0 1 2 3 4	心动过速,心悸,胸痛,血管跳动感,昏倒感,期前收缩
10.呼吸系统症状	0 1 2 3 4	胸闷,窒息感,叹息,呼吸困难
11.胃肠道症状	0 1 2 3 4	吞咽困难,嗳气,消化不良,肠动感,肠鸣,腹泻,体重减轻,便秘
12.生殖泌尿系症状	0 1 2 3 4	尿频、尿急,停经,性冷淡,过早射精,勃起不能,阳痿
13.自主神经症状	0 1 2 3 4	口干、潮红、苍白,易出汗,起"鸡皮疙瘩",紧张性头痛,毛发竖立
14.会谈时行为表现	0 1 2 3 4	紧张,不能松弛,忐忑不安,咬手指,紧握拳,摸弄手帕,面肌抽动,不停顿足,手发抖,皱眉,表情僵硬,肌张力高,叹息样呼吸,面色苍白;吞咽,呃逆,安静时心率快,呼吸过快(20次/分以上),腱反射亢进,震颤,瞳孔放大,眼睑跳动,易出汗,眼球突出

结果分析:总分<7分,没有焦虑;7~14分,可能有焦虑;14~21分,肯定有焦虑;21~29分,有明显焦虑;>29分,可能是严重焦虑。

2. 抑郁评估量表

常用的抑郁评估量表包括汉密尔顿抑郁评估量表、Zung抑郁自评量表等。汉密尔顿抑郁评估量表(Hamilton depression scale, HAMD)是汉密尔顿于1960年编制,是最标准的抑郁量表之一,见表3-36。

表 3 - 36　HAMD 抑郁评估量表（HAMD）

项目	分数	项目	分数
1. 抑郁情绪	0 1 2 3 4	13. 全身症状	0 1 2
2. 有罪感	0 1 2 3 4	14. 性症状	0 1 2
3. 自杀	0 1 2 3 4	15. 疑病	0 1 2 3 4
4. 入睡困难	0 1 2	16. 体重减轻	0 1 2
5. 睡眠不深	0 1 2	17. 自知力	0 1 2
6. 早醒	0 1 2	18. 日夜变化 A 早 　　　　　 B 晚	0 1 2 0 1 2
7. 工作和兴趣	0 1 2 3 4	19. 人格或现实解体	0 1 2 3 4
8. 迟缓	0 1 2 3 4	20. 偏执症状	0 1 2 3 4
9. 激越	0 1 2 3 4	21. 强迫症状态	0 1 2 3 4
10. 精神性焦虑	0 1 2 3 4	22. 能力减退感	0 1 2 3 4
11. 躯体性焦虑	0 1 2 3 4	23. 绝望感	0 1 2 3 4
12. 胃肠道症状	0 1 2	24. 自卑感	0 1 2 3 4

总分越高，病情越重。总分 <8 分为无抑郁状态；>20 分可能为轻、中度抑郁；>35 分可能为重度抑郁。

第十节　睡眠障碍

一、概述

睡眠障碍是指由多种因素引起（常与躯体疾病有关），睡眠和觉醒正常节律性交替紊乱，造成睡眠质与量的异常以及睡眠中出现异常行为。世界卫生组调查发现 27% 的人有睡眠问题。国际精神卫生和神经科学基金会于 2001 年起将每年 3 月 21 日定为"世界睡眠日"。

二、睡眠障碍的分类

睡眠障碍国际通常分类包括 11 大类，共 88 种类型。但临床常见的是以下几种类型：

（一）失眠（insomnia）

1. 按其表现形式分为三种

（1）入睡性失眠：就寝后经 30 min，甚至 1～2 h 还难以入睡。

（2）睡眠持续性失眠：睡眠表浅、易醒、多梦，每晚醒 3～4 次以上，醒后不能再度入睡，每晚觉醒期占 15%～20% 的睡眠时间（正常人一般不超过 5%）。

（3）早醒性失眠：表现为时常觉醒、晨醒过早，离晨起时间还有 2 h 或更多时间就觉醒，且再次入睡困难或不能再次入睡。

2. 按失眠时间的长短分为三种

（1）一过性失眠：指偶尔失眠。

（2）短期失眠：失眠持续时间少于3周。

（3）长期失眠：失眠存在时间超过3周。

3. 按病因可分为五类

（1）躯体原因：过度疲劳、疼痛、咳嗽、心源性或肺源性气急、甲状腺功能亢进的心悸、各种原因引起的尿频等均可导致失眠。以时常觉醒为主。

（2）环境因素：生活环境改变，如上、下夜班、乘坐车船、航空旅行的时差、寝室中的噪音或亮光均可影响睡眠。一般短时间内能适应。

（3）精神因素：兴奋、焦虑或恐惧等常易造成短期失眠，以入睡困难为主。抑郁症患者睡眠中易醒、早醒。24小时脑电图发现睡眠中可见觉醒期明显延长。

（4）药源性：有些兴奋剂如咖啡、茶、酒、麻黄碱、氨茶碱等均能引起失眠。

（5）特发性失眠：是指儿童期起病的失眠，患者终生不能获得充足的睡眠。

（二）发作性睡眠（narcolepsy）

指白天才出现不可克制的、发作性、短暂性睡眠，临床常伴有猝倒发作、睡眠麻痹和入睡前幻觉。如果以上四种症状均存在时，称为发作性睡病四联症。一旦发作，不管任何场合或做任何工作，都不能阻止其进入睡眠状态。典型病例可发生在各种活动中，如进食、发言、站立、行走、操作机器等。饭后或单调的环境中（如听报告、看书）更容易诱发。发作时患者睡眠不深，可被轻微的刺激唤醒。每次发作可持续数秒至数小时，一日可发生多次。患者不能驾驶机动车、操纵机器和任何有危险的工作，严重者不能单独外出行动。

（三）阻塞性睡眠呼吸暂停综合征（obstructive sleep apnea syndrome, OSAS）

这是一种严重的睡眠障碍，由于整夜反复打鼾、呼吸暂停、憋醒，睡眠质量很差，白日过度嗜睡症状非常突出。白天头昏脑涨、嗜睡、口干舌燥、记忆力减退，易患心脑血管病和老年痴呆。如呼吸暂停时间过久，还可导致猝死。

（四）周期性腿动（periodic leg movement）

又称夜间肌阵挛（PLMD），为睡眠时不自主地、不间断地作腿部运动、有时也可涉及手臂。其发作时间和发作方式常表现为一定的规律性，是睡眠期节律性不自主运动中最多见的一种。

（五）不宁腿综合征（restless leg syndrome, RLS）

也称 Ekbom 综合征。傍晚或晚间坐卧时，发生双侧下肢的难以名状和难以忍受的不适感，如麻木、沉重、牵拉、刺痛等。常以一侧为重、以膝部、股部的深部感觉不适为主；尤其在安静和睡前表现严重，且范围扩大，迫使患者须不停走动或甩动患肢，才能缓解症状。入睡后不适症状可持续存在，致使患者睡眠中仍不停活动患肢。患者常焦虑不安或极度痛苦，使症状进一步加重，严重影响睡眠状况。

（六）病理性睡病

见于许多脑部疾病及代谢、中毒和内分泌障碍性疾病。患者处于持续性的倦睡或昏睡状态，发作时外界强刺激可使其觉醒，但刺激停止很快又入睡。见于第三脑室壁、导水管、中脑和下丘脑病变。如肿瘤、外伤、炎症、血管病、寄生虫病、阻塞性脑积水、韦尼克脑病、甲状腺或垂体功能减退、糖尿病酮中毒、尿毒症、镇静药过量等。

（七）Kleine - Levin 综合征

是一种少见的发作性疾病。表现为发作性嗜睡，伴有善饥多食及精神症状。其食量为正常人的 3 倍，常有躁动不安、冲动行为、定向障碍。每次发作可持续数天至一周，每年发作 3 ~ 4 次。间歇期如常，男性多见，多在 10 ~ 20 岁发病，成年后可自愈。发作时脑电波 θ 波活动，发病可能与癫痫有关。

(八) 梦游

为一种睡眠中的自主活动。表现为睡眠中突然坐起或站立、行走、甚至进行一些熟悉的工作，对其讲话可无反应或喃喃自语。每次持续数分钟，事后无记忆。儿童多见，成年后可自愈。成年发作多伴有精神疾患，如精神分裂症、神经症等。

三、睡眠障碍的评定方法

(一) 多导睡眠图

1957 年德门特 (Dement) 和克莱特曼 (Kleitmon) 创建了多导睡眠图 (PSG)。是在脑电的技术基础上发展起来的，是睡眠脑电图的进一步发展与完善。包括脑电图 (EEG)、肌电图 (EMG)、眼动电图 (EOG)、心电图 (ECG) 和呼吸描记装置等，是当今睡眠障碍研究的基本手段，有助于失眠程度的客观评价及失眠症的鉴别诊断。根据需要也可以同时监测血压、脉搏等反映心血管功能的生理指标。多导睡眠图是至今唯一可以客观地、科学地、量化地记录和分析睡眠的仪器，可以了解入睡潜伏期、觉醒次数和时间、两种睡眠时相和各期睡眠比例、醒起时间和睡眠总时间等，国际上均有统一量化标准。也因此可以正确评估失眠真相，并发现某些失眠的病因，如脑部病变、抑郁症、睡眠呼吸障碍、肢体异常活动等。

1. 脑电图

脑电图 (electroencephalography, EEG) 与一般在神经科检查中应用的脑电图检查不同的是，睡眠呼吸监测中只需了解睡眠结构紊乱的程度、各睡眠期如快速动眼期所占比例如何、患者是睡眠还是醒觉即可，故需要电极较少，通常只记录 C_3、C_4 两个部位的脑电波。

2. 眼动图

眼动图 (electrooculography, EOG)，记录 EOG 的目的是了解睡眠过程中是否出现眼球转动，用以确定 REM 和 NREM 睡眠期的时间。

3. 肌电图

肌电图 (electromyography, EMG) ①记录下颌颏部肌电活动：帮助区分 REM 和 NREM 睡眠；②记录肢体肌电活动：确定睡眠中是否有周期性肢体运动；③记录面部肌电活动：确定夜间是否磨牙。

4. 口鼻气流

通常是利用热敏电阻或压力传感器了解口鼻是否有气流通过，确定睡眠中是否有呼吸暂停和低通气事件发生。

5. 胸腹部呼吸运动

通常是利用压电传感器或阻抗电路方式记录胸腹呼吸运动，用于确定呼吸暂停的类型。

6. 血氧饱和度

通过夹在手指上的探头 (传感器)，持续采集夜间血氧饱和度的数据，用于了解血氧饱和度的动态变化，确定是否缺氧和缺氧的严重程度。

7. 心电图

监测睡眠中的心电图变化，可以发现睡眠中出现的各种心律失常，分析它的发生与睡眠呼吸暂停的关系。

8.体位

通过位移传感器，了解发生呼吸暂停时患者的睡眠姿势。

9.鼾声

利用固定在患者下颌、颈部或胸部的微型麦克风记录鼾声，用于确定打鼾的次数和程度，并协助校对呼吸暂停。

测量指标：

（1）睡眠过程：总记录时间、睡眠潜伏期、早醒时间、觉醒时间、运动觉醒时间、睡眠总时间、睡眠效率、睡眠维持率。

（2）睡眠结构：第一阶段百分比（S1%）、第二阶段百分比（S2%）、第三阶段百分比（S3%）、第四阶段百分比（S4%）、快速眼动相（REM）睡眠百分比。

（3）REM睡眠测量值：REM睡眠潜伏期、REM睡眠强度、REM睡眠密度、REM睡眠时间、REM睡眠周期数。

用睡眠多导图观察正常成人，这种慢波与快波的交替变化是这样表现的，人在清醒状态时，皮层脑电活动以α波（一种8~13次/秒频率的波）为主，肌肉系统伴有高度的紧张性。在慢波睡眠时，皮层脑电活动呈高幅慢波，此期间肌肉仍保持一定的紧张性，这是一种浅的睡眠状态，慢波睡眠的程度由浅入深，按程度可分为1~4期。慢波1~4期睡眠的表现如下：

第一期：为打盹浅睡，对外界的刺激仍有反应，有不少奇异体验，如躯体麻木、膨胀、沉浮、脑中有片断思维活动，醒后可回忆，脑电图表现为α波降低和呈现若干θ波（一种频率4~7次/秒的波），夹杂一些β节律（一种频率8~13次/秒的波），一般不应出现纺锤波或K-复合波（是一种慢波第二期所特定出现的一种波形，由负相和正相的大慢波组成），即使有的话，其出现频率每分钟不超过一次。

第二期：为中度睡眠，对外界刺激已无反应，亦无可回忆的精神活动，脑电图表现为在活动的背景上出现梭形波（频率围绕14次/秒的波）和"K-复合体波"，也可出现δ波（一种频率0.5~3次/秒的波），但δ波所占比例应在20%以下。

形象一点，第一、二期睡眠相当于用我们大家都经历过的那种"打盹式"睡眠来理解。

第三期：为中至深度睡眠，脑电图上呈现高振幅（至少75μv以上）的δ波，δ波指数占20%~50%，偶有纺锤波余迹。

第四期：为深度睡眠、唤醒阈值最高，与快波睡眠一样，是睡眠的最深沉阶段。脑电图呈现大量的δ波，δ波指数在50%以上。

一个成年人在一夜中典型的睡眠节律是按以下程序进行的，上床闭目（醒觉状态）-S1-S2-S3-S4-S3-S2-第一次快波睡眠，入睡后约经过30~45分钟再从S4返回S3，入睡后70~100分钟进入第一次快波睡眠。以后又重复进入S2-S2-S4-S2-S2-第二次快波睡眠，延续时间约10分钟。这种周期循环整夜重复出现，从第一次快波睡眠到下一次快波睡眠的间隔时间平均周期为90分钟，一夜要经过4~6次这样周期节律的交替，但又不是简单的重复。后半夜即临近早晨时的快波睡眠时间最长，而δ波睡眠不再出现。

每夜大约有4~6次睡眠周期，快波睡眠占全部睡眠时间的20%~25%，即100~120分钟左右，中睡期（S2）占50%，深睡期（S3、S4）占20%，浅睡期（S2）占5%~10%。因此，睡眠的大部分时间处于中睡期。睡眠质量与快波睡眠和δ波睡眠关系很大，δ波睡眠后人会觉得打过瞌睡，似乎睡了一会儿；只有经过快波睡眠后，人才会有真正睡过的感觉。

(二)匹兹堡睡眠质量指数(PSQI)

匹兹堡睡眠质量指数是 Bussy 等于 1989 年编制的睡眠质量自评表，简单易行，信度和敏度较高，与多导睡眠脑电图测试结果有较高的相关性，已成为国内外研究睡眠障碍和临床评定的常用量表。它可用作评定被试者最近一个月的睡眠质量，内由 18 个自评和 5 个他评条目构成，其中 5 个他评条目不参与计分，参与计分的 18 个自评条目组成睡眠质量、入睡时间、睡眠时间、睡眠效率、睡眠障碍、催眠药物、日间功能七个成分，18 个自评条目按 0～3 计分，累计各成分得分即为匹兹堡睡眠质量指数总分，总分范围为 0～21 分。得分越高表示睡眠质量越差，被试者完成问卷需 5～10 分钟，匹兹堡睡眠质量指数总分大于 7 分，提示有睡眠质量问题，但不表示就患有失眠症，因此得分也可见于抑郁症、焦虑症和神经衰弱等疾病，失眠症患者得分大于 10 分才有诊断价值，见表 3-37。

表 3-37 匹兹堡睡眠质量指数(PSQI)条目构成

请根据您近一个月实际情况回答下列问题	
1. 近一个月晚上睡觉通常是　　　点钟	
2. 近一个月每晚入睡通常需　　　分钟	
3. 近一个月通常早上　　　点起床	
4. 近一个月每晚通常实际睡眠　　　小时(不等于卧床时间)	
对下列问题请用"√"号画出一一个最合适的答案	
5. 近一个月，因下列情况影响睡眠而烦恼	
a. 入睡困难(30 分钟内不能入睡)	①无　②<1 次/周　③1～2 次/周　④≥3 次/周
b. 夜间易醒或早醒	①无　②<1 次/周　③1～2 次/周　④≥3 次/周
c. 去厕所	①无　②<1 次/周　③1～2 次/周　④≥3 次/周
d. 呼吸不畅	①无　②<1 次/周　③1～2 次/周　④≥3 次/周
e. 咳嗽或鼾声高	①无　②<1 次/周　③1～2 次/周　④≥3 次/周
f. 感觉冷	①无　②<1 次/周　③1～2 次/周　④≥3 次/周
g. 感觉热	①无　②<1 次/周　③1～2 次/周　④≥3 次/周
h. 做噩梦	①无　②<1 次/周　③1～2 次/周　④≥3 次/周
i. 疼痛不适	①无　②<1 次/周　③1～2 次/周　④≥3 次/周
j. 其他影响睡眠的事情	①无　②<1 次/周　③1～2 次/周　④≥3 次/周
如有请说明：	
6. 近一个月，总的来说，您认为自己的睡眠：	①很好　②较好　③较差　④很差
7. 近一个月，您用药催眠的情况	①无　②<1 次/周　③1～2 次/周　④≥3 次/周
8. 近一个月，您常感到困倦吗?	①无　②<1 次/周　③1～2 次/周　④≥3 次/周
9. 近一个月，您做事的精力不足吗?	①没有　②偶尔　③有时有　④经常有

续表 3 – 37

10. 近一个月有无下列情况(请问同寝者)	
a. 高声打鼾	①无 ②＜1 次/周 ③1～2 次/周 ④≥3 次/周
b. 睡眠中,您有呼吸较长时间的暂停(呼吸憋气)现象吗?	①无 ②＜1 次/周 ③1～2 次/周 ④≥3 次/周
c. 睡眠中,您因腿部不适必须踢蹬腿或活动腿吗?	①无 ②＜1 次/周 ③1～2 次/周 ④≥3 次/周
d. 睡眠中,您有转向或睡迷糊的情况吗?	①无 ②＜1 次/周 ③1～2 次/周 ④≥3 次/周
e. 您在睡眠过程中,有无其他特殊情况	①无 ②＜1 次/周 ③1～2 次/周 ④≥3 次/周

(三)睡眠障碍自评量表

国内除使用 PSQI 量表外,睡眠障碍自评量表(self – rating scale of sleep, SRSS)为临床常用的睡眠自我评定量表,项目较全面,内容具体,方法简便易行,能在一定程度上了解被调查者近一个月内的睡眠状况,分数越高提示睡眠状况越差,见表 3 – 38。

表 3 – 38 睡眠状况自评量表(SRSS)

导语:下面 10 个问题是了解您睡眠情况的。请您在最符合自己的每个问题上选择一个答案(√)。时间限定在近一个月内。

姓名	性别	年龄	职业	文化程度

1. 您觉得平时睡眠足够吗?
①睡眠过多了 ②睡眠正好 ③睡眠欠一些 ④睡眠不够 ⑤睡眠时间远远不够

2. 您在睡眠后是否已觉得充分休息过了?
①觉得充分休息过了 ②觉得休息过了 ③觉得休息了一点 ④不觉得休息过了 ⑤觉得一点儿也没休息

3. 您晚上已睡过觉,白天是否打瞌睡?
①没有(0～5 天) ②很少(6～12 天) ③有时(13～18 天) ④经常(19～24 天) ⑤总是(25～31 天)

4. 您平均每个晚上大约能睡几小时?
①≥9 小时 ②7～8 小时 ③5～6 小时 ④3～4 小时 ⑤1～2 小时

5. 您是否有入睡困难?
①没有(0～5 天) ②很少(6～12 天) ③有时(13～18 天) ④经常(19～24 天) ⑤总是(25～31 天)

6. 您入睡后中间是否易醒?
①没有(0～5 天) ②很少(6～12 天) ③有时(13～18 天) ④经常(19～24 天) ⑤总是(25～31 天)

7. 您在醒后是否难于再入睡?
①没有(0～5 天) ②很少(6～12 天) ③有时(13～18 天) ④经常(19～24 天) ⑤总是(25～31 天)

8. 您是否多梦或常被噩梦惊醒?
①没有(0～5 天) ②很少(6～12 天) ③有时(13～18 天) ④经常(19～24 天) ⑤总是(25～31 天)

9. 为了睡眠,您是否吃安眠药?
①没有(0～5 天) ②很少(6～12 天) ③有时(13～18 天) ④经常(19～24 天) ⑤总是(25～31 天)

10. 您失眠后心情(心境)如何?
①无不适 ②无所谓 ③有时心烦、急躁 ④心慌、气短 ⑤乏力、没精神、做事效率低

（四）其他客观评估方法

（1）夜帽：是利用一种便携式的帽式睡眠记录系统使受检者可在家庭环境中被收集睡眠数据。可以精确判定觉醒和睡眠时间，从而可判断出 REM 睡眠。

（2）微动敏感床垫：通过利用一种对压力十分敏感的床垫记录、分析受检者的躯体、呼吸活动、心冲击图等信息，判断睡眠时间、睡眠时相、觉醒次数及时间和呼吸暂停的次数和时间等。也可判断出 REM 睡眠。

（3）肢体活动电图：即连续描记肢体活动的图像记录。判断觉醒和睡眠两种不同状态。

（4）唤醒标记仪：记录并分析全夜的脉搏和脉搏转换时间，以此来判断激醒和觉醒的次数和时间，从而了解全夜的睡眠情况。

第十一节　日常生活活动能力和生活质量评定

一、日常生活活动能力评定

（一）概念

日常生活活动（activities of daily living，简称 ADL）是指人们每天在家居环境中和户外环境里自我照料的活动。日常生活活动能力也就是指人们为了维持生存以及适应生存环境而每天必须反复进行的、最基本的活动。包括个体在家庭、工作机构、社区里自己管理自己的能力，还包括与他人交往的能力，以及在经济上、社会上和职业上合理安排自己生活方式的能力。

ADL 能力对于健全人来说，无任何困难。而对于病、伤、残疾者来说，简单的穿衣、如厕、刷牙、洗脸、起床等活动变得有不同程度的困难。当患者能够最大程度自理 ADL 功能时，他也便于重新找回在家庭或社会的角色与地位，获得更多的成功感和尊重。

（二）分类

ADL 通常分为躯体的或基本的 ADL（Physical or Basic ADL，PADL or BADL）和复杂性或工具性 ADL（Instrumental ADL，IADL）。前者是指患者在家中或医院里每日所需的基本运动和自理活动。其评定结果反映了个体较粗大的运动功能，适用于较重的残疾，一般在医疗机构内使用。后者通常是指人们在社区中独立生活所需的高级技能，比如交流和家务劳动等常需要使用各种工具，所以称之为工具性 ADL。评定结果反映了较精细的运动功能，适用于较轻的残疾，常用于调查，也会应用于社区人群。

（三）评定目的

生活活动能力评定的内容大致包括运动、自理、交流、家务活动和娱乐活动五个方面。ADL 评定的目的是综合、准确地评价患者进行各项日常生活活动的实际能力，为全面的康复治疗提供客观依据。其评定的目的如下：

1. 确定日常生活独立情况

通过评定判断其能否独立的程度，并分析引起日常生活活动能力受限的来自躯体、心理、社会等各方面的原因。

2. 指导康复治疗

根据 ADL 评定结果，制定适合患者实际情况的治疗目标，进行有针对性的 ADL 训练。

3. 评估治疗效果

日常生活活动能力是一种综合能力，反映患者的整体功能状态，是康复疗效判定的重要指标。

4. 安排患者返家或就业

根据评定结果，对患者回归社会后的继续康复和家庭、工作环境的改造及自助具的应用等作出指导和建议。

(四)评定的注意事项

1. 加强医患合作

评定前应与患者交流，使其明确评定的目的，取得患者的理解与合作。

2. 了解相关功能情况

评定前应了解患者的一般病情和肌力、肌张力、关节活动范围、平衡能力、感觉、知觉及认知状况等整体情况。

3. 选择恰当的评定环境和时间

评定应在患者实际生活环境中或 ADL 评定训练室中进行，若为再次评定而判断疗效应在同一环境中进行，以避免环境因素的影响。评定的内容若是日常生活中的实际活动项目，应尽量在患者实际实施时进行，避免重复操作带来的不便。

4. 正确选择评定方式和内容

由于直接观察法能更为可靠、准确地了解患者的每一项日常生活活动的完成细节，故评定时应以直接观察为主，但对于一些不便直接观察的隐私项目应结合间接询问进行评定。评定应从简单的项目开始，逐渐过渡到复杂的项目，并略去患者不可能完成的项目。

5. 注意安全、避免疲劳

评定中注意加强对患者的保护，避免发生意外。不能强求在一次评定中完成所有的项目，以免患者疲劳。

6. 注意评定实际能力

ADL 评定的是患者现有的实际能力，而不是潜在能力或可能达到的程度，故评定时应注意观察患者的实际活动，而不是依赖其口述或主观推断。对动作不理解时可以由评定者进行示范。

(五)评定方法

1. 直接观察法

通过直接观察患者的实际操作能力进行评定，而不只是通过询问。该方法能够比较客观地反映患者的实际功能情况，但耗时费力，有时患者不配合。

2. 间接评定法

通过询问的方式进行评定。询问对象可以是本人，也可以是其家人或者照顾者。此方法简单、快捷，但信度较差。所以在日常评定中，通常是两种方法结合起来应用。

无论采用哪种评定方法，特别是选择量表评定时，要注意以下几个基本要素：

(1)全面性：评定内容应包括所有的日常生活活动；

(2)可信性：有明确的评定标准，结果能可靠地体现患者现有的功能水平；

(3)敏感性：能敏感地反映患者的功能变化，增加患者和治疗师的信心；

(4)适应性：能够适应患者不同病情的需要，适用于各种类型的患者；

(5)统一性：有相对统一的标准，以利于功能状况的交流。

(六)常用的日常生活能力评定量表

常用的日常生活能力评定量表有 Barthel 指数评定、功能独立性评定量表、康复护理日常生活活动评定量表、快速残疾评定量表-2、Frenchay 活动量表、工具性日常生活活动能力量表等。

1. Barthel 指数评定量表

评定简单、信度高、灵敏度好，是目前临床应用最广、研究最多的一种 ADL 能力的评定方法。评定表和评分标准，见表3-39、表3-40。

表3-39 Barthel 指数评定量表

项目	分类以及评分	评估日期		
		首评	中评	末评
大便	0 = 失禁 5 = 偶尔失禁 10 = 能控制			
小便	0 = 失禁 5 = 偶尔失禁 10 = 能控制			
修饰	0 = 需要帮助 5 = 独立洗脸、刷牙、剃须			
如厕	0 = 依赖别人 5 = 需部分帮助 10 = 自理			
吃饭	0 = 依赖 5 = 需部分帮助 10 = 完全自理			
转移 (床-椅)	0 = 完全依赖别人、不能坐 5 = 需要大量帮助，能坐 10 = 需要少量帮助或者指导 15 = 自理			
活动(步行) 在病房及周围， 不包括走远路	0 = 不能动 5 = 在轮椅上独立行动 10 = 需要1人帮助步行(体力或者语言指导) 15 = 独自步行			
穿衣	0 = 依赖 5 = 需要一半帮助 10 = 自理			

续表 3 - 39

项目	分类以及评分	评估日期		
		首评	中评	末评
上楼梯	0 = 不能 5 = 需要帮助(体力或者语言指导) 10 = 自理			
洗澡	0 = 依赖 5 = 自理			
总分				
评分者				

表 3 - 40 Barthel 指数详细评分标准

项目	分类以及评分
大便	10 分：能控制，没有失禁 5 分：需要在帮助下用栓剂或灌肠，偶有大便失禁
小便	10 分：能控制，脊髓损伤患者用尿袋或其他用具时应能使用并清洗 5 分：偶有尿失禁
修饰	5 分：独立完成各项
如厕	10 分：独立进出厕所，脱、穿裤子，使用卫生纸，如用便盆，用后能自己倒掉并清洗 5 分：在下列情况下需要帮助：脱、穿裤子，保持平衡，便后清洁
吃饭	10 分：食物放在盘子或桌上，在正常时间内能独立完成进餐 5 分：需要帮助或较长时间才能完成
转移 (床 - 椅)	15 分：独立完成床 - 轮椅转移的全过程 10 分：需要提醒、监督或给予一定的帮助才能安全完成整个过程 5 分：能在床上坐起，但转移到轮椅或在使用轮椅时要较多的帮助
活动(步行)	15 分：独立走至少 50 m；可以穿戴假肢或用矫形器、腋杖、手杖，但不能用带轮的助行器：如用矫形器，在站立或坐下时能锁住或打开 10 分：在较少帮助下走至少 50 m，或在监督或帮助下完成上述活动 5 分：只能使用轮椅，但必须能向各个方向移动以及进出厕所
穿衣	10 分：独自穿、脱所有衣服、系鞋带。当戴矫形器或围腰时，能独自穿、脱 5 分：需要帮助，但能在正常时间内独自完成至少一半的过程
上楼梯	10 分：独立上、下一层楼，可握扶手或用手杖、腋杖 5 分：在帮助或监督下上、下一层楼
洗澡(在浴池、 盆池或用淋浴)	5 分：独立完成所有步骤

注：各类中凡完全不能完成者评为 0 分，其余则按照表中标准评分。

2.功能独立评定量表

功能独立评定量表(functional independence measure，FIM)是由美国医疗康复系统
Uniform Data System(UDS)为照护机构、二级医疗机构、长期照护医院、退伍军人照顾单位、
国际康复医院和其他相关机构研制的一个结局管理系统。为医疗服务人员提供记录患者残疾
的程度和医疗康复的记录，可用于比较康复结局的常用测量量表。量表推出后被广泛应用于
美国和世界多个国家。

FIM系统的核心就是功能独立性测量的应用工具，是一个有效的、公认的等级评分量表。
量表共18个条目，其中13个身体方面的条目，5个认知方面的条目，见表3－41，身体方面
的条目是基于Barthel指数制订的。每个条目计分是从1到7分。评估人员需要经过规范化
培训。FIM总分的范围在18～126分，越高分说明独立性越强。

表3－41 功能独立性评定(FIM)量表

项目			评估日期		
			首评	中评	末评
运动功能	自理能力	1 进食			
		2 梳洗修饰			
		3 洗澡			
		4 穿裤子			
		5 穿上衣			
		6 上厕所			
	括约肌控制	7 膀胱管理			
		8 直肠管理			
	转移	9 床、椅、轮椅间			
		10 入厕			
		11 盆浴或淋浴			
	行走	12 步行/轮椅			
		13 上下楼梯			
运动功能评分					
认知功能	交流	14 理解			
		15 表达			
	社会认知	16 社会交往			
		17 解决问题			
		18 记忆			
认知功能评分					
FIM总分					

表3-42 功能水平和评分标准

功能水平	评分标准
完全独立 (7分)	构成活动的所有作业均能规范、完全地完成,不需修改和辅助设备或用品,并在合理的时间内完成
有条件的独立 (6分)	具有下列一项或几项:活动中需要辅助设备;活动需要比正常长的时间或有安全方面的考虑
有条件的依赖	患者付出50%或更多的努力,其所需的辅助水平如下: 1.监护和准备(5分):患者所需的帮助只限于备用、提示或劝告,帮助者和患者之间没有身体的接触或帮助者仅需要帮助准备必需用品;或帮助带上矫形器 2.少量身体接触的帮助(4分):患者所需的帮助只限于轻轻接触,自己能付出75%或以上的努力。 3.中度身体接触的帮助(3分):患者需要中度的帮助,自己能付出50%~75%的努力
完全依赖	患者需要一半以上的帮助或完全依赖他人,否则活动就不能进行: 1.大量身体接触的帮助(2分):患者付出的努力小于50%,但大于25% 2.完全依赖(1分):患者付出的努力小于25%

注:126分=完全独立;108~125分=基本独立;90~107分=有条件的独立或极轻度依赖;72~89分=轻度依赖;54~71分=中度依赖;36~53分=重度依赖;19~35分=极重度依赖;18分=完全依赖。

3.康复护理日常生活活动评定量表

康复护理日常生活活动评定量表(rehabilitative nursing activities of daily living, RNADL)设计思路从康复患者基本生活能力方面考虑,以人的最基本生活必需的衣、食、住、行、个人卫生为框架内容,结合康复护理工作实际,按照评定量表设计有关要求,参考吸收国内外相关量表优点,制定适用康复护理的 ADL 评定量表。经过不断修订,完善评定内容,制定评定标准,完成了量表的设计,见表3-43。

表3-43 RNADL 评定量表

评定项目＼评定标准	在合理时间内安全独立完成	能完成,动作欠协调,时间延长,需25%帮助	能完成大部分,但需指示、指导或借助辅助器,需50%帮助	在帮助下只能完成一部分,需75%帮助	完全不能完成,需100%帮助
得分	4分	3分	2分	1分	0分
衣 穿脱上衣 穿脱裤子 穿脱鞋袜 扣子拉链 晒叠衣物					

续表 3-43

评定项目 \ 评定标准		在合理时间内安全独立完成	能完成，动作欠协调，时间延长，需25%帮助	能完成大部分，但需指示、指导或借助辅助器，需50%帮助	在帮助下只能完成一部分，需75%帮助	完全不能完成，需100%帮助
得分		4分	3分	2分	1分	0分
食	用勺进食 持筷进食 使用刀叉 倒水服药 自备餐饮					
住	床上活动 体位转移 开关使用 家电使用 室内整理					
行	坐站平衡 行走能力 上下楼梯 外出购物 社交活动					
个人卫生	洗脸刷牙 整洁修饰 控制排便 用厕处理 入浴洗澡					

本评定量表满分100分，分5大项，每个大项20分，每大项分5小项，每小项满分4分，共25小项，评分标准分五个级别：0~4分。ADL能力障碍程度标准：0~25分，极严重功能障碍；26~50分，严重功能障碍；51~75分，中度功能障碍；76~95分，ADL基本自理；96~100分，ADL完全自理。

4. 工具性日常生活活动能力量表

工具性日常生活活动能力量表(instrumental activities of daily living, IADL)该量表是Lawton等人1969年开发的一个量表，量表主要有8个维度，见表3-44。

表 3-44　工具性日常生活活动能力量表

（以最近一个月的表现为准）

1.上街购物【□不适用(勾选"不适用"者，此项分数记为满分)】 □3.独立完成所有购物需求 □2.独立购买日常生活用品 □1.每一次上街购物都需要有人陪 □0.完全不会上街购物	勾选1.或0.者，列为失能项目
2.外出活动【□不适用(勾选"不适用"者，此项分数记为满分)】 □4.能够自己开车、骑车 □3.能够自己搭乘大众运输工具 □2.能够自己搭乘计程车但不会搭乘大众运输工具 □1.当有人陪同可搭乘计程车或大众运输工具 □0.完全不能出门	勾选1.或0.者，列为失能项目
3.食物烹调【□不适用(勾选"不适用"者，此项分数记为满分)】 □3.能独立计划、烹煮和摆设一顿适当的饭菜 □2.如果准备好一切作料，会做一顿适当的饭菜 □1.会将已做好的饭菜加热 □0.需要别人把饭菜煮好、摆好	勾选0.者，列为失能项目
4.家务维持【□不适用(勾选"不适用"者，此项分数记为满分)】 □4.能做较繁重的家事或需偶尔家事协助(如搬动沙发、擦地板、洗窗户) □3.能做较简单的家事，如洗碗、铺床、叠被 □2.能做家事，但不能达到可被接受的整洁程度 □1.所有家事都需要别人协助 □0.完全不能做家务	勾选1.或0.者，列为失能项目
5.洗衣服【□不适用(勾选"不适用"者，此项分数记为满分)】 □2.自己清洗所有衣物 □1.只清洗小件衣物 □0.完全依赖他人	勾选0.者，列为失能项目
6.使用电话的能力【□不适用(勾选"不适用"者，此项分数记为满分)】 □3.独立使用电话，含查电话簿、拨号等 □2.仅可拨熟悉的电话号码 □1.仅会接电话，不会拨电话 □0.完全不会使用电话	勾选1.或0.者，列为失能项目
7.服用药物【□不适用(勾选"不适用"者，此项分数记为满分)】 □3.能自己负责在正确的时间用正确的药物 □2.需要提醒或少许协助 □1.如果事先准备好服用的药物分量，可自行服用 □0.不能自己服用药物	勾选1.或0.者，列为失能项目

续表 3-44

8.处理财务能力【□不适用(勾选"不适用"者,此项分数记为满分)】 □ 2.可以独立处理财务 □ 1.可以处理日常的购买,但需要别人协助与银行往来或大宗买卖 □ 0.不能处理钱财	勾选 0.者,列为失能项目

二、生活质量评定

(一)概念

生活质量(quality of life, QOL),也称为生命质量、生存质量等,是康复医学针对患者康复工作中最重要的方面,在患者疾病转归后,更加关注其功能恢复和生活质量的保持与提高。这也是康复医学学科有别于其他临床医学学科的特点之一。它是对人们生活好坏程度的一个衡量。生活质量与客观意义上的生活水平有关,但也有所区别。人们除了保持基本的物质生活水平及身心健康之外,生活质量也取决于人们是否能够获得快乐、幸福、舒适、安全的主观感受。

(二)评定方法

在不同的人群或疾病评定时,按照评定的目的和内容要求,常用的生活质量评定方法有以下几种。

1.访谈法

访谈法是指通过访谈员和受访人面对面地交谈来了解受访人的心理、行为、健康状况、生活水平等,综合评价其生活质量的一种方法。根据访谈进程的标准化程度,可将它分为结构型访谈和非结构型访谈。前者的特点是按定向的标准程序进行,通常是采用问卷或调查表,对所问的条目和可能的反应都有一定的准备;后者指没有定向标准化程序的自由提问和进行大的访谈形式。

2.观察法

观察法是研究者在一定时间内有目的、有计划的在特定条件下,通过感官或借助于一定的科学仪器,对特定个体的心理行为或活动、疾病症状及相关反应等进行观察,从而搜集资料判断其生活质量。观察法常用于植物人状态、精神障碍、老年性痴呆(阿尔茨海默病),或危重患者的评定。

3.主观报告法

主观报告法是受试者根据自己的身体情况和对生活质量的理解,报告一个整体生活质量的状态水平。可以用分数或等级数表示。是一种简单的整体评定方法。优点是所得到的数据单一,易分析处理,但是结果的可靠性较差,所以通常都跟其他量表共同使用,作为一个补充。

4.症状定式检查法

症状定式检查法是用于限于疾病症状和治疗的毒副作用时的生活质量评定。该法把各种可能的症状或毒副作用列表出来,由评定者或患者选择,选项可以是"有"、"无"两项,也可为程度等级选项。比如常用的鹿特丹症状定式检查(rotterdam symptom checklist, RSCL)。

5. 标准化的量表评价法

标准化的量表评价法：是生活质量评定中采用最广的方法，通过经考察验证具有较好信度、效度和反应度的标准化测定量表，对受试者的生活质量进行多个维度的综合评定。根据评定主题的不同可分为自评法和他评法。此方法客观性较强、可比性好、程式易标准化和易于操作。是临床使用，特别是科研中常采用的方法。比如医疗结局研究简表（medical outcomes study short form 36, MOS SF – 36）。

（三）生活质量评定量表

生活质量评定的重要工具就是生活质量量表，在过去几十年里，国内外研制了大量的量表，有一些普适性的生活质量量表，它们并不针对某一特殊疾病的患者，而在于了解一般人群的健康状况，通常也用于不同疾患患者生活质量的研究。当然为了更好地了解特定疾病患者的生活质量，近年来研制或改良了大量的生活质量测量的疾病专用量表。研究者在选择量表时，除了需考虑其优缺点外，同时还应兼顾自己研究的目的和内容，资料获取的形式，被访对象的自身状况（比如脑卒中的类型、关节炎的受累肢体）等相关因素。现列举几种常用典型的普适性量表和疾病专用量表，供大家学习时参考。

1. 普适性量表

常用生活质量评定的普适性量表主要有医疗结局研究简表（MOS SF – 36）、世界卫生组织生活质量量表 – 100（WHOQOL – 100）或世界卫生组织生活质量测定量表简表（WHOQOL – BREF）、疾病影响调查表（sickness impact profile, SIP）、EUROQOL 调查表、生活质量指数评定量表（quality of life – Index）、Nottingham health profile（NHP）、reintegration to normal living index（RNLI）等。

（1）医疗结局研究简表（MOS SF – 36）：内容包括躯体活动功能、躯体功能对角色功能的影响、躯体疼痛、健康总体自评、活力、社会功能、情绪对角色功能的影响和心理卫生 8 个领域。评定大约耗时 5～10 分钟。SF – 36 是目前世界上公认的具有较高信度和效度的普适性生活质量评价量表，Andeson 等将 SF – 36 应用于脑卒中后患者生活质量的研究，发现在身体和精神健康方面较敏感，而在社会功能方面表现较差。SF – 36 中国版已经由中山医科大学统计教研室方积乾教授等引进研制出来并投入使用。

（2）世界卫生组织生活质量量表 – 100（WHOQOL – 100）：目前在国际上使用的版本近 30种，其内容包括 6 个领域：生理、心理、独立性、社会关系、环境和精神支柱/宗教/个人信仰，共 24 个方面。此量表结构严谨、内容包括面广，适合于多个学科的有关生活质量的研究。WHOQOL 的中国版（由英文版翻译改良而成）已经于 1998 年成功地制定出来。WHO 于1998 年改良出了世界卫生组织生活质量测定简式量表（WHOQOL – BREF），WHOQOL – BREF 包括 4 个领域：生理、心理、社会关系和环境，共 26 个问题条目。简表具有良好的内部一致性、区分效度和结构效度。WHOQOL – BREF 的制订使得在生活质量的测量上又多拥有了一个方便的评定量表。

（3）疾病影响调查表（sickness impact profile, SIP）：共 12 个方面、136 个条目，包括步行、活动、自身照顾、社会交往、情绪行为、交流、行为动作的灵敏度、睡眠与休息、饮食、家居料理、娱乐与休闲和工作等内容。其中交流、行为动作的灵敏度、情绪行为和社会交往能力比较适合神经疾患患者的后期测量，其余各项更表现在 ADL 方面。完成全问卷耗时约20～30 分钟。

（4）EuroQOL 调查表：内容包括移动能力、自理、日常活动能力、疼痛/不适及焦虑/抑郁五个部分。量表效度、收敛效度和重测信度好。量表的评测简单、直观，数据来源于类似温度计的目测表，刻度为 0～100 表示被测者当天的健康状态。完成量表耗时 2～3 分钟。EuroQOL 量表更适合于轻、中度症状的各类疾患患者的自评和问卷式调查。

（5）生活质量指数（quality of life‑index）：该量表包括活动能力、日常生活、健康的感觉、家庭及朋友的支持及对整个生活的认识，同时还包括一个 0～100 的目测分级量表。高谦等曾对此量表在脑卒中患者使用的效度进行研究，发现以肢体功能为主的本量表可以有效地测量脑卒中患者的生活质量。

2. 疾病专用量表

在普适性量表无法完全满足各类疾病患者的专科测量时，国内外的研究者也研制、改良了一些专供于不同疾病患者的生活质量量表。比如用于脑卒中患者生活质量评定的 SA‑SIP30，Frenchay 活动指数（Frenchay activities index，FAI）等，还有用于关节炎患者的关节炎影响测量量表 2（AIMS2），McMaster‑Toronto 关节炎患者偏向残疾问卷（McMaster‑Toronto arthritis preference disability questionnaire，MACTAR）。

（1）疾病影响调查表中风专用量表‑30（SA‑SIP30）：内容主要包括：身体照顾与活动、社会交往、活动性、交流、情感行为、家居料理、行为动作的灵敏度和步行等 8 个方面。量表作者将 SA‑SIP30 与 SIP 进行了对照研究，发现 SA‑SIP30 在结构效度、收敛效度、临床效度和外部效度较 SIP 稍差，不过因为 SIP 测量的主要重点是行为与身体能力，因此，SA‑SIP30 是最适用于患者的生活质量测量工具。2000 年新的研究表明：SA‑SIP30 与 SIP 对比，在应用于健康状况测量时，两者差异不大，同时还发现 SA‑SIP30 在量表的选择上还稍优于 SIP。

（2）Frenchay 活动指数（FAI）：是专门为脑卒中患者的生活质量及其功能预后的测量而设计的，最早应用于 1985 年。此量表包括家务、户外活动、休闲与工作三个领域，15 个条目，总分 45 分；信度、效度及其敏感度好；适合患者使用，可用于自答或访问。完成此量表只需耗时 3～5 分钟，应答率较高。由于量表内容较少、覆盖面小，不适宜大型研究使用。

（3）关节炎影响测量量表 2（AIMS2）：是评价关节炎生活质量的量表之一，量表共 57 个核心条目，归纳为 5 个维度：躯体（活动能力、步和弯腰、手和指的功能、上臂功能、自我照顾内容、家务工作）；症状（关节炎痛）；角色（工作）；社会角色（社会活动、家庭和朋友的支持）；情感（紧张度、心情）。每个条目采用 0～4.5 表示不同程度。计分时会将每个条目标准化为 0～10 级，0 表示非常健康，10 表示非常糟糕。完成该量表的评定大概需要 23 分钟左右。

（四）生活质量评定的注意事项

生活质量评定中有诸多因素的影响，评定的方法多样，评定中有以下注意事项：

（1）选用量表时要留意它的可测量性、敏感度、广泛可接受性、易于理解、平衡性等方面。

（2）量表要具备国际通用性和可比性，又要照顾到各地的本土文化和民族化元素。必要时应对相关内容进行文化调适。比如国内流行 WHOQOL 中文版和 SF‑36 等。

（3）针对不同的疾患，尽量选择该疾患的生活质量专表，测出患者特有的问题，比如适用于脑卒中患者的 SA‑SIP30 等。

（4）注意不同数据采集过程中的技巧。

思考题

1. 在康复护理评定中如何预防主观因素对评定结果的影响?

2. 外科手术中，如何运用康复护理评定的方法对股骨颈骨折患者围手术期的身体功能及预后进行正确的判断?

3. 慢性阻塞性肺疾病患者急性发作期和恢复期，分别需从哪些方面进行康复护理评定?

4. 脑出血稳定期合并气管切开患者，需从哪些方面进行康复护理评定?

（李旭红　谭　敏）

第四章 常用康复治疗技术

学习目标

识记：

1.能准确复述物理治疗、作业治疗的定义。

2.能正确命名运动疗法的种类。

3.能够回忆作业疗法的目标程序。

4.能够定位物理因子治疗的临床应用

5.能够识别失语症的康复目标和治疗原则。

6.能列举辅助器具的种类。

7.能准确复述中医疗法在本节中所介绍的具体概念。

8.能正确概述每项中医操作的主要作用及其注意事项。

理解：

1.能说明运动疗法和物理因子疗法的关键技术要点。

2.能比较治疗性作业活动的作用及活动特点。

3.能归纳失语症和构音障碍的治疗方法。

4.能理解中医操作的动作要领。

5.能说出各项中医操作的适用范围。

运用：

1.能够举例说明关节活动技术和肌力训练的方法和原则。

2.能够对脑卒中患者实施作业治疗。

3.能够对脑损伤后失语和构音障碍进行简单训练。

4.能够为脑卒中后患者和老年人选择助行器，并指导患者应用。

5.能根据患者需要正确施行对应的中医操作，能指导患者掌握一定的传统保健方法与知识。

第一节 物理治疗

物理治疗(physical therapy，PT)是通过功能训练、手法治疗、声光电磁等方法改善肢体功能，预防和治疗疾病的一种治疗方法，包括运动治疗和物理因子治疗，其中运动治疗为主要治疗，物理因子治疗为辅助治疗。

一、运动治疗

(一)概述

1.定义

运动治疗(exercise therapy)主要以功能训练为主要手段,理论基础采用运动学、生物力学和神经发育学等原理,是利用手法和器械等手段,达到预防、恢复、改善或重建躯体功能的一种治疗方法。

2.对人体的治疗作用

维持和改善运动器官的功能,提高神经、肌肉运动控制能力;提高肌力、耐力和平衡协调能力;增强心肺功能,调节心理。

3.基本种类

基本种类包括关节活动技术、肌肉牵伸技术、肌力训练、协调性训练、平衡功能训练、呼吸训练、步行训练、神经发育疗法、运动再学习疗法。现代康复新技术,包括虚拟现实技术、经颅磁刺激和机器人辅助治疗等。

(二)关节活动技术

关节活动技术是利用各种方法恢复和改善肌肉痉挛、制动、组织粘连所造成的关节运动障碍。包括手法治疗和器械治疗。治疗前应明确患者是否适合进行该项训练,一般应注意:①活动前评估患者的病史;②帮助患者做好治疗部位的准备,如局部创面的处理,矫形器、假肢的处置;③活动中应仔细观察患者的表情并询问其感觉,出现疼痛时,酌情调整运动范围;④熟悉关节活动技术的适应证与禁忌证;⑤了解关节的类型和局部解剖;⑥确定影响关节活动的生理因素和病理因素;⑦了解关节损伤的机制;⑧记录治疗效果,以便改进训练方法。

1.被动运动

被动活动是为了维持肌肉的生理长度和张力,维持关节的正常活动范围,被动运动时患者完全不用力,借助治疗师、康复训练器械和患者健肢带动患侧来完成关节活动范围的训练。包括徒手被动关节活动训练和器械被动关节活动度训练。被动运动适用于疼痛、制动、手术后需要进行早期预防和改善关节活动度训练的患者,但是,如果患者骨折未愈合又未做内固定、骨关节肿瘤、全身状况极差、病情不稳定,以及被动活动时有可能造成关节不稳、破坏愈合过程、造成该部位新的损伤、导致疼痛、炎症等症状加重时,不应进行被动训练。

2.主动助力运动

在外力的辅助下主动收缩肌肉来完成关节活动的运动或动作,以改善和维持关节活动的训练方法。适用于肌力2级的患者,这种患者可进行主动肌肉收缩,但肌力相对较弱,不能完成全关节活动。此时进行主动助力运动的主要目的是逐步增强自理,逐渐恢复和建立运动模式。主要训练方法包括器械训练、滑轮训练。

3.主动运动

由患者肌肉主动收缩产生的关节活动范围,适用于肌力3级以上的患者,通常与肌力训练同时进行。通过主动关节活动范围训练达到改善和扩大关节活动范围,改善和恢复肌肉功能以及神经协调功能,维持关节活动范围;但患者关节重度粘连和挛缩时治疗作用不明显。

(三)肌肉牵伸技术

牵伸技术(stretching)是指通过外力拉长挛缩或短缩的软组织，并且做轻微的超过组织阻力和关节活动范围的运动训练，改善或重建关节周围软组织的伸展性，调节肌张力，提高肌肉的兴奋性，增加或恢复关节活动范围，防止粘连、缓解疼痛。肌肉牵伸前应了解肌肉的物理特性，骨骼肌的收缩方式和影响骨骼肌收缩的效能因素，骨骼肌与肌腱和周围组织的解剖关系等。

牵伸技术根据牵伸力量的来源、牵伸方式和持续时间，可以把牵伸分为手法牵引、器械牵引和主动抑制。

手法牵引也称被动牵引，是通过治疗者徒手对紧张、挛缩的肌肉或粘连的关节进行牵伸，从而消除组织紧张，改善关节活动度(图4-1)。

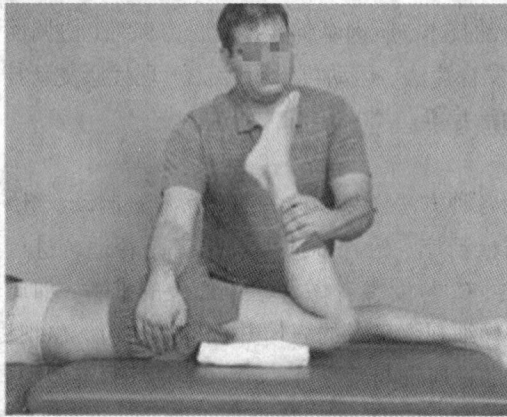

图4-1 股四头肌牵伸

器械牵引主要是借助重量牵引、滑轮牵引和夹板等装置持续进行小剂量的外部牵引，以便增加治疗疗效。牵引时间至少维持20分钟，时间长的甚至达数小时，牵引的强度和时间根据患者的病情及时调整。

主动抑制是使牵引的阻力最小化从而达到主动放松被牵伸肌肉的作用，一般包括收缩-放松法、收缩-放松-收缩法和拮抗肌收缩法。

肌肉牵伸的护理要点：①牵伸前必须先进行评估；②患者应采取舒适、放松的体位；③牵伸力量的方向应与肌肉紧张或挛缩的方向相反；④牵伸力量必须足够拉紧软组织的结构，但不至于导致疼痛或损伤；⑤避免过度牵伸肌力较弱的肌肉或水肿组织。

(四)肌力训练

肌力(muscle strength)训练是通过主动或被动的方式，根据肌肉的收缩形式恢复和增强肌肉力量的训练。肌力训练的原则为超量负荷、抗阻力和适度疲劳，肌力训练要掌握适度的训练频度，一般为每天1次或隔天1次。肌力训练的方法包括助力训练、悬吊训练、主动训练、抗阻训练、等长收缩、等张收缩和振动力量训练，肌力训练应从助力活动、主动活动、抗阻活动逐步进行。

1.助力训练

助力训练适用于肌力1~3级的患者，患者由于肌力弱，无法完成主动运动时采用助力训练。训练方法有徒手辅助肌力训练（治疗者辅助完成）、滑轮上辅助主动训练、滑轮重锤主动训练。

2. 悬吊训练

悬吊训练适用于肌力 1～3 级的患者，利用滑轮、悬吊带、挂钩等简单装置，将肌力低下患者的肢体吊起，以减轻机体的重量，在治疗者的指导下在水平面上做肌力训练。

3. 主动训练

主动训练适用于肌力 3 级或以上的患者。训练中采取适当的姿势，将肢体放于抗重力位置，避免周围代偿动作。

4. 抗阻训练

抗阻训练适用于肌力 4～5 级患者。通过哑铃、沙袋、弹簧、摩擦力等作为阻力进行训练。注意阻力不要过大。

5. 等长训练

等长训练适用于肌力 2～5 级患者。在运动中，等长收缩训练是增强肌力的有效方法，特别适用于关节疼痛和关节不允许活动情况下进行肌力增强训练，以延缓和减轻肌肉废用性萎缩。

6. 等张训练

等张训练适用于肌力 3～5 级患者。肌肉收缩时，肌肉长度有变化而肌张力不变，产生关节运动。分为向心性收缩和离心性收缩。根据患者的肌力和功能的需要，可将阻力施加在肌肉拉长或缩短时。

7. 等速训练

等速训练也称为等动训练，受训肢体在运动全过程中始终保持相同的角速度（单位时间移动的角度度数），而阻力是变化的，在整个运动过程中只有肌肉张力和力矩输出增加。根据运动过程中肌力大小变化调节外加阻力。训练需要在等速训练仪上进行，是通过仪器来完成的肌力训练。

8. 振动力量训练

新型的肌力训练方法，一般与抗阻训练同时进行，临床常用于肌力下降和脑卒中后康复训练。

9. 肌力训练的护理要点

①当肌力在 2 级以下时，一般选择助力性活动；当肌力达到 3 级时，让患肢独立完成全范围关节活动；肌力达到 4 级时，按渐进抗阻原则进行肌力训练。②有高血压、冠心病等心血管疾病的患者，在进行抗较大阻力的肌力训练时，医护人员应时刻提醒患者保持顺畅呼吸，避免屏气，以免增加心血管负担造成意外。③患者肌力较弱时，在靠近肌肉附着点的近端，应减少阻力；通常阻力需加在要增强肌力的肌肉远端附着部位，阻力的方向与肌肉收缩时关节发生运动的方向相反。④肌力训练后应密切观察患者的心率、血压及其他不适症状，早发现，早处理，如有肌肉酸痛，可给予热敷或按摩等，以助消除训练后的不适症状。如疼痛显著，应及时联系治疗师，调整次日训练量。

（四）平衡训练

平衡障碍最常见于中枢神经系统疾病，如脑卒中、颅脑损伤、脑瘫、帕金森病、脊髓损伤等。平衡训练是改善人体平衡功能的训练，主要是锻炼本体感受器、刺激姿势反射。平衡方法按患者保持平衡的能力分为静态平衡、自动动态平衡、他动动态平衡。

1.训练内容

①静态平衡即在安静坐或立位状态下能以单侧及双侧负重而保持平衡,包括前臂支撑俯卧位、前臂支撑俯卧跪位、前倾跪位、跪坐位、半跪位、坐位、站立位(扶平行杠站立、独自站立、单腿站立);②自动动态平衡指患者自己取坐或立位时,自己改变重心的平衡功能,动态平衡训练是在支撑面由大到小、重心由低到高的各种体位,逐步施加外力完成,具体可通过摇晃平衡板训练、大球或滚筒上训练以及通过平衡仪进行训练;③他动动态平衡指患者在外力破坏其平衡的作用下,仍能恢复平衡。

2.护理要点

①训练时患者应放松、避免紧张及恐惧心理;②训练过程中要时刻注意患者的安全,防止跌倒;③训练应该遵循由易到难、安全为主、逐步减少保护的原则;④训练时的体位应由最稳定的体位开始,逐步缩减患者的支撑面积和提高身体重心,在保持稳定性的前提下逐步增加头颈和躯干运动;⑤训练应逐渐增加难度,由睁眼训练保持平衡过渡到闭眼的平衡训练,逐步增加训练干扰,直至平衡恢复。

（五）协调性训练

协调性训练是以发展神经肌肉运动控制协调能力为目的的训练,主要是利用残存部分的感觉系统以视觉、听觉和触觉来管理随意运动。协调性障碍包括深感觉性、小脑性、前庭迷路性及大脑性的运动失调,帕金森病及由于不随意运动所致的协调性障碍,根据中枢神经系统的病变部位不同分为小脑性共济失调、大脑性共济失调、感觉性共济失调、前庭性共济失调。

1.训练顺序

①先易后难,按照卧位-坐位-立位-步行进行训练。②先单个肢体后一侧肢体,再到双侧肢体;先健侧,后患侧再同时运动。③先做双侧对称性运动,后做不对称性运动。④从缓慢,到快速。⑤从睁眼做,再到闭眼做。

2.训练方法

上肢协调训练包括轮替动作(双上肢交替上举、双上肢交替前伸、双上肢交替摸肩等)和方向性动作练习(指鼻试验、对指试验、画画、下跳棋等)。下肢协调训练包括轮替试验(拍地练习、交替伸膝)、整体动作(原地踏步走、跳绳、踢毽子)。

3.护理要点

①尽量采用竞赛等趣味性方法进行训练;②操练时切忌过分用力,以避免兴奋扩散,加重不协调;③医护人员要时刻注意保护患者,避免受伤和增加心理负担;④若患者有严重的心律失常、心力衰竭、严重感染或痉挛等情况,应在积极治疗后进行训练,情况严重者则不宜进行训练。

（六）步行训练

偏瘫、截瘫、截肢及下肢损伤或术后的患者常造成步行障碍,通过步行训练可以矫正异常步态,提高步行转移能力。

步行训练包括临床步行训练、减重步行训练、机器人辅助训练和步行能力训练。

（七）神经生理学疗法

神经生理学疗法是治疗脑损伤后肢体运动障碍的方法,以神经生理学和神经发育学为理论基础，通过运动控制理论，提高肌肉随意、协调收缩的能力，调节肌张力。常用的技术有 Bobath 技术、Brunnstrom 技术、Rood 技术、本体感觉促进技术(PNF)等和运动再学习等。

1. Bobath 技术

该技术普遍应用于脑瘫和偏瘫患者。主要是利用生理或病理反射，调节肌肉的收缩反应，促进各种功能性技能的建立，这些都是以姿势控制、翻正反应、平衡反应和保护性反应来完成的。其关键技术为控制关键点，充分利用平衡反射，刺激固有感受器和体表感受器。

2. Brunnstrom 技术

该技术的核心为中枢神经兴奋扩散原理，瘫痪早期利用协同运动和反射模式作为促进模式，诱发肢体的运动反应，再从异常模式中促进正常运动成分的分离，最终脱离异常模式，形成正常模式，恢复运动控制能力。该技术主要用于评估和治疗成年偏瘫患者。

3. Rood 技术

该技术又称多感觉刺激技术。强调选用有控制的感觉刺激，按照个体的发育顺序，通过应用某些动作的作用引出有目的的反应。基本技术有促进技术和抑制技术等。

4. 本体感觉促进技术(PNF)

运用螺旋或对角线运动中旋转的成分，通过刺激人体本体感受器，来激活和募集最大数量的运动肌纤维参与活动，促进肌肉收缩，同时通过调整感觉神经的兴奋性以改变肌肉的张力，缓解肌痉挛。

（九）运动再学习

运动再学习法以运动科学、生物力学、神经生理学、行为科学等为理论依据，以作业或功能活动为导向，把中枢神经损伤后运动功能恢复训练视为再学习或再训练的过程，强调患者主动参与和认知的重要性，主张通过多种反馈，如视、听、体位、皮肤、手的引导等来强化训练效果，充分利用反馈在运动控制中的作用。

运动再学习疗法的关键技术包括：①上肢功能；②口面部功能；③仰卧到床边坐起；④坐位平衡；⑤站起与坐下；⑥站立平衡；⑦步行。

（十）现代新技术

随着信息技术的不断发展，康复医学和工程学的结合和转化越来越多，利用智能化、自动化和 VR 技术等器械辅助康复治疗已在临床应用，其中包括虚拟现实技术、经颅磁刺激和机器人辅助治疗。

知识拓展

虚拟仿真(virtual simulation，VR)即虚拟现实，是一种采用以计算机为核心的现代高科技手段生成逼真的视觉、听觉、触觉一体化的虚拟环境，用户借助必要的设备对虚拟环境中的对象进行操作，产生如同在真实环境中操作的感受和体验。基础护理学具有很强的实践性，注重培养学生的临床实践能力。在传统的教学模式中，学生动手操作时面对无反应的模型，无论互动性还是真实性都不强，影响学生练习的积极性。将虚拟仿真技术引入实践性较强的学科教学中，不仅可促进实践教学向网络化、智能化、互动化方向发展，而且对于提高教学水平、激发学生学习兴趣也起到了积极的推动作用。

来源：倪朝民.神经康复学.第 3 版.北京：人民卫生出版社，2018

二、物理因子治疗

(一)电疗法

电疗法(electrotherapy)通常分为直流电疗法、低频电疗法、中频电疗法、高频电疗法等。常用的电疗法如下:

1. 直流电疗法与直流电药物离子导入疗法

以直流电治疗疾病的方法称为直流电疗法(galvanization)。借助直流电将药物离子导入人体以治疗疾病的方法称为直流电药物离子导入疗法。

(1)治疗作用:①促进局部小血管扩张、改善血液循环;②镇静和兴奋作用;③软化瘢痕,松解粘连和促进消散等作用,可减轻组织水肿和渗出;④治疗静脉血栓;⑤促进骨折愈合。

(2)临床应用:适用于神经炎、神经损伤、慢性溃疡、伤口和窦道、瘢痕粘连、角膜混浊、虹膜睫状体炎、高血压和冠心病等。下列情况为其禁用:恶性肿瘤(电化学疗法时除外)、高热、意识障碍、出血倾向、孕妇腰腹部、急性化脓性炎症、急性湿疹、局部皮肤破损、局部金属异物、心脏起搏器及其周围、对直流电过敏者。

(3)护理要点:①应保持皮肤完整,以免造成皮肤灼伤;②皮肤过敏出荨麻疹的患者治疗后局部加氟轻松软膏涂敷。

2. 低频电疗法

低频电疗法是指应用频率1000 Hz以下的各种脉冲电流治疗疾病的方法。其治疗作用包括:①兴奋神经肌肉组织;②促进局部血液循环;③镇痛,特别适用于软组织损伤疼痛。包括神经肌肉电刺激疗法和功能性电刺激。

(1)神经肌肉电刺激疗法(NMES):低频脉冲电流刺激神经肌肉以治疗疾病的方法称神经肌肉电刺激疗法(neuromuscular electrical stimulation,NMES),对失神经支配的肌肉进行合适的电刺激,可以引起肌肉收缩,改善血液循环及营养代谢,延缓肌肉萎缩,防止纤维化和挛缩,能促进神经再生,恢复神经传导功能。适用于下运动神经元损伤所致的弛缓性瘫痪、废用性肌萎缩。对于上运动神经元损伤引起的痉挛性瘫痪、戴有心脏起搏器者应禁用。

(2)功能性电刺激(functional electrical stimulation,FES):是用低频电流刺激丧失功能或功能不全的器官或肢体,以其所产生的即时效应来替代或纠正器官或肢体的功能的治疗方法。

功能性电刺激较多用于中枢性瘫痪。当上运动神经元受损时,下运动神经元通路存在,有应激功能,但由于失去来自中枢的运动信号,肢体不能产生随意运动。如给予适当的电刺激,可产生相应的肌肉收缩,用以补偿所丧失的肢体运动。同时电刺激通过传入神经,经脊髓传到中枢,对促进肢体功能重建及心理状态的恢复有作用。

适用于脑卒中、脊髓损伤、脑瘫后的下肢、上肢运动功能障碍(进行站立、步行功能训练、手功能训练)、马尾或脊髓损伤后的排尿功能障碍、脊柱侧弯、多发性硬化等。对于安装心脏起搏器者、意识不清、肢体骨关节挛缩畸形、下运动神经元受损应禁用。

(3)护理要点:①治疗前告知患者治疗中应有的感觉;②做好治疗部位的准备,如局部创面的处理,支具、托、假肢的处置;③治疗部位如有创伤或遇其他有创检查(局部穿刺、注射、封闭等)之后24小时内应不做治疗;④治疗中要经常询问患者的感觉,输入强度要适中,以患者耐受为宜。

3. 中频电疗法

中频电疗法（medium frequency electrotherapy）是指应用频率为 1～100 kHz 的电流治疗疾病的方法。其治疗作用包括镇痛、促进血液循环、锻炼骨骼肌、软化瘢痕。常用的方法包括干扰电疗法、音频电疗法、调制中频电疗法。

（1）干扰电疗法（interferential therapy）：以两组频率相差 0～100 Hz 的中频正弦交流电流交叉输入人体，在人体内电流交叉处形成干扰场，产生差频 0～100 Hz 的低频调制的中频电流，即干扰电流。1～10 Hz 差频电流可提高平滑肌和横纹肌的张力；50～100 Hz 有明显的促进局部血液循环的作用；90～100 Hz 具有镇痛作用。

适用于坐骨神经痛、关节疾病、骨折、软组织损伤、软组织及内脏纤维增生、粘连、平滑肌张力低下、肌无力、肌萎缩、雷诺病及早期闭塞性动脉内膜炎等。禁忌证同直流电疗。

（2）音频电疗法（audiofrequency current therapy）：应用频率为 1～20 kHz 音频段的等幅正弦电流治疗疾病的方法称为音频电疗法。主要作用为镇痛、促进局部血液循环，软化瘢痕，松解粘连，消散炎症。适用于纤维结缔组织增生、肥厚、机化、粘连，神经痛，慢性炎症，平滑肌张力低下疾病与尿路结石。禁忌证同低频电疗。

（3）调制中频电疗法（modulated medium frequency eletrotherapy）：调制中频电流兼有低频电与中频电两种电流各自的治疗作用，作用深，人体易于接受，主要作用有：镇痛，促进局部组织血液循环，引起肌肉收缩，锻炼肌力，防止肌肉萎缩，增加平滑肌张力，调节自主神经功能。

4. 高频电疗法

频率超过 100 kHz 的交流电称为高频电流。最常用的高频电疗法为超短波疗法、微波疗法。其治疗作用为：①镇痛；②消炎消肿；③解痉；④促进血液循环；⑤增强机体免疫防御功能。

临床应用：适用于各种特异或非特异性慢性、亚急性或急性炎症等。恶性肿瘤、妊娠、有出血倾向、高热、心肺功能衰竭、装有心脏起搏器、体内有金属异物、颅内压增高、活动性肺结核患者禁用。

（二）光疗法

应用人工光源或日光辐射治疗疾病的方法称为光疗法（phototherapy）。光疗包括红外线疗法、可见光疗法、紫外线疗法、激光疗法。

1. 红外线疗法

应用红外线治疗疾病的方法称为红外线疗法。

2. 治疗作用

①缓解肌肉痉挛；②镇痛；③消炎；④促进组织再生；⑤减轻术后粘连、软化瘢痕。

（1）临床应用：适用于各种亚急性和慢性损伤、炎症，如软组织扭挫伤恢复期、软组织炎症感染吸收期、肌纤维组织炎、关节炎、神经痛、软组织炎症感染吸收期、伤口愈合迟缓、慢性溃疡、压疮、烧伤、冻伤、肌痉挛、关节纤维性挛缩等。对于恶性肿瘤局部、出血倾向、高热、活动性结核高热、急性化脓性炎症、急性扭伤早期、出血倾向、活动性结核，局部感觉或循环障碍者慎用。

（2）护理要点：①首次照射应仔细询问病情及检查患者的皮肤有无感觉障碍，避免发生烫伤；②照射部位接近眼睛或光可照射眼睛时应戴深色防护眼镜或用浸水棉花敷贴于眼睑，以防引起白内障和视网膜烧伤。③治疗过程中患者不得移动体位，以免拉动红外线等引起烫伤；④治疗过程中经常询问患者的反应，如血压增高、头晕、心慌等情况应立即告知医生。

3. 紫外线疗法

应用紫外线进行治疗疾病的方法称紫外线疗法。其治疗作用有杀菌、消炎、镇痛、防佝偻病和软骨病、促进伤口愈合、脱敏、光敏作用、调节机体免疫功能。

（1）临床应用：①全身照射：紫外线疗法适用于风湿性疼痛、骨质疏松症疼痛、佝偻病、软骨病、全身皮肤瘙痒、银屑病、白癜风等。②局部照射：急性神经痛、急性关节炎、皮肤或皮下急性化脓性感染、感染或愈合不良的伤口、带状疱疹等。

对于恶性肿瘤、急性湿疹、出血倾向、活动性肺结核、心肝肾衰竭、急性湿疹、系统性红斑狼疮、血小板减少性紫癜、光过敏性疾病、血友病、应用光敏药物（除外光敏治疗）者不适于紫外性治疗。

（2）护理要点：①治疗部位的皮肤应清洁，非照射区应覆盖；②治疗人员和患者的眼部应注意保护，以免发生电光性眼炎；③紫外线照射与其他物理因子治疗配合应用时，应注意先后顺序，一般照射后不进行热疗或洗澡。

（三）生物反馈疗法

生物反馈疗法是理疗新技术，是指将控制系统的输出信号以某种方式返输回控制系统，以调节控制系统的方法。目前常用的方法有：肌电生物反馈、手指温度生物反馈、血压生物反馈、心率生物反馈、脑电生物反馈和皮肤电生物反馈。

临床应于脑卒中、癫痫、注意缺陷多动障碍、抽动障碍、头痛和脑部损伤、瘫痪性神经疾病、焦虑相关障碍、慢性疲劳综合征等。

知识拓展

冲击波是一种特殊的声波，通过在几纳秒的时间内加高压使波加速，波形变化，然后突然释放产生巨大能量。体外冲击波器是利用液电、压电或电磁等发生器产生一种具有高压强性、短时性和宽频性的脉冲声波，声波的直接机械冲击效应以及空化作用间接产生的机械效应引起人体组织和细胞的变化而达到治疗作用。冲击波的治疗原理和过程不同于传统的理疗和局封，治疗方法也不再是传统的热、磁原理，它的组织渗透性佳是其疗效的保证。患者在接受治疗过程中是无创的，没有皮肤创伤，不用担心出血及感染，也无需担心激素类药物的副反应。

来源：燕铁斌.物理治疗学.第3版.北京：人民卫生出版社，2018

思考题

患者，女性，56岁，跌倒后髋部疼痛，不能站立，X线显示：左股骨颈骨折。给予复位、内固定等治疗，现患者手术后4天。

（1）该患者运动治疗的项目有哪些？

（2）该患者应该选择的理疗项目有哪些？

第二节　作业治疗

一、概述

（一）定义

2001 年 WHO 颁布的《国际功能、残疾和健康分类》（International Classification of Functioning，Disability，and Health，ICF）将作业治疗的定义为（occupational therapy，OT）：协助功能障碍的患者选择、参与、应用有目的和有意义的生活，以达到最大限度地恢复躯体、心理和社会方面的功能，增进健康，预防能力的丧失及残疾的发生，以发展为目的，鼓励他们参与及贡献社会。

（二）目标

（1）维持患者现有功能，最大限度发挥其残存功能。

（2）提高患者日常生活活动自理能力。

（3）设计及制作与日常生活活动有关的各种自助具，实现最大限度的自理。

（4）为患者提供职业前的技能训练，为患者回归家庭和社会提供帮助。

（5）通过适宜的作业活动训练，增加患者的自信心，改善心理和认知功能。

（三）作业活动的实践模式

作业活动的实践模式是从不断重复出现的事件中发现和提炼出的规律，是解决问题的经验总结。作业治疗的理念及思路为：人通过自己的作业活动行为，可以协调和改善躯体及心理功能；人、环境和作业活动之间的相互作用，可促进人的身心健康；人的各种活动或运动的技巧或技能，可通过不断地反复学习而获得。

作业活动的实践模式包括作业能力模式，人类作业模式及人、环境与作业模式等。

1. 作业能力模式

作业能力模式（occupational performance model，OP）：该模式强调作业能力是作业治疗根本目标，作业活动要重复进行。作业技能是作业活动的基本组成部分，各种技能之间相互影响。作业能力可根据个人不同背景及所处环境不同而改变。

2. 人类作业模式

人类作业模式（model of human occupation，MOHO）：该模式认为人的作业行为与外界环境形成互动，互动结果信息会形成反馈，进一步推动互动过程，形成循环。有利的循环对个人的成长及环境发展构成良性循环，否则就形成恶性循环。其特点为行为是动态的，根据情景的变化而变化。内部系统与外部环境相互作用。个人的自我组织受作业的影响。作业活动可以影响个人内部特性。

3. 人、环境与作业模式

人、环境与作业模式（person - environment - occupation model，PEO），该模式强调人、环境及作业的相互作用，人有探索、控制和改变自己和环境的天性，把人们的日常生活认为是人与环境的互动，是通过作业活动而进行的。这一互动的过程是动态的，并随着环境变化而不断改变。

学科前沿知识

OTPF：作业治疗实践框架：领域和操作（OTPF）是美国作业治疗师协会（AOTA）出版的官方文件。该理论框架适用于作业治疗从业人员，学生，护理人员，教育人员、研究人员、医疗机构以及患者本身。该框架基于"以作业为基础、客户为中心"的理念，强调作业治疗师是个人或团体通过改善患者的日常生活能力、工作、休闲活动等促进或提高患者角色价值的一个功能性治疗。

来源：Amini D A，Kannenberg K，Bodison S，et al. Occupational Therapy Practice Framework：Domain & Process，3rd Edition［J］. American Journal of Occupational Therapy，2014，62(6)：625 -683.

(四)作业治疗的程序

作业治疗程序是实施作业治疗的重要环节，包括：①实施前评定：确定作业活动的种类；②设定预期目标：包括短期目标和长期目标；③制定治疗方案：根据患者障碍的水平制定详细的方案，包括人、环境和作业治疗之间的关系；④实施作业治疗：根据患者的需求和最容易改善的方面进行治疗；⑤再评定：根据目标进行再评价，找出存在的问题，进行计划修订；⑥根据患者的康复情况确定转归。

(五)作业治疗的作用

1.提高生活活动自理能力

通过生活活动自理能力的训练，矫形器及自助器具的使用，提高患者自行活动能力、自我照料能力、环境适应能力。

2.增加改善躯体感觉和运动功能

结合本体感觉刺激和功能性作业活动，改善躯体的感觉和运动功能。

3.改善认知和感知功能

通过作业活动与人和环境的交互，提高认知功能和感知功能以及解决问题、安全保护意识等。

4.改善心理和参与社会能力

通过作业治疗的作品的完成，改善患者的心理和处理情感的能力，提高人际关系、自我表达、应对能力等，帮助患者克服心理、情绪等问题，参与家庭活动和社会活动。

二、治疗性作业活动

治疗性作业活动(therapeutic activities)是指经过精心选择的、具有针对性的作业活动，其目的是维持和提高患者的功能、预防功能障碍或残疾的加重、提高患者的生活质量。

(一)特点

治疗性作业活动具有如下特点：①具有较强的目的性和针对性；②对患者具有重要的治疗作用；③患者能积极主动地参加；④防治并重，提高患者的生活质量；⑤具有较强的实用性；⑥具有趣味性；⑦活动量可调节；⑧能满足患者的需要。

(二)治疗作用

1.躯体方面

①增强肌力；②增强体耐力；③改善 ROM；④减轻疼痛和缓解症状；⑤改善灵活性；⑥改善平衡协调性；⑦促进感觉恢复；⑧提高 ADL 能力。

2.心理方面

①增强独立感，建立信心；②提高成就感、满足感；③调节精神和转移注意力；④调节情绪，促进心理平衡；⑤改善认知、知觉功能。

3.职业方面

①提高劳动技能；②提高职业适应能力；③增强患者再就业的信心；④促进重返工作岗位。

4.社会方面

①可以改善社会交往和人际关系；②促进重返社会；③增强社会对伤残人士的了解和理解。

(三)治疗性作业活动分析

1.改善日常生活性作业活动

主要作用为改善日常生活活动能力，提高躯体功能，促进感觉恢复。

举例：泡茶

刘某，38岁，女性，家庭主妇，爱好烹饪，左侧基底节区脑出血后4周。设置作业活动的课题为为客人沏泡茶水两杯，活动背景为晴天，下午3点，客人到家中做客，沏茶工具和材料为茶壶、茶杯、热水壶、电磁炉、水、茶叶。活动步骤和行为构成如下：

(1)活动步骤：进厨房；从橱柜里拿茶壶、茶杯、茶叶等；烧水：包括打开水壶盖至水烧开等系列动作；将茶叶放进杯子里；冲茶；喝茶。

(2)行为构成

①运动：独立行走(持物行走)，协调性和平衡功能，下肢、骨盆和躯干诸关节和肌肉功能、能保持直立的姿势；伸手取物、上肢关节的屈伸和旋转运动以及手的抓握功能(侧捏抓握，球形抓握，三指捏)；手眼协调、吞咽功能。②感觉：本体感觉、视觉；触觉、浅感觉、嗅觉、味觉、温度觉；听觉、视知觉、空间结构、图形与背景的辨别力、空间定位。③认知整合：解决问题能力，注意安全、记忆力、理解力、逻辑思维和操作顺序、注意力，工作程序，合理安排。④社会：成功后的满足感，人际交流的技能，时间控制能力、社会品行。

2.增强手眼协调性及注意力作业

主要作用为增强手的灵活性和手眼协调性，提高注意力和创造力，转移注意力缓解不适症状，增强成就感和自信心。

举例：豆贴画

张某，女性，8岁，脑性瘫痪，上午9点，OT治疗室。

豆贴画是指使用各种各样的豆子为材料制作的粘贴画，所创作的作品立体感强、视觉效果独特。工具准备为剪刀、笔、镊子、白乳胶、棉签、橡皮。材料准备包括各种豆类和粮食(黄豆、绿豆、黑豆、红豆、小米、玉米、芝麻等)、各种彩纸、纸板。活动步骤为：选料；涂胶；粘贴。

3. 改善躯体功能的作业活动

举例：木工作业

木工作业的特点为方便、实用、易于操作、安全。主要作用是改善肢体运动功能(肌力、关节活动度、耐力、平衡能力)；改善心理状态；增强成就感和自信心；提高职业技能。

注意事项：①注意安全防护，需要时戴安全帽，坐轮椅者需固定腰带，噪音大时需使用防噪音设置，有粉尘和刺激性气体时需配备吸尘和排气装置并佩戴口罩；②使用锯、刨等锋利工具时注意避免割伤，尤其手灵活性欠佳者和感觉障碍者；③打磨时注意避免磨伤手部；④木工作业时注意防火，因木材、塑料、油漆均属于易燃品；⑤因油漆难以清除，刷漆时注意避免污染其他物品。

4. 改善心理的作业活动

举例：金工作业

金工作业的特点为活动强度较大，可较好地宣泄过激情绪，产品易于长久保存及使用。主要作用包括：①增强肌力；②改善关节活动度；③提高手的灵活性和手眼协调性；④改善认知功能；⑤改善心理功能。

注意事项：①有攻击或自伤行为者禁用，以免造成人身伤害；②处理金属材料时会有材料温度升高情况，注意避免烧烫伤；③进行切割、锤打等会引起碎屑飞起，注意使用保护网而避免造成伤害；④接触锋利的刀具和工件时，必须小心，以免损伤。

5. 改善躯体、心理、社会功能

举例：音乐疗法 – 弹奏摇滚乐

主要作用：①改善手的灵活性和手眼协调性，改善四肢的协调性，降低肌张力，增强肌力，改善呼吸功能，消除疲劳，改善睡眠；②缓解情绪，转移注意力、减轻疼痛，净化心灵，提高创造力，增强信心和独立感等；③促进人与人间交流，促进社会对残疾人的认识，促进重返社会。

注意事项：①所选择的乐曲一定要适合患者功能训练需要，否则可能带来与治疗目的相反的结果，如选用摇滚乐来训练只会使情绪激动者更加兴奋；②注意卫生，尤其是吹奏乐器，最好单独使用固定的乐器，如需公用则应进行消毒；③治疗中注意观察患者的反应，集体治疗时注意控制相互间的不利影响。

6. 改善躯体和认知心理

举例：绘画

主要作用为：①提高手的灵活性和手眼协调性，扩大上肢 ROM，增强耐力，改善平衡协调功能；②提高结构组织能力和颜色识别能力，改善注意力；③调节情绪，改善心理状态；④增强独立感和自信心，促进重返社会和提高生活质量。

注意事项：

①注意绘画和持笔姿势正确，避免长时间出现不良姿势；②需使用颜料时注意保持画面和治疗场所的清洁，使用安全无污染的材料和颜料进行创作。

7. 改善躯体和认知心理

举例：花木种植

(1)主要作用和特点：

1)生理方面：增强肌力和耐力，改善关节活动度，提高平衡和协调能力，缓解疼痛，改善心肺功能，调节血压等。

2）心理方面：缓解情绪和改善心理状态，提高注意力，培养创作激情、增加活力，增强行动的计划性，增强责任感，增强自信心。

3）职业方面：提高职业技能，培养良好的职业习惯，促进再就业。

4）社会方面：美化环境，净化空气，提高社交能力，增强公共道德观念，增强重返社会的信心，促进社会对伤残人士的了解和尊重等。

（2）注意事项

1）园艺场地可能存在不平整和有其他障碍物的情况，训练时要预防摔倒，平衡功能欠佳者尤其注意。

2）部分工具较锋利，使用时注意避免造成人体伤害。

3）有自伤和伤人者慎选此活动。

4）对初学者和情绪控制欠佳者不宜选用名贵花卉进行训练以免造成不必要的损失。

5）注意不同植物对阳光的需求和控制。

6）根据花木的需要控制浇水量和时间。

思考题

患者，女性，76岁，患有轻微的帕金森病3年。双手协调性、手操控物件的能力与手的灵活性差，左侧上肢颤抖，患者情绪低落，睡眠障碍。

1.该患者应该选择的作业治疗方法有哪些？

2.康复护理在治疗性作业活动中所起的作用有哪些？

第三节　言语治疗

一、概述

言语治疗（speech therapy）是指通过各种手段对有言语和语言障碍的患者进行针对性的治疗，改善其听说读写能力，使患者重新获得最大的沟通与交流能力。

（一）适应证与禁忌证

由于先天或疾病因素造成语言发育迟滞或言语障碍均可进行言语治疗。伴有严重意识障碍、情感障碍、行为障碍、智力障碍、重度痴呆或有精神疾病的患者不宜进行治疗。

（二）康复目标

1.短期目标

根据失语症或构音障碍的不同类型、不同程度，选择合适的训练课题，改善听、说、读、写能力，使其能够进行日常生活或通过代偿技巧适应生活。

2.长期目标

最大限度地恢复理解与交流能力，能够在家庭、社区和工作单位实施交流，或通过代偿进行交流。

（三）治疗原则

1. 早期开始

病情稳定后早期进行，发病 1 个月后为最佳恢复期。

2. 全面评定

治疗过程中要定期评定。

3. 循序渐进

由简单到复杂，课题难易适中。

4. 及时反馈

强化正确的反应，不要过多纠正错误的反应，以免影响患者参与。

5. 主动参与

治疗要引出患者的反应，强调患者与家属之间的双向交流。

二、失语症治疗

（一）治疗时机

患者经过临床治疗后意识清楚、病情稳定、能够耐受训练 30 分钟左右时可进行言语治疗。3～6 个月是言语功能恢复的高峰期，发病后 2～3 年只要坚持系统、强化的治疗，仍然会有不同程度的恢复。

（二）失语症治疗

1. 听理解训练

运动性失语听理解相对于感觉性失语听理解较好，要反复强化，具体治疗如下：①语音辨识：治疗前让患者先录音，中重度言语障碍患者一般从 2 选 1 开始，逐渐增加词组，播放语音，利用图片纸人。例如听熟悉的动物叫声，汽车鸣笛声等。②听词指图：将几张图片在患者面前出示，治疗者说出一单词的名称，令患者指出所听到单词的图片。③听语记忆广度训练：用与②相似的方法，治疗者按顺序说出卡片中的单词，让患者按先后顺序指出所听到的单词图片，也可用故事画、扑克牌等进行。④句文听理解训练：以语句或短文叙述故事画的内容，令患者指出对应画面上的内容，也可让患者听一段故事后，再回答相关问题。⑤执行指令训练：治疗师从一步到多步骤设置课题，患者逐步完成。

2. 口语表达训练

（1）言语表达技能训练：为了便于发音，患者对着镜子练习。逐个地训练音素、字和词汇，再将这些内容结合成句子。先训练患者发元音"a""u"和容易观察的辅音"b""p""m"。如患者发音不准确，用压舌板帮助。

（2）改善发音灵活度的训练：嘱患者发"pa、pa、pa""ta、ta、ta""ka、ka、ka"，逐步过渡到发"pa、ta、ka"，反复练习。这种训练有利于发音缓慢。

（3）听觉命名训练：采用图文匹配课题，治疗师用图片或实物配合让患者呼名。如患者不能，可进行词头音、姿势语、选词等提示；亦可利用关联词（成语、谚语、诗词等）引导。

（4）句子补充：如治疗师提示说："刷牙的时候我们通常使用什么？"，帮助患者意识到"牙刷"的命名。

（5）语音提示：如治疗师提示说："这个字第一个发音是 P"，以帮助患者意识到"苹"的命名。

(6)音节提示：如治疗师提示说："这个词语的第一个字是苹"，以帮助患者掌握"苹果"的命名。

(7)发音口型提示：如治疗师给患者呈现"m"的发音口型，以帮助患者掌握"妈"的命名。

(8)个体口语提示：结合患者自身的生活背景及生活习惯给予提示。如：患者发病前是一名画家，那么在训练患者对"笔"的命名时可以问："请问你以前画画的时候手里经常拿着什么呢？"

(9)功能性提示：如治疗师提示患者说："这个物品是我们刷牙的时候要用的"，以此帮助患者掌握"牙刷"的命名。

(10)动作演示：如治疗师为了帮助患者掌握"钢琴"的命名，可以直接给患者示范手指弹钢琴的动作。

(11)患者自我描述：如治疗师为了帮助患者掌握"梳子"的命名，可以对患者说："请告诉我这件物品是如何使用的呢，它的名字叫什么？"

(12)患者自我演示：如治疗师为了帮助患者掌握"勺子"的命名，可以对患者说："请演示如何使用这件物品呢，并说出它的名字"。

(13)匹配：如治疗师向患者同时出示实物苹果和文字"苹果"等其他文字，然后要求患者实物与相应文字进行匹配。

(14)书写：如治疗师对患者说："请写出这个东西的名字"，以帮助患者掌握"手机"的命名。

(15)模拟声音刺激：如治疗师对患者说："什么东西会喵喵叫"，以帮助患者掌握"猫"的命名。

（三）口语表达治疗

进行扩展言语表达时，治疗者需要遵循循序渐进的原则，由易到难进行方案设计，可在已掌握的简单词语的命名基础上，将其扩展成有功能作用的简单句或复杂句。

(1)复述训练：根据患者复述功能障碍的程度进行复述训练，内容包括单音节、单词、词组、短句、长句等。

(2)描述训练：治疗师向患者展示一张图片，要求患者用自己的语言描述图片的内容。

(3)日常交流训练：将训练的单词、句子应用于实际生活。如治疗师向患者进行提问："请问今天早上的早饭都有什么呢？""你是乘坐什么交通工具来到这的呢？"如患者病情较重需要运用辅助器具进行代偿时，需要患者正确地使用，包括肢体语言（如手势、点头、摇头等）和交流板。

（四）阅读技能治疗

根据患者的功能水平（视觉匹配水平、词语水平、语句及文章水平），选择符合患者水平的阅读和朗读内容。

(1)阅读生活常用物品：如菜单、地图、超市购物单等。

(2)阅读报纸、书籍、电子短文等。

(3)阅读并理解短语和句子，进而理解较复杂的文章或复杂的材料内容。

（五）书写技能治疗

1.训练内容

对于书写障碍的患者，训练时要循序渐进，训练内容取决于患者发病前的书写水平，顺序可参照以下内容进行：

(1)基础词的书写：如患者自己的名字或家属、朋友的名字。

(2)功能性清单的书写：购物清单等。

(3)地址、短信、便条的书写。

(4)基础性表格的填写。

(5)书写较为复杂的段落，如书信。

2.治疗方法

常用的治疗方法如下：

(1)治疗师说出一个文字或短语，要求患者指出。

(2)患者说出相应文字或短语的发音。

(3)患者对文字或短语进行描摹。

(4)患者抄写相应的文字或短语。

(5)听写短语或简单的句子。

(6)自发性地进行书写，包括短语和句子。

(7)自发性地进行段落的书写，包括书信、购物清单等。

(六)训练注意事项

1.时间安排

时间安排应依据患者的具体情况而定，一般情况下短时间、高频率的训练比长时间、低频率的训练效果较好。

2.注意休息

时刻观察患者，一旦有疲劳现象应及时调整时间或当前的训练项目。

3.训练目标适当

训练开始时应从患者容易达成的项目入手，令其获得成功感而激励进一步坚持训练。对于过分自信的患者可提供稍难一些的课题进行尝试，以加深其对障碍的认识。

三、构音障碍的治疗

构音障碍治疗侧重于异常的言语表现。按评定的结果选择治疗顺序：一般情况下，按呼吸、喉、腭和腭咽区、舌、唇、下颌运动逐个进行训练。构音器官评定所发现的异常部位，便是构音运动训练的出发点，多个部位的运动障碍要从有利于言语产生的目的出发，选择几个部位同时开始。构音运动改善后，可以开始构音的训练。对于轻中度障碍的患者，训练主要以自身主动练习为主；对于重度障碍的患者，由于患者自主运动较差，应以治疗师采用手法辅助治疗及训练使用交流辅助系统为主。

(一)呼吸训练

发声与呼吸有关，但患者由于各种原因出现呼吸肌无力时就会出现是发声障碍，因此呼吸训练是改善发声的基础条件，训练方法如下：

1.体位选择

①仰卧位平静呼吸；②过渡状态平静呼吸；③坐位平静呼吸；④站立位平静呼吸。

2.训练方法

①坐位：治疗师站在患者身后，双手置于患者第11、12肋部，令自然呼吸，在呼气终了

时治疗师予以适当挤压,将残留气体挤压出;②递增呼气时间的训练:治疗师数 1、2、3 时,患者吸气,然后数 1、2、3 憋气,再数 1、2、3 呼气,逐渐增加呼气持续的时间直至 10 秒。呼气时尽可能长时间地发无声的"s""f"等摩擦音,经数周的练习,呼气时发音可持续 10 秒;③进行吸气 – 屏气 – 呼气训练,并使用吸管在水杯中吹泡,吹气球、蜡烛、纸张等,尽量延长呼气时间;④双上肢伸展吸气,放松呼气,可改善呼吸协调动作。双上肢上举、摇摆,可改善呼吸功能;⑤呼出气流控制训练:继续上述练习,在呼气时摩擦音由弱至强,或由强至弱,加强和减弱摩擦音强度;在一口气内尽量作多次强度改变。指导患者感觉膈部的运动和压力,这表明患者能够对呼出气流进行控制。也可以让患者在数 1、2、3、4、5 时改变发音强度。

(二)构音改善的训练

1. **本体感觉刺激训练**

用长冰棉棒按唇 →牙龈→上齿龈背侧→硬腭、软腭→舌→口底→颊黏膜顺序进行环形刺激。

2. **舌唇运动训练**

唇的张开、闭合、前突、缩回,舌的前伸、后缩、上举、向两侧运动等。可用压舌板增加压力进行力量训练。

3. **发音训练**

顺序是先训练发元音然后发辅音再将元音与辅音相结合,按单音节 – 双音节 – 单词 + 句子的顺序进行。可以通过画图让患者了解发音的部位以及主要问题所在的部位,并告诉其准确的发音。当患者发发音困难时,治疗师首先应明确患者是否已进行足够的发音器官训练和交替运动训练,只有当舌、颌以及软腭的运动范围、运动力量、运动速度协调性和准确性的训练已完成,才能进行发音训练。

4. **减慢言语速度训练**

构音障碍的患者可能表现为可以发出绝大多数音,但由于痉挛或运动的不协调,使多数音发成歪曲音或韵律失常。要求患者在朗读和对话时减慢说话速度,使他们有足够的时间完成每个音的发音动作。治疗师用节拍器或轻拍桌子,由慢到快,患者随节拍发音可明显增加可理解度和言语清晰度。辩音训练:通过口述或放录音,分辨出错音进行纠正。

(三)鼻音控制训练

鼻音过重是由于软腭腭咽肌无力或不协调,将鼻音以外的音发成鼻音。治疗方法包括:①"推撑"疗法:患者两只手放在桌面上向下推或两手掌相对推,同时发短元音[a];也可训练发舌后部音[ka]等。②引导气流法:吹吸管气球蜡烛纸张等,可以引导气流通过口腔,减少鼻漏气。

(四)克服费力音的训练

费力音是由于声带过分内收所致。治疗方法包括:

(1)让患者处在一种很轻的打呵欠状态时发声。

(2)颈部肌肉放松法:低头、头后仰、向左右侧屈以及旋转。

(3)咀嚼练习。

(五)克服气息音的训练

气息音的产生是由于声门闭合不充分引起的。通常方法有"推撑"法、咳嗽法。如单侧声带麻痹的患者可注射硬化剂(硅)来增加声带的体积,也可采用手法辅助发音(如辅助甲状软骨的运动等）。

（六）语调训练

语调不仅是体现声带振动的神经生理变化，还能表达说话者的情绪。多数患者表现为音调低或单一音调，训练时可采用可视音调训练器来帮助训练。

（七）语音辨别训练

语音的分辨能力训练：首先要让患者能分辨出错音，可以通过口述或放录音，也可以采取小组训练的形式，由患者说一段话，让其他患者评议，最后由治疗师纠正。另外也可采用"推撑"疗法：让患者两手掌放在桌面上向下推，或两手掌放在桌面下向上推，在用力的同时发"a"音，可以促进腭肌收缩和上抬。另外，发舌根音"ka"也可用来加强软腭肌力，促进腭咽闭合。

（八）重度构音障碍的治疗

重度构音障碍是由于严重的肌肉麻痹及运动功能严重障碍以致难以发声和发音。这些患者即使经过言语治疗，其言语交流也难以进行。对急性期患者使用替代言语交流的方法训练，同时利用手法辅助进行呼吸舌唇运动训练等，并进行本体感觉刺激训练；对病程长且已形成后遗症或病情逐渐加重的退行性患者进行适当的替代言语交流的方法训练，来保证其交流能力。

（九）音节折指法训练

患者每发一个音，健侧一个手指掌屈，音速与屈指的速度一致。让患者利用自身的本体感觉及视觉建立较好的反馈通路，改善说话方式，实现自主控制说话，提高说话的清晰度。此法适用于痉挛性、运动失调性、迟缓性构音障碍。

思考题

1. 失语症患者听理解训练的方法有哪些？
2. 失语症患者言语训练的注意事项？
3. 如何为构音障碍患者进行呼吸训练？

第四节　康复辅助器具

辅助器具是指病、伤、残患者使用的，用于防止、补偿、减轻或抵消残疾的各种器具或设备。其作用为提高运动功能，减少并发症，提高生活自理能力，提高学习和交流能力，增加就业机会，提高患者的生活质量，减轻社会负担。本节主要介绍矫形器、助行器、假肢和轮椅。

一、矫形器

矫形器（orthosis）是指在人体生物力学的基础上，作用于躯干、四肢、踝足等部位的体外附加装置。由于需要矫形器的部位和作用差别很大，矫形器制作的针对性很强，需要根据患者的实际情况制定处方。

（一）基本功能

1. 稳定和支持

限制关节异常活动，保持关节稳定，恢复其承重功能，发挥良好的运动功能。如小儿麻痹后遗症、下肢肌肉广泛麻痹患者可以使用膝踝足矫形器来稳定膝踝关节，以利步行。

2. 固定和保护

固定和保护病变肢体及关节，防止畸形、挛缩和促进组织愈合。如骨折后的各种固定矫形器。

3. 预防、矫正畸形

应以预防为主。因软组织病变及肌力不平衡引起骨关节畸形，可通过矫形器预防及纠正畸形。多作用于儿童，儿童生长发育阶段由于骨关节生长存在生物可塑性，矫形效果较好。

4. 减轻轴向承重

矫形器可以部分承担体重，减轻肢体或躯体负荷。如坐骨负重矫形器，可使下肢免除负重，恢复行走功能。

5. 抑制站立、步行中的肌肉反射性痉挛

如踝足塑料矫形器用于脑瘫患者，可以防止步行中出现痉挛性马蹄内翻足，改善步行能力。

6. 改进功能

如各种帮助手部畸形患者改进握持功能的腕手矫形器。

（二）分类

矫形器分为固定式和功能性矫形器两大类。前者主要用于矫形和保护；后者主要是用于发挥残留肢体的功能。按照治疗部位分类：

1. 上肢矫形器

上肢矫形器包括肩关节矫形器、肘关节矫形器、腕关节矫形器和手部矫形器等，材料及工艺要求轻便灵活。使用目的在于为患侧上肢提供牵引力，控制异常活动，纠正畸形，扶持部分瘫痪肢体，完成精细动作及日常生活能力。

2. 下肢矫形器

下肢矫形器包括髋关节矫形器、膝关节矫形器、踝足矫形器等。下肢的功能是负重和行走，因此下肢矫形器的主要作用是减少负重，限制活动，替代肢体功能，维持下肢稳定性，改善站立和行走，预防及纠正畸形。

3. 脊柱矫形器

脊柱矫形器包括头颈部矫形器（HCO），颈部矫形器（CO）、颈胸部矫形器（CTO）、颈胸腰骶部矫形器（CTLSO）、胸腰骶部矫形器（TLSO）及腰骶部矫形器（LSO）。脊柱的功能是支持躯干，保持姿势，因此脊柱矫形器的作用是固定躯干，矫正不良姿势，预防及纠正畸形。

（三）使用方法

1. 矫形器的康复处方

经康复治疗组结合患者的病史、躯体功能评估结果、辅助器具评估（种类、尺寸、配件及特别改制部分等）以及环境评估状况，由康复医师制订矫形器康复处方，主要包括：患者的基本信息、矫形器使用的目的、功能要求、品种、材料、尺寸、固定范围、体位、作用力的分布及使用时间等。

2.矫形器佩戴前后的功能训练

康复治疗组综合患者的整体情况制定个体康复训练方案。佩戴前以增强肌力、改善关节活动范围和协调功能、消除水肿为训练目标；在正式使用前，要进行试穿并调整对位对线、动力装置等结构，使患者学会穿脱矫形器，在穿上矫形器后进行一系列的功能活动和日常生活活动训练。对长期使用矫形器的患者，应每3个月或半年随访一次，了解矫形器的使用情况、动力装置及病情变化，根据功能要求及时修改和调整矫形器。

二、助行器

助行器(walking aids)是一种能够辅助人体支撑体重、保持平衡和行走的辅助器具。用于一侧下肢缩短、一侧下肢不能支撑行走、步态异常等。

(一)手杖

主要用于增加步行时的支撑面，以减缓下肢或是身体骨骼结构所必须承担的负荷。一般以健侧手使用手杖时可以减少患侧下肢所承受的重量的20%~25%为准。手杖可分担患者脚部的载重，减少因下肢肌肉无力所产生的跛行现象。根据结构和功能，可分为单足手杖、多足手杖、直手杖、可调式手杖、带坐式手杖、多功能手杖和盲人用手杖等。手杖适用人群：①适用于下肢功能轻度障碍者、步行不稳者、轻度偏瘫患者和老年人；②支撑面积大，稳定性能好，但上下台阶和楼梯不方便，适用于使用单脚手杖不安全者、平衡能力欠佳者等。

(二)拐杖

拐杖具有较好的保持身体平衡和减轻下肢承重的作用。适用于单侧下肢无力而不能部分或完全负重的情况。拐杖有普通拐杖、折叠式拐杖、前臂杖、腋杖(图4-2)和平台杖等。

腋杖长度的确定：身长减去41 cm的长度即为腋杖的长度，站立时大转子的高度即为把手的位置。

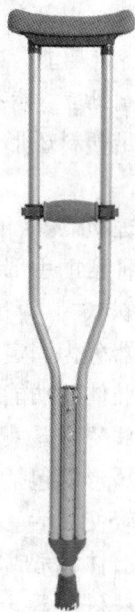

图4-2 腋杖

(三)助行器

助行器是偏瘫、截瘫、截肢、全髋置换、限制手术后等辅助步行的工具，主要有辅助支撑体重、维持平衡的作用。常见的有：框架式、截瘫行走器、交替式行走器等。

1.标准型

适用于下肢损伤或骨折不允许负重时，常用来减轻一侧下肢的负荷。

2.交互型

适用于立位平衡性差，下肢肌力差的患者或老年人，各种原因所致的T_4以下完全性或更高节段不完全性脊髓损伤患者。其优点是灵活方便。使用时先向前移动一侧，然后再移动余下的一侧向前，如此来回交替移动前进。

3.前方两轮型

适用于下肢功能障碍，且不能抬起助行架步行的患者，此时前轮着地，提起步行器后脚向前推即可行走。

4. 助行台

此适用于步行不稳的老年人，但使用时要注意保持身体与地面垂直，以防摔倒。移动容易，不用手握操纵，而是将前臂平放于垫圈上前进。

（四）轮椅

轮椅（图 4 - 3）是康复的重要工具之一，根据不同患者残损的程度及保留的功能，轮椅的选择不同。根据不同残损的部位及残留的功能，轮椅分为普通轮椅、电动轮椅和特殊轮椅。

1. 适用对象

①步行功能严重减退的患者，如截肢、骨折、瘫痪和痛症患者；②遵医嘱禁止走动的患者；③脑性瘫痪的患者，障碍程度严重不能走路的脑瘫患者如果无须卧床，改为坐轮椅；④老年人通过轮椅代步，可增加日常活动，增强心肺功能，改善生活质量；⑤肢体残缺者。

2. 普通轮椅的选择指标

普通轮椅一般由轮椅架、轮、刹车装置、坐垫、靠背五个部分组成。特殊轮椅根据不同的需要又分为站立式轮椅、躺式轮椅、单侧驱动式轮椅。

图 4 - 3　轮椅

（1）座位高度：坐下时，膝关节屈曲 90°，测量足跟至腘窝的距离，以 45 ～ 55 cm 患者坐位最舒适。

（2）座位宽度：患者坐位，两侧臀部最宽处之间的距离再加上 5 cm，即坐下后臀部侧边各有 2.5 cm 的空隙。座位太宽不稳，操纵轮椅受限，上肢易疲劳；过窄患者坐起不便，臀部及大腿组织易受压迫。

（3）座位长度：测量坐下时后臀部向后最突出处至小腿腓肠肌之间的距离，并减去 5 ～ 6.5 cm 为座位长度。

（4）扶手高度：坐下时，上臂垂直，前臂平放于扶手上，测量椅面至前臂下缘的高度再加 2.5 cm 为扶手高度。

（5）靠背高度：靠背有低靠背和高靠背之分，低靠背应该测量坐位面至腋窝的距离，再减去 10 cm；而高靠背则是测量坐位面至肩部或后枕部的实际高度。

（6）脚托高度：脚托至少应与地面保持 5 cm 的距离最安全。

（7）座垫：座垫应柔软，光滑，既可预防压疮，又便于移动。

（8）其他辅助件：如增加手柄摩擦面，车闸延伸，防震装置，扶手安装臂托及轮椅桌等。

3. 操作技巧

患者自行驾驶轮椅不仅可以实现生活自理，还可增加活动范围，方便购物和外出活动。操作方法：①准备姿势和动作：头微后仰，上身挺起，两臂拉后，手肘屈曲，手指紧握小轮轮环，拇指按在轮环上，然后轻轻向后拉起，利用臂力用力向前推，小轮便会离地；②保持平衡：轮椅前倾时，上身后仰，推动前轮环；轮椅后退时，上身前倾，拉后轮环。

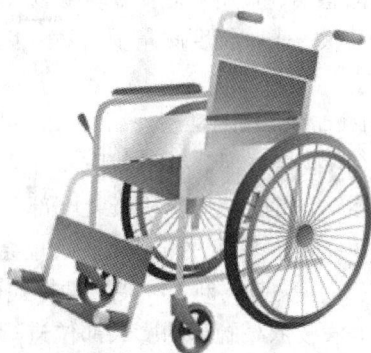

三、假肢

假肢是用于补偿因先天肢体残缺和由于伤病截肢造成肢体部分或全部缺失的人工肢体，

分上肢假肢和下肢假肢。上肢假肢是进行日常生活和精细活动的主要替代装置，下肢假肢的主要功能是承重、平衡、站立和步行。功能良好的下肢假肢应具有合适的长度、良好的承重功能和生物力线，以保证截肢患者安装假肢后能步行平稳，步态良好。对假肢的要求应为：外观逼真、动作灵活、轻便耐用、操纵简便。

（一）上肢假肢

在佩戴假肢前应对患者进行康复评定，主要为残肢畸形情况、神经瘤，皮肤完整性、溃疡创面感染、瘢痕，关节活动度以及肌群肌力，如存在不良情况应在安装假肢前进行适当处理。其次，残肢长度测量要准确，因为残肢的长度直接影响到假肢的安装及装配后的功能恢复。

1. 上肢假肢的类型

（1）截指与部分手的截肢：可装配假手指以弥补缺损，改善外观。有些拇指缺损或示、中、环、小指的缺损应积极装配部分手假肢或工作用的对掌物以改善功能。对某些缺指者戴上假手指不但不能改善外观，而且会妨碍手功能的应劝患者不必安装。

（2）腕关节离断：可装配索控式假手或钩状手，应用双层插入式接受腔或开窗加盖式接受腔，假肢依靠腕部的膨大部位进行悬吊。假肢可以随着残肢进行旋前、旋后活动，因此不另设腕关节旋转机构。

（3）前臂截肢：肘下保留15 cm左右的长度，较适合机电假手或机械假手的安装，且功能恢复满意。若肘下短于6 cm，假肢安装较困难，且稳定性差，功能恢复也差。同时保留肘关节很重要，即使前臂残端短至3～5 cm，安装假肢的效果也比肘上截肢好。

（4）肘关节离断：其结构、功能与上臂假肢相近，不同之处是肘关节铰链装配在肘的两侧，接受腔可以依靠肱骨髁进行悬吊，有较好的假肢悬吊和控制接受腔旋转的功能。

（5）上臂截肢：最好保留18 cm左右的长度，如果是高位上肢截肢应尽量保留肱骨头，便并保留肩部外形，有利于假肢的稳定性及功能恢复。

（6）肩关节离断：适合装配装饰性假肢。

2. 康复训练方法

①穿戴前训练：先从日常生活活动动作开始，然后过渡到手指的精细协调动作训练，最终使截肢侧能完全替代利手的功能；当截肢手为右手时，首先要进行左利手的训练。②穿用时训练：教会患者认识上肢假肢的名称和用途，学会穿脱和使用假肢。

（二）下肢假肢

下肢假肢安装前的评定内容包括皮肤情况、残肢畸形及程度、残肢长度测量、残端形状、关节活动度、肌力检查和有无神经瘤等身体功能评定。

1. 下肢假肢的类型

（1）部分足假肢：凡残肢末端承重功能良好者以皮革、橡胶、塑料海绵配制套状假肢即可，凡末端承重功能不良者则制成髌韧带能承重的塑料踝足矫形器式的套状假肢，以改善承重功能。

（2）赛姆假肢（图4-4）：赛姆截肢术后残肢末端有良好的承重功能，锤状残肢也利于悬吊。

（3）小腿假肢：包括髌韧带承重式、包膝式、踝部插楔式小腿假肢。

（4）大腿假肢：大腿假肢多用塑料制成。接受腔采用全面接触吸着式接受腔。

（5）膝离断假肢：结构近似大腿假肢，特点是残肢末端承重，依靠骨髁大部位悬吊。

（6）髋离断假肢：适用于半骨盆切除、髋关节离断和大腿残肢过短者（会阴下 5 cm 以内），一般髋离断假肢仍可为截肢者提供较好的步行、骑车功能。

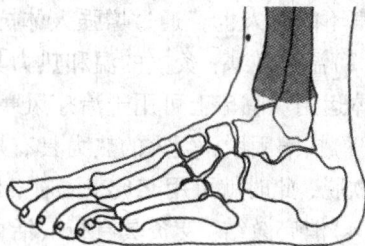

图 4 - 4　赛姆假肢

2. 康复训练

（1）临时假肢康复训练：一般在截肢术后 2 周，拆线后即可安装临时假肢。主要训练内容包括：① 穿脱临时假肢训练；②平衡训练，包括在平行杠内进行单足或双足站立保持平衡训练；③迈步训练，开始从假肢侧迈半步负重，逐渐过渡到整步负重，然后假肢负重，再训练健侧迈步；④侧方移动训练；⑤上下阶梯及坡道训练。

（2）永久性假肢的安装及康复训练：一般在临时假肢应用后的 2 ~ 3 个月内，主要针对永久性假肢进行适应性训练，强化下肢的肌力和运动功能，加强平衡功能、协调功能以及步态的训练。主要训练内容包括：①穿脱假肢训练；②起坐和站立训练；③平行杠内训练；④实用性动作训练。

思考题

1. 刘某，男性，12 岁，小学在读，脑性瘫痪，不能独立步行，共济失调。功能性评估：双下肢肌力 3 级，上肢肌力 4 级，肌张力低，站位平衡 1 级，日常生活部分能够自理。居住环境评估：门口有台阶，出行不便。

（1）请列出适合该患者的辅助器具种类。

（2）如何确定辅助具的高度？

2. 江某，男性，29 岁，由于车祸造成大腿中段截肢，现术后 6 个月，现患者需要佩戴下肢假肢。

（1）如何为该患者选择假肢？

（2）如何指导患者进行康复训练？

第五节　中医疗法

一、艾灸疗法

艾灸法是指以艾绒为主要燃烧材料，放置在体表的穴位或部位上，进行烧灼、温熨，借助灸火的热力以及药物的作用，通过经络的传导，起到温润气血、扶正祛邪、治疗疾病的一种外治方法。艾灸具有疏风解表、温经散寒、消淤散结、扶阳固脱、防病保健的作用。

1. 艾灸的作用

（1）防病保健：灸法可激发人体正气，增强抗病能力，无病时施灸有防病保健的作用。《备急千金要方·灸例第六》说："凡宦游吴蜀，体上常须三两处灸之，勿令疮暂瘥，则瘴疠瘟疡毒气不能着人也。"通过增强人体抗病能力而达到强身保健目的灸法称为保健灸。

(2)温经散寒:灸火的温和热力具有直接的温通经络、驱散寒邪功用,这正是寒者温之的具体运用。临床上可用于治疗风寒湿痹和寒邪为患之胃脘痛、腹痛、泄泻、痢疾等病证。

(3)扶阳固脱:灸火的热力具有扶助阳气、举陷固脱的功能。阳衰则阴盛,阴盛则为寒,甚则欲脱,此时就可用艾灸来温补,以扶助虚脱之阳气。

(4)消瘀散结:艾灸具有行气活血、消瘀散结的作用。灸能使气机通调,营卫和畅,故瘀结自散。所以,临床常用于气血凝滞之疾,如乳痈初起、瘰疬、瘿瘤等病证。

(5)引热外行:艾火的温热能使皮肤腠理开放,毛窍通畅,热有去路,从而引热外行。故灸法同样可用于某些热性病,如疔肿、带状疱疹、丹毒、甲沟炎等。对阴虚发热者,也可使用灸法,可选用膏肓、四花穴等治疗骨蒸潮热、虚痨咳喘。

2.艾灸分类及其运用

根据施灸的用物不同,临床分为艾炷灸、艾条灸、温针灸、温灸器灸和其他灸法。本节主要介绍艾炷灸和艾条灸。

(1)艾炷灸:用艾绒制成的小圆锥形称为艾炷,将艾炷放在穴位上施灸称艾炷灸。艾炷灸可分为直接灸和间接灸。

1)直接灸:是指艾炷直接放在皮肤上施灸。用黄豆或枣核大小艾炷直接放在穴位上施灸,局部经烫伤产生无菌性化脓现象者称为化脓灸;用中小艾炷直接灸之,烫时即取走,灸后皮肤不起泡,不留瘢痕者为非化脓性灸。

2)间接灸:间接灸又称隔物灸,是指在艾炷与皮肤之间隔垫某种物品如生姜、大蒜、食盐、附子、胡椒而施灸的一种方法。药物可因证因病不同,治疗时可发挥艾灸和间隔物的双重作用。

(2)艾条灸:艾条即用艾绒卷成的圆柱形长条。点燃一端艾条,直接在穴位和施灸部位熏灸。施灸的方法分为温和灸、雀啄灸、回旋灸。

1)温和灸:点燃一端艾条,在穴位或所灸部位上方2~3 cm处熏灸,使所灸局部有温热感而无灼痛为宜。

2)雀啄灸:点燃一端艾条,在穴位或所灸部位上方如鸟雀啄食一般上下移动施灸。

3)回旋灸:点燃一端艾条,在穴位或所灸部位上方反复旋转熏灸。

(3)温针灸:是针刺与艾灸相结合的一种方法,适用于既需要针刺留针,又需施灸的疾病。在针刺得气后,将针留在适当的深度,在针柄上穿置一段长约2 cm的艾卷施灸,或在针尾上搓捏少许艾绒点燃施灸,直待燃尽,除去灰烬,每穴每次可施灸1~3壮,施灸完毕再将针取出。此法是一种简便易行的针灸并用的方法,其艾绒燃烧的热力可通过针身传入体内,使其发挥针和灸的作用,达到治疗目的。应用此法应注意防止艾火脱落烧伤皮肤。

3.艾灸的注意事项

(1)施灸的顺序一般是先上后下,先阳后阴,壮数先少后多,艾炷先小后大。

(2)施灸时,患者的体位必须平正、舒适,防止艾炷或燃尽的热灰掉落燃损皮肤和衣物。

(3)间接灸时,由于姜蒜等对皮肤刺激容易起泡,须加以注意。

(4)对于小儿和皮肤感觉迟钝者,操作时可用手指轻触施灸部皮肤,防止熏灸局部烫伤。

(5)灸后,局部皮肤出现微红属正常现象。如果灸后局部起小泡,注意勿擦破,可自行吸收。大水泡可按烫伤处理,注意无菌操作。

（6）如发生晕灸，应立即停止艾灸，使患者平卧，注意保暖，轻者休息片刻，饮温开水即可恢复；重者可掐人中、足三里；严重时按晕厥处理。

二、推拿疗法

（一）概述

推拿又称按摩，是在中医基础理论指导下，运用推拿手法或借助一定的工具作用于人体经络、穴位或体表特定部位，以防治疾病的一种外治方法，具有疏通经络，滑利关节，调整脏腑气血功能和增强人体抗病能力的作用。推拿的适应证比较广泛，可适于骨伤科、内科、妇科、外科、儿科等的多种疾病，如外感的发冷发热、饮食积滞的腹痛、腹泻，风、寒、湿侵犯人体出现的三痹、腰痛，中风偏瘫等均可运用。

（二）推拿介质

推拿操作前，为了减少对皮肤的摩擦损伤，或为借助某些药物的辅助作用，可在推拿部位的皮肤上涂些液体或粉末，称为推拿介质。推拿介质种类众多，既有单方，也有复方，药膏，药酒等多种剂型。

（三）推拿手法

常用的推拿手法有如下几种。

1.滚法

（1）操作要领：手掌微握，以小鱼际掌背侧至第三掌指关节部着力，用前臂旋转摆动，带动腕部屈伸、外旋的连续不断的动作。要求压力均匀柔和，滚动时贴紧体面，动作协调、连续。

（2）适用部位：颈项、肩背、四肢等肌肉丰厚处。

（3）适应证：主要适用于颈椎病、肩关节周围炎、腰椎间盘突出症、各种运动损失等病症。

2.揉法

（1）操作要领：以大鱼际或手掌根部或手指端螺纹面分别和肘、小臂尺侧等部位着力，吸定于一定部位和穴位上，作轻柔缓和的顺时针或逆时针旋转推动，并带动皮下组织。要求压力均匀适度，揉动和缓协调，不断滑动和摩擦。

（2）适用部位：大鱼际揉法主要适用于头面部、胸部；掌根揉法适用于腰背及四肢等部位；指揉法主要适用于全身各部位腧穴。

（3）适应证：主要适用于脘腹胀痛、便秘、头痛、眩晕等病症，也可用于头面部及腹部保健。

3.摩法

（1）操作要领：以手掌面或食、中、环三指指面着力，用前臂发力，连同腕部做盘旋活动，带动掌、指等着力部位做环形抚摸动作，可顺时针或逆时针方向摩动。摩动的速度不宜过快或过慢，120次/分为宜，要求用力平稳，不带动皮下组织。

（2）适用部位：全身各部位，以腹部应用最多。

（3）适应证：多用于腹胀腹痛、便秘、痛经、咳喘等病症。

4.推法

（1）操作要领：以手指、掌或肘部着力，紧贴于体表穴位或皮肤上，做缓慢的直线推动。

要求用力均匀，不能损失皮肤。

（2）适用部位：全身各部位。

（3）适应证：主要适用于高血压、头痛、头晕、失眠、腰腿痛、腰背痛、腹胀、便秘等病症。

5. 擦法

（1）操作要领：以手掌面或大、小鱼际处着力，在治疗部位进行直线往返摩擦运动。要求着力部分紧贴皮肤，压力适度，均须沿直线往返进行，不能歪斜；用力要均匀、连续，先慢后快，以局部深层发热为度。注意不要擦破皮肤，可使用润滑介质。

（2）适用部位：全身各部位。

（3）适应证：主要适用于外感风寒、发热恶寒、风湿痹痛、月经不调、小腹冷痛等病症。

6. 按法

（1）操作要领：以手指或掌着力，逐渐用力，按压特定的部位或穴位。要求按压的方向垂直向下，用力由轻渐重，平稳而持续不断，使压力渗透，结束时则由重而轻。

（2）适用部位：指按法适用于全身各部的经络和穴位；掌按法适用于面积大而平坦的部位，如胸腹部、腰背部等。

（3）适应证：主要适用于颈椎病、肩关节周围炎、腰椎间盘突出症等疾患，以及风寒感冒、偏瘫等病症。

（四）推拿禁忌证

（1）诊断不明确的急性脊椎损失或伴有脊髓症状者。

（2）各种骨折、骨结核、骨肿瘤、严重的老年性骨质疏松症。

（3）严重心、脑、肺疾病或体质过于虚弱者。

（4）有出血倾向或血液病者。

（5）孕妇腰部及腹部。

（6）精神病患者及不合作者。

三、中医传统保健疗法

运动养生保健是指用身体运动的方式增强体质、延缓衰老的养生保健方法。传统的运动养生以中医学中的阴阳、脏腑、气血、经络理论为基础，强调机体意念与运动相配合的保健活动。运动养生保健方法有很多种，如八段锦、太极拳、太极剑、五禽戏等，以下简单介绍八段锦、太极拳的基本知识。

1. 八段锦

八段锦是由8种不同动作组成的健身运动。传统医学认为，八段锦柔筋健骨、养气壮力，具有行气活血、协调五脏六腑之功能。现代研究也已证实，八段锦能改善神经体液调节功能和加强血液循环，对腹腔脏器有柔和的按摩作用，对神经系统、心血管系统、消化系统、呼吸系统及运动器官都有良好的调节作用，是一种较好的体育运动。

（1）适用范围：八段锦大体分为坐式和站式两大类。站式八段锦可以强身健体、疏通经络；坐式八段锦适用于慢性疾病患者。本节主要介绍站式八段锦（图4-5）。

（2）操作准备：练习场地宽敞，空气流通，温湿度适宜，环境安静；练习者衣着宽松舒适，服饰以棉、丝质最佳。

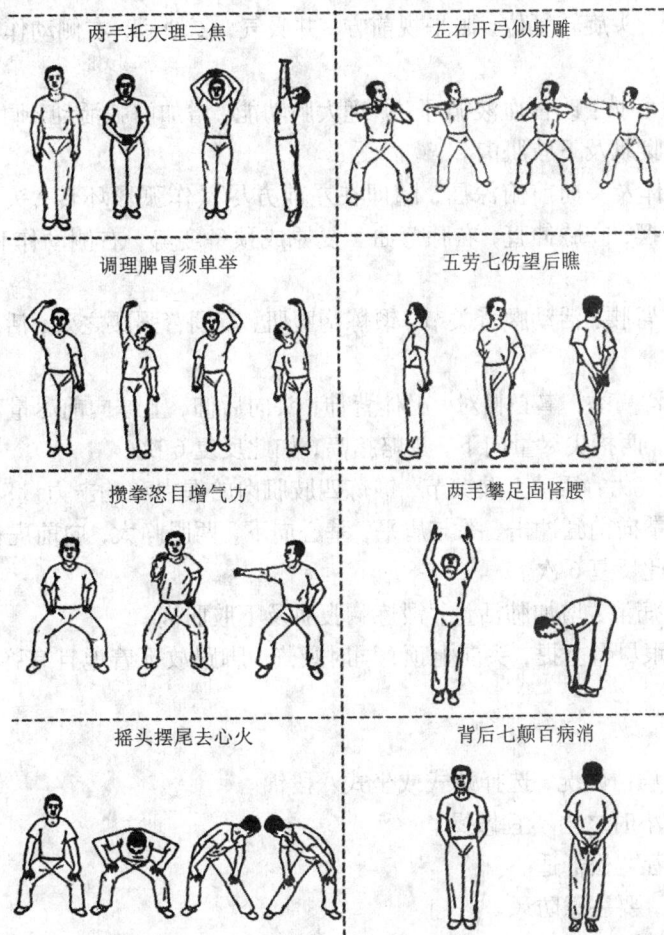

两手托天理三焦　　　　　　左右开弓似射雕

调理脾胃须单举　　　　　　五劳七伤望后瞧

攒拳怒目增气力　　　　　　两手攀足固肾腰

摇头摆尾去心火　　　　　　背后七颠百病消

图 4-5　八段锦套路图解

（3）操作要领

1）两手托天理三焦：调理胸腹三焦，增加肺活量，活动上肢关节和胸腹肌。

动作要领：两臂徐徐上举，至头前时翻掌向上，同时脚跟上提，挺胸吸气，然后两臂放下，至头前时，掌心向外翻转向下，脚跟下落，臂肘放松，同时呼气，如此反复6次。

2）左右开弓似射雕：活动上肢关节及颈椎关节，锻炼握力，增加肺活量。

动作要领：左手向左平伸，同时右手向右侧猛拉，肘屈与肩平，眼看左手食指，同时扩胸吸气，模仿拉弓射箭姿势，右侧动作和左侧相同。如此反复6次。

3）调理脾胃须单举：调理脾胃功能，增加肺活量；活动上肢关节，锻炼胸腹肌及上下肢肌肉。

动作要领：右手翻掌上举，五指伸直并拢，掌心向上，指尖向左，同时左手下按，掌心向下，指尖向前，拇指开展，头向后仰，眼看右指尖，同时吸气，复原吸气，右侧动作和左侧相同，如此反复6次。

4）五劳七伤往后瞧：增加肺活量，活动颈椎关节，锻炼眼肌及下肢肌肉。

动作要领：双臂后伸于臀部，手掌向后，躯干不动，头慢慢向左旋转，眼向左后方看，同时深吸气稍等片刻，头旋转复位，眼平视前方，并吸气，复原后，右侧动作和左侧相同，如此反复6次。

5）摇头摆尾去心火：改善血液循环，调理大脑功能，增加内脏活动，调节内脏功能；活动脊椎关节，锻炼胸腹肌及下肢肌肉。

动作要领：上体及头向前俯深屈，随即在左前方尽量作弧形环转，头尽量向左后旋转，同时臀部则相应右摆，左膝伸直，右膝弯曲。复原成预备姿势，右侧动作和左侧相同。如此反复6次。

6）双手攀足固肾腰：活动腰背关节，锻炼胸腹肌，有固肾强腰之效；活动上肢关节，增加肺活量。

动作要领：两臂高举，掌心相对，上体背伸，头向后仰，上体向前尽量弯曲，两膝保持正直，同时两臂下垂，两指尖尽量向下，头略抬高，如此反复6次。

7）攒拳怒目增气力：活动上肢关节，锻炼四肢肌肉的握力和拳击力量；改善血液循环。

动作要领：右拳向前猛冲击，拳与肩平，拳心向下，两眼睁大，向前虎视，收拳。右拳动作和左侧相同，如此反复6次。

8）背后七颠百病消：增加肺活量，锻炼胸腹肌及下肢肌肉。

动作要领：脚跟尽量上提，头向上顶，同时吸气，脚跟放下着地且有弹跳感，同时吸气。如此反复6次。

（4）注意事项

1）根据身体或病情状况，选择站式或坐式八段锦。

2）空腹或进餐小时之内不宜做操。

3）锻炼时，衣着宽松舒适。

4）练功中发汗，要注意防风。

5）练功治病或作为辅助疗法，要具备持之以恒的精神，动作到位，方可奏效。

2. 太极拳

太极拳是以中国传统哲学中的太极、阴阳辨证理论为核心思想，与武术、艺术、中医等完美结合形成的一种刚柔并济的传统拳术。太极拳形体动作以圆为本，一招一式均由圆弧动作组成，动作柔和优美，似行云流水，既可活动筋骨，又可流通气血，是一种有效的传统养生保健法。太极拳的流派众多，本节主要介绍24式简化太极拳。

（1）适用范围：男女老少皆宜，尤其适用于中老年人及体质虚弱者，对各种慢性病，如高血压、心脏病、肠胃炎、溃疡病、糖尿病等都有一定的预防和治疗作用。

（2）操作准备：操作场地宽敞，空气流通，温湿度适宜，环境安静；练习者衣着宽松舒适，服饰以棉、丝质最佳。

（3）操作方法：起势、野马分鬃、白鹤亮翅、搂膝拗步、手挥琵琶、倒卷肱、揽雀尾、单鞭、云手、单鞭、高探马、右蹬脚、双峰贯耳、转身左蹬脚、左下势独立、右下势独立、右穿梭、左穿梭、海底针、闪通臂、转身搬拦捶、如封似闭、十字手、收势（图4-6）。

（4）注意事项

1）练习场地空气流通，温度适宜，练功中发汗忌对流风，以防复感风寒。

2）练习者根据时令气温选择服装，以不妨碍肢体运动为宜。

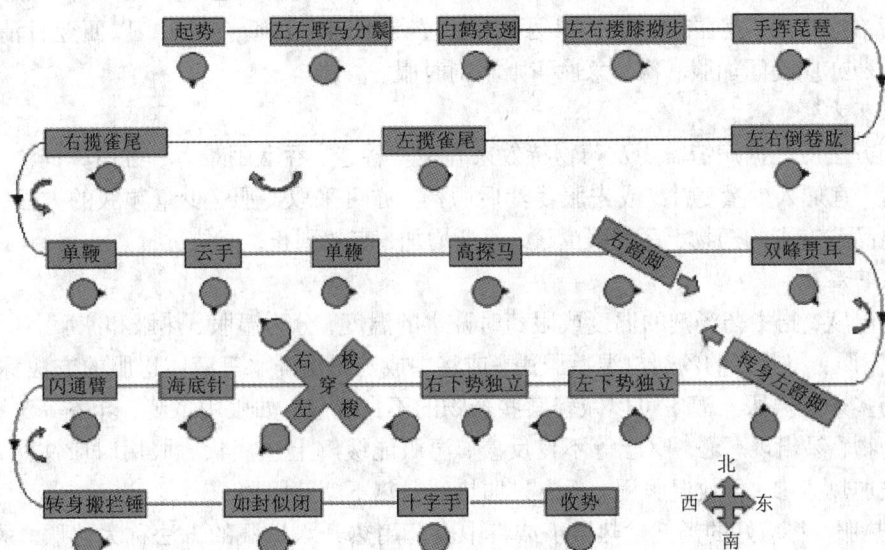

图 4－6　24 式太极拳动作布局路线图

3）练太极拳宜柔、宜缓，呼吸保持柔细匀长。

4）动作用力均匀，运动幅度避免过猛过大，以能耐受为宜。

5）练习时密切观察面色、体能情况，若有体力不支、面色苍白、头晕目眩等不适应立即停止。

四、中药疗法

中药的用药方法一般分为内服法、外服法和其他用药法。

（一）内服法

内服法是最常用的给药方法，内服法具有作用直接、见效快、剂量易于控制、给药方便的优点。中药的服药方法是否恰当，对疗效亦有一定影响，在临床应用及护理过程中，需注意服药时间、方法、温度、剂量等。

1. 服药时间

具体服药时间需根据病情和药物药性而定。一般药物，无论饭前或饭后服，服药与进食都应间隔 1 小时左右，以免影响药物的吸收及药效的发挥。慢性病应按时服，急病、重病则不拘时服。这些服药时间对提高疗效具有重要的临床意义。

（1）清晨空腹服：清晨空腹服用的药物可迅速到达胃肠道，充分发挥药效，如峻下逐水药晨起空腹服，不仅有利于药物迅速进入肠道发挥作用，而且可避免晚间频繁起床，影响睡眠。

（2）饭前服：饭前因胃中空虚，有利于药物的消化吸收，故多数药宜饭前服用，如驱虫药、攻下药及其他治疗胃肠道疾病的药物。

（3）饭后服：饭后因胃中存在较多食物，药物与食物混合，可减轻其对胃肠的刺激，故对胃肠道有刺激性的药物宜于饭后服用。消食药也宜饭后服用，以充分发挥药效。

（4）特定时间服：为了使药物能充分发挥作用，部分药物还应在特定的时间服用。如安神药用于治疗失眠，宜在睡前 0.5~1 小时服用；缓下剂亦宜睡前服用，以便翌日清晨排便；涩精止遗药亦应晚间加服一次；急性病则不拘时服。

2. 服药方法

服药方法应根据病情需要及药物特效来确定。昏迷、吞咽困难者，可用鼻饲法给药。服药呕吐者，宜加入少量姜汁，或先服姜汁后服药，亦可采取冷服、少量频服的方法。对于作用峻烈之品或有毒的药物，宜先服少量，逐渐增加，有效则止，慎勿过量。

3. 服药温度

服药温度，指中药汤剂的温度或服药时开水的温度，分为温服、热服和凉服。

（1）温服：将煎好的汤剂放温后服用，或将中成药用温开水等液体送服的方法称为温服。一般中药多采用温服。温服可以减轻某些药物的不良反应，如服用瓜蒌、乳香等对胃肠道有刺激的药物，易出现恶心、呕吐等不良反应，温服能缓解上述症状。服用时应注意，汤剂放凉后应先加热煮沸，再放温服用，不应只加热到温热不凉就服用。

（2）热服：将煎好的汤剂趁热服下或将中成药用热开水送服的方法称为热服。寒症用热药，宜热服。特别是解表药必须热服以助药力，增强发汗效果。一般理气、活血、化瘀、补益剂均应热服，以提高药物疗效。

（3）凉服：将煎好的汤剂放凉后服用或将中成药用凉开水送服的方法称为凉服。热症用寒药应凉服。一般止血、收敛、清热、解毒、祛暑剂均应凉服。

4. 服药剂量

剂量，指一日或一次给予患者的药物数量。服用汤剂，成人一般每日 1 剂，早晚各服 1 次；对于儿童，可 2 日 1 剂，每日分 2~3 次服用或少量频服；急危重症者应根据病情需要，一次顿服或持续服药以维持药效。

5. 服药后的观察及护理

服药后患者宜休息一段时间，以利于药物更好地吸收。同时要严密观察服药后的反应，尤其是服用有毒副作用的药物和毒性峻烈的药物，更应严密观察服药后有无不良反应。

（1）药物的必然反应：患者服用药物后会产生一定的药理作用，否则药物就未达到预期的效果。如服解表药后，患者会汗出；服利水渗湿药后，患者出现排尿次数和排尿量增加，说明药物在体内已发挥应有疗效。

（2）药物的综合反应：药物进入人体后，将对机体产生一定的综合作用，因此，必须全面观察服药后的全身反应。如服泻下药后除了要观察大便的次数外，还要观察大便的性质、颜色、形状、气味，是否伴有腹痛，腹痛的性质，以及发作的时间、程度，是否有脱水症状等。

（3）药物的毒副作用：护理人员对中草药的性能及可能发生的不良反应要有明确的认识，纠正中草药不会中毒的错误观念，严格掌握常用药物的性能和应用剂量，避免滥用。用药前，应向患者说明服用该用的注意事项。

（二）外用法

外用法是指将药物直接作用于体表某部位，以达到治疗目的的一种治疗方法。主要通过皮肤、黏膜、吸收发挥疗效。常用的有药膏、熏洗、掺药、吹药、汀剂等。

1. 药膏的用法与护理

药膏是以药粉与饴糖、蜂蜜、植物油、凡士林、鲜药汁、酒、醋、水等赋形剂调和而成的厚糊状软膏。其具有消瘀止痛、舒筋活血、接骨续筋、温经通络、清热解毒的功效。

（1）应用范围：用于痈肿疮疡和跌打损伤所致的淤血、肿胀，疼痛等。

（2）操作及护理方法：清洁局部皮肤后，将药膏涂在大小适宜、折叠为4~6层的桑皮纸或纱布上，敷于患处后包扎，关节部位采用"8"字形或螺旋形包扎。一般2~3天换药1次。

2. 掺药的用法与护理

掺药疗法，是将药物制成极细粉末，撒于创面局部，已达到去腐生新、清热止痛、生肌收口、定痛止血、促进创面愈合的目的。

（1）适用范围：用于疮疡创面、皮肤溃烂或湿疹、口腔黏膜炎症或溃疡等。

（2）操作及护理方法：清洁创面后，将药粉均匀撒布于创面上，用消毒纱布或油膏纱布覆盖，一般1~2天换药一次。使用去腐拔毒药物时，有时会刺激创面，引起疼痛，护理人员应告知患者，以便取得合作。

3. 吹药的用法与护理

吹药疗法，是将药物研成极细粉末，利用细竹管等特殊吹药器具将药物喷撒于病灶的一种给药方法。

（1）适用范围：主要用于掺药法难于达到部位的疾患，如咽喉、口腔、耳鼻等处的炎症、溃疡等。

（2）操作及护理方法：按医嘱准备好药末和喷药管。吹口腔、咽喉时，嘱患者洗漱口腔后，端坐于靠背椅上，头向后仰，张口屏气，用压舌板压住舌根，明确部位，手持吹药器，将适量药物均匀吹入患处。吹药完毕后，让患者闭口，半小时内禁饮禁食。向咽喉部吹药时，应注意气流压力不可过大过猛，以防药末直接吹入气管引起呛咳。对于小儿禁用玻璃管作为吹药工具，以防其咬碎损伤口腔。吹耳鼻时，先拭净鼻腔和耳道，观察好病变部位，用吹药器将药末吹至患处。

4. 酊剂的用法与护理

酊剂，是将药材用乙醇提取或溶解而成的澄清液体制剂。

（1）适用范围：用于疮疡未溃及多种皮肤疾病。

（2）操作及护理方法：直接涂抹于患处使用，溃疡破溃或皮肤有糜烂者禁用。

5. 鲜药捣敷法的用法与护理

鲜药捣敷疗法，是将某些具有药物作用的新鲜植物洗净、捣碎，直接敷于患处，利用植物药汁中的有效成分达到清热解毒、消肿止痛、收敛止血等目的。是一种简便的外用药物疗法，价格便宜，疗效确切。常用的鲜药有蒲公英、紫花地丁、仙人掌、马齿苋、七叶一枝花、野菊花等，用时可将鲜药直接捣烂外敷患处或煎水洗涤患处。

（1）适用范围：用于局部红肿热痛、创伤表面浅表出血、皮肤瘙痒及虫蛇咬伤等。

（2）操作及护理方法：将鲜药洗净，放入容器内捣碎直接敷于患处，也可给予固定包扎。使用时应注意清洁局部皮肤，防止感染。

（三）其他用药法

中药用法方法除了常用的内服和外服法外，尚有其他一些用药方法，如中药超声雾化吸入、中药离子导入法、中药保留灌肠等方法，均在临床广为运用，并取得了较好的疗效。

五、五行音乐疗法

(一) 概念

传统五行音乐疗法就是根据中医传统的阴阳五行理论和五音对应，以宫、商、角、徵、羽这五音表现为基础，用五调式来分类，在中医五音脏腑相关理论指导下，施加心身干预，从而达到促进人体脏腑功能和气血循环的正常协调。

五音与人体的五脏有着密切的对应关系，如《黄帝内经》中所说："天有五音，人有五脏；天有六律，人有六腑""肝属木，在音为角，在志为怒；心属火，在音为徵，在志为喜；脾属土，在音为宫，在志为思；肺属金，在音为商，在志为忧；肾属水，在音为羽，在志为恐"。

(二) 五行五音模式

《史记》记载："故音乐者所以动荡血脉，通流精神而和正心也。"认为五行音乐能影响人体气机运化，阴平阳秘，达到调理气机，使体内气机动态平衡，从而改善人体的健康状况。

1. 木乐

以角调为基本，风格悠扬，生机勃勃，生机盎然的旋律，曲调亲切爽朗，舒畅调达，具有"木"之特性，角音入肝，对中医肝功能系统的作用比较明显。

2. 火乐

以徵调为基本，旋律热烈欢快、活泼轻松，构成层次分明、情绪欢畅的感染气氛，具有"火"之特性，徵音入心，对中医心功能系统的作用比较明显。

3. 土乐

以宫调为基本，风格悠扬沉静、淳厚庄重，给人有如"土"般宽厚结实的感觉，根据五音通五脏的理论，宫音入脾，对中医脾胃功能系统的作用比较明显。

4. 金乐

以商调为基本，风格高亢悲壮、铿锵雄伟，肃劲嘹亮，具有"金"之特性，根据五音通五脏的理论，商音入肺，对中医肺功能系统的作用比较明显。

5. 水乐

以羽调为基本，风格清纯，凄切哀怨，苍凉柔润，如天垂品幕，行云流水，具有"水"之特性，羽音入肾，对中医肾功能系统的作用比较明显。

(三) 五行五音具体临床应用

见表4-1。

表4-1 五行五音具体临床应用

属性	曲目	调式	功效	适应证
肝属木，在音为角，在志为怒	玄天暖风	阳韵	补益肝气、散寒解郁	眩晕耳鸣、夜寐多梦、肢体麻木
	碧叶烟云	阴韵	清肝泻火、平肝潜阳	头晕胀痛、烦躁易怒、面红目赤、失眠多梦
心属火，在音为徵，在志为喜	荷花映日	阳韵	补益心阳、安心养神	心悸不安、胸闷气短、失眠多梦
	雨后彩虹	阴韵	清心降火、安神定志	心胸烦热、面红口渴

续表 4 - 1

属性	曲目	调式	功效	适应证
脾属土，在音为宫，在志为思	黄庭骄阳	阳韵	温中健脾、升阳益气	食少腹胀、神疲忧郁。腹泻、脏器下垂
	玉液还丹	阴韵	清火和胃、清积导滞	胃脘胀痛、内火郁积
肺属金，在音为商，在志为忧	晚霞钟鼓	阳韵	补益肺气、宽胸固表	喘咳无力、自汗怕风
	秋风清露	阴韵	滋阴清热、润肺生津	干咳少痰、身心烦热
肾属水，在音为羽，在志为恐	伏阳朗照	阳韵	温补肾阳、固精益气	腰膝酸软、畏寒肢冷。滑精阳痿、宫寒带下
	冰雪寒天	阴韵	清心降火、滋肾定志	心烦意乱、眩晕耳鸣、梦遗闭经

思考题

1. 试述艾灸的临床应用及注意事项。
2. 试述五行音乐在临床的应用。

（马素慧　彭丽丽）

第五章 常用康复护理技术

学习目标

识记：

1.能概述体位摆放、以体位转换、呼吸功能与排痰训练、吞咽障碍护理技术、神经源性膀胱康复护理技术、肠道康复护理技术及日常生活活动能力训练技术的目的、适应证与禁忌证。

2.能简述体位摆放、体位转换、呼吸功能与排痰训练、吞咽障碍护理技术、神经源性膀胱指导训练技术及肠道康复护理技术操作注意事项。

3.能简述吞咽障碍患者常见的并发症及其预防和护理措施。

理解：

1.能针对不同部位的烧伤患者选择合适的抗挛缩体位。

2.能针对患者的吞咽问题选择合适的代偿吞咽的方法。

3.能针对患者不同的心理问题选择合适的心理护理措施。

4.能针对患者的日常生活需求对家居环境进行改造指导。

运用：

1.根据脑损伤和脊髓损伤患者的病情为患者进行正确的体位摆放及转移指导训练。

2.根据患者病情选择合适的呼吸功能训练与排痰的方法。

3.能熟练运用间歇管饲技术和间歇导尿术。

4.能针对神经源性膀胱患者不同的排尿问题制定个体化膀胱训练的方法。

5.能针对患者不同的排便问题制定个体化肠道康复护理方法。

6.根据患者的病情及日常活动能力的评估结果选择合适的日常生活活动能力的训练方法。

第一节 体位摆放

一、概述

1.定义

体位是指人的身体的位置，临床一般所指的体位是根据治疗、护理和康复的需要而采取的能保持的身体姿势和位置。在康复护理中，为了预防或减轻挛缩和畸形的出现，护士应根据疾病恢复的特点，协助并指导患者摆放正确、舒适的体位，以防止后期出现并发症和继发性损害。

2. 分类

体位摆放包括良肢位、功能位、抗挛缩体位。

（1）良肢位：指躯体、四肢的良好体位，具有防畸形，减轻症状，使躯干和肢体保持在功能状态的作用。

（2）功能位：指当肌肉、关节功能不能或尚未恢复时，必须使肢体处于发挥最佳功能活动的体位。

（3）抗挛缩体位：指烧伤患者应保持的正确体位，即应与烧伤部位软组织收缩方向相反的体位，这种体位有助于预防挛缩。

3. 目的

预防或减轻痉挛和畸形的出现；保持躯干和肢体功能状态；预防并发症及继发性损害的发生。

4. 适应证与禁忌证

（1）适应证：因发育障碍、疾病或创伤而导致躯体功能障碍患者，骨科疾病术后功能位，烧伤后抗挛缩体位。

（2）禁忌证：严重痴呆不能配合患者；疾病危重期血流动力学不稳定患者。

二、康复护理措施

（一）脑损伤患者良肢位摆放

脑损伤患者早期实施良肢位的摆放可有效抑制痉挛、预防肩关节半脱位、防止骨盆后倾和髋关节外旋、早期诱发分离运动等，为后期的康复打下良好基础。大部分脑损伤患者的患侧上肢以屈肌痉挛占优势，患侧下肢以伸肌痉挛占优势。脑损伤患者良肢位摆放包括患侧卧位、健侧卧位、仰卧位、床上坐位、轮椅上坐位等。

1. 患侧卧位

患侧卧位（图5-1）　即患侧肢体在下，健侧肢体在上的侧卧位。该体位可伸展患侧肢体、减轻和缓解痉挛，使瘫痪关节韧带受到一定压力，促进本体感觉的输入，同时利于健侧肢体自由活动。操作方法：①患者头部给予合适高度的软枕，头部固定保持中立位；②躯干稍向后旋转，患侧肩胛骨内侧缘不离开床面，后背用枕头支撑；③患臂前伸，将患肩向前平伸以避免受压和后缩，与躯干呈90°，前臂外旋，使腕被动地背伸；④手指伸展，掌心向上，手中不放置任东西，以免诱发抓握反射而强化患侧手的屈肌痉挛；⑤患侧髋关节伸直，膝关节略为屈曲，必要时佩戴矫形支具；⑥健侧上肢应放在身上或软枕上，避免放在身前，以免因带动整个躯干向前而引起患侧肩胛骨后缩；⑦健侧下肢应充分屈髋屈膝，腿下放一软枕支撑。

2. 健侧卧位

健侧卧位（图5-2）　即健侧肢体在下方，患侧肢体在上方的侧卧位。此体位避免了患侧肩关节的直接受压，减少了患侧肩关节的损伤，但是限制了健侧肢体的主动活动。操作方法：①患者头部给予合适高度的软枕，保证患者感到舒适并保持颈椎向患侧侧屈；②胸前放一软枕，直至患侧腋窝，高度与双肩同宽，患肩充分前伸，与躯干呈100°；③患侧肘关节伸展，腕、指关节伸展放在枕上，掌心向下；④患侧髋关节和膝关节尽量前屈90°，置于体前另一软枕上，注意患侧踝关节不能内翻悬在软枕边缘，以防造成足内翻下垂，必要时佩戴矫形支具;⑤健侧肢体自然放置。

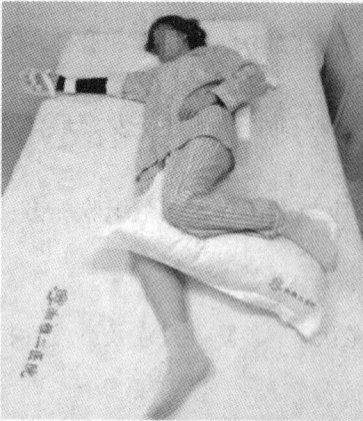

图 5 - 1 患侧卧位

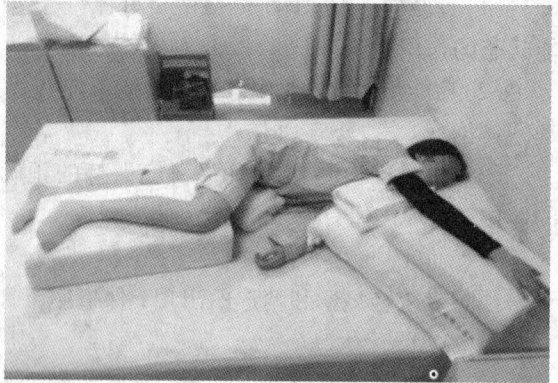

图 5 - 2 健侧卧位

3. 仰卧位

仰卧位(图 5 - 3) 即面部朝上的卧位。操作方法:①患者头部给予合适高度的软枕,颈部保持中立位;软枕不宜太高,以防因屈颈而强化患者的痉挛模式。②患侧肩下垫一软枕,使肩部上抬前挺,以防肩胛骨向后挛缩。③患侧上臂外旋稍外展,与躯干呈30°,肘、腕关节伸直,掌心朝上,手指伸直并分开,必要时佩戴矫形支具,整个患侧上肢放置于枕头上。④患侧臀部放一薄枕,防止下肢外展、外旋。⑤膝下垫一毛巾卷,保持膝伸展微屈曲。⑥避免任何用物压在患足上,足底不放置任何物品,以防止增加不必要的伸肌模式的反射活动,必要时佩戴矫形支具。

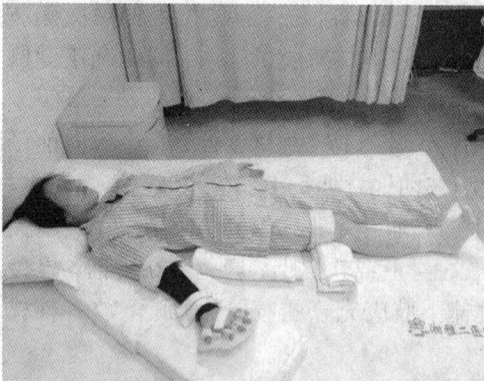

图 5 - 3 仰卧位

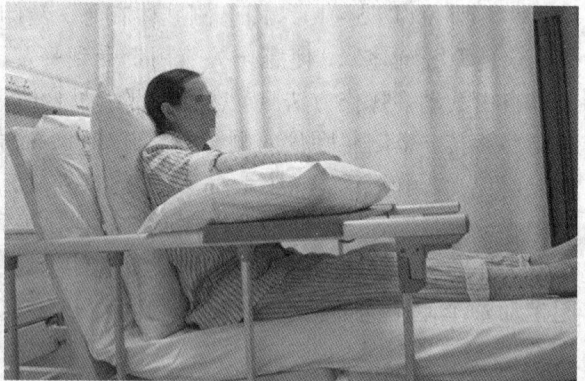

图 5 - 4 床上坐位

4. 床上坐位

当病情允许,应鼓励患者尽早在床上坐起。但是床上坐位(图 5 - 4)难以使患者躯干保持端正,容易出现半卧位姿势,助长躯干的屈曲,激化下肢的伸肌痉挛。因此在无支撑情况下应尽量避免这种体位。操作方法:①患者背后给予多个软枕垫实,使脊柱伸展,达到直立坐位的姿势，头部无须支持固定，以利于患者主动控制头的活动。②将薄枕垫在瘫痪侧大腿外下方，以使下肢外展、外旋。膝下垫毛巾卷，保持膝关节微屈。③在患者前方放置桌子，将双上肢放于桌上，对抗躯干前屈。

5.轮椅上坐位

选择合适的轮椅，达到和保持直立坐姿，只要患者一般情况允许，应尽量从床上移到轮椅上。操作方法：①取该坐位时，帮助患者保持上半身竖直的坐位，体重平均分布在两侧臀部，背后可放置软枕或折叠好的浴巾以促进躯干伸展；②患侧髋、膝、踝关节尽量保持90°，无内收或外展、外旋；③患侧前臂旋后放在轮椅桌上。

（二）脊髓损伤患者体位摆放（主要是颈髓损伤患者）

1.仰卧位

操作方法：①患者头下、两肩下垫软枕，使肩上抬前伸位，避免后缩，头两侧固定。②肩胛、上肢、髋、膝、踝下垫枕。③伸肘，腕背伸约30°~40°，手指稍屈曲，拇指对掌。④踝背屈至中立位。

2.侧卧位

操作方法：①在胸壁和双上肢之间放一个枕头。②下方上肢的肩关节拉出以避免受压和后缩，臂前伸，前臂旋后。③上方上肢的肩前屈，稍屈肘，前臂旋前。④腕背伸约30°~40°，手指稍屈曲，拇指对掌。⑤双下肢稍屈髋、屈膝。踝背屈，脚趾伸展。⑥背后用长枕靠住，以保持侧卧位。

（三）骨关节疾病患者功能位摆放

骨关节疾病患者功能位摆放有利于肢体恢复日常生活活动，例如：梳洗、进食、行走等。在临床上，常采用绷带、石膏、矫形支具、系列夹板等将肢体定于功能位。

1.上肢功能位

操作方法：①肩关节屈曲45°，外展60°（无内、外旋）；②肘关节屈曲90°；③前臂中间位（无旋前或旋后）；④腕关节背伸30°~45°并稍内收（即稍尺侧屈）；⑤各掌指关节和指间关节稍屈曲，由示指至小指屈曲度有规律地递增；⑥拇指在对掌中间位（即在掌平面前方，其掌指关节轻微屈曲）。

2.下肢功能位

操作方法：下肢髋伸直，无内、外旋，膝稍屈曲20°~30°，踝处于90°中间位。

3.烧伤患者抗挛缩体位摆放

在烧伤急性期，正确体位摆放可减轻水肿，维持关节活动范围，防止挛缩和畸形，以及使受损伤的功能获得代偿。烧伤患者常采取屈曲和内收的舒适体位，极易导致肢体挛缩畸形。抗挛缩体位原则上取伸展和外展位，但不同的烧伤部位体位摆放也有差异，也可使用矫形器协助。烧伤患者身体各部位抗挛缩体位见表5-1。

表5-1　烧伤患者的抗挛缩体位

烧伤部位	可能出现的畸形	抗挛缩体位
头面部	眼睑外翻，小口畸形	戴面具，使用开口器
颈前部	屈曲挛缩	去枕，头部充分后仰

续表 5 – 1

烧伤部位	可能出现的畸形	抗挛缩体位
肩	上提、后撤、内收、内旋	肩关节外展 90°~100°并外旋
肘	屈曲并前臂旋前	肘关节处于伸展位
手背部	MP 过伸,PIP 和 DIP 屈曲,拇指 IP 屈曲并内收,掌弓变平(鹰爪)	腕关节背伸 20°~30°,MP 屈曲 90°,PIP 和 DIP 均为 0°,拇指外展及对掌位
手掌部	PIP 和 DIP 屈曲,拇指 IP 屈曲并内收	MP、PIP 和 DIP 均为 0°,拇指外展,腕背伸 20°~30°
脊柱	脊柱侧凸,脊柱后凸	保持脊柱成一条直线,以预防脊柱侧弯,尤其是身体一侧烧伤者
髋	屈曲、内收	髋关节中立伸展位:如大腿内侧烧伤则髋关节外展 15°~30°
膝	屈曲	膝关节伸直位
踝	足趾屈曲并内翻	踝关节背屈 90°位,防止跟腱挛缩

注:①DIP:远端指间关节;PIP 近端指间关节;MP:掌指关节;IP:指间关节

(四)注意事项

1. 脊髓损伤患者

(1)长时间仰卧位和大、小便刺激是压力性损伤的高风险因素。要 1~2 小时变换一次体位,保持床单位平整、干燥,做好大小便失禁护理。

(2)侧卧位时采取轴线翻身护理技术,3 人同步轴线翻身;尽量使头部和脊椎保持正常对线,背后用长枕靠住,保持侧卧位,避免脊柱扭曲。

2. 脑损伤患者

(1)仰卧位时足不能保持中立位会导致足下垂,所以仰卧位时足需将足摆成中立位,在床尾放一支被架,把被子支撑起来,避免被子压在足上,或者穿上矫形器预防足下垂。

(2)患侧卧位时肩关节姿势不当会导致肩关节脱位、肩手综合征,所以取患侧卧位时,需将患肩轻轻向前拉出,避免受压和后缩。患侧腕及手指充分打开放松,不建议在手中抓握物品。

(3)给予患侧手及踝足充分的支持,避免处于悬空位,使之处于非抗重力位。

(4)良肢位中,患侧卧位是所有体位中最重要体位,可以增加患侧的感觉刺激,促进本体感觉输入,对抗患侧肢体痉挛,利于健侧手的活动;仰卧位应尽可能少用,以免引起异常反射活动;所有时间都应该避免半卧位,它会强化痉挛模式。

(5)患者良肢位摆放训练时,室内温度适宜,因温度太低可使肌张力增高。需 1~2 小时变换一次体位,以维持良好血液循环。

三、康复教育

(1)指导患者及家属根据康复治疗和病情允许,选择合适的体位摆放、间隔时间。

(2)在操作前向患者说明目的和要求,以取得配合。

（3）指导患者及家属注意安全，避免碰伤、跌倒。

知识拓展

肩手综合征的临床表现

　　肩手综合征的临床表现包括肩和手两部分。其病程分三个阶段：

　　第一阶段：为3~6个月。患者在上肢受伤或疾病之后，肩发生烧灼性不适感，继之手和手指出现肿胀、疼痛。有时，仅有手的症状而肩并无改变。上肢多呈下垂位，随病情发展肩运动范围渐减小、屈指受限疼痛、手及手指被动运动疼痛。手和腕骨骨质疏松。

　　第二阶段：持续时间3~6个月。肩关节无痛性固定，手和手指肿胀减轻，指痛加剧，手指运动进一步受限。手和手指皮肤变光滑，显示神经营养不良。掌筋膜可挛缩增厚，很像Dupuytren's挛缩。本病的特点是沿神经分布和损伤区域的剧烈压痛。患者手肿胀、感觉障碍、上肢烧灼感、僵硬、出汗、寒凉或发热。

　　第三阶段：为病程一年以后。患者上肢功能丧失，肩、手强硬畸形。皮肤萎缩挛薄。肩、手无疼痛。手畸形的出现取决于手内在肌的改变、手屈伸肌的改变。

《中国康复理论与实践》

思考题

　　患者张某，男性，68岁，既往有高血压、高血脂、糖尿病病史。目前患者患脑梗死伴右侧偏瘫3天，查体：神志清，生命体征稳定，右侧上下肢肌张力降低，Brunnstrom分级上肢Ⅱ期，手Ⅰ期，下肢Ⅱ期，不能自主翻身及体位移动。

　　请思考：

　　1.临床早期康复护理介入，宜采取什么体位？

　　2.如何做好偏瘫患者抗痉挛健、患侧体位摆放？

　　3.在操作过程中如何指导患者及照顾者主动配合并掌握基本体位正确姿势？

第二节　体位转换

一、概述

1.定义

　　体位转换是指人体从一种姿势转移到另一种姿势的过程，包括床上移动、从卧位到坐位、从坐位到立位、从床到椅、从轮椅到卫生间的各种转移方法，是提高患者自身或在他人的辅助下完成体位转移能力的锻炼方法。根据患者的用力程度可分为：主动转移、辅助转移和被动转移。

2.目的

　　定时协助更换体位，使肢体的伸肌和屈肌张力达到平衡，预防压疮、坠积性肺炎、肌肉痉挛等并发症的发生；进行体位转移训练还能协助瘫痪患者能够独立地完成各项日常生活活动，从而提高其生活质量。

3.适应证与禁忌证

（1）适应证：因各种原因长期卧床的患者；脊髓损伤、脑血管意外、脑外伤、小儿麻痹后遗症等运动神经元损伤后，肢体部分或完全瘫痪，完成转移动作相关的主要关键肌肌力达到2级或者3级的患者。

（2）禁忌证：生命体征不稳定的患者；关键肌肌力不足的患者。

二、康复护理措施

（一）脑损伤患者体位转换训练

1.床上翻身

包括向患侧翻身和向健侧翻身。

（1）向患侧翻身

1）主动向患侧翻身（图5-5）：患者仰卧，患侧上肢放于胸前、健侧下肢屈曲，健上肢拉住患侧床栏，翻向患侧。

2）辅助下向患侧翻身：方法同上，向患侧翻身相对向健侧翻身容易，但应注意避免患侧肩部受损。

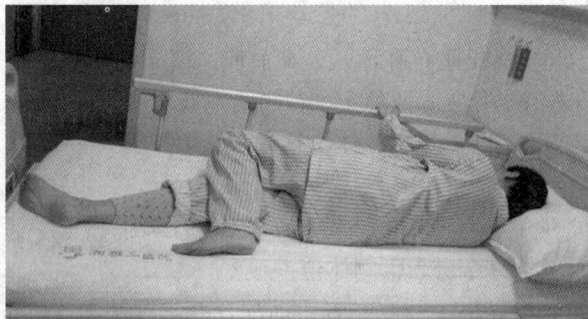

图5-5 主动向患侧翻身

（2）向健侧翻身

1）主动向健侧翻身（图5-6）：患者仰卧，双上肢Bobath握手（即双手交叉相握，患手拇指置于健手拇指上方）伸肘，肩上举约90°，健足置于患足下方。健上肢带动患上肢先摆向健侧，再反方向摆向患侧，以利用躯干的旋转和上肢摆动的惯性向健侧翻身。

2）辅助下向健侧翻身：仰卧位，指导患者健手将患手置于胸前，健侧腿插入患侧腿下方。护士在患侧控制患者肩胛骨、骨盆，辅助患者翻至健侧。

2.床上移动

包括横向移动和纵向移动。

（1）床上横向移动

1）向健侧横向移动（图5-7）：患者仰卧位，健足置于患足下方，利用健下肢将患下肢抬起向健侧移动，用健足和肩支起臀部，同时将臀部移向健侧，臀部侧方移动完毕后，再将肩、

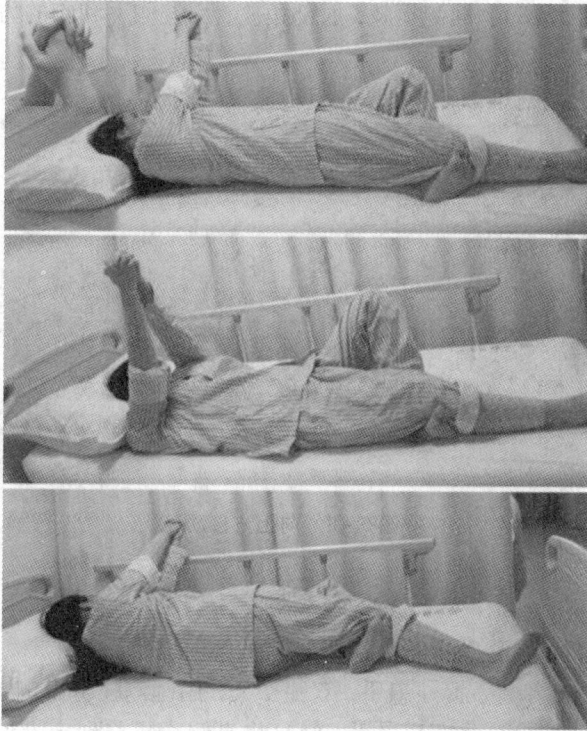

图 5-6　主动向健侧翻身

头向健侧移动。

2）向患侧横向移动：按上述要领进行，但需要护士辅助抬起和移动臀部。

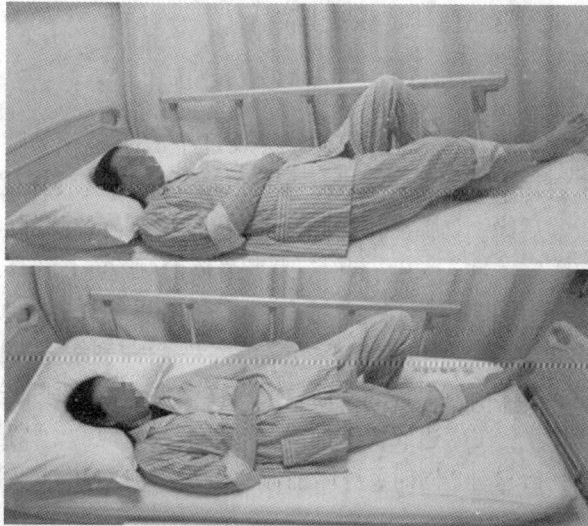

图 5-7　向健侧横向移动

（2）床上纵向移动

1）向上方移动（图5-8）：健侧立膝，肘部稍屈；用健侧手和脚的力量使身体向上方移动（可握床栏杆）。

2）向下方移动：比较困难，需要护士抬起并移动臀部。

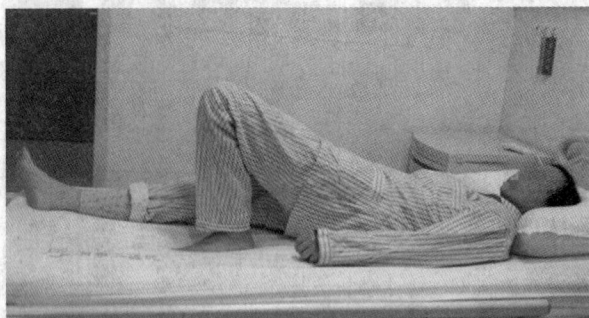

图5-8　向上方移动

3. 卧位-坐位转换

患者掌握了床上翻身及移动技术后即要开始坐起训练。

（1）独立坐起：①患者健手握住患手，双腿交叉，用健侧腿将患侧下肢放至床边，同时颈部前屈，身体转向健侧；②健手松开患手，健足将患侧小腿移到床沿外，使双侧小腿都离开床面；③健侧肘于体侧撑起身体，抬头；④肘伸直坐起至床边坐位；⑤调整坐位姿势，患手放在大腿上，足与地面接触。从健侧翻身坐起较容易，患者常可独立完成。

（2）辅助下坐起：侧卧位，患者自主完成两膝屈曲，护士协助患者将双腿放于床边，然后一手托住患者下方的腋下或肩部，另一手按着患者位于上方的骨盆或两膝后方，嘱患者向上侧屈头部的同时，以骨盆为枢纽使其转移成坐位。

4. 坐位-站立位转换

包括辅助站起和独立站起。

（1）辅助站起：①患者坐在床或椅子前缘，双足平放于地面，膝位于足尖上方（屈膝＞90°）；②护士面向患者站立，将患侧上肢放在自己肩上或用上肢托住，一手放在患侧肩胛骨处，一手放在健侧骨盆后缘，双膝夹住患膝两侧（或是将自己的膝部放在患膝内侧，足放在患足外侧，从内外方向固定下肢）；③站起时，患者身体前倾，重心转移双膝之间，双足不动，护士双手向前、向上引导，同时发出口令"起来"，顺势将患者托起；④站起后，用自己的膝部稍顶住患者膝部，防止"打软"；⑤调整好站立位姿势，保持抬头、挺胸、体重均匀分布在双侧下肢上；⑥坐下时，身体前倾，臀部向后，缓慢移动重心，直到完全坐下。

（2）独立站起：①患者坐在床边或椅子前缘，双足平放于地面，膝位于足尖上方，双手交叉相握，上肢向前、向上抬起；②同时，身体前倾，当双肩向前超过双膝位置时，立即抬臀，伸展膝关节，站起。

5. 床-轮椅间转移

包括从床到轮椅的转移和从轮椅到床的转移。

（1）从床到轮椅的转移（图5-9）：患者坐于床缘，轮椅置于患者健侧，与床成呈30°~

45°夹角，关刹车，若轮椅扶手可拆卸，卸下近床侧扶手，抬起脚踏板。患足位于健足稍后方，健手支撑于轮椅远侧扶手，患者向前倾斜躯干，抬起臀部，以健侧下肢为支点旋转身体，直至患者背靠轮椅。

（2）从轮椅到床的转移（图5-10）：轮椅斜向床边，以健侧临近床缘，制动，若轮椅扶手可拆卸，卸下近床侧扶手，抬起脚踏板。健手支撑站起，再用健手扶床，边转身边坐下。

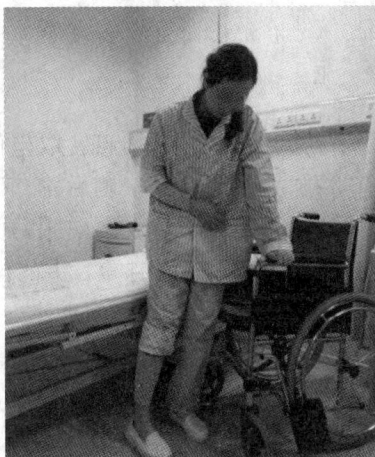

图5-9　从床到轮椅的转移

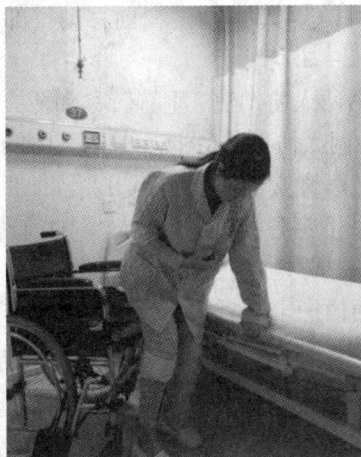

图5-10　从轮椅到床的转移

（二）脊髓损伤患者体位转换训练

1. 翻身训练

颈髓损伤患者独立翻身困难，需辅助翻身。

（1）全辅助下翻身法（急性期）：①将床单卷起，置于患者体侧，一人固定住患者头部；②听号令一起将患者移向床的一侧，将翻身侧上肢外展；③听号令一起将患者翻向另一侧（注意保护脊柱不发生旋转），在背后、头、双上肢、下肢间垫上枕头。

（2）独立翻身法：①双上肢向身体两侧用力摆动；②头转向翻身侧，同时双上肢用力甩向翻身侧，带动躯干旋转而翻身；③位于上方的上肢用力前伸，完成翻身动作。

（3）利用布袋进行翻身：①将布带系于床栏或床架上，腕部系住带子；②用力屈肘带动身体旋转，同时将另一侧上肢摆向翻身侧；③松开带子，位于上方的上肢前伸，完成翻身。

2. 卧位-坐位转换

（1）四肢瘫患者从侧卧位坐起：①翻身至侧卧位，移动上身靠近下肢；②利用上方上肢勾住膝关节的同时下方肘关节用力支撑于床面，使其身体重心向上方移动，下方上肢完全伸展；③进一步支撑床面，从而完成由侧卧位至双手支撑的长坐位。

（2）脊髓损伤从仰卧位坐起（适用于C_7以下的脊髓损伤的患者）：①头和上半身用力转向身体两侧，将双肘放到身后支撑上身，头和上半身反复转动；②继续将头和上半身旋转，将两肘伸直至长坐位。

（3）截瘫患者的坐起：①双上肢同时用力向一侧摆动，躯干转向一侧；②一只手和对侧肘支撑床面，伸展肘关节；③支撑移动至长坐位。

3.床上移动

包括横向移动和纵向移动,都必须在坐位平衡下完成。

(1)横向移动:①双手先放在髋部两侧,右手紧靠身体,左手距身体约30 cm,伸肘,前臂旋后或中立位;②身体前倾,双手支撑抬起臀部,头和肩同时向右转动,使左上身前倾,头位于膝的上方;③双手支撑抬起臀部后,头和上肢进一步向前,右肩向后,向左移动骨盆。

(2)纵向移动:①双下肢保持外旋位,膝放松;②双手放在髋部前方,靠近身体,伸肘,前臂旋后;③移动前倾,向前移动臀部。

4.床-轮椅转移

包括两人协助法、垂直转移和侧方转移。

(1)两人协助法(图5-11):①轮椅刹车固定于床边,与床呈20°角;②患者取坐位,躯干前倾,两臂交叉于肋下;③一位护士站立在患者身后,两腿夹住轮椅的一侧后轮,双手从患者的腋下穿过,抓住患者交叉的前臂,并夹紧其胸廓下部;④另一位护士面向床,双脚前后站立,双臂托住患者的下肢,一手放在大腿部,一手放在小腿部,患者越重,手的位置越高;⑤两位护士同时重心后移,抬起患者,再退一步将患者放在轮椅上。

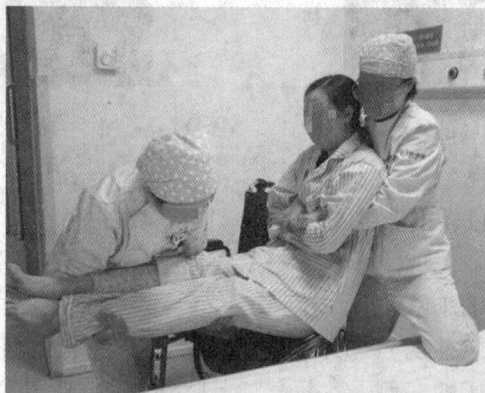

图5-11 两人协助法

(2)垂直转移:①轮椅和床成直角,关刹车;②患者坐在床上,背向轮椅,以双手在床上做支撑动作,慢慢将臀部移向床边;③用双手握住轮椅扶手的中央,用力撑起上身,使臀部落在轮椅上;④打开刹车,挪动轮椅直到足跟移到床边;⑤关刹车,把脚放在踏板上。

(3)侧方转移:①轮椅与床平行,关刹车,卸去靠床侧的扶手;②患者取床边坐位,利用支撑动作把臀部抬高移向轮椅;③最后把脚放在脚踏板上。

(三)注意事项

1.脊髓损伤患者轴线翻身

(1)保持脊柱平直:翻转患者时,责任护士为发口令者,其他护士协助,听口令多人一起用力,协调一致,以保持脊柱平直,维持脊柱的生理弯曲,避免由于躯干扭曲,加重脊柱骨折、脊髓损伤和关节脱位。

(2)翻转角度不可超过60°,避免由于脊柱负重增大而引起关节突骨折。

(3)患者有颈椎损伤时,勿扭曲或者旋转患者头部,以免加重神经损伤引起呼吸肌麻痹而死亡。

（4）脊椎术后，选择床垫要硬实，使患者平卧时能保持脊椎正确的生理曲线，保持手术部位的固定，不弯曲、不扭转，如胸腰椎手术患者翻身时，手扶患者肩部和髋部同时翻动，切不可上下分别翻转。侧卧时，要用枕头全背部顶住，避免上下身的卧位不一致，造成脊柱扭转。

2.体位转移

（1）转移中，应做到动作协调轻稳，不可拖拉，注意患者安全，并鼓励患者尽可能发挥自己的残存能力，同时给予必要的指导和协助，每次协助仅给予最小的帮助，并逐渐减少辅助量，最终使患者独立完成，并向患者分步解释动作顺序及要求，以获得患者主动配合。

（2）互相转移时，两个平面之间的高度尽可能相等，两个平面应尽可能靠近，两个平面的物体应稳定：如轮椅转移时必须先制动，椅子转移时应在最稳定的位置。

（3）偏瘫患者坐－立转移、床－椅转移过程中协助者站于患者正面或患侧，保护患肢，协助者用双扶持患者的患膝，防止患膝"打软"。

（4）转移前，帮助或指导患者穿着合适的鞋、袜和裤子，以防跌倒。转移后，注意保持患者体位的正确、稳定、舒适和安全。

（5）尽量让患者独立完成体位转移，被动转移应作为最后选择的转移方法。肢体功能障碍较重和认知障碍患者，不要勉强进行独立转移活动。

（6）转移频繁或转移距离过远，难以依靠个人的帮助完成时，选择合适的转移工具。观察患者的主观反应。

三、康复教育

（1）指导患者及家属根据康复治疗和病情允许，选择合适的体位摆放、转换方法和间隔时间。

（2）在操作前向患者说明目的和要求，以取得配合。

（3）指导患者及家属注意安全，避免碰伤、跌倒。

思考题

患者李某，女性，71岁，既往有高血压、高血脂、糖尿病病史。目前患者患脑梗死伴右侧偏瘫3天，查体：神志清，生命体征稳定，右侧上、下肢肌张力降低，Brunnstrom分级上肢Ⅱ期，手Ⅰ期，下肢Ⅱ期，不能自主翻身及体位移动。

请思考：

如何指导患者进行床上体位移动？

第三节 呼吸功能与排痰训练

一、概述

(一)呼吸功能训练

1. 定义

呼吸功能训练是指保证呼吸道通畅、提高呼吸肌功能、促进排痰和痰液引流、改善肺和支气管组织血液代谢、加强气体交换效率的训练方法。包括放松训练、腹式呼吸训练、缩唇呼吸训练、抗阻呼气训练、局部呼吸、呼吸肌训练、胸腔松动练习等。

2. 目的

尽可能恢复有效的腹式呼吸,改善呼吸功能。清除气道内分泌物,减少气道刺激因素,保持呼吸道卫生。采取多种措施,防治并发症。提高患者心功能和全身体能,尽可能恢复活动能力,重返社会。

3. 适应证与禁忌证

(1)适应证:①慢性阻塞性肺疾病,主要为慢性支气管炎和肺气肿;②慢性限制性肺疾病,包括胸膜炎后、胸部手术后;③慢性肺实质疾病,如肺结核肺尘埃沉着病(尘肺)等;④哮喘及其他慢性呼吸系统疾病伴呼吸功能障碍;⑤中枢神经系统损伤后肌无力,如高位脊柱损伤、急性或慢性进行性肌肉病变或神经病变;⑥严重骨骼畸形,如脊柱侧弯。

(2)禁忌证:①临床病情不稳定、感染尚未被控制者;②呼吸衰竭者;③呼吸功能训练可导致患者病情恶化者也不宜进行训练。

(二)排痰技术

排痰技术又称为气道分泌物去除术,具有促进呼吸道分泌物的排出,维持呼吸道通畅,减少反复感染的作用。排痰技术主要包括有效咳嗽训练、辅助咳嗽技术、体位引流等方法。

二、康复护理评估

评估患者呼吸形态、节律、潮气量等。

三、康复护理措施

(一)呼吸功能训练

1. 腹式呼吸

又称膈肌呼吸,指强调膈肌呼吸为主的方法,以改善异常呼吸模式,提高膈肌的收缩能力和收缩效率,使患者的胸式呼吸变为腹式呼吸。用于慢支肺气肿或阻塞性肺疾病患者。

(1)目的:肺通气量随着横隔活动增加而增加,提高了动脉血氧饱和度。膈肌活动时耗氧少,减少了辅助呼吸肌不必要的运动,提高呼吸频率,缓解呼吸困难。防止气道过早压闭,减少功能残气量。另外,膈肌呼吸在体外引流时有助于排除肺内分泌物。

(2)体位:患者取卧位或坐位(前倾依靠位),也可采用前倾站位,即自由站立、两手互握置于身后并稍向下拉以固定肩带,同时身体稍前倾以放松腹肌;或身体稍前倾,两手支撑在桌面。让患者正常呼吸,尽量放松身体。

（3）训练方法：①呼吸时腹部放松，先闭口用鼻缓慢地深吸气，患者的肩部及胸廓保持平静，此时只有腹部隆起，膈肌尽量下移；②吸气至不能再吸时稍屏息 2 ~ 3 秒（熟练后可适当逐渐延长至 5 ~ 10 秒）；③缩唇缓慢呼气，腹部尽量回收，缓慢吹气达 4 ~ 6 秒。

卧位吸气时可用双手置于腹部，随吸气双手随腹部膨隆而向外扩张；呼气时腹部塌陷，同时双手逐渐向腹部内上加压，促进横膈上移。也可将两手置于肋弓，在呼气时向腹部内下加压以缩小胸廓，促进气体排出。此外，还可以采用抬臀呼气法，即采用仰卧位，两足置于床架上，呼气时抬高臀部，利用腹内脏器的重量将膈肌向胸腔推压，迫使横膈上抬；吸气时还原，以增加潮气量。重复上述动作 3 ~ 4 次后休息，不要让患者换气过度。呼吸要深而缓，要求呼气时间是吸气时间的 2 ~ 3 倍。深呼吸训练的频率每分钟为 8 ~ 10 次，持续 3 ~ 5 分钟，每日数次，熟练后增加训练次数和时间。

2. 抗阻呼气训练

抗阻呼气训练是指在呼气时施加阻力的训练方法，用于慢性支气管炎肺气肿或阻塞性肺疾病的患者，以适当增加气道阻力。包括：缩唇呼气（吹笛样呼气）、吹瓶呼吸、发音呼吸。

（1）目的：减轻或防止病变部位支气管在呼气时过早塌陷，从而改善呼气过程，减少肺内残气量。降低呼吸速度。增加潮气量及增强运动耐力。

（2）训练方法：患者处于舒适放松姿势。呼气时必须被动放松，并且避免腹肌收缩（将双手置于患者腹肌上，以判断腹肌有否收缩），指导患者缓慢地深吸气。然后让患者轻松地做出吹笛姿势呼气，训练时患者应避免用力呼气，因为吹笛姿势下用力或延长呼气会增加气道的乱流，以致细支气管功能进一步受限。每次呼气持续 4 ~ 6 秒，吸气和呼气时间比为 1∶2，每日练习 3 ~ 4 次，每次 15 ~ 30 分钟。

3. 局部呼吸

指在胸部局部加压的呼吸方法。护士把手放于需加强部位，在吸气时施加压力。用于增加胸部局部的呼吸能力。

（1）单侧或双侧肋骨扩张：适用于因术后疼痛及预防性肺扩张不全或肺炎等原因导致肺部特定区域的换气不足。方法：①患者取坐位或屈膝仰卧位；②护士双手置于患者下肋骨侧方；③让患者呼气，同时可感到肋骨向下向内移动；④让患者呼气，双手置于肋骨上的手掌向下施压；⑤恰好在吸气前，快速地向下向内牵张胸廓，从而诱发肋间外肌的收缩；⑥患者吸气时抵抗护士手掌的阻力，以扩张下肋；⑦患者吸气，胸廓扩张且肋骨扩张时，可给予下肋区轻微阻力以增加患者抗阻意识；⑧当患者再次呼气时，护士手轻柔地向下向内挤压胸腔来协助。

（2）后侧底部扩张：这种方法适用于手术后需长期在床上保持半卧位的患者，因为分泌物很容易堆积在肺下叶的后侧部分。方法：①患者取坐位，垫枕，身体前倾，髋关节屈曲；②患者双手置于下肋后侧；③按照上述的"侧边肋骨扩张"方法进行。

4. 呼吸肌训练

呼吸肌训练可以提高呼吸肌的力量和耐力，缓解呼吸困难症状。用于治疗各种急性或慢性肺疾病，主要针对吸气肌无力、萎缩或吸气肌无效率，特别是膈肌及肋间外肌。

（1）横膈肌阻力训练（图 5 - 12）：患者取仰卧位，头稍抬高的姿势。首先让患者掌握使用横隔肌吸气的方法。①在患者上腹部放置 1 ~ 2 kg 的沙袋；②让患者深吸气同时保持上胸廓平静，沙袋重量必须以不妨碍膈肌活动及上腹部鼓起为宜。逐渐延长患者阻力呼吸时间，当患者可以保持横膈肌呼肌模式且吸气不会使用到辅助肌约 15 分钟时，则可增加沙袋重量。

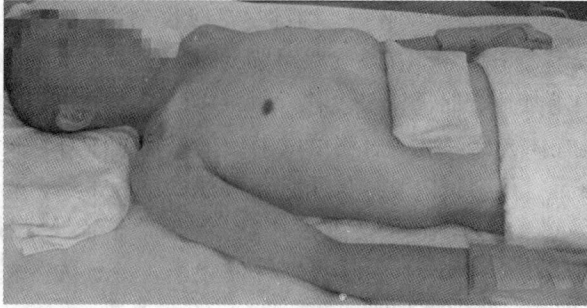

图 5 – 12　横膈肌阻力训练

（2）吸气阻力训练：为吸气阻力训练所特别设计的呼吸阻力仪器，可以改善吸气肌的肌力及耐力，并减少吸气肌的疲劳。方法：①患者持手握式阻力训练器吸气，训练器有各种不同直径的管子，不同直径的管子在吸气时气流的阻力不同，管径愈窄则阻力愈大。②在患者可接受的前提下，首先选取管径较粗的管子进行吸气训练，开始每次训练 3～5 分钟，每日 3～5 次，以后训练时间可逐步增加至每次 20～30 分钟。

（3）吸气肌和呼气肌训练——呼吸训练器三球仪（图 5 – 13）

1）使用方法：①取出呼吸训练器，将连接管与外壳的接口、咬嘴连接，垂直摆放，保持正常呼吸。②吸气调节：底部吸气训练阀门，刻度 0～9，调节由容易到困难程度（呼气调节：顶部呼气训练阀门，刻度 0～8，调节由易到难）。含住咬嘴吸气，以深长均匀的吸气流使浮子保持升起状态，并尽可能长时间地保持。③移开呼吸训练器呼气，不断重复第 2、

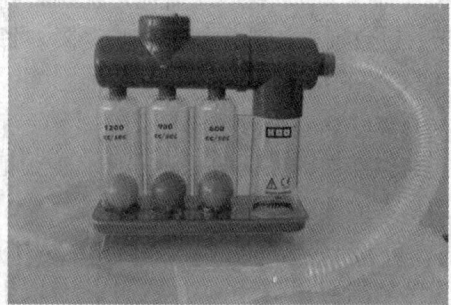

图 5 – 13　呼吸训练器三球仪

第 3 步进行呼吸训练，10～15 分钟后，以正常呼吸休息；每次使用后档位都调为"0"，将呼吸训练器的咬嘴用水清洗、晾干、放回袋中备用。④每次训练 10～15 分钟，每日 3～5 次。

2）注意事项：①上升浮子最大流速值与持续时间的乘积代表深吸气量，计算公式：深吸气量（CC）=上升浮子最大显示值（cc/sec）×持续时间（sec）。例：患者吸气使 1、2 浮子升起时，持续时间 2 秒，则实测深吸气量为：900×2=1800（CC）；②吹气训练方法及计算方法同吸气训练，吹气训练时，训练器内会产生些水汽，不影响呼吸训练器的正常使用。

5. 胸腔松动练习

胸腔松动练习是躯干或肢体结合深呼吸所完成的主动运动。其作用是维持或改善胸壁、躯体及肩关节的活动范围，增强吸气深度或呼气控制能力。

（1）松动一侧胸腔：患者取坐位，在吸气时朝胸腔紧绷的相反侧变曲以牵拉绷紧的组织，并且扩张该侧的胸腔。患者朝紧绷侧侧屈并呼气时，用握紧的手推紧绷侧胸壁。患者上举胸腔紧绷侧的上肢过肩，并朝另一侧弯曲，此法可使紧绷组织做额外的牵张。

（2）松动上胸部及牵张胸肌：患者取坐位，双手在头后方交叉握住，深吸气时做手臂水平外展的动作。患者呼气时将手、肘靠在一起，并且身体往前弯。

（3）松动上胸部及肩关节：患者取坐位，吸气时两上肢伸直，掌心朝前举高过头。呼气时身体前弯，手着地。

（4）深呼吸时增加呼气练习：患者取屈膝仰卧位，呼气时将双膝屈曲靠近胸部（先屈曲一侧膝关节以保护脊背）。该动作将腹部脏器推向横膈以协助呼气。

（5）棍棒运动：患者双手握体操棒，肩前屈（吸气时肩关节屈曲），同时进行呼吸运动。

6. 注意事项

（1）每次练习腹式呼吸次数不宜过多，即每练习 2～3 次，则休息片刻，逐步做到习惯于在活动中进行腹式呼吸。各种训练每次一般为 5～10 分钟，以避免疲劳。

（2）放松呼气时必须被动，避免腹肌收缩，将双手置于患者腹肌上，以判断腹肌有无收缩。

（3）注意病情观察，训练时不应该有任何不适症状，锻炼次日晨起时应该感觉正常，如果出现疲劳、乏力、头晕等症状，应减少训练时间、次数或暂时停止训练。

（4）病情变化时应及时调整训练方案，避免训练过程中诱发呼吸性酸中毒和呼吸衰竭。

（5）缩唇呼吸和腹式呼吸锻炼联合应用，可以改善呼吸困难；避免憋气和过分减慢呼吸频率，以防诱发呼吸性酸中毒。

（6）训练时适当给氧，可边吸氧边活动，以增强活动信心。

（二）排痰技术

1. 有效咳嗽训练

（1）训练方法：将患者安置于舒适和放松的位置，指导患者在咳嗽前先掌握膈肌呼吸，强调深吸气，吸气后稍屏气片刻，快速打开声门，用力收腹将气体迅速排出，引起咳嗽。1 次吸气，可连续咳嗽 3 声，停止咳嗽，并缩唇将余气尽量呼尽。之后平静呼吸片刻，准备再次咳嗽。如深吸气可能诱发咳嗽，可试断续分次吸气，争取肺泡充分膨胀，增加咳嗽频率。咳嗽训练一般不宜长时间进行，可在早晨起床后，晚上睡觉前或餐前半小时进行。

（2）注意事项

1）避免阵发性咳嗽，连续咳嗽 3 声后应注意平静呼吸片刻；有脑血管破裂、栓塞或血管瘤病史者应避免用力咳嗽。

2）根据患者体形、营养状况、咳嗽的耐受程度，合理选择有效咳嗽训练的方式、时间和频率。有效咳嗽训练应安排在患者进餐前 1～2 小时或餐后 2 小时，持续鼻饲患者训练前 30 分钟应停止鼻饲。

3）检查患者胸腹部有无伤口，并采取相应措施，避免或减轻因咳嗽而加重伤口的疼痛。嘱患者轻轻按压伤口部位，亦可用枕头按住伤口，以抵消或抵抗咳嗽引起伤口局部的牵拉和疼痛。

4）遵循节力、安全的原则，操作过程中密切观察患者意识及生命体征变化。

（3）有效咳嗽排痰的有效评价指标：痰量减少，每日 <25 mL；病变部位呼吸音改善，无湿啰音；患者对治疗反应良好；血氧饱和度好转；X 线胸片改善。

2. 辅助咳嗽技术

（1）手法辅助咳嗽：适用于腹肌无力者（例如脊髓损伤患者）。手法压迫腹部可协助产生较大的腹内压，进行强有力的咳嗽。让患者仰卧于硬板床上或坐在有靠背的椅子上，面对着护士，护士手置于患者肋骨下角处，嘱患者深吸气，并尽量屏住呼吸，当其准备咳嗽时，护士的手向上、向里用力推，帮助患者快速呼气，引起咳嗽。如痰液过多可配合吸痰器吸引。

（2）伤口固定法：咳嗽时将双手紧紧地压住伤口，以固定疼痛部位。适用于手术后伤口疼痛而咳嗽受限者。

（3）气雾剂吸入法：气雾吸入后鼓励或协助患者咳嗽。气雾剂治疗后立即进行体位引流排痰效果更好。适用于分泌物浓稠者。

3. 体位引流

体位引流是指对分泌物的重力引流，配合使用一些胸部手法治疗。如拍背、震颤等，多能获得明显的临床效果。治疗者可参照胸部X线片跟踪肺内分泌物的方法，并通过血气分析监测肺内分泌物清除效果，提供血氧饱和度的客观数据。

（1）目的：利用重力原理，改变患者的体位有利于分泌物排出，从而有利于改善肺通气，提高通气血流比值，防止或减轻肺部感染，维护呼吸道通畅，减少反复感染，改善患者肺功能。

（2）适应证与禁忌证

1）适应证：年老体弱、久病体虚、胸部手术后、疼痛等原因不能有效咳出肺内分泌物者。慢性支气管炎、肺气肿等患者发生急性呼吸道感染及急性肺脓肿痰量多（痰量在300～400 mL/d）且黏稠并位于气管末端者。潴留分泌物长期不能排清者，如支气管扩张等。某些特殊检查前的准备，如支气管镜、纤维镜、支气管造影等。

2）禁忌证：疼痛明显、认知障碍或不合作者；明显呼吸困难及患有严重心脏病者；年老体弱者慎用；内外科急、重症患者，如心肌梗死、心功能不全、肺水肿、肺栓塞、急性胸部外伤、脊柱损伤或脊柱不稳、出血性疾病等；颅内高压、严重高血压病、生命体征不稳定患者。

（3）操作方法

1）引流前准备：向患者解释体位引流的目的，方法及如何配合，消除患者的紧张情绪；准备好体位引流用物。

2）确定痰液潴留的部位：可借助X线直接判定痰液潴留的部位，或者采用听诊、触诊、叩诊等方式判断。

3）摆放引流体位（图5-14）：根据检查发现的痰液潴留部位，将患者置于正确的引流姿势，即痰液潴留的部位位于高处，使次肺段向主支气管垂直引流，同时观察患者的反应。

4）引流时让患者轻松呼吸，不能过度换气或急促呼吸。

5）在体位引流时，联合不同的徒手操作技术如叩击、振动等，同时指导患者做深呼吸或者有效咳嗽促进痰液排出。

6）如果患者体位引流5～10分钟仍未咳出分泌物，则进行下一个体位姿势的引流。治疗时被松动的分泌物可能需要30～60分钟才能咳出。

7）每次引流总时间不要超过30～45分钟，防止造成患者疲劳。治疗频率应根据患者病情制定，一般情况下每日上、下午各引流1次，痰量较多时，可增至每日3～4次。

8）引流治疗结束后让患者缓慢坐起并休息一会，防止出现直立性低血压。告知患者即使引流时没有咳出分泌物，治疗一段时间后仍会咳出一些分泌物。

9）评估引流效果并作记录：记录内容包括分泌物形态、颜色、质感及数量；患者对引流

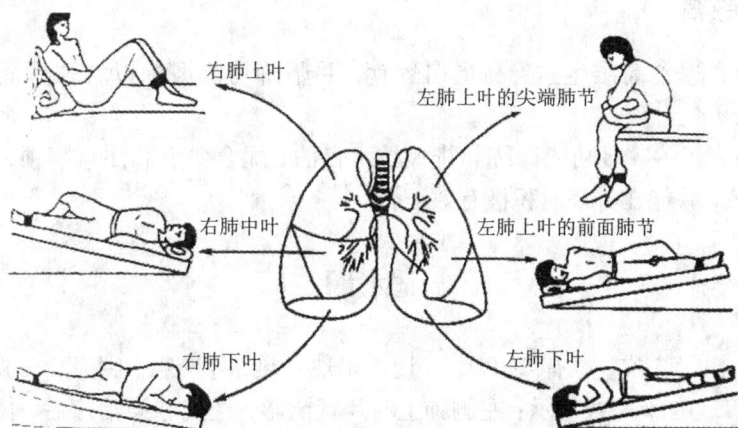

图 5-14 体位引流的部位与体位

的忍受程度；检查患者血压、心率等情况；在引流过的肺叶（段）上听诊并注明呼吸音的改变；观察患者呼吸模式；检查胸壁扩张的对称性。

（4）终止体位引流的标准：胸部 X 线纹理相对清晰；患者 24～48 小时内不再发热；听诊时呼吸音正常或者接近正常。

（5）注意事项

1）体位引流期间应配合饮水、支气管湿化、化痰、雾化吸入、胸部扩展练习、呼吸控制等措施增强疗效。

2）因为夜间支气管纤毛运动减弱，分泌物易在睡眠时潴留，宜在早晨清醒后做体位引流。

3）体位引流不允许安排在饭后立即进行，应在饭后 1～2 小时或饭前 1 小时进行，防止胃食管反流、恶心和呕吐。

4）引流过程中密切观察生命体征变化，观察有无咯血、发绀、头晕、出汗、疲劳等情况，如有则应停止引流。

（6）体位引流时使用的手法技巧：

1）叩击：叩击是体位引流中常用的手法技巧，借助叩击机械原理，促使黏稠、浓痰脱离支气管壁，移出肺内液。方法：护士 5 指并拢，掌心空虚呈杯状，于患者呼气时在肺段相应的特定胸壁部位进行有节律的快速叩击（80～100 次/分），每一部位叩击 2～5 分钟，即叩击与体位引流相结合可使排痰效果更佳。叩击力度以不引起疼痛或者不适为宜。对敏感的皮肤应防止直接刺激，可让患者穿 1 件薄的柔软舒适的衣服，或者在裸露的身体上放 1 条舒适轻薄的毛巾，避免在骨突部位或者是女性乳房区域做敲打，由于叩击力量是直接作用于胸壁的，因此，存在凝血障碍、肋骨骨折等患者禁用此方法。

2）振动：与体位引流、叩击合用，在患者深呼吸的呼气时采用，以便将分泌物移向大气道。方法：两只手直接放在患者胸壁皮肤上并压紧，指导患者深呼吸，在患者在呼气时给予快速、细小的压力振动，连续 3～5 次，再作叩击，如此重复 2～3 次，再嘱患者咳嗽以排痰。振动法有助于纤毛系统清除分泌物，常用于叩击之后，禁忌证同叩击法。

三、康复教育

(1)指导患者进食高维生素、高蛋白饮食，并坚持功能锻炼以增强体质，从而改善肺功能。

(2)指导患者了解呼吸功能训练和排痰技术目的、配合要点和注意事项，以便患者能坚持呼吸功能训练，并能在排痰时积极有效配合。

思考题

患者王某，男，53岁，患有 COPD，一周前出现发热，伴咳嗽、喘息，实验室检查：血常规：$12.0 \times 10^9/L$，胸部 X 线片示：左侧肺上叶片状阴影，经抗感染治疗后，体温正常，但仍有咳嗽，咳痰，且痰液黏稠，咳嗽无力。现查体：神清，消瘦，认知正常，呼吸音粗，左肺有痰鸣音，胸式呼吸 22 次/分，心率 96 次/分，律齐，腹部无异常。血压 120/75 mmHg，SPO_2 为96%。

请思考：

1. 如何指导患者摆放左侧上肺引流体位，以利排痰，改善呼吸功能？
2. 如何使用叩击、震颤手法为其排痰？
3. 体位引流排痰禁忌证是什么？
4. 简述体位引流排痰训练的注意事项。
5. 低氧血症并发症的防范处理措施有哪些？

第四节 吞咽障碍的康复护理

一、概述

1. 定义

吞咽障碍是指由于下颌、双唇、舌、软腭、咽喉、食管括约肌或食管功能受损，不能安全有效地把食物由口送到胃内取得足够营养和水分的进食困难。

2. 分类

(1)根据病因分类：①结构性吞咽障碍：是由于局部解剖结构异常而引起的吞咽障碍，如口腔、咽、喉部的恶性肿瘤手术后的患者；②神经源性吞咽障碍：由于中枢神经及周围神经系统功能障碍或肌病引起的吞咽障碍，如脑卒中、帕金森病等；③精神性吞咽障碍：由于精神性疾病引起的吞咽障碍，如癔症。

(2)根据发生吞咽障碍的阶段：吞咽障碍可分为口腔期吞咽障碍、咽期吞咽障碍和食管期吞咽障碍。

3. 临床表现

常为进食速度慢、吞咽费力、喘鸣、咳嗽、哽噎、食物通过受阻、鼻腔反流等。患者可因吞咽障碍而发生误吸、误咽和窒息，甚至引起肺炎等；也可因进食困难而引起营养物质摄入不足,水、电解质及酸碱平衡失调,从而影响患者的整体康复。

二、康复护理评估

(1)评估患者现病史、既往史、个人史、家族史等。

(2)通过 EAT－10 吞咽筛查量表、反复唾液吞咽试验、饮水试验、染料测定等评估患者吞咽障碍程度。

(3)通过实验室检查、视频荧光造影、超声检查、内镜检查及肌电图检查等评估吞咽障碍的分期和程度。

三、康复护理措施

(一)基础训练

基础训练又称间接训练,是针对与摄食、吞咽活动有关的器官所进行的功能训练。基础训练包括口腔器官运动训练、冷刺激、呼吸训练和有效咳嗽训练等。

1.口腔器官运动训练

(1)局部肌肉运动控制训练:主要是下颌、面部、腮部及唇部的肌肉运动训练。指导患者进行皱眉、闭眼、鼓腮、张口、闭口、微笑等表情及动作的训练,改善面颊部肌肉的紧张性,促进其主动收缩功能的恢复,特别要注意咀嚼肌的肌力、肌张力以及下颌的训练。

(2)舌训练:①舌部被动运动:用纱布包住患者的舌尖,用手牵拉舌头向各个方向运动,有助于降低舌肌张力;②舌部主动运动:让患者进行舌前伸、后缩、侧方顶颊部、唇齿间卷动转圈、弹舌等主动运动,以利于提高舌运动的灵活性;③舌部抗阻运动:指导患者将舌抵向颊后部,护士用手指指其面颊某一部位,患者用舌顶推,以增强舌肌的力量。

2.冷刺激

可将棉签在碎冰块中放置数秒钟,然后将冰凉的棉签置于患者口内前咽弓处平稳地垂直方向摩擦 4～5 次,然后做 1 次吞咽动作。冷刺激可以诱发和强化吞咽反射。

3.呼吸训练和有效咳嗽训练

患者进行早期呼吸训练和有效咳嗽训练是功能恢复的重要环节。可指导患者采用腹式呼吸、缩唇呼吸训练,并强化训练患者进行有效咳嗽,通过强化提高呼吸系统的反应性,达到排出分泌物、预防误吸的目的。

4.口腔感觉运动训练

主要适用于口腔颜面部感觉运动障碍的吞咽障碍患者。

(1)舌压抗阻反馈训练:借助舌压抗阻反馈训练仪,通过舌的主动上抬,与硬腭靠近时挤压球囊,是一种舌肌的主动抗阻运动;通过不断提高目标值,予以视觉反馈,渐进性提高舌肌力量。

(2)舌肌主被动康复训练:用吸舌器直接牵拉舌头作各方向被动运动治疗,或嘱患者产生主动抗阻运动,以增强舌肌后缩力量,取代传统的纱布固定牵拉舌头,减轻患者的不适感,并避免了操作者手指被咬破的风险。

(3)K 点刺激:用手指或专用工具诱发患者张口,促进张颌反射及吞咽反射。

(4)改良震动棒震动训练:用改良的震动棒刷擦口腔内部或面部,同时刺激这些深浅感觉,刺激范围较手工刺激广,震动频率和强度可随时调节,适用于不同年龄吞咽障碍患者。

（5）气脉冲感觉刺激：通过气流冲击刺激口咽腔黏膜引出吞咽反射，提高口咽腔黏膜敏感性，加快吞咽启动。与电刺激相比，气体刺激患者无不适感，且无误吸风险，安全性高，尤其适用于严重认知障碍不能配合其他治疗的患者。

（二）摄食训练

摄食训练又称直接训练，即进食时采取的措施。包括进食体位、食物的形态、食团入口位置、食团性质、1口量及进食速度和进食环境等，并注意进食前后清洁口腔、排痰。

1.体位

首先选择合适进食的体位，一般选半坐位或坐位，配合头部运动进行进食，让患者视觉能看到食物，以使食物的色香味促进患者食欲。培养定时、定量的进食习惯。

2.餐具选择

①匙羹：一般采用边缘钝厚匙柄较长，容量约 5 ~ 10 mL 的匙子为宜；②碗：宜选择广口平底瓷碗或边缘倾斜的盘子等；必要时碗底可加用防滑垫；③杯：可用杯口不接触鼻部的杯子，减少因伸展颈部过多而误吸的危险，如缺口杯等；④吸管：用普通吸管杯吸取有困难时，可在吸口或注射器上加上吸管等，慎重调整一口量。此外，还可以采用挤压柔软容器，挤出其中的食物。

3.食物选择

食物的形状应根据吞咽障碍的程度及阶段，本着先易后难的原则来选择。①密度均匀；②黏性适当；③不易松散、通过咽和食管时易变形且很少在黏膜上残留；④稠的食物比稀的安全，因为它能够满意地刺激触觉、压觉和唾液分泌，使吞咽变得容易；⑤还要兼顾食物的色、香、味及温度等。

4.喂食方法

（1）一口量：一般正常人一口量具体如下：①稀液体 1 ~ 20 mL；②果酱或布丁 5 ~ 7 mL；③浓稠泥状食物 3 ~ 5 mL；④肉团平均为 2 mL。一般先以少量试之，然后酌情增加。为防止吞咽时食物误吸入气管，可结合声门上吞咽法训练，在吞咽时使声带闭合更好后再吞咽，吞咽后紧接咳嗽，可除去残留在咽喉部的食物残渣。

（2）进食速度：为减少误吸的危险，应调整合适的进食速度，前一口吞咽完成后再进食下一口，避免两次食物重叠入口的现象。

（3）代偿性吞咽训练：根据患者进食情况及不同时期的吞咽特点，可采用代偿性方法，见表 5 - 2。

表 5 - 2　代偿吞咽训练方法

方法	步聚	适应证	禁忌证
低头吞咽	先把食物或液体放在口中，下颌与胸骨柄接触。背要保持直立，下巴尽量贴往胸部	脑神经性患者；延迟吞咽的患者	口腔控制不佳者，因可导致食物从口流出
转头或头旋转吞咽	把头转向弱及瘫痪的一边，食物从强壮及健侧吞下	单侧咽功能减弱的患者	

续表 5 -2

方法	步聚	适应证	禁忌证
空吞咽与交替吞咽	每次进食吞咽后，反复做几次空吞咽，使食团全部咽下，然后再进食；亦可每次进食后饮少量的水	清除口腔或咽喉内的食物残留物	
侧卧进食法	指示患者在床上健侧卧位，然后吞咽	因咽收缩弱而导致食物弥漫残留在咽喉的患者；利用地心吸引力把弥漫的食物残留凝聚在健侧	口腔功能不全的患者

(三)间歇性经口(鼻)插管管饲

间歇性经口(鼻)插管管饲(intermittent oro - esophageal tube feeding, IOE; intermittent naso - gastric tube feeding, ING)指将营养管经口或鼻插入食管从而为患者进行管饲注食，管饲后拔出营养管的技术。

1. 适应证与禁忌证

(1)适应证：单纯经口摄取会产生低营养和水分摄取困难的患者；几乎没有意识障碍，能合作的患者。

(2)禁忌证：食管病变；有出血倾向；既往穿孔史；长期使用类固醇激素；颈部变硬；咽部或颈畸形；胸主动脉瘤；呼吸窘迫综合征等患者。

2. 操作方法

(1)协助患者取合适体位：取坐位时要尽量坐直，床头至少抬高60°，或提供有扶手的椅子或坐在轮椅上，带上安全带；半卧位时要上床栏，体位稳妥；直立性低血压者酌情调整。

(2)润滑：用食用香油润滑胃管前端。

(3)置管：从口(鼻)腔插入导管至食管，深度为 18 ~ 23 cm，插至咽喉部时嘱患者做吞咽动作。

(4)确认位置：将导管末端置于盛水的治疗碗中，无连续气泡溢出或嘱患者发"yi"音，声音清晰则提示导管在食管内；上下提拉，呛咳反应明显则提示可能插入气管内；转动导管，若阻力大提示导管可能在口中盘旋，若转动时患者强烈咳嗽则误入气管。

(5)固定：用胶带将导管固定于嘴角旁。

(6)注食：先往导管内注入少量温水(10 ~ 20 mL)，观察患者有无呛咳。如无呛咳则缓慢注入食物或药液，边注边嘱患者做吞咽动作。每次管饲量 300 ~ 500 mL 或遵医嘱，速度 50 mL/min，3 ~ 6 次/天。管饲完毕后再次注入少量温水。

(7)拔出导管：将末端反折拔出导管。维持进食体位30分钟以上。

(四)并发症的预防和护理

1. 营养不良

及时请营养师评估患者营养状况并采取胃肠外或胃肠内营养。

2. 误吸及误吸性肺炎

(1)经口进食患者：对于从经口进食或由管饲过渡到经口进食吞咽障碍患者而言，为预防误吸的发生，护士及照顾者要严格观察患者每一次经口进食情况，做到如下几点：①不要让患者在无人看护下进食；②如果患者经口进食，需严格遵守吞咽障碍评估后制订的饮食限制；③建议患者在进食中尽可能采取坐位，并保持躯干90°角，颈和头前屈有助于防止误吸；④观察患者进食中是否有咳嗽、呛咳、清嗓子或呼吸困难等表现；⑤保持安静的环境，减少干扰，最好没有电视干扰。

（2）管饲过渡到经口进食患者：必须监控过渡进程，逐步谨慎地调整治疗计划，防止误吸和反流的发生。任何肺功能的急慢性炎症提示存在误吸的可能性，需要立即向患者的主管医生报告。患者由于沉浸于能够重新经口进食的兴奋中，往往会忽略并发症的预防。

（3）管饲患者

1）确保喂养管位置正确：放置胃管后，每次间断喂养前或持续喂养每次换喂食物前均需检查胃管位置。

2）减少胃残余量：胃残余量过多可增加反流和误吸的危险，可通过回抽胃内容物来确定胃残余量。如果自上一次喂养后2小时，胃内容物有100 mL，或1小时后有大约50%的喂养液残留在胃内，提示患者消化不良，有胃潴留，此时要暂停鼻饲或将胃内潴留物抽干净后，按常规减半进行鼻饲，必要时辅助消化药。

3）给予合适的体位：①坐位或半卧位：食物反流、胃潴溜等是重型颅脑损伤患者行鼻饲喂养等常见并发症。②侧卧位：对于脑出血早期和有明显颅内压增高的患者，插管时将患者头部托起有造成脑疝的危险，采取侧卧位插管法，不仅能防止呕吐误吸，还适用于气管插管患者。双侧脑卒中的患者，取侧卧位，可增加胃管通过咽的腔隙。③平卧位：一侧脑卒中患者取平卧位，选择健侧的鼻腔置管，可使胃管经健侧咽后壁入食管。④俯卧位：昏迷患者置胃管，可取俯卧位。此体位使舌后坠减轻，口咽通道不再受阻，口腔分泌物自然流出，使呼吸道通畅，置管顺利。

4）及时清除口腔内分泌物：误吸呼吸道的物质有3种：口咽细菌、微粒物质和酸性胃内容物。将口腔、咽分泌物中的细菌误吸入呼吸道是老年人感染吸入性肺炎的重要危险因素，尤其是口腔卫生较差的老年人容易并发肺炎。对于管饲患者，防止肺炎最佳的治疗策略之一，是采取侵入性的口腔护理和经口腔抽出过多的咽分泌物，如果有大量的分泌物，可以经气管套管抽吸。

5）密切观察病情：仔细观察患者痰液性状及量的变化，判断痰液是否与鼻饲有关，如果确定是胃内容物反流所致误吸，必须明确引起的原因并加以改正，必要时停止鼻饲，以免加重患者肺部感染，应根据痰液细菌培养结果，合理使用敏感的抗生素。

（4）胃造瘘患者：护理中应掌握食物的量、输注的速度、温度；选择合适的体位，半坐位（床头角度≥30°）符合食物在消化道的正常运动方向，即使对胃排空不良的患者也可减少食物的反流，因此管饲过程和管饲后半小时内给患者采取半坐位，管饲后1小时内尽量不吸痰。患者一旦发生误吸，应尽快吸出口腔、咽喉、气管内的食物，情况较严重时可用纤维支气管镜冲洗，配合抗生素治疗。

（5）人工呼吸道患者：除合理选择胃管，减少咽及食管的刺激，正确的管饲体位，适宜的喂养方式，合理安排吸痰时间等干预外，重点应采取如下措施：

1）气囊压力的调节：气囊压力过大易导致气管黏膜缺血性损伤甚至坏死，随后瘢痕形成而致气管狭窄，严重时可发生穿孔，导致气管内食管瘘。相反，压力过小则充气不足，可导致吸呼道漏气,发生潮气量不足、误吸等并发症,故调整气囊压力非常重要。气囊压力测定的方法有很多,一般临床常用的有手捏气囊感觉法、定量充气法及气囊压力表测量法。

2)气囊放气护理:气囊定时放气,可预防充气时间过长压迫气管壁导致的并发症,一般每4~6小时放气3~5分钟。气囊放气前,可采用简易呼吸囊辅助清除气囊上滞留物,以预防其误入呼吸道而导致吸入性肺炎,甚至窒息。气囊放气或充气应匀速缓慢,以免刺激支气管壁黏膜诱发咳嗽。

3)预防肺部感染:机械通气的患者,口腔自洁作用较差易导致感染,应每日更换牙垫,加强口腔护理。由于气囊滞留物中存活的细菌多为耐药菌,即使少量进入肺部也可能导致严重的肺部感染,因此要格外注意防止气囊滞留物进肺部。在患者自主呼吸恢复,撤离呼吸机与拔出气管插管之间的一段时间,不可直接将气囊置于放气状态。因为人工呼吸道仍存在,没有气囊的作用,口、鼻腔分泌物会直接入呼吸道引起肺部感染,严重者可致呼吸困难,甚至窒息。给予患者鼻饲时,应将气囊充气,以免误吸或食物向呼吸道反流。

3. 脱水

吞咽障碍患者应定期监测血清电解质、尿比重、尿量及中心静脉压。每日监测24小时出入量。每日尿量应保持在1000~1500 mL,若不能经口进食液体与食物时,需间歇性经口(鼻)插管管饲、留置胃管或静脉补液。24小时至少应输入1500~2000 mL液体,注意速度不宜过快,以防心力衰竭及肺水肿。有高热、出汗过多、腹泻或呕吐时应增加输液量。为了维持电解质的平衡,每日补充钠50~70 mmol 和钾40~50 mmol。

(五)心理疏导

做好心理护理是训练成功的基础和保证。由于吞咽障碍者语言不清,表达力差,容易出现烦躁,易怒和情绪抑郁,有的甚至拒食,因此,在进行饮食训练的同时,应针对不同患者的性格特点,文化程度和社会阅历等进行有的放矢的心理疏导。使患者理解吞咽机制,掌握训练方法,恢复自信意识,积极主动配合训练。

四、康复教育

根据吞咽障碍患者病情的特点及照顾者对误吸的认知情况,有选择地对照顾者进行教育。

1. 误吸的预防教育

告知患者及家属误吸的危险性及主要症状,可能致使患者发生误吸的行为动作,进食及喂食需观察的内容。

(1)对饮水有呛咳的患者,指导照顾者避免进食汤类流质,将食物做成糊状。食团大小要适宜,一般一汤匙为宜,一口量不要太大,进食不宜过快过急。待一口食物完全咽下再食用下一口,进食时注意力要集中。进食后不宜立即平卧休息,需保持坐位或半卧位30分钟以上,以避免胃内容物反流。

(2)咳嗽、咳痰多和气急的患者,进食前要鼓励患者充分咳嗽、咳痰,避免进食中咳嗽,进食后不能立即刺激咽喉部,如刷牙、口腔护理,进食时应将义齿戴上。

(3)患者出院前加强对照顾者的指导,使患者在家中仍可得到较好的护理。

2. 误吸患者的紧急处理教育

告知患者家属发生误吸时的现场急救处理措施。

（1）若误吸食物在咽喉壁，用手掏出或用食物钳钳出最为迅速有效。

（2）易碎的固体异物，采用海姆利克急救术。急救者首先以前腿弓，后腿登的姿势站稳，然后使患者坐在自己弓起的大腿上，并让其身体略前倾。然后将双臂分别从患者两腋下前伸并环抱患者。左手握拳，右手从前方握住左手手腕，使左拳虎口贴在患者胸部下方，肚脐上方的上腹部中央，形成"合围"之势，然后突然用力收紧双臂，用左拳虎口向患者上腹部内上方猛烈施压，迫使其上腹部下陷。这样由于腹部下陷，腹腔内容上移，迫使膈肌上升而挤压肺及支气管，这样每次冲击可以为气道提供一定的气量，从而将异物从气管内冲出。施压完毕后立即放松手臂，然后再重复操作，直到异物被排出。

知识拓展

海姆利克急救法

急性呼吸道异物堵塞在生活中并不少见，由于气道堵塞后患者无法进行呼吸，故可能致人因缺氧而意外死亡。海姆利克腹部冲击法（Heimlich Maneuver）也称为海氏手技，是美国医生海姆利克先生发明的。1974年他首先应用该法成功抢救了一名因食物堵塞了呼吸道而发生窒息的患者，从此该法在全世界被广泛应用，拯救了无数患者，其中包括美国前总统里根、纽约前任市长埃德、著名女演员伊丽莎白·泰勒等等。因此该法被人们称为"生命的拥抱"。

来源：国际美国红十字及红新月会联合会

思考题

患者赵某，男性，45岁，右侧肢体活动不利，伴吞咽困难，饮水呛咳2个月余，诊断：脑干梗死。鼻饲饮食。口腔检查：悬雍垂偏向左侧。入院行EAT-10吞咽功能障碍初筛为吞咽功能障碍高风险。食管碘水照影显示：食物反流，会厌谷和梨状窝食物残留较多，少许食物从左侧进入食管多余右侧，饮水呛咳误咽，环咽肌失弛缓。

请思考：

1. 如何对患者进行吞咽功能障碍直接模拟训练操作？
2. 治疗过程中患者是否可以自行经口进食，为什么？
3. 如何对患者和家属进行误吸的预防指导？

第五节　神经源性膀胱护理技术

一、概述

神经源性膀胱是指由于神经系统病变、异常导致的膀胱和/或尿道的储尿和/或排尿功能障碍，进而产生一系列下尿路症状及并发症的疾病总称。

（一）神经源性膀胱指导训练技术

1. 定义

神经源性膀胱指导训练技术，是针对神经系统损伤或疾病导致神经功能异常而引起膀胱的储尿和排空机制发生障碍的恢复期康复治疗措施。主要包括：排尿习惯训练、反射性排尿训练、肛门牵张排尿及盆底肌训练。

2. 目的

保护上尿路功能；保证储尿期和排尿期膀胱压力处于安全范围内；重建或部分重建下尿路功能；促进膀胱排空，提高控尿能力，减少残余尿量；预防泌尿系感染，保护肾功能，提高患者生活质量。

3. 适应证与禁忌证

（1）适应证：适用于神经功能异常合并膀胱控制障碍患者，包括脊髓损伤、脑卒中、脑外伤、周围神经损伤、糖尿病等患者。

（2）禁忌证：①神志不清或无法配合治疗；②膀胱或尿路严重感染；③严重前列腺肥大或肿瘤；④患者存在以下情况，禁忌进行反射性排尿训练：逼尿肌收缩不良；引发非协调性排尿，膀胱内压力长时间高于 40 cmH_2O；膀胱 – 输尿管返流；膀胱容量过小，复发性尿路感染持续存在。⑤患者存在以下情况，禁忌进行代偿性排尿训练：括约肌反射亢进；逼尿肌括约肌失协调；膀胱出口梗阻；膀胱输尿管 – 肾脏返流；颅内高压；尿道异常；有心律失常或心功能不全不适合行屏气动作者。

（二）间歇导尿术

1. 定义

间歇导尿术是指不将导尿管留置于膀胱内，仅在需要时插入膀胱，排空后即拔除。间歇导尿术可使膀胱间歇性扩张和规律排出残余尿量，有利于保持膀胱容量和恢复膀胱收缩功能，减少泌尿系和生殖系的感染。间歇导尿术被国际尿控协会推荐为神经源性膀胱排空的首选方法。

2. 分类

（1）无菌间歇导尿术（sterile intermittent catheterization, SIC）：用无菌技术实施间歇导尿称为无菌间歇导尿术。脊髓损伤患者待全身情况稳定后即可施行，建议在医院内实施。

（2）清洁间歇导尿术（clean intermittent catheterization, CIC）：在清洁条件下，定时将尿管经尿道插入膀胱，规律排空尿液的方法称为清洁间歇导尿术。清洁的定义是所用的导尿物品清洁干净，会阴部及尿道口用清水清洗干净，无需消毒，插管前使用肥皂或洗手液洗净双手即可，不需要无菌操作。

3. 适应证与禁忌证

（1）适应证：①神经系统功能障碍，如脊髓损伤、多发性硬化、脊柱肿瘤等导致的排尿问题；②非神经源性膀胱功能障碍，如前列腺增生、产后尿潴留等导致的排尿问题；③膀胱内梗阻致排尿不完全；④常用于下列检查：获取尿液检测的样本、精确测量尿量、用于经阴道或腹部的盆腔超声检查前充盈膀胱、用于尿流动力学检测。

（2）禁忌证：①不能自行导尿且照顾者不能协助导尿的患者；②缺乏认知导致不能配合插管者或不能按计划导尿者；③尿道解剖异常，如尿道狭窄、尿路梗阻及膀胱颈梗阻；④可疑的完全或部分尿道损伤和尿道肿瘤；⑤膀胱容量 <200 mL；⑥尿路感染；⑦严重的尿失禁；

⑧每日摄入大量液体无法控制者；⑨经过治疗，仍有自主神经反射障碍者；⑩下列情况需慎用间歇导尿术：前列腺、膀胱颈或尿道手术后，装有尿道支架或人工假体等。

二、康复护理评估

(1)询问患者日常饮水、饮食习惯；观察尿液颜色、性状，有无絮状物，了解患者排尿习惯，测定残余尿量；了解患者用药情况、尿管型号等。

(2)通过检查尿比重，尿中红细胞、白细胞、白细胞酯酶、隐血、蛋白水平，了解是否存在泌尿系感染，并可以间接了解肾功能状况。

(3)检查通过血肌酐、尿素氮水平反映肾功能状况。肾功能异常时患者用药应相应调整药物种类及剂量。

(4)通过尿流动力学检查了解下尿路功能状态。

三、康复护理措施

(一)神经源性膀胱指导训练技术

1.排尿习惯训练

(1)详细记录患者3天的排尿情况，以确定患者排尿模式。

(2)根据排尿模式和日常习惯，确立排尿间隔时间表。

(3)排尿间隔时间不少于2小时，在预定的时间提示并协助患者排尿。

2.诱导排尿训练

(1)利用条件反射诱导排尿：能离床的患者，协助其到洗手间，坐在马桶上，打开水笼头让患者听流水声。对需卧床的患者，放置便器，用温热毛巾外敷膀胱区或用温水冲洗会阴，边冲洗边轻轻按摩患者膀胱膨隆处。

(2)开塞露塞肛诱导排尿：采用开塞露塞肛促使逼尿肌收缩，内括约肌松弛而导致排尿。

3.排尿意识训练(意念排尿)

适用于留置尿管的患者。每次放尿前5分钟，患者卧于床上，指导其全身放松，想象自己在一个安静、宽敞的卫生间，听着潺潺的流水声，准备排尿，并试图自己排尿，然后由陪同人员缓缓放尿。想象过程中，强调患者运用全部感觉。开始时可由护士指导，当患者掌握正确方法后由患者自己训练，护士督促、询问情况。

4.反射性排尿训练

导尿前半小时，通过寻找"扳机点"，如以手腕的力量，指腹轻轻叩击耻骨上区和大腿上1/3内侧，50~100次/分，每次叩击2~3分钟。或牵拉阴毛、挤压阴蒂/阴茎或用手刺激肛门诱发膀胱反射性收缩，产生排尿。

5.盆底肌训练

(1)确定患者的尿失禁类型及配合程度。

(2)告知患者及家属盆底肌训练目的和方法，指导患者配合。

(3)患者在不收缩下肢、腹部及臀部肌肉的情况下自主收缩盆底肌肉(会阴及肛门括约肌)，每次收缩维持5~10秒，重复做10~20次，每日3组。

(4)患者可以坐在马桶上，两腿分开，开始排尿，中途有意识地收缩盆底肌肉，使尿流中断，如此反复排尿、止尿，重复多次，使盆底肌得到锻炼。

6. 注意事项

神经源性膀胱指导训练：首先应对患者的下尿路功能进行的评估和分类，制定重建储尿和排尿功能的个体化康复护理方案。

（1）排尿习惯训练注意事项

1）确立排尿间隔时间：①如果 24 小时内尿失禁超过 2 次，将排尿间隔时间减少半小时；②如果 24 小时内尿失禁不超过 2 次，保持排尿间隔时间不变；③如果患者 48 小时内都没有出现尿失禁，将排尿间隔时间增加半小时，直至达到 4 小时排尿 1 次的理想状态。

2）防止膀胱过度充盈：逐步做到均匀摄入，并避免短时间内大量饮水，以防止膀胱过度充盈。

（2）反射性排尿训练注意事项

1）训练前必须做好初步的评估，以判断是否可以进行训练。

2）在排尿时膀胱内压力明显增加，应确保压力在安全范围（< 40 mH$_2$O），否则导致膀胱内尿液逆流，导致上尿路损害，建议慎用训练方法。T$_6$平面以上的脊髓损伤在刺激时可出现自主神经异常反射，如发生则停用该方法。

（3）盆底肌训练注意事项：做好康复健康教育，告知患者及家属盆底肌训练的目的，消除患者紧张和焦虑，提高患者配合的积极性，训练以患者不疲劳为主。

（4）逼尿肌 – 括约肌不协同型膀胱，不适宜采用训练，要避免因训练方法不当而引起尿液返流造成肾积水。痉挛型膀胱训练时要观察有无自主神经反射亢进的临床表现，并给予及时处理。

（二）间歇导尿术

1. 导尿时机和频率

（1）导尿时机：间歇导尿宜在病情基本稳定、无需大量输液、饮水规律、无尿路感染的情况下开始，一般于受伤后早期（8 ~ 35 日）开始。

（2）导尿间隔时间：导尿间隔时间一般取决于残余尿量，一般为 4 ~ 6 小时。根据尿动力学结果评估，每次导尿量以不超过患者的最大安全容量为宜。一般每日导尿次数不超过 6 次；随着残余尿量的减少可逐步延长导尿间隔时间。当每次残余尿量 < 100 mL 或自解尿量与残余尿量的比值接近 3∶1（平衡膀胱），连续 1 周，可停止间歇导尿。

2. 导尿管选择

（1）导尿管种类：用十间歇导尿的理想导尿管应满足：①无菌，当条件限制或需要重复消毒非亲水性涂层的导尿管时，可采用以下方式：用抗菌液浸泡、放在水中煮沸、橡胶导尿管放在纸袋中用微波消毒等；②生物相容性好；③柔软易弯曲；④由高保形性材料制成；⑤无创伤；⑥即取即用。

（2）导尿管尖端：分为以下 3 种。

1）直头导尿管：对男性、女性和儿童患者均适用，尿液由导尿管的 2 个引流开口流入导管腔。

2）弯头导尿管：尖端设计为弧形，配有 1 ~ 3 个引流开口。这种导尿管可通过前列腺增大患者的尿道膜部和前列腺部。对于有特殊适应证（如前列腺增大）的男性患者（成人或儿童），优先选择弯头导尿管。

3）软圆头导尿管：尖端柔软灵活，设计成特殊的圆形，以通过结构或梗阻程度不同的各种尿道。通常适用于所有患者,可以预防导管通过时造成的尿道损伤。

3.导尿管润滑

(1)非亲水涂层:对于非涂层型或普通导尿管必须使用润滑剂。使用润滑剂可以降低导尿管与尿道黏膜间的摩擦力,使导尿管顺利插入膀胱。润滑剂按是否含麻醉剂分为两种,视患者情况选择。

(2)亲水涂层:亲水涂层的成分为聚乙烯吡咯烷酮(PVP)。PVP 是一种聚合物,能吸收10 倍于自身重量的水分。涂层遇水后即变得湿润光滑,可降低插管过程中导尿管表面与尿道黏膜间的摩擦力。涂层材质分为 2 种:①立等可用的预制涂层,由已活化的亲水材料制成;②干性涂层,需在灭菌水中浸泡 30 秒,使涂层材料活化后方能使用。亲水涂层导尿管不仅较少引起症状性泌尿系感染和血尿等并发症,还能降低尿道损伤的风险,是间歇性导尿导管的首选。

4.操作方法

(1)用物准备:清洁或无菌导尿管、清洁或无菌弯盘、带刻度的尿壶。

(2)清洗会阴部:先用清水洗净会阴部,擦干。然后充分暴露尿道口,使用大头棉签或棉球蘸生理盐水或凉开水(也可使用消毒湿纸巾)清洗尿道口及会阴。女患者清洗方法为由上向下清洗左右两侧大小阴唇、尿道口至肛门及会阴,再次清洗尿道口。男患者清洗方法为翻开包皮,由里向外清洗尿道口及周围皮肤,再次清洗尿道口。

(3)洗手:操作者使用肥皂或洗手液搓洗双手,用清水冲洗干净,再用清洁毛巾擦干。

(4)导尿管的润滑和使用:如使用的是需要水化的亲水涂层导尿管,打开包装灌入温开水后,将包装袋悬挂在患者身旁或治疗车旁,等待至推荐时长。如使用的是预润滑型亲水导尿管,将包装袋直接悬挂于患者身旁待用。如使用非涂层导尿管,需将润滑剂涂抹于导尿管表面。

(5)插入导尿管:亲水涂层导尿管采用无触摸的方式将导尿管插入尿道;一次性间歇导尿管使用导尿包内镊子将导尿管插入尿道。女性患者每次插入 2~3 cm,直到尿液开始流出再插入 1~2 cm,以确保导尿管已完全进入膀胱中。男性患者握住阴茎,使其与腹部呈 60°角,缓慢将导尿管插入 2~3 cm,以确保已完全进入膀胱中。

(6)拔出尿管方法:待尿液流净后,先将导尿管抽出 1 cm,确定是否仍有尿液流出,然后将尿管缓慢拔出,如发现仍有尿液流出,应稍做停留至无尿液再流出时,反折尿管水平或向上缓慢拔出,防止尿液反流。男性患者将包皮复原。

5.注意事项

(1)尽量选取站立位或坐位,也可在仰卧位下操作。选择适当尺寸的导尿管:推荐使用12~14 Fr 的导管。

(2)在导尿前半小时做好排尿准备工作,先试行自解小便,根据简易膀胱容量和压力测定等分析结果选择帮助排尿的动作和手法,但严禁对膀胱进行挤压。

(3)切忌待尿急时或超过正常膀胱容量时才排放尿液。谨防损伤、避免感染,保证操作过程中手法轻柔。

(4)如在导尿过程中遇到障碍,应先暂停 5~10 秒并把导尿管拔出 3 cm,然后再缓慢插入。在拔出导尿管时若遇到阻力,可能是尿道痉挛所致,应等待 5~10 分钟再拔管。

(5)阴道填塞会影响导尿管的插入,因此,女性在导尿前应将阴道填塞物除去。

（6）插尿管时宜动作轻柔，特别是男性患者，注意当尿管通过尿道外口的狭窄部、耻骨联合前下方、下方的弯曲部和尿道内口时，嘱患者缓慢深呼吸，慢慢插入尿管，切忌用力过快过猛致尿道黏膜损伤。

（7）遇下列情况应及时报告处理：出现血尿；尿管插入或拔出失败；插入导尿管时出现痛苦加重并难以忍受；泌尿系感染、尿痛；尿液混浊、有沉淀物、有异味；下腹或背部疼痛，有烧灼感等。

（8）每次导尿情况需记录在专用的排尿日记（voiding diary）上（表 5 - 3）。排尿日记广泛应用于各种排尿功能障碍的研究，是评估下尿路功能状况最简单且无创伤的方法，患者在院外即可自行完成。从排尿日记可以得出许多重要的数据，如排尿次数、尿失禁次数、单次尿量及 24 小时总尿量等。

（9）间歇导尿常见并发症包括尿路感染、膀胱过度膨胀、尿失禁、尿道损伤、出血、尿路梗阻、尿道狭窄、自主神经反射障碍（多发生于脊髓损伤平面在 T6 或以上者）、膀胱结石等。

表 5 - 3　排尿日记

日期	时间	饮水（mL）		时间	尿量（mL）			颜色（打√）		备注
		性质	量		漏尿	自解	导尿	清凉	浑浊	

注：①水量包括水、汤、果汁、粥、麦片、牛奶等所有饮品及静脉输液量，每日总量不超过 2000 mL，睡前三小时不饮水；②备注栏记录包括尿中带血、尿有臭味、插管或拔管困难、发热等内容。

四、康复教育

（1）指导患者保证每日饮水量，无论是无菌间歇导尿术还是清洁间歇导尿术，在进行导尿前 1 ~ 2 日，患者应按计划饮水，24 小时内均衡地摄入水分，每日饮水量控制在 1500 ~ 2000 mL，也可视患者既往饮水习惯和尿液的性状等稍作调整。

（2）指导患者注意会阴部清洁卫生，保持会阴部清洁、干燥。

（3）指导患者坚持间歇导尿。

知识拓展

间歇导尿插管困难的常见原因及应对方法：

(1)尿道狭窄。应对方法：①选用弯头导尿管。适用于尿路狭窄或前列腺梗阻的患者；②使用亲水涂层导尿管。

(2)逼尿肌括约肌协同失调。应对方法：①行尿动力学检查明确膀胱内压升高时对应的膀胱容量；②根据排尿日记预判膀胱内尿量，在膀胱内压升高前及时排空膀胱。

(3)其他方法：①指导患者深呼吸或调整体位；②操作者缓慢、稳定地持续加力；③利多卡因凝胶注入尿道，缓解尿道痉挛；③调整导尿时机：缩短导尿间隙，增加导尿次数；④口服药物：抗毒蕈碱类药物；α 受体阻滞药。

2017 年欧洲泌尿外科学会《神经源性膀胱诊断治疗指南》

思考题

患者陈某，男性，46 岁，$T_{10} \sim T_{12}$ 脊髓损伤，尿动力学检查结果：逼尿肌无力，膀胱残余尿量 400 mL，自行排尿 50mL，患者改变体位时有尿液流出，患者发热，尿常规检查结果：尿白细胞 + + +，无颅内高压，心肺功能正常，遵医嘱给予患者口服抗生素，3 次/日进行间歇性导尿。

请思考：

1.如何为该患者进行间歇性导尿？

2.应选择哪一种导尿管为该患者进行间歇性导尿？

3.间歇性导尿的目的及定义是什么？

4.间歇性导尿的注意事项有哪些？

第六节　肠道的康复护理

一、概述

(一)神经源性肠

1.定义

是指骨盆内脏神经与脑的联系中断，使参与肠道排便控制的系统及排便机制破坏，影响正常的肠道排便条件，导致大便失禁或排便困难，从而引起肠道排便功能的异常。

2.分类

(1)反射性大肠型：$S_2 \sim S_4$ 以上的脊髓损伤，即排便反射弧及中枢未受损的患者，因其排便反射存在，可通过反射自动排便，但缺乏主动控制能力，这种大肠功能状态称为反射性大肠。

(2)弛缓性大肠型：$S_2 \sim S_4$ 以下的脊髓损伤(含 $S_2 \sim S_4$)以及马尾损伤，破坏了排便反射弧,无排便反射,这种大肠状态叫做弛缓性大肠。

(二)神经源性肠指导训练技术

1.定义

神经源性肠指导训练技术是针对神经系统损伤或疾病导致神经功能异常而引起直肠排便机制发生障碍的恢复性康复治疗措施。通过训练指导患者选择适合自身排便的时间、体位、方式和不随意使用缓泻剂及灌肠等方法,形成规律的大便习惯。

2.目的

降低患者便秘或大便失禁的发生率;降低对药物的依赖性;帮助患者建立胃结肠反射、直结肠反射、直肠肛门反射;使大部分患者在厕所、便器上利用重力和自然排便机制独立完成排便;在社会活动时间内能控制排便。

3.适应证与禁忌证

(1)适应证:神经源性直肠所致的大便失禁及便秘;神志清楚并能够主动配合康复治疗的患者。

(2)禁忌证:严重损伤或感染;神志不清或不能配合的患者;伴有全身感染或免疫力极度低下者;有显著出血倾向的患者。

二、康复护理评估

(1)询问患者日常饮食习惯、排便习惯、排便频率、排便量、有无便意感等。

(2)查看患者粪便形状、软硬度、颜色、内容物、气味。

(3)粪便标本检查粪便的形状、颜色、细菌、致病菌、隐血、寄生虫等。

三、康复护理措施

1.排便训练时机选择

一般脊髓和马尾的完全损伤,或不完全横断,会造成休克时期反射性胃肠功能丧失,这些症状可持续2~3日,麻痹性肠梗阻可出现腹胀,导致食物反溢,且会干扰膈肌运动,从而造成四肢瘫者呼吸窘迫,此时要严密监视给予肠道性营养,一旦患者脱离休克能够接受指导且可经口进食即可开始训练。

2.排便训练计划制定

排便训练计划包括饮食种类、液体量、排便时间、运动项目4大项,只有做好这4大项,才能使排便训练成功,维持良好的肠道功能,达到肠道护理目的。

(1)饮食:采取均衡饮食,摄取食物纤维较多的绿色蔬菜、水果等,增加粪便体积与含水量,同时能加速粪便在肠道内的移动。有规律地每日3餐,探索适合于自己体质的食物调配,尽力做到自然排便,可试用有缓泻作用的天然食品,避免奶酪加工食品、柿子以及碳酸饮料和汽水等糖分多的饮料。

(2)液体:每日饮水量保证在1500~2000 mL(配合膀胱训练饮水),以便适度软化粪便,饮水量根据季节而不同,夏季考虑出汗较多,要适当增加饮水量。有人喝牛奶会便秘,即应避免,而梅汁对多数人而言是一种天然的缓泻剂,其他如柠檬水、小红梅汁、橘子汁也能刺激肠蠕动。

(3)时间:一般食物由口腔至肛门在正常情况下需40~48小时,食物在大肠内时间越久，水分的再吸收越多，而粪便的质将变得更硬，虽然不必每日排大便1次，但亦不要超过3日。而排便训练的时间段以早餐后为最佳，原因是胃、结肠与十二指肠结肠反射在早餐后最强。如因日常生活关系亦可安排在中餐或晚餐后，但必须相对固定。选择、安排并固定一个30分钟的排便时间带，每日进行重复这种尝试和训练。

（4）运动：运动能增强全身肌肉张力及排便肌肉的肌力，除了全身运动以外，还可加强腹肌和骨盆肌肉的特殊运动。如坐姿的弯腰、扭腰运动、腹式深呼吸、平躺时抬头、抬肩运动、穿支架矫形鞋走路以及轮椅运动等。但胸椎以上的脊髓损伤者采取腹式呼吸及屏气，有可能引起自主神经反射障碍，造成高血压及冠状动脉缺血等，需要小心。因肠的运动已低下，要尽可能多活动身体，促进肠蠕动。因此白天尽量乘轮椅或进行适当的身体活动，长时间的卧床则肠的运动低下。需要安静卧床时，也要尽可能使部分身体得到活动，例如体位变换、各关节活动范围的运动、腹肌运动、深呼吸等。可能时，每日站立30分钟以上，能步行者要步行。运动量愈多肠蠕动会愈好，愈有力，才能把粪便排出，否则容易产生便秘。

3. 排便训练方法

（1）反射性大肠型

1）定时排便：①每日按计划中的时段，定时于饭后半小时进行排便训练。②吃饭后15~20分钟，将缓泻剂（以开塞露为例）注入肛门约4~5cm，保持开塞露在直肠内停留至少5分钟。③确定开赛露已注入直肠，使直肠壁能吸收药物而刺激肠蠕动反射，促进排便，加强排便训练的效果。

2）排便体位：排便常采用可以使肛门直肠角增大的体位即中蹲位或坐位，此时可借助重力作用使大便易于排出，也易于增加腹压，有利于提高患者自尊、减少护理工作量、减轻心脏负担。若不能取蹲位或坐位，则以左侧卧位较好。

3）腹部按摩：饭后30分钟开始作腹部按摩，用单手或双手的示指、中指和环指沿结肠解剖位置由右向左做环形按摩。每次5~10分钟，可每日2~3次。

4）腹肌运动：指导患者增加腹肌运动，嘱患者深吸气，闭气，往下腹部用力做排便动作。

5）促进直结肠反射的建立：手指直肠刺激可缓解神经肌肉痉挛，诱发直肠肛门反射，促进结肠尤其是降结肠的蠕动。方法：①按摩10分钟后，若未能排除大便，再将涂过润滑剂的食指（戴上指套或手套）伸入肛门约2cm轻柔而快速地做环状运动并缓慢牵伸肛管，诱导排便反射，并用力排便。每次刺激时间持续1分钟，间隔2分钟后可以再次进行。②15分钟后，如果未能排便，再重复按摩腹部、手指直肠刺激训练。

6）灌肠：小剂量药物灌肠15分钟后即会出现肠蠕动，如开塞露连接吸痰管小剂量灌肠可减少自主神经反射障碍的发生，适用于T6以上脊髓损伤患者。

7）盆底部肌肉运动：患者平卧，双下肢并拢，双膝屈曲稍分开，轻抬臀部，深吸气，缩肛、提肛、呼气、放松，双下肢功能障碍患者可协助抬臀。重复10~20次，每日练习4~6次。

（2）弛缓性大肠型：①每日按计划中的时段，坐在马桶上，方便用力。若不能坐起的患者，可以在床上垫一塑料袋或防水垫，然后取左侧卧位。②顺着结肠的方向，由右向左，按摩腹部15分钟。闭气，腹部向下，用力，像以前排便一样，借腹内压力使大便从直肠排出。③若15分钟仍未排便，戴上手套（或指套），用润滑剂润滑食指。食指轻柔伸入肛门内，小心地将手指所能触及的粪便挖出，手指应尽量深入直肠上方。④排便后，擦净，检查卫生纸是否沾有血迹,若有血迹,可能表示大便太硬,直肠黏膜破或有痔疮。双手用肥皂或洗衣液及水洗干净,以免细菌污染到食物或其他东西。

四、康复教育

(1)告知患者及家属肠道康复的注意事项

1)手指直肠刺激易引发自主神经反射障碍,注意监测患者血压。

2)经常性灌肠不仅使痔疮发生率较高,还可导致灌肠依赖、肠穿孔、结肠炎、电解质紊乱等不良反应,应注意观察。

3)进行排便训练时患者情绪一定要放松,避免紧张。整个训练过程中需要有耐心和毅力,要坚持几周甚至数月,不要因为暂时效果不佳而停止训练。经过训练,大部分1~2个星期就可达规律性排便习惯。

4)患者出现严重腹泻时,要注意对肛门周围皮肤的保护,防止因粪便刺激皮肤发生破溃。

5)最好不要使用便盆,若患者肢体无知觉,易造成压力性损伤。使用开塞露塞肛时,注意塑料瓶剪口要光滑,防止割伤。

6)注意患者的隐私,需使患者有单独的环境。

7)排便训练的时间要符合患者生活规律,并根据患者情况进行调整。一般而言,患者若细心体会,常会找出属于排便的讯号,使排便自然,但须注意,训练成功仍不可忽视饮食、水分、时间及运动的重要,以免再度造成排便紊乱。

8)定时评价排便情况和观察肠道康复训练效果,并记录排便情况。发现异常现象及时处理和报告。

(2)指导患者进食清淡易消化食物,保证每日水分摄入,以保持大便通畅。

思考题

患者王某,男性,38岁,因"双下肢活动障碍伴大小便障碍"入院。查体:肌力:双上肢主要肌群肌力正常,双下肢主要肌群肌力0级。$T_7 \sim T_8$平面感觉减退,T9以下感觉消失,球-肛门反射(+),指检肛门括约肌紧张,不能主动放松。ADL(B1)评分50分,诊断:脊髓损伤,神经源性直肠。

请思考

如何为该患者制定个体化神经源性肠康复训练?

第七节　日常生活活动能力训练

一、概述

(一)日常生活活动

1.定义

日常生活活动能力(activities of daily living, ADL)是指人们为了维持生存以及适应生存环境而必须每天反复进行的、最基本的、最具有共同性的活动。

2.分类

ADL 分为基本的 ADL 和复杂性的 ADL。

(1)基本的或躯体的 ADL(physical or basic ADL, PADL or BADL):是指患者在家中或医院里每日所需的基本运动和自理活动。包括生活活动,如床上活动、转移、行走、上下楼梯等;自我照顾,如穿衣、吃饭、上厕所、修饰、洗澡等。另外,性生活也是日常生活活动及生活质量的一个重要方面。BADL 的恢复以发育顺序排列,即进食首先恢复,而上厕所则是最后恢复的项目。其评估结果反映了个体较粗大的运动功能,常在医疗机构中应用。

(2)复杂性或工具性的 ADL(instrumental ADL, IADL):是指人们在社区中独立生活所需的高级技能,常需使用各种工具,故称之为工具性 ADL。包括家务(做饭、洗衣、打扫卫生等)、社会生活技巧(如购物、使用公共交通工具等)、个人健康保健(就医、服药等)、安全意识(对环境中危险因素的意识、打报警电话)、环境设施及工具的使用(如冰箱、微波炉、煤气灶等)以及社会的交往沟通和休闲活动能力。其评估结果反映了较精细的运动功能,适用于较轻的残疾、且在发现残疾方面较 BADL 敏感,故常用于调查,多在社区老年人和残疾人中应用。

(二)日常生活活动能力训练

1.定义

ADL 训练是帮助病、伤、残患者维持、促进和恢复自理能力以改善健康状况和生活质量,并使患者从依赖他人帮助逐步过渡到完成自我护理的过程。

2.目的

改善患者移动、进食、穿衣、修饰、洗澡、如厕和家务活动等日常生活活动能力,提高生活质量以促进患者早日回归社会。

3.适应证与禁忌证

(1)适应证:因发育障碍、疾病或创伤而导致躯体残疾者。

(2)禁忌证:严重痴呆患者;疾病处于急性期的患者。

二、康复护理措施(以脑卒中患者为例)

(一)进食训练

1.吞咽动作

①嘱患者进行口唇、下颌开合,吞咽等动作,行喉部被动运动。②用冰棉棒刺激软腭部。③进行呼吸、发音、咳嗽等训练。④进食时将患者置于坐位或半卧位,颈稍前屈,嘱患者放

松，调配食物的软度和黏度，每口喂入量不宜过多，速度不宜过快，要求患者慢慢咀嚼，吞咽。⑤食物应根据吞咽障碍的程度，按先易后难的原则选取，逐渐过渡到正常饮食。对进食流质饮食的患者，必要时采用吸管或可挤压的容器摄食。

2. 摄食训练

对上肢关节活动受限，肌肉、肌张力异常不能完成抓握或动作不协调而不能正常摄食者，一方面要进行上肢功能训练，练习摄食动作，另一方面可使用自助餐具或加用辅助装置。

（1）餐具和辅助装置的选择：①将匙柄、叉柄加大、加长或成角，也可在匙柄上加一尼龙搭扣圈或"C"形圈，使手掌或前臂套入，便于握持使用。用带叉的两用勺吃饭较容易、方便。②在碗、杯、盘底部加一固定器或橡皮垫，使之不易倾倒、移动。碗杯外加"C"形圈以便握持。杯内固定一根吸管以便吸饮。③患肢上举困难时，可在餐桌上方装一个悬吊滑轮，以牵拉带动患肢上举进食入口。④训练进食时尽可能使用有围边的碗，防止食物溢出。

（2）进食训练：①患者取半坐位，身体靠近餐桌，将食物及用具放在便于取用的位置。②康复护理人员帮助患者用健手将食物放在患手中，再由患手将食物放于口中，以训练患手、健手功能的转换。③患者若为视觉障碍，可将食物按顺时针方向摆放，并且告知患者食物的种类和口味。④训练患者喝水杯中水应盛至4/5，用健手帮助患手固定持杯，将杯送入唇边，完成喝水动作。⑤有吞咽功能障碍的患者，必须先做吞咽功能的训练后再进行进食训练。

（二）穿脱衣物训练

（1）穿套头上衣（图5-15）：①将衣袖先套进患手，然后套健手；②用健手帮助患侧手穿上衣袖；③向前弯腰并把头垂下，健手将领口撑开，头部穿过领口；④将衣服拉下并整理好。

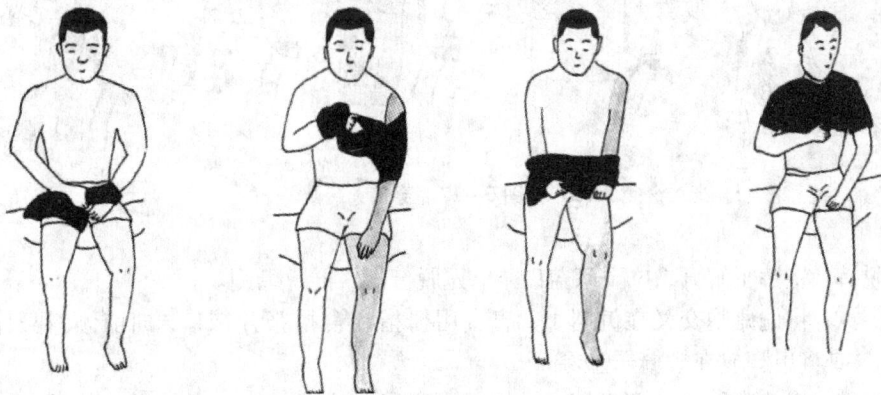

图5-15 穿套头上衣

（2）脱套头上衣：弯腰，健手从背后将衣服拉过头部，脱衣服时头向前垂下。

（3）穿开身上衣（图5-16）：①先把衣袖套进患手并拉至肘关节以上位置；②健手拉衣领，沿肩膀把衬衫拉至健侧；③健手随即穿入另一衣袖；④单手扣好纽扣。

（4）脱开身上衣：方法一：先将健手衣袖脱下，然后脱患手；方法二：用健手从背后将衣服拉过头部，慢慢脱下衣袖，脱衣服时头向前并垂下。

（5）穿裤（图5-17）：①将患腿交叉放在健腿上，然后尽可能向上套裤腿；②将裤管拉高

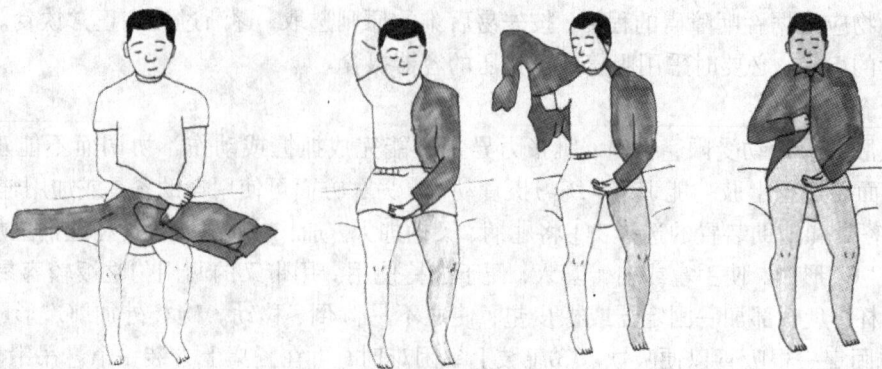

图 5 – 16　穿开身上衣

直至脚板露出；③健腿穿过另一裤管，将裤腿尽量拉高至大腿；④臀部抬离椅子，双腿站立；⑤将裤拉至腰部，整理好然后坐下，拉上裤链；⑥如身体较弱不能站立的患者，可躺下，翘起臀部，把裤子拉上。

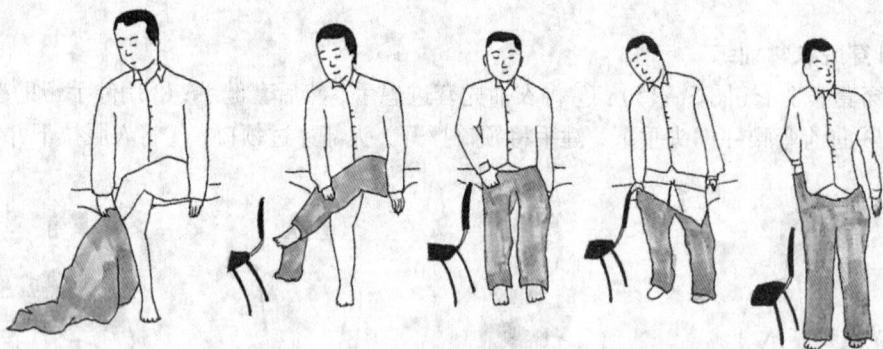

图 5 – 17　穿裤

（6）脱裤：将裤子解开，拉至膝盖以下，先脱健侧，再脱患侧。

（7）穿袜：将偏瘫腿交叉在健腿上，患者用拇指和食指张开袜口，向前倾斜身体把袜子套在脚上。或将患脚放在矮椅子上穿。

（8）穿鞋：将偏瘫腿交叉到健腿上，然后再穿鞋。或以长柄鞋拔协助。如果患者穿系带的鞋子，必须要掌握单手系鞋带的技巧。也可建议患者穿无需系鞋带的软皮鞋、带拉链的短统靴、带魔术贴的球鞋等，便于患者穿脱。

（三）个人卫生训练

1.清洁

（1）拧毛巾：将毛巾挂在水龙头，用健手拧干。

（2）清洗健侧手臂：将浸湿的洗脸巾固定在洗手池边缘，患者健侧手臂和手就在上面擦洗。

（3）擦干健侧臂：可将毛巾放在腿上，手臂在上面擦干。也可借助辅助用具。

（4）清洗背部：患者将毛巾抛向一侧肩，披于身后，抓住毛巾的另一端向下横擦后背，然后再换到另一侧肩上。

2. 刷牙

（1）将牙刷柄加粗或在柄上加一尼龙搭扣圈或"C"形圈，使手掌套入，便于握持。

（2）将患侧手臂放在洗手池边上。健侧手握住牙膏，用牙齿配合拧开盖子，借助患侧手按压牙刷，用健侧手将牙膏挤在牙刷上，健侧手握住牙刷尽可能站立刷牙。

（3）每次进食后，护士都应帮助患者充分地清洁口腔，方法之一是用牙签或牙线清除牙缝内食物碎渣，对不能独立完成刷牙的患者也可帮助患者刷牙。患者如不能完成漱口，特别是漱口后将水吐出有困难者，护士可用拇指和示指捏住其颊部，促使口腔内残留的水充分吐出，需注意防呛咳和误吸。

（4）口腔感染者需选择合适的漱口液。

3. 洗澡

脑卒中偏瘫患者洗澡常存在困难，往往需要通过反复训练、学习才能掌握该程序。

（1）出入浴盆（图5-18）：①患者的健侧靠向浴盆站立，抬起健腿进入浴盆（a）；②向前上方抬起偏瘫腿进入浴盆（b）；③用健手使双膝充分靠向健侧，达到躯干旋转（c）；④康复护士扶着患者骨盆两侧促进抬起臀部和转身（d）；⑤健手把住浴盆边缘（e）；⑥一条腿向前（最好是健腿）形成单腿站立（f）；⑦重心向前移至前足上，躯体向上站起，然后抬起健足跨出浴盆（g）；⑧通过屈曲而抬起偏瘫腿跨出浴盆（h）。

（2）使用轮椅入浴盆（图5-19）：①可用一块宽木板放入浴盆一端上面（a）；②偏瘫侧要先上木板（b）；③抬起偏瘫腿进入浴盆（c）；④主动抬起健腿进入浴盆。接着患者坐在板上拿起淋浴器开始洗澡。患者擦干身体后，在帮助下移回至轮椅（d）。

（3）使用矮凳浴盆：帮助患者拿掉木板并引导患者坐在矮凳上。患者手臂需要前伸并把住浴盆边缘以便支持自己。

（4）淋浴：患者坐位洗澡，用长柄海绵刷子蘸取沐浴露洗背部。洗浴后患者在帮助下转移到轮椅上。

（四）乘轮椅如厕训练指导

（1）患者驱动轮椅正面接近坐厕，制动，移开脚踏板。双手支撑于轮椅扶手站起。

（2）先将健手移到对侧坐厕旁的对角线上的扶栏上，然后健腿向前边一步，健侧上卜肢同时支撑，向后转身，背向坐厕。

（3）将患手置于轮椅另一边扶手上，然后再移到坐厕旁的另一侧扶栏上。

（4）脱下裤子，然后坐下。

（五）步行训练指导

1. 训练条件

患腿有足够的负重能力能支撑体重的3/4以上；有良好的站位平衡能力，室内步行需达到2级平衡，室外步行需达到3级平衡；下肢有完整的本体感觉，有主动屈伸髋、膝关节的能力。

2. 步行前准备

在帮助下能完成步行的分解动作，包括重心转移训练、患肢负重训练、交叉侧方迈步等。

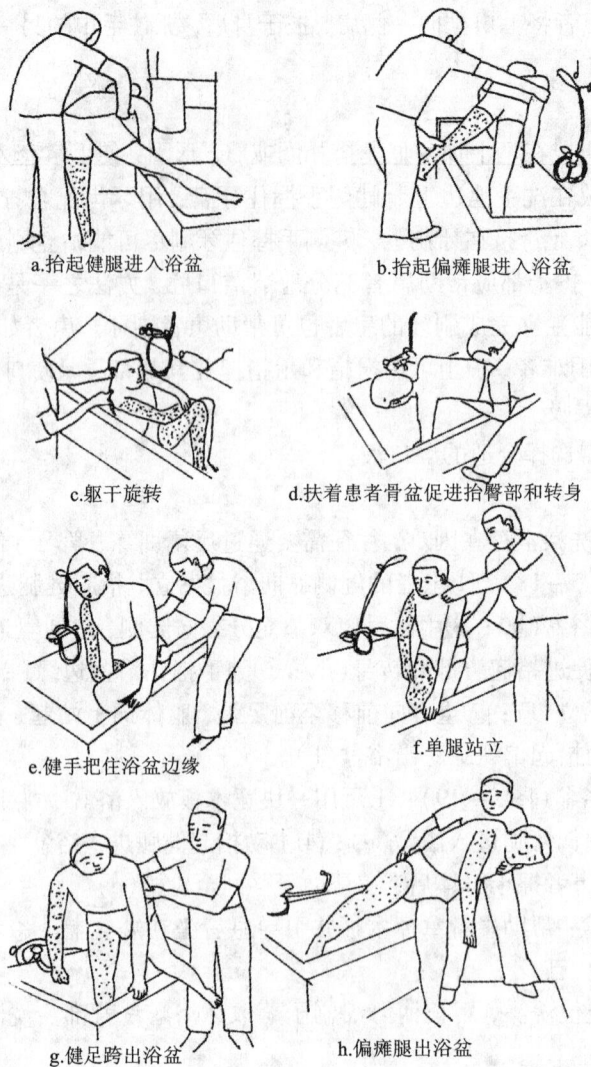

a.抬起健腿进入浴盆　　　b.抬起偏瘫腿进入浴盆

c.躯干旋转　　　d.扶着患者骨盆促进抬臀部和转身

e.健手把住浴盆边缘　　　f.单腿站立

g.健足跨出浴盆　　　h.偏瘫腿出浴盆

图 5－18　出入浴盆

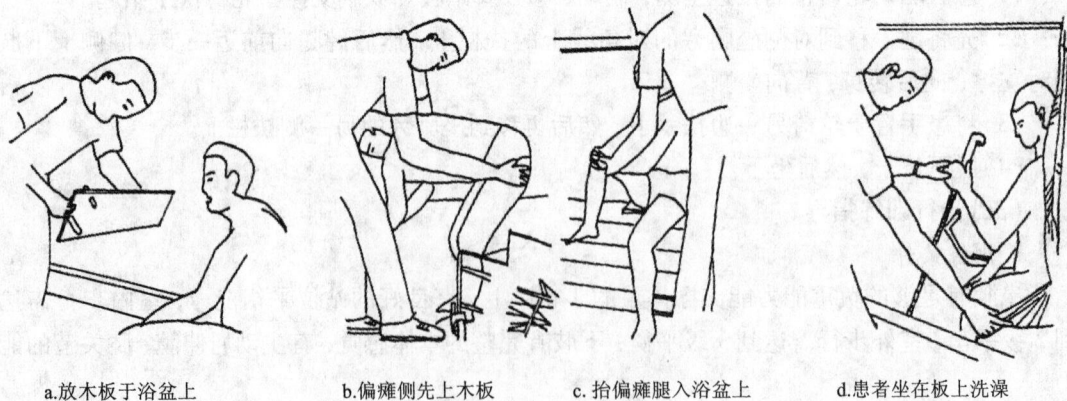

a.放木板于浴盆上　　b.偏瘫侧先上木板　　c.抬偏瘫腿入浴盆上　　d.患者坐在板上洗澡

图 5－19　使用轮椅入浴盆

三、康复教育

（1）在实施训练计划时，指导患者必须早期开始，由易到难、由简到繁、由粗到精，重点突出。训练中，可以先将每个项目分解成若干个动作进行练习，待患者能熟练完成后，再结合起来进行整体练习。

（2）指导患者及家属积极配合训练，ADL 训练是一项非常辛苦的工作，不仅需要治疗人员耐心，细致的指导和监督，更需要患者的主动参与以及家属积极配合。如果患者没有学习的欲望，患者或家属不能在治疗过程中积极配合，要完成 ADL 训练，掌握 ADL 技巧，是相当困难的。

知识拓展

改良 Barthel 指数量表

项目	评分标准	得分
1.进食	完全独立 10　少量帮助 8　中等帮助 5　大量帮助 2　完全依赖 0	
2.洗澡	完全独立 5　少量帮助 4　中等帮助 3　大量帮助 2　完全依赖 1	
3.个人卫生	完全独立 5　少量帮助 4　中等帮助 3　大量帮助 2　完全依赖 1	
4.穿衣	完全独立 10　少量帮助 8　中等帮助 5　大量帮助 2　完全依赖 0	
5.大便控制	完全独立 10　少量帮助 8　中等帮助 5　大量帮助 2　完全依赖 0	
6.小便控制	完全独立 10　少量帮助 8　中等帮助 5　大量帮助 2　完全依赖 0	
7.如厕	完全独立 10　少量帮助 8　中等帮助 5　大量帮助 2　完全依赖 0	
8.转移	完全独立 15　少量帮助 12　中等帮助 8　大量帮助 3　完全依赖 0	
9.行走	完全独立 15　少量帮助 12　中等帮助 8　大量帮助 3　完全依赖 0	
10.轮椅操作	完全独立 5　少量帮助 4　中等帮助 3　大量帮助 2　完全依赖 0	
11.上下楼梯	完全独立 10　少量帮助 8　中等帮助 5　大量帮助 2　完全依赖 0	

注：基本的评级标准：1 分：完全依赖别人完成整项活动；2 分：某种程度上能参与，但在整个活动过程需要别人提供协助才能完成。（注："整个活动过程"是指有超过一半的活动过程。）3 分：能参与大部份的活动，但在某些过程中仍需要别人提供协助才能完成整项活动。（注："某些过程"是指一半或以下的工作。）4 分：除了在准备或收拾时需要协助，患者可以独立完成整项活动或进行活动时需要别人从旁监督或提示。（注："准备或收拾"是指一些可在测试前后去处理的非紧急活动过程。）5 分：可以独立完成整项活动而无需别人在旁监督或提示。

思考题

患者张某，女性，66 岁，清晨醒来，突然右侧偏瘫 3 小时。查体：失语，双眼向左凝视，右鼻唇沟浅，伸舌偏左，右侧肌张力低，肌力 1 级，（Brunnstrom 分级 2 级），角膜反射右（ - ）左（ + ）；发病以来无头痛、恶心、呕吐，意识障碍及二便障碍。查体：血压 130/80 mmHg，心肺查体大致正常，诊断：缺血性脑卒中伴右侧偏瘫。经过在神经内科治疗一周后，病情稳定，转康复科继续治疗。目前肌力 3 级，坐位平衡 2 级。

请思考:

1.如何指导患者进行从卧位坐起、洗漱及进食?

2.如何指导患者穿脱衣裤、鞋袜?

第八节　心理康复护理

一、概述

1.定义

不少伤残病者因伤残缺陷而悲观失望,产生轻生念头,这些不良情绪直接影响康复效果,康复护士在工作中及时地给予相应的心理支持,进行心理疏导的过程即心理康复。

2.主要心理障碍

(1)情感脆弱、易激动、发怒。

(2)敏感性较强、猜疑心重、主观异常感觉增强。

(3)焦虑:患者对自身健康或客观事物作出过于严重的判断和体验,其心境处于一种极坏的状态中。

(4)抑郁:悲观抑郁的情绪往往发生在有严重疾病的患者身上。

(5)紧张、恐惧。

(6)否认:否认是一种消极的心理防御。这种情绪时间根据个体差异长短不一,有的几日、有的可数周或数月。

(7)孤独、寂寞:是患病后情绪低落、紧张,又与周围的人难以融治,沉默寡言而产生的一种孤独、寂寞感。

(8)消极、绝望、无助:当患者感到生命受到威胁,对疾病完全失去信心,对前途无望时所产生的一些情绪。患者严重忧郁、焦虑、夜不能寐,对外界事物反应冷淡、迟钝,有的甚至产生自杀念头。

(9)依赖:患者在患病后受到家人朋友的照料,对自己日常生活活动行为表现出信心不足,变得被动、顺从、情感脆弱、依赖性强。

(10)同情:患者之间共同的遭遇与朝夕相处,其相同的命运使他们相互间极易产生同情的心理、关怀和友谊,这是一种积极的心理情绪。

(11)期待:指患者对未来存在着美好的向往、期待疾病发生转机,这是一种渴望生存的精神,也是一种健康积极的心态。

二、康复护理评估

(1)评估患者性格是内向或外向、态度积极或消极、情绪乐观或悲观、认知得当或失当等,从而及时发现患者是否有心理障碍。

(2)使用焦虑、抑郁的评估量表评估患者是否有焦虑、抑郁等心理状态。

三、康复护理措施

1. 环境与患者之间的关系

病房的色调、光线、空气、声响等无不影响着患者的情绪。因此，病房环境要整洁美观，色调和谐，阳光充足，空气流通，无各种气味和噪声，空间宽敞，床褥舒适，生活设备安全方便。

2. 建立良好的护患关系

护士与患者之间建立良好的关系是心理护理取得成效的关键。护患关系是建立在相互尊重、信任、合作的基础上，共同以患者的疾病和心理康复为目的的治疗性关系。这种治疗性关系，主要通过护士的言行、神态去影响患者而建立。护士在日常工作中的良好言行与患者积极的心理状态，在治疗中所起的作用是不容忽视的。

（1）言语：不仅是人之间的交流工具，也是治疗疾病的一种手段。护士真诚的交谈、安慰、鼓励均可帮助患者正确认识和对待自己的疾病，减轻和消除消极情绪，如对心情不好的患者给予劝导、抚慰，使其心情愉快；对疑虑的患者给予解释，消除疑虑；对悲观消极的患者给予鼓励，使其得到精神上的支持，增强战胜疾病的信心。

（2）行为：护士的行为对患者有着直接的影响。懒散、懈怠令人厌恶；轻佻、潦草使人产生不安全感和不信任感；慌乱、冒失令人恐惧、疑虑。因此护士在操作过程中应认真、熟练、轻柔、严谨，从行为举止上给患者以信心和精神上的安慰。

（3）神情：在心理学上称为非词语性交流，神情可以在举止及目光中流露出来，护士要学会控制情绪，切忌惊慌失措，要时刻保持乐观开朗、精神饱满的情绪，以此去感染患者。

（4）态度：包括待人接物的态度和自身的仪表、风度、姿态等。护士应和蔼可亲、热情周到、端庄大方，这是建立良好护患关系的重要因素。

（5）促进病友间良好情绪的交流：病房是个小集体，在病友间建立良好的人际关系，可以互相照料、互相关心、互相消除不安的情绪，并可在交往中增进友情、消除孤独，减轻疾病带来的痛苦。

（6）合理安排患者的生活：从患者的实际需求出发，合理安排丰富多彩的文娱生活，可以加速患者对医院环境的适应。

（7）争取家属及亲友的密切配合：护士要做好家属的思想工作，与家属保持良好关系，稳定家属的情绪，并向家属亲友进行保护性的医疗指导，使家属明白自己的情绪将会影响患者治疗及康复效果。

（8）视患者为社会的一员：患者的躯体症状、情绪或行为障碍与人际关系不协调有着重要的关系，因此，心理治疗还包括调整患者与其周围人的人际关系，以利患者的康复。

四、康复教育

（1）指导伤残者发展健全人格，激励患者培养积极的生活态度，真正使患者以积极的态度面对人生、面对社会。

（2）帮助有不良应对方式的患者建立积极的心理防御机制，向患者解释消极应对模式的危害，帮助患者运用积极的模式促进机体的康复，充分发挥心理防御机制对疾病的治疗作用。

（3）帮助无助的患者建立社会支持系统，缺乏社会支持的患者，应调动其利用社会支持的积极性，同时向家属说明为患者提供社会支持的作用、意义和方法，共同为促进患者康复建立良好的心理社会支持系统。

（4）指导患者认识心理疾病的特点、常见症状、治疗要点等。

思考题

患者汪某，男性，35 岁，因车祸致双下肢功能障碍 1 个月余。患者认为自己下半生将在轮椅上渡过，人生没有希望，不配合康复治疗。

请思考：

1.该患者现在主要的心理障碍有哪些？

2.作为护士，你该如何帮助该患者建立积极的生活态度？

第九节　康复护理环境管理

一、医院环境建设

（一）科室、面积和床位

（1）科室独立设置门诊和病区，门诊和病区尽量设在一楼或者有电梯可以直达的楼层。至少设置具备临床康复评估功能的物理治疗室、作业治疗室、言语治疗室、传统康复治疗室、康复工程室等。

（2）医院设备：具备无障碍通道，电梯内、楼道步梯有扶手。

（3）病房设备：无障碍通道，病房走廊两侧有扶手，卫生间安装推拉门、壁挂式洗浴凳、两侧配备扶手的马桶等。

（4）面积：康复医学科门诊和治疗室总使用面积不少于 1000 m^2，每床使用面积不少于 6 m^2，床间距不少于 1.2 m。

（5）床位：根据需求和当地康复医疗服务网络设定床位，应为医院总床位数的 2% ~5%。以收治神经科、骨科疾病患者为主或向康复医院转型的三级综合医院，其康复医学科床位数不受上述规定限制。

（二）人员配备

（1）每床至少配备 0.25 名医师：其中至少有 2 名具有副高及以上专业技术职务任职资格的医师，1 名具备中医类别执业资格的执业医师。

（2）每床至少配备 0.5 名康复治疗师。

（3）每床至少配备 0.3 名康复护士。

（三）设备配置

1.功能评估与实验检测设备

独立配备心肺功能评估设备、肌电图与临床神经电生理学检查设备、肌力和关节活动评估设备、平衡功能评估设备、认知语言评估设备作业评估设备等。

2. 康复治疗专业设备

(1) 运动治疗：配备训练用垫、平行杠、轮椅、训练用棍、砂袋和哑铃、墙拉力器、划船器、手指训练器、肌力训练设备、肩及前臂旋转训练器、滑轮吊环、电动起立床、治疗床及悬挂装置、功率车、踏步器、助行器、连续性关节被动训练器、训练用阶梯、训练用球、平衡训练设备、运动控制能力训练设备、功能性电刺激设备、生物反馈训练设备、减重步行训练架及专用运动平板、儿童运动训练器材等。

(2) 物理因子治疗：配备直流电疗设备、低频电疗设备、中频电疗设备、高频电疗设备、光疗设备、超声波治疗设备、磁治疗设备、传导热治疗设备、冷疗设备、牵引治疗设备、气压循环治疗设备等。

(3) 作业治疗：配备日常生活活动作业设备、手功能作业训练设备、模拟职业作业设备等。

(4) 言语、吞咽、认知治疗：配备言语 – 语言治疗设备、吞咽治疗设备、认知训练设备、非言语交流治疗设备等。

(5) 传统康复治疗：配备针灸、推拿、中药熏(洗)蒸等中医康复设备等。

(6) 康复工程：配备临床常用矫形器、辅助器具制作设备等。

3. 急救设备

配备简易呼吸器、供氧设备、抢救车等。

4. 信息化设备

至少配备 1 台能够上网的电脑。

二、家居环境建设

(一) 家居环境无障碍标准

1. 无障碍门(图 5 – 20)

门开启后的通行净宽度不应小于 800 mm；在门扇内外应留有直径不小于 1.50 m 的轮椅回转空间；室内门宜采用推拉门和折叠门；门把手高度应设距地 900 mm；门槛高度及门内外地面高差不应大于 15 mm，并以斜面过渡；供听力障碍者使用的住宅门应安装闪光提示门铃；居室和卫生间内应设求助呼叫按钮。

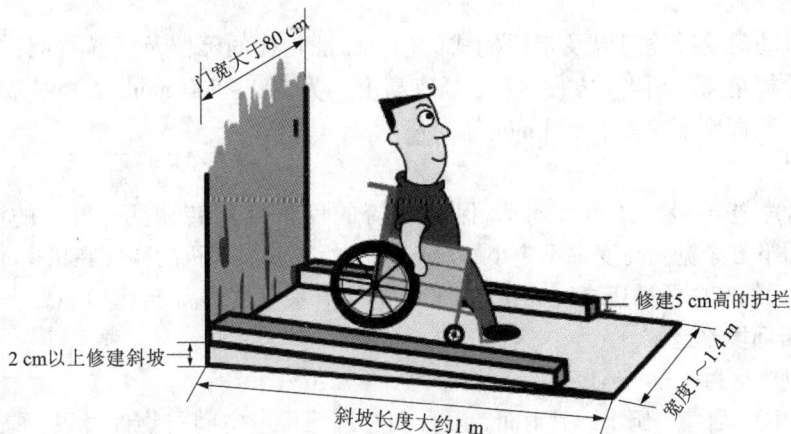

门宽大于80 cm

修建5 cm高的护拦

宽度1～1.4 m

2 cm以上修建斜坡

斜坡长度大约1 m

图 5 – 20　无障碍门

2. 无障碍通道（图 5 – 21）

由室内往卧室、起居室（厅）、厨房、卫生间、储藏室及阳台的通道应为无障碍，宽度不应小于 1.20 m；在一侧或两侧设置扶手，扶手标准同前。

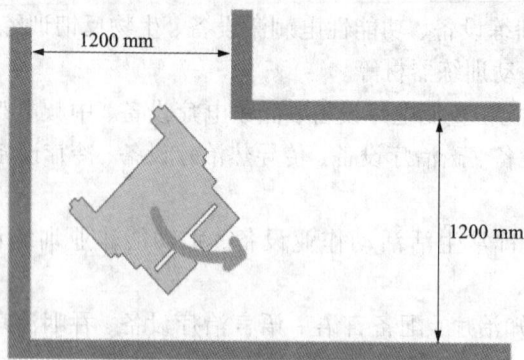

图 5 – 21　无障碍通道

3. 厨房

供乘轮椅者使用的厨房，炊具和电器控制开关的位置和高度应方便乘轮椅者靠近和使用；操作台下方净宽和高度都不应小于 650 mm，深度不应小于 250 mm；吊柜距地高度不应大于 1.20 m，深度不应大于 250 mm；橱柜高度不应大于 1.20 m，深度不应大于 400 mm。燃气灶及热水器方便轮椅靠近，阀门及观察孔的高度不应大于 1.10 m，灶应设安全防火，自动灭火及燃气报警装置。

4. 洗手间

门的通行净宽不应小于 800 mm，坐便器高宜 450 mm，厕位应设水平和垂直安全抓杆。洗手盆的水嘴中心距侧墙应大于 550 mm，其底部应留出宽 750 mm、高 650 mm、深 450 mm 的移动空间。取纸器应设在坐便器的侧前方，高度为 400 ~ 500 mm。淋浴用坐台高度宜为 450 mm，深度不宜小于 450 mm；淋浴间应设水平抓杆；淋浴喷头的控制开关的高度距地面不应大于 1.20 m；毛巾架的高度不应大于 1.20 m。

5. 卧室

宜使用滑动门或折叠门以及带手柄式的门，保证轮椅的停留及回转空间；床的高度约 450 mm，与轮椅垫高度相当，方便转移；插座高度约为 400 ~ 500 mm；衣柜挂衣杆高度不应大于 1.40 m，其深度不应大于 600 mm。

6. 起居室

门的通行净宽不应小于 800 mm，保证轮椅的停留及回转使用，餐桌的高度不小于 750 mm，台面下方净宽和高度都不应小于 650 mm；柜子和电视机的高度在 900 mm 至 1.20 m 之间；电器、天线和电话插座高度为 400 ~ 500 mm，开关高度不高于 1.20 m。

（二）家居环境改造

1. 房屋物理结构改造

起居室（厅）、卧室、厨房、卫生间、阳台和过道等房屋空间与物件设置，应适应残疾人的功能和生活需要，如卫生间宜靠近卧室。

2.非房屋物理结构改造

协助指导残疾人及其家人对易引发障碍的危险因素进行调整，包括家具的摆放、物件的收纳与重新整理，以便空间更合理和方便，满足残疾人功能和生活的需要。

思考题

患者刘某，男性，42岁，截瘫，日常生活活动需借助轮椅，现准备出院回家。

请思考：

1.患者的家居环境能否满足他目前的日常生活活动需求？是否需提供照片？否则应如何评估？

2.如不能满足，护士该如何指导患者及家属进行居家环境改造？

（熊雪红）

第六章　常见神经疾病患者的康复护理

学习目标

识记：

1. 能正确复述脑卒中、颅脑损伤、脑性瘫痪、脊髓损伤的主要功能障碍和康复护理措施。

2. 能正确描述格拉斯哥昏迷分级（Glasgow coma scale，GCS）计分的轻、中、重型分类法。

3. 能正确复述阿尔茨海默病的主要功能障碍、康复护理措施和家庭照顾者基本护理原则。

4. 能正确复述、周围神经病损的概念、病因及康复护理指导。

理解：

1. 能比较识别脑震荡、脑挫伤的特点。

2. 能简述脊髓损伤病人的康复护理评定方法。

3. 能简述帕金森病存在的主要功能障碍并能识别。

4. 能区分臂丛神经损伤上臂型、前臂型、全臂型各自损伤的特点。

运用：

1. 能对脑卒中患者进行康复护理评估，制订康复护理目标和措施，进行康复护理指导。

2. 能运用格拉斯哥昏迷分级对患者意识进行护理评估。

3. 能对脊髓损伤患者进行膀胱功能的评估及训练。

4. 能针对脊髓损伤病人功能受限情况制定正确的护理措施及指导。

5. 能查阅资料，概括目前国际阿尔茨海默病护理发展趋势，评论我国该病康复护理的现状。

第一节　脑卒中

一、概述

（一）概念

脑卒中（stroke）又称脑血管意外（cerebral vascular accident，CVA），是指由于各种原因引起的急性脑血液循环障碍导致的持续性（≥24 小时）、局限性或弥漫性脑功能缺损。根据脑卒中的病理机制和过程分为两类：出血性脑卒中（脑实质内出血、蛛网膜下隙出血）和缺血性脑卒中（血栓形成性脑梗死、脑栓塞，统称脑梗死）。

（二）病因

依据解剖结构与发病机制，脑卒中的病因包括以下几类。

（1）血管壁病变：高血压性动脉硬化和动脉粥样硬化，风湿、结核或梅毒所致动脉炎，先天性动脉瘤或动、静脉畸形，血管损伤等。

（2）血液流变学及血液成分异常：高脂血症、高糖血症、高蛋白血症、白血病或红细胞增多症等所致血液黏滞度增高，血小板减少性紫癜症、血友病、DIC 等所致凝血机制异常。

（3）心脏病：各种心脏相关疾病引起的栓子脱落是心源性脑梗死的主要病因。

（4）血流动力学因素：高血压或低血压，血容量改变。

（5）其他：颈椎病、肿瘤压迫邻近血管，颅外空气、脂肪、癌细胞、细菌等栓子脱落进入颅内。

WHO 指出脑卒中的危险因素包括：可调控的因素（高血压、心脏病、糖尿病、高脂血症等）；可改变的因素（不良饮食习惯、大量饮酒、吸烟等）；不可改变的因素（年龄、性别、种族和家族史等）。

（三）流行病学

脑血管疾病的发病率、死亡率及致残率均高，其与心脏病、恶性肿瘤构成了人类的三大死因，我国脑血管疾病在人口死因顺序中居第 1、2 位。我国城市脑卒中的年发病率、年死亡率和时间点患病率分别为 219/10 万、116/10 万和 719/10 万；农村地区分别为 185/10 万、142/10 万和 394/10 万，据此推算每年新发病例超过 200 万，平均每 12 秒就有一个脑卒中新发病例；每年死于脑卒中的人数约为 150 万，平均每 21 秒就有一人死于脑卒中，存活的脑卒中患者为 600 万～700 万，3/4 留有不同程度的残疾，由此造成的经济损失高达 400 亿元。而且脑卒中大部分会引起运动、言语、感觉、吞咽、认知及其他障碍，这些严重影响患者的身心健康，从而使其生活质量明显下降。大量循证和临床实践证明，积极、早期、科学、合理的康复训练能改善患者的功能障碍程度，从而改善其生活质量。

二、功能障碍

（一）运动功能障碍

脑卒中患者由于锥体系统受损而引起的运动功能障碍，是最常见、最严重的功能障碍，也是致残的重要原因，多表现为一侧肢体不同程度的瘫痪或无力，即偏瘫。

（二）感觉障碍

约 65% 的脑卒中患者有不同程度和不同类型的感觉障碍。感觉障碍的主要包括痛温觉、触觉、运动觉、位置觉、实体觉和图形觉减退或丧失。

（三）言语功能障碍

脑卒中患者言语功能障碍的发病率高达 40%～50%。脑卒中后言语功能障碍包括失语症和构音障碍两个方面。

1. 失语症

失语症是指由于脑部损伤使原已获得的语言能力受损或丧失的一种语言障碍综合征，也是优势大脑半球损害的重要症状之一。主要表现为对语言的表达和理解能力障碍；对文字的阅读和书写能力障碍；高级信号活动的障碍（如计算困难、乐谱阅读困难等）。常见类型有运动性失语、感觉性失语、传导性失语、命名性失语、经皮质运动性失语、经皮质感觉性失语、完全性失语等。

2.构音障碍

构音是把语言符号通过声音表达出来的过程,正常情况下由呼吸运动、发声运动和调音运动三部分共同协调完成。上述过程出现障碍而表现出的发声困难,发音不准,吐字不清,声响、音调、速度及节律异常,鼻音过重等言语特征改变,即为构音障碍。

（四）吞咽功能障碍

吞咽功能障碍是脑卒中最常见的并发症之一。吞咽动作一般分为口腔准备期、口腔期、咽期和食管期,脑卒中后吞咽功能障碍为前三期单独或同时发生的障碍。摄食和吞咽功能障碍的患者易发生吸入性肺炎或因进食不足出现营养不良、水电解质紊乱。

（五）认知障碍

认知障碍主要包括智力障碍、记忆力障碍、失认症(视觉失认,听觉失认,触觉失认,躯体忽略,体像障碍)、失用症(观念性失用,结构性失用,运动性失用,步行失用)。

（六）心理障碍

心理障碍是指人的内心、思想、精神和感情等心理活动发生障碍。脑卒中患者一般要经历震惊、否认、抑郁反应、对抗独立、适应等几个心理反应阶段。常见的心理障碍有:抑郁心理(发生率为32%～46%)、焦躁心理,情感障碍等。

（七）日常生活活动能力及生存质量障碍

脑卒中患者由于运动功能、言语功能、吞咽功能、感觉功能、认知功能等多种功能障碍并存,常导致衣、食、住、行、个人卫生等基本动作和技巧能力的下降或丧失,严重影响患者的日常生活活动能力,进而影响其生存质量。

（八）其他障碍

主要包括:①面神经功能障碍:主要表现为额纹消失、口角歪斜及鼻唇沟变浅等表情肌运动障碍。核上性面瘫表现为睑裂以下表情肌运动障碍,可影响发音和饮食。②误用综合征:病后治疗方法不当可引起关节肌肉损伤、骨折、肩髋疼痛、痉挛加重、异常痉挛模式和异常步态、尖足内翻等。③失用综合征:长期卧床可引起压疮、肺部感染、肌萎缩、骨质疏松、直立性低血压、肩手综合征、心肺功能下降、异位骨化等失用综合征。④延髓麻痹:分真性和假性延髓麻痹,后者多见。

三、康复护理评估

（一）脑损害严重程度的评定

1.格拉斯哥昏迷量表(Glasgow coma scale,GCS)

GCS常用来判断患者有无昏迷及昏迷的严重程度。GCS≤8分为昏迷,是重度损伤;9～12分为中度损伤;13～15分为轻度损伤;详见本书第六章第二节。

2.临床神经功能缺损程度评分

该量表参考爱丁堡－斯堪的那维亚评分量表,是评定脑卒中临床神经功能缺损程度使用最广泛的量表之一,评分为0～45分,0～15分为轻度神经功能缺损;16～30分为中度神经功能缺损;31～45分为重度神经功能缺损。

3.美国国立卫生研究院卒中量表(NIH stroke scale,NIHSS)

NIHSS是国际上公认的、使用频率最高的脑卒中评定量表,有11项检测内容,得分低说明神经功能损害程度重,得分高说明神经功能损害程度轻(表6-1)。

表6-1　美国国立卫生研究院卒中量表(NIHSS)

项目	得分
(1)意识与定向力	
①意识水平	
清醒	0
嗜睡	1
昏睡	2
昏迷	3
②定向力问题(现在的月份和自己的年龄,回答必须正确,接近的答案不得分)	
两个问题均回答正确	0
一个问题回答正确	1
两个问题均回答不正确	2
③定向力命令(睁眼闭眼,健侧手握拳与张开)	
两个任务执行均正确	0
一个任务执行正确	1
两个任务执行均不正确	2
(2)凝视(只评测水平凝视功能)	
正常	0
部分凝视麻痹	1
完全性凝视麻痹	2
(3)视野	
没有视野缺失	0
部分偏盲	1
完全偏盲	2
双侧偏盲	3
(4)面瘫	
正常	0
轻度面瘫	1
部分面瘫	2
完全性面瘫	3

续表 6 – 1

项目	得分
(5)上肢的运动(如果坐位,上肢前屈至 90°,手掌向下;如果卧位,前屈 45°,观察上肢是否在 10 秒内跌落)	
保持 10 秒	0
不到 10 秒	1
不能抗重力	2
直接跌落	3
截肢或关节融合	9
(6)下肢运动(下肢抬高 30°,常在卧位检测下肢是否 5 秒内跌落)	
保持 5 秒	0
不到 5 秒	1
不能抗重力	2
直接跌落	3
截肢或关节融合	9
(7)肢体共济失调(指鼻试验和足跟膝胫试验)	
无共济失调	0
上肢或下肢共济失调	1
上下肢均共济失调	2
截肢或关节融合	9
(8)感觉	
正常	0
部分缺失	1
明显缺失	2
(9)语言	
没有失语	0
轻中度失语	1
重度失语	2
完全性失语	3
(10)构音障碍	
正常	0
轻度至中度障碍	1
重度障碍	2

续表6-1

项目	得分
(11)忽视	
没有忽视	0
存在一种类型的忽视	1
存在一种以上类型的忽视	2

(二)运动功能评估

运动功能评估主要是评估肌力、关节活动度、肌张力、痉挛、步态分析、平衡功能等，常用的有 Brunnstrom 6 阶段评估法、简化 Fugl - Meyer 法、Bobath 方法、上田敏法、改良 Ashworth 痉挛评定量表、运动评估量表等，它们各有侧重，可根据临床需要选用，以下就最常用的评估法进行介绍。

1. Brunstrom 6 阶段评估法

该法是评价脑卒中偏瘫肢体运动功能最常用的方法之一，是一种定性或半定量的评估方法。根据脑卒中恢复过程中的变化，将手、上肢及下肢运动功能分为 6 个阶段或等级。应用该评估法能精细观察肢体完全瘫痪之后，先出现共同运动，之后又分解成单独运动的恢复过程(表6-2)。

表6-2 Brunstrom 6 阶段评估法

阶段	运动特点	上肢	手	下肢
1	无随意运动	无任何运动	无任何运动	无任何运动
2	引出联合反应	仅出现协同运动模式	仅有极细微的屈曲	仅有极少的随意运动、共同运动
3	随意出现的共同运动	可随意发起协同运动	可有勾状抓握，但不能伸指	在坐位和站立位时,有髋、膝、踝的协同性屈曲
4	共同运动模式打破,开始出现分离运动	出现脱离协同运动的活动;肩0°,肘屈90°的条件下,前臂可旋前、旋后;肘伸直的情况下,肩可前屈90°;手臂可触及腰骶部	能侧捏和松开拇指,手指有半随意的小范围伸展	在坐位时,可屈膝90°以上,足可向后滑动。在足跟不离地的情况下踝能背屈
5	肌张力逐渐恢复,有分离精细运动	出现相对独立于协同运动的活动;肩伸直时可外展90°;肘伸直,肩前屈30°～90°时,前臂可旋前旋后;肘伸直,前臂中立位,上肢可举过头	可作球状和圆柱状抓握,手指同时伸展,但不能单独伸展	健腿站立,患腿可先屈曲,后伸髋;伸膝时,踝可背屈
6	运动接近正常水平	运动协调近于正常,手指指鼻无明显辨距不良	所有抓握均能完成,但速度和准确性比健侧差	在站立位可使髋外展到抬起该侧骨盆所能达到的范围;坐位时伸直膝可内外旋下肢,合并足内外翻

2. 简化 Fugl – Meyer 评定法

该法是由 Fugl – Meyer 等在 Brunnstrom 评定法的基础上制订的偏瘫综合躯体功能的定量评定法,其内容包括上肢、下肢、平衡、四肢感觉功能和关节活动度的评测,省时、简便、科学,因而在有关科研中多采用此法(表6–3)。

表6–3 简化 Fugl – Meyer 评定法

测试项目	初评	末评
1. 无支撑坐位		
2. 健侧"展翅反应"		
3. 患侧"展翅反应"		
4. 支撑站位		
5. 无支撑站位		
6. 健侧站立		
7. 患侧站立		
合计		

具体评定项目及评分标准如下:①无支撑坐位:0分:不能保持坐位;1分:能坐,但少于5分钟;2分:能坚持坐5分钟以上。②健侧展翅反应:0分:肩部无外展或肘关节无伸展;1分:反应减弱;2分:反应正常。③患侧展翅反应:评分同第2项。④支撑下站立:0分:不能站立;1分:在他人的最大支持下站立;2分:由他人稍给支撑即能站立1分钟。⑤无支撑站立:0分:不能站立;1分:不能站立1分钟以上;2分:能平衡站立1分钟以上。⑥健侧站立:0分:不能维持1~2秒;1分:平衡站稳4~9秒;2分:平衡站立超过10秒。⑦患侧站立:评分同第6项。每个检查项目都分为0~2分三个级别进行记分,最高分14分,最低分0分。少于14分说明平衡功能有障碍,评分越低,表示平衡功能障碍越严重。

(三)感觉评估

评估患者的痛温觉、触觉、运动觉、位置觉、实体觉和图形觉是否减退或丧失。具体方法详见第三章第五节。

(四)言语功能评估

言语功能评估主要是通过交流、观察、使用通用的量表以及仪器检查等方法,了解被评者有无言语功能障碍,判断其性质、类型及程度,确定是否需要进行言语治疗以及采取何种治疗与护理方法。具体评定内容及方法详见本书第三章第六节。

(五)吞咽功能评估

1. 饮水试验

饮水后有无呛咳或语言清晰度改变可预测误咽是否存在。让患者在坐位状态下,饮30 mL 常温水,观察全部饮完的时间,试验内容及评定详见本书第三章第六节。注意观察是否有水从口角流出。

2. 吞咽能力评估

根据误咽的程度及食物在口腔内的加工能力,将吞咽能力分为7级(表6–4)。

表 6 – 4　吞咽能力的评估标准

分级	临床表现
1 级唾液误咽	唾液引起误咽，应作长期营养管理，吞咽训练困难
2 级食物误咽	有误咽，改变食物的形态没有效果，为保证水、营养摄入应做胃造瘘，同时积极康复
3 级水的误咽	可发生水的误咽，使用误咽防治法也不能控制，但改变食物形态有一定的效果，故需选择食物，为保证水的摄入可采取经口、经管并用的方法，必要时做胃瘘，应接受康复训练
4 级机会误咽	用一般摄食方法可发生误咽，但采取一口量调整、姿势、吞咽代偿法（防止误咽的方法）等达到防止水误咽的水平，需要就医和吞咽训练
5 级口腔问题	主要是准备期和口腔期的中度和重度障碍，对食物形态必须加工，饮食时间长，口腔内残留多，有必要对食物给予指导和监察，应进行吞咽训练
6 级轻度障碍	有摄食、吞咽障碍、咀嚼能力不充分，有必要制成软食、调整食物大小，吞咽训练不是必需的
7 级正常范围	没有摄食、吞咽问题，不需要康复治疗

（六）认知功能评估

认知是脑的高级功能活动，是获取和理解信息，进行判断和决策的过程，包括注意、记忆、思维、学习、执行功能等。常用的方法有简易精神状态检查量表、洛文斯顿作业疗法认知评定成套试验记录表和电脑化认知测验等，详见本书第三章第五节、第六章第五节。

（七）心理评估

评估患者的心理状态，人际关系与环境适应能力，了解有无抑郁、焦虑、恐惧等心理障碍，评估患者的社会支持系统是否健全有效。具体方法详见本书第三章第十节。

（八）日常生活活动能力评估

日常生活活动能力评估是脑卒中临床康复常用的功能评定，其方法主要有 Barthel 指数和功能活动问卷（FAQ），详见本书第三章第十二节。

（九）生存质量评估

生存质量评估分为主观取向、客观取向和疾病相关的生存质量，常用的量表有生活满意度量表、WHOQOL – 100 量表和 SF – 36 量表等。此外，现已研制出脑卒中疾病专用的生存质量量表，如脑卒中影响量表（stroke impact scale, SIS）、生存质量指数脑卒中版本（QOL Index – Stroke Version）和脑卒中生存质量测量量表（stroke – specific quality of life scale）等，这些量表针对性强，均有特别设计与脑卒中患者相关性较强的条目，易于体现随时间不同或治疗方式不同而产生的变化，但其产生时间较短，相关资料较少，仍需不断完善和修订。

四、康复护理原则与目标

1. 康复护理原则

选择早期合理康复护理时机；制订动态康复护理计划；循序渐进、贯穿始终、综合康复护理要与日常生活活动和健康教育相结合，鼓励患者及其家属主动参与和配合，积极预防并发症，做好脑卒中的二级预防。

2.康复护理目标

包括短期目标和长期目标。

(1)短期目标：患者能适应卧床或日常生活活动能力下降的状态，采取有效的沟通方式表达自己的需要和情感；提供舒适的环境，选取恰当的进食方法，维持正常的营养供给，生活需要得到满足，情绪稳定；积极配合语言和肢体功能等康复训练，保证受损的感觉、运动、语言和心理等功能的逐步恢复；有效预防压疮、肺炎、尿路感染、深静脉血栓形成等并发症。

(2)长期目标：通过综合康复护理技术，最大限度地促进脑卒中患者功能障碍的恢复，防止失用和误用综合征。减轻后遗症；充分强化和发挥残余功能，通过代偿和使用辅助工具，争取患者早日恢复日常生活活动能力，回归社会。

五、康复护理措施

在评估患者功能水平基础上制订并实施康复护理措施，实施后积极进行护理评价，再根据评价结果及时修改已制订的康复护理措施，并为下一步制订康复护理措施提供依据。

(一)运动功能障碍的康复护理

1.软瘫期

患者意识清楚或轻度意识障碍，生命体征平稳，但患肢肌力、肌张力均很低，腱反射也低。在不影响临床抢救，不造成病情恶化的前提下，康复护理措施应早期介入，从而预防并发症及继发性损害，同时为下一步功能训练做准备。一般每天 2 小时更换一次良肢位以防发生压疮、肺部感染及痉挛模式。

学科前沿

脑卒中早期康复的开始时机

随着早期康复理念的深入，脑卒中患者该何时开始早期康复是一个热议话题。2015 年 Bern 等关于超早期康复的多中心系列研究结果表明，卒中发病后 24 h 开始进行运动康复是安全有效可行的，可以促进患者的移动能力的恢复。进一步同标准卒中单元治疗的大样本、多中心研究正在实施中，其结果将对脑卒中早期康复的疗效提供进一步的循证学证据。

中国脑卒中早期康复治疗指南推荐意见：(1)脑卒中患者病情稳定(生命体征稳定，症状体征不再进展)后应尽早介入康复治疗(Ⅰ级推荐，A 级证据)。(2)脑卒中轻到中度的患者，在发病 24 h 后可以进行床边康复、早期离床期的康复训练，康复训练应以循序渐进的方式进行，必要时在监护条件下进行(Ⅰ级推荐，A 级证据)。

来源：中华医学会神经病学分会，中华医学会神经病学分会神经康复学组，中华医学会神经病学分会脑血管病学组.中国脑卒中早期康复治疗指南[J].中华神经科杂志,2017,50(6)：405-406.

---

(1)良肢位摆放：是指为防止或对抗痉挛姿势的出现，保护肩关节、防止半脱位，防止骨盆后倾和髋关节外展、外旋，早期诱发分离运动而设计的一种治疗体位。偏瘫患者典型的痉挛姿势表现为：上肢为肩下沉后缩、肘关节屈曲、前臂旋前、腕关节掌屈、手指屈曲；下肢为外旋，髋膝关节伸直、足下垂内翻。早期注意保持床上的正确体位，有助于预防或减轻上述

痉挛姿势的出现和加重。常选用患侧卧位、健侧卧位和仰卧位交替使用，为增加偏瘫侧的感觉刺激，多主张患侧卧位。三种体位的具体摆放方法详见本书第五章第一节。

（2）肢体被动运动：主要目的是预防关节活动受限，另外有促进肢体血液循环和增强感觉输入的作用。患者病后 3～4 日病情较稳定后，对患肢进行按摩可促进血液、淋巴回流，防止和减轻水肿，同时又是一种运动感觉刺激，有利于运动功能恢复。按摩要轻柔、缓慢、有节律地进行，不使用强刺激性手法。对肌张力高的肌群用安抚性质的推摩，对肌张力低的肌群则予以摩擦和揉捏。对患肢所有的关节都做全范围的关节被动运动，先从健侧开始，然后参照健侧关节活动范围再做患侧。一般从近端关节到远端关节循序渐进，动作要轻柔缓慢。重点进行肩关节外旋、外展和屈曲，肘关节伸展，腕和手指伸展，髋关节外展和伸展，膝关节伸展，足背屈和外翻。每天做 2～3 次，每次 5 分钟以上，直到主动运动恢复。

（3）主动活动：主要原则是利用躯干肌的活动以及各种手段，促使肩胛带和骨盆带的功能恢复。

1）上肢自主被动运动：做 Bobath 握手动作，即双手手指叉握，患手大拇指置于健手拇指之上，用健侧上肢带动患侧上肢做患肢的被动运动，使双侧肘关节伸展，肩关节前屈，并可上举。此运动可防止或减轻患侧上肢出现失用性肌萎缩，维持肩、肘关节活动度和抑制上肢痉挛。

2）体位变换：为了预防压疮和肺部感染，尽早使患者学会更换体位。平卧位会强化伸肌优势，健侧卧位会强化患侧屈肌优势，患侧卧位会强化患侧伸肌优势，不断变换体位可使肢体的伸屈肌张力达到平衡，预防痉挛模式出现。一般 2 小时变换体位一次。首先进行健侧翻身训练，然后进行患侧翻身训练。

被动向健侧翻身训练：先旋转上半部躯干，再旋转下半部躯干。护理人员一手放在颈部下方，另一手放在患侧肩胛骨周围，将患者头部及上半部躯干转呈侧卧位，然后一只手放在患侧骨盆将其转向前方，另一只手放在患侧膝关节后方，将患侧下肢旋转并摆放成自然半屈位。

被动向患侧翻身训练：护理人员先将患侧上肢放置于外展 90°的位置，再让患者自行将身体转向患侧，若患者处于昏迷状态或体力较差时，则可采用向健侧翻身的方法帮助患者翻身。

主动向健侧翻身训练：做 Bobath 握手动作，伸直肘关节，屈曲肩关节 90°，头转向健侧；由健侧上肢、躯干带动患侧上肢及躯干翻向健侧，同时健侧膝关节背屈，勾住患侧小腿，在健侧下肢的带动下，使骨盆和患侧下肢转向健侧。

主动向患侧翻身训练：做 Bobath 握手动作，伸直肘关节，屈曲肩关节 90°，头转向患侧。健侧下肢屈曲，足蹬踏床面，着力点在外侧，向患侧用力，在躯干和上肢手配合下，翻向患侧。

3）桥式运动：进行翻身训练的同时，必须加强患者伸髋屈膝肌的练习，可有效防止站位时因髋关节不能充分伸展而出现的臀部后突。

双侧桥式运动：取仰卧位，上肢放于身体两侧。双腿屈曲，足踏床，然后将臀部主动抬起，并保持骨盆成水平位，维持一段时间后慢慢地放下。

单侧桥式运动：在患者能较容易地完成双侧桥式运动后，让患者悬空健腿，仅患腿屈曲，足踏床抬臀。

动态桥式运动：为了获得下肢内收、外展的控制能力，患者仰卧屈膝，双足踏住床面，双膝平行并拢，健腿保持不动，患腿做交替的幅度较小的内收和外展动作，并学会控制动作的幅度和速度。然后患腿保持中立位，健腿做内收、外展练习。

2. 痉挛期

此期康复护理的目标是通过抗痉挛的姿势体位来预防痉挛模式和控制异常的运动模式，促进分离运动的出现。

(1)抗痉挛训练：大多数患者患侧上肢以屈肌痉挛占优势，下肢以伸肌痉挛占优势。抗痉挛训练方法如下。

1)卧位抗痉挛训练：采用Bobath握手，用健手带动患手上举，使患侧肩胛骨向前，患肘伸直。伸直和加压患臂可帮助上肢运动功能的恢复，也可预防肩痛和肩关节挛缩。仰卧位时双腿屈曲，Bobath握手抱住双膝，将头抬起，前后摆动使下肢更加屈曲。此外，还可以进行桥式运动，也有利于抑制下肢伸肌痉挛。

2)下肢控制能力训练：卧床期间进行下肢训练可以改善下肢控制能力，为以后行走训练做准备。

屈髋屈膝训练：目的是抑制下肢伸肌异常运动模式的产生，促进下肢分离运动的出现，主要进行屈髋、屈膝动作的训练。取仰卧位，上肢置于身体两侧，或双手十指交叉举至头顶。护理人员一手将患足保持在背屈位、足底支撑于床面；另一手扶持患侧膝关节，维持髋关节呈内收位，令患足不离开床面而移向头端，完成髋、膝关节屈曲，然后缓慢地伸直下肢，如此反复练习。也可在坐位下完成屈膝练习。

踝背屈训练：患者取仰卧位，双腿屈曲，双足踏在床面上。护理人员一手拇指、示指分开，夹住患侧踝关节的前上方，用力向下按压，使足底支撑于床面，另一手使足背屈外翻。当被动踝背屈抵抗消失后，让患者主动保持该位置，随后指示患者主动背屈踝关节。用冰、毛刷快速刺激趾尖、趾背和足背外侧容易诱发踝背屈。注意开始时要防止患者过度用力引起足内翻。

下肢内收、外展控制训练：方法见动态桥式运动。

(2)坐位训练：只要病情允许，应尽早采取床上坐位训练。长期在床上制动，尤其是老年人，可产生许多严重的并发症，如静脉血栓形成、坠积性肺炎、压疮等。

1)坐位耐力训练：开始坐起时可能发生直立性低血压，故应首先进行坐位耐力训练。取坐位时，不宜马上取直立(90°)坐位，可先取30°坚持30分钟后，再依次过渡到45°、60°、90°。如已能保持坐位30分钟，则可进行床边坐起训练。

2)从卧位到床边坐起训练：从患侧坐起时，先仰卧位，患者将患腿置于床边外，使膝关节屈曲，开始时需康复护理人员协助或用健腿托起患腿移到床边。然后健侧上肢向前过身体，同时旋转躯干，健手在患侧推床以支撑上身，并摆动健腿到床外，帮助完成床边坐位。若患者需要更多的帮助，护理人员可将其上肢环绕患者的头和患肩，通过身体扶持患者坐直。从健侧坐起时，先向健侧翻身，健侧上肢屈曲缩到体下，双腿远端垂于床边，头向患侧(上方)侧屈，健侧上肢支撑慢慢坐起。患者由床边坐位躺下，运动程序与上述相反。

3. 恢复期

恢复期早期患侧肢体和躯干肌力尚弱，还没有足够的平衡能力，因而坐起后常不能保持良好的稳定状态，故恢复期应先进行平衡训练。

（1）平衡训练：按照三级平衡依次训练，包括左右和前后训练。在静态平衡完成后，进行自动态平衡训练，即要求患者的躯干能做前后、左右、上下各方向不同摆幅的摆动运动。最后进行他动态平衡训练，即在他人一定外力推动下仍能保持平衡。

1）坐位平衡训练：首先进行静态平衡训练：即患者取无支撑下床边或椅子上静坐位，髋、膝、踝关节均屈曲90°，足踏地或踏支持台，双足分开约一脚宽，双手置于膝上。护理人员协助患者调整躯干和头至中间位，当感到双手已不再用力时松开双手，此时患者可保持该位置数秒。然后慢慢地倒向一侧，要求患者自己调整身体至原位，必要时给予帮助。静态平衡训练完成后，让患者自己双手手指交叉在一起，伸向前、后、左、右、上、下各方向并有相应的重心移动，此称为自动态平衡训练；完成被动动态平衡训练后就可认为已完成坐位平衡训练，此后坐位训练主要是耐力训练。

偏瘫患者坐位时常出现脊柱向健侧侧弯，身体重心向健侧臀部偏移。护理人员应立于患者对面，一手置于患侧腋下，协助患侧上肢肩胛带上提，肩关节外展、外旋，肘关节伸展，腕关节背伸，患手支撑于床面上；另一手置于健侧躯干或患侧肩部，调整患者姿势，使患者躯干伸展，完成身体重心向患侧转移，达到患侧负重的目的。

2）立位训练：为行走训练做准备。

起立训练：患者双足分开约一脚宽，双手手指交叉，上肢伸展前伸，双腿均匀持重，慢慢站起，此时护理人员站在患者面前，用双膝支撑患者的患侧膝部，双手置于患者臀部两侧帮助患者重心前移，伸展髋关节并挺直躯干，坐下时动作相反。要注意防止仅用健腿支撑站起的现象。

站位平衡训练：静态站位平衡训练是在患者站起后，让患者松开双手，上肢垂于体侧，护理人员逐渐去除支撑，让患者保持站位。注意站位时不能有膝过伸现象。患者能独立保持静态站位后，让患者重心逐渐移向患侧，训练患腿的持重能力，同时让患者双手交叉的上肢（或仅用健侧上肢）伸向各个方向，并伴随躯干（重心）的相应摆动，训练自动态站位平衡。如在受到突发外力的推拉时仍能保持平衡，说明已达到被动态站位平衡。

患侧下肢支撑训练：当患侧下肢负重能力提高后，就可以开始进行患侧单腿站立训练。患者站立位，身体重心移向患侧，健手可握一固定扶手以起保护作用，健足放在护理人员腿上。为避免患侧膝关节过度伸展，用手帮助膝关节保持屈曲15°左右。随着患侧下肢负重能力的提高，可用另一手握住患者健足，使之向下踩的力量减弱，进而使患侧下肢负重能力逐渐接近单足站立平衡能力。

（2）步行训练：当患者达到自动态平衡后，患腿持重达体重的一半以上，且可向前迈步时才可开始步行训练。

1）步行前准备：先练习扶持站立位，接着进行患腿前后摆动、踏步、屈膝、伸髋等活动，以及患腿负重，双腿交替前后迈步和进一步训练患腿平衡。

2）扶持步行：护理人员站在偏瘫侧，一手握住患手，掌心向前；另一手从患侧腋下穿出置于胸前，手背靠在胸前处，与患者一起缓慢向前步行，训练时要按照正确的步行动作行走或在平行杠内步行，然后从扶杖步行到徒手步行。

3）改善步态训练：步行训练早期常有膝过伸和膝打软（膝突然屈曲）现象，应进行针对性的膝控制训练。如出现患侧骨盆上提的划圈步态，说明膝屈曲和踝背屈差，应重点训练。

4）复杂步态训练：如高抬腿步，走直线，绕圈走，转换方向，跨越障碍，各种速度和节律地步行以及训练步行耐力，增加下肢力量（加上斜坡），训练步行稳定性（如在窄步道上步行）和协调性（如踏固定自行车）。

5）上下楼梯训练：应遵照健腿先上、患腿先下的原则。护理人员站在患侧后方，一手协助控制患侧膝关节，另一手扶持健侧腰部，帮助患者将重心移至患侧，健足先登上一层台阶。健肢支撑稳定后，重心充分前移，护理人员一手固定患者腰部，另一手协助患腿抬起，髋膝关节屈曲，将患足置于高一层台阶。如此反复进行，逐渐减少帮助，最终实现独立上楼梯。下楼梯时，护理人员站在患侧，协助完成膝关节的屈曲及迈步。患者健手轻扶楼梯以提高稳定性，但不能把整个前臂放在扶手上。

（3）上肢控制能力训练：包括臂、肘、腕、手的训练。

1）前臂的旋前、旋后训练：指导患者坐于桌前，用患手翻动桌上的扑克牌，亦可在任何体位让患者转动手中的一件小物件。

2）肘的控制训练：重点在于伸展动作上。患者仰卧，患臂上举，尽量伸直肘关节，然后缓慢屈肘，用手触摸自己的口、对侧耳和肩。

3）腕指伸展训练：双手交叉，手掌朝前，手背朝胸，然后伸肘，举手过头，掌面向上，返回胸前，再向左、右各方向伸肘。

（4）改善手功能训练：患手反复进行放开、抓物和取物品训练，纠正错误运动模式。

1）作业性手功能训练：通过编织、绘画、陶瓷工艺、橡皮泥塑等训练患者双手协同操作能力。

2）手的精细动作训练：通过打字、搭积木、拧螺丝、拾小钢珠等动作以及进行与日常生活有关的训练，加强和提高患者手的综合能力。

（二）言语功能障碍的康复护理

语言是交流沟通的重要手段，发病后要尽早开始语言训练。尽管患者失语，但仍需与其进行语言或非语言交流，通过交谈和观察，全面评估语言障碍的程度，并列举语言功能恢复良好者的案例，同时加强心理疏导，增强其语言训练的信心。

1. 失语症的康复护理

患者首先可进行听理解训练和呼吸训练，以后逐渐同步进行语言表达训练和书写训练。

（1）Schuell 的刺激法（认知刺激法）：是通过刺激言语过程，促进患者的言语功能。治疗的基本形式：刺激（S）—患者的反应（R）—治疗师的反馈（FB）。核心要求：以强的听觉刺激为基础，根据失语情况选用听、视或触觉刺激方式和刺激强度反复给予刺激；一次刺激未能引出反应则反复几次以提高其反应性。刺激应引起反应，如不能引起反应，应改变刺激或减轻难度，诱发应答。反馈：错误反应不要给予否定，或设法解释，而是给予提示，直到患者应答正确或呈现另一刺激。

具体做法：根据失语症类型选择治疗课题（表 6-5），按语言模式及程度选择训练课题，参见本书第四章第三节。选择句子、单词或词组（如：西瓜、橘子、桃子、皮球等）通过听、视或触觉刺激患者作出反应，当患者无反应或反应不全时，给予患者提示（如：描述、手势、词头音等）或适当的反应时间。正确反应和延迟反应及自我更正记为（＋）；错误反应记为（－）；无反应时给予提示，连续无反应或答错等应降低刺激级别；连续 3 次正答率大于80% 可进行下一课题。

表 6-5 按失语症类型选择治疗项目

失语类型	训练重点
命名性失语	口语命名、文字呼名
Broca 失语	构音训练、文字表达
Wernicke 失语	听理解、会话、复述
传导性失语	听写、复述
经皮质感觉性失语	听理解，以 Wernicke 失语为基础
经皮质运动性失语	以 Broca 失语为基础

（2）阻断去除法：其应用于失语症患者基本保留语言能力，而语言的运用能力存在障碍，通过训练可获得语言运用能力。方法：将未受阻断的较好的语言形式作为"前刺激"引出另一种语言，从而形成有语义关联的语言形式。

（3）程序介绍方法：将刺激的顺序分成若干阶段，对刺激的方法和反应的强化严格限定，使之有再现性并定量测定正确率。它是认知刺激法和操作条件反射法的结合。

（4）脱抑制法：此方法是利用保留的功能，如唱歌来解除功能的抑制。

（5）功能重组法：通过对功能残存成分的重新组织或加上新的成分，而产生一个适合于操作的功能系统。

（6）间接法：其以改善日常生活交流能力为目的的方法，包括交流效果促进法、功能性交际治疗、小组治疗及交流板的应用等。

2. 构音障碍患者的康复护理

应先进行松弛训练和呼吸训练，在此基础上再进行发音训练、发音器官运动训练和语音训练等。每次训练应注意合适的训练环境及训练时间，要考虑患者的注意力、耐力及兴趣，可根据患者的日常生活及工作选择训练内容。进行语言训练的同时进行整体康复。详见本书第四章第三节。

（三）吞咽功能障碍的康复护理

昏迷患者最初 1~2 天禁食，待病情稳定后进行鼻饲。大多数患者仅在初期需要鼻饲，严重的吞咽困难者需要终身鼻饲或其他方法替代进食。早期进行吞咽训练，会改善吞咽困难，预防因吞咽障碍导致的误吸、营养不良等并发症。吞咽训练的具体方法详见本书第五章第四节。

（四）认知功能障碍的康复护理

认知功能障碍常常给患者的生活和治疗带来许多困难，所以认知训练对患者的全面康复起着极其重要的作用。训练要与患者的功能活动和解决实际问题的能力紧密配合。详细请参见本书第六章第五节。

（五）日常生活活动能力的康复护理

目的是争取生活自理，并可进行必要的家务和户外活动等，从而提高患者生活质量。早期即可开始，训练内容包括进食方法、个人卫生、穿脱衣裤鞋袜、床椅转移、洗澡等。为完成日常生活活动能力训练，可选用一些适用的装置，如便于进食的特殊器皿、改装的牙刷、梳子及餐具、便于穿脱的衣服等。详见本书第五章第七节。

六、康复护理指导

(一)康复护理指导原则

教育患者主动参与康复训练,并持之以恒;积极配合治疗原发疾病,如高血压、糖尿病、高脂血症、心血管病等;指导有规律地生活,合理饮食,睡眠充足,适当活动,劳逸结合,保持大便通畅,鼓励患者日常生活自理;指导患者修身养性,保持情绪稳定,避免不良情绪刺激,学会辨别和调节自身不良习惯,培养兴趣爱好,如下棋、写字、绘画、晨晚锻炼、打太极拳等,唤起他们对生活的乐趣。增强个体耐受、应付和摆脱紧张处境的能力;争取获得有效的社会支持系统,包括家庭、朋友、同事、单位等。

(二)康复护理指导方法

1. 用药指导

耐心解释各类药物的作用、不良反应及使用的注意事项,指导患者遵医嘱正确用药、出院后合理用药,积极锻炼并定期随诊。

2. 计划性指导

制订教育计划,通过宣传卡、健康教育处方和公休座谈会的方式,耐心向患者及家属讲解所患疾病有关知识、危险因素及预防,介绍治疗本病的新药物、新疗法,指导正确服药和进行功能训练等。目的是使健康教育对象对所患疾病有切合实际的认识和评价,重新树立起病损后的生活和工作目标,为患者重返社会打下基础。

3. 随机指导

针对患者及家属不同时期的健康问题及心理状态进行非正式的随机教育。可贯穿于晨、晚间护理、巡视病房及护理操作中,也可利用探视时间向患者、亲属讲解脑卒中有关知识。

4. 示范性指导

通过早期给予体位摆放及肢体训练方法,逐渐教会患者及家属协助,积极进行自我康复训练,经过行为替代达到适应正常生活,最大限度地发挥潜能。

5. 交谈答疑式指导

让患者及家属提出心理上的疑点、难点,积极给予回答和解决。通过交谈将患者最渴望得到的相关知识讲述给患者及家属,从而使他们更积极主动地参与到康复护理中。

6. 出院指导

提供科学的护理和协助锻炼的方法,强调对患者的情感支持,定期随访指导,鼓励职业康复训练,把疾病造成的不利影响降低到最小程度。鼓励患者成立俱乐部,组织同类患者定期交流,由康复成功者介绍自己的经验,特别是如何配合训练的体会。由于脑卒中患者的康复训练是长期的、艰苦的,因而坚持不懈是至关重要的。

思考题

患者,男性,68岁。因饮酒过后出现言语含糊,伴左侧肢体无力5小时入院,在急诊科行头颅CT检查提示腔隙性脑梗死,患者表现为行走不能,站立不稳,口角向右侧歪斜,反应迟钝,无恶心呕吐,无发热、咳嗽及咳痰,无肢体抽搐及麻木,无二便失禁,以"脑梗死"收入神经内科。患者有吸烟史 30 余年，每日 1~2 包；饮酒史 30 余年，每日约饮 1 斤白酒。

请思考：

1.护士应该如何对此患者进行康复护理评估？

2.根据该患者的情况，护士应采取哪些康复护理措施？

3.该如何对这位患者进行康复护理指导？

第二节　颅脑损伤

一、概述

(一)概念

颅脑创伤(traumatic brain injury，TBI)被定义为"由外力导致脑功能发生改变或者出现脑病理学变化迹象"，即指由于头部受到钝力或锐器作用力后出现脑部功能的改变，如思维混乱、意识水平的改变、癫痫发作、昏迷、局部感觉或运动神经功能的缺损。

(二)病因

和平时期颅脑损伤的常见原因为交通事故、高处坠落、失足跌倒、工伤事故和火器伤；偶见难产和产钳引起的婴儿颅脑损伤。战时导致颅脑损伤的主要原因包括房屋或工事倒塌、爆炸性武器形成高压冲击波的冲击。

(三)流行病学

随着经济的飞速发展，头部损伤的发病率逐年增高，它是危害人类生命健康的重要疾病，在青年人的意外死亡中，头部伤是主要的死亡原因。有关损伤的研究发现，男性发生率多于女性，两者比例为 2.59∶1。随着交通发达，损伤的发生率有日益增高趋势，在中国每年仅交通事故就会导致超过 130 万人发生意外伤害。TBI 发生的高危人群为 4 岁以下儿童、15 至 19 岁的青少年及 65 岁以上老人。

(四)损伤类型

颅脑损伤的类型繁多，不同的致伤条件可造成不同类型的颅脑损伤。

1.按损伤方式

分为闭合性损伤和开放性损伤。前者指脑组织不与外界相通，头皮、颅骨和硬脑膜的任何一层保持完整；后者指脑组织与外界相通，同时头皮、颅骨、硬脑膜三层均有损伤。

2.按损伤部位

分为局部损伤和弥漫性脑损伤。当造成损伤的外力作用于局部脑组织时，可导额颞叶、顶叶、颞叶、脑干等部位的损伤，损伤部位不同，表现不一。如额颞叶损伤，出现对侧肢体共济失调，记忆力、注意力减退，思维和综合能力下降，运动性失语，感觉性失语，情感异常，行为障碍；小脑受损会出现小脑共济失调症等。当外力较强，脑组织损伤广泛时，可出现弥漫性脑组织损伤，患者表现为深度昏迷、自主功能障碍，植物状态持续数周。

3.按损伤性质

分为脑震荡、脑挫伤与脑裂伤(合称脑挫裂伤)和颅内血肿。脑震荡以受伤后患者出现短暂性昏迷，逆行性健忘和头痛、头晕、无力、记忆力障碍等为特征，一般预后良好。脑挫裂伤是在不同外力与方向作用下脑任何部位出现脑组织断裂的表现，临床上表现出相应的具有特征性的严重的神经损害。颅脑损伤只要有较大血管损伤出血，就有发生血肿的可能。

4.按损伤严重程度

国际上普遍采用的是格拉斯哥昏迷分级（Glasgow coma scale，GCS，表6-6）计分的轻、中、重型分类法。该方法检查颅脑损伤患者的睁眼反应、言语反应和运动反应三项指标，确定这三项反应的计分后，再累计得分，作为判断伤情轻重的依据。分数越低表明损伤程度越严重。12~14分为轻度损伤；9~11分为中度损伤；3~8分为重度损伤。

表6-6 格拉斯哥昏迷分级（GCS）

睁眼反应	计分	言语反应	计分	运动反应	计分
自动睁眼	4	回答正确	5	按吩咐动作	6
呼唤睁眼	3	回答错误	4	刺痛能定位	5
刺痛睁眼	2	乱说乱讲	3	刺痛能躲避	4
不能睁眼	1	只能发音	2	刺痛肢体屈曲	3
		不能言语	1	刺痛肢体过伸	2
				不能运动	1

轻型：13~15分，伤后昏迷时间20分钟以内；

中型：9~12分，伤后昏迷时间20分钟至6小时；

重型：3~8分，伤后昏迷时间6小时以上，或在伤后24小时内出现意识恶化并昏迷在6小时以上。

随着急救和重症医疗技术的发展，重度TBI患者的存活率大大提高，但相当一部分患者无法康复，最终转归为慢性意识障碍（disorders of consciousness，DOC）。慢性DOC主要包括植物状态（vegetative state，VS）和最小意识状态（minimal conscious state，MCS）。VS是一种临床特殊的意识障碍，主要表现为对自身和外界的认知功能完全丧失，能睁眼，有睡眠—觉醒周期，下丘脑及脑干功能基本保存。2010年，无反应觉醒综合征（unresponsive wakefulness syndrome，UWS）被推荐取代植物状态一词，以避免"植物给人的消极印象"。持续性PVS（persistent vegetative state，PVS）是指VS持续1个月以上，1996年我国急救医学会制定的临床诊断PVS标准为：

（1）认知功能丧失，无意识活动，不能执行指令；

（2）保持自主呼吸和血压；

（3）有睡眠、觉醒周期；

（4）无理解和语言表达能力；

（5）能自动睁眼或在刺激下睁眼；

（6）可有无目的性的眼球跟踪活动；

（7）丘脑下部及脑干功能基本保持；

以上7项持续>1个月。永久性VS（permanent vegetativestate）指外伤性VS持续1年或非外伤性VS持续3个月以上，意识恢复可能性不大。在现代医疗监护下，慢性DOC患者生存期也不断延长，总体数量的增长十分可观。据估计，中国幸存的慢性DOC患者有50万~70

万，每年 TBI 引起的慢性 DOC 以 5 万 ~ 10 万人的速度递增。慢性昏迷患者的康复仍是待解决的医疗问题。

二、功能障碍

(一)认知功能障碍

认知是认识和理解事物过程的总称，认知功能障碍是颅脑损伤后的重要功能障碍之一，主要涉及记忆、注意、理解、思维和心理活动等，常表现记忆障碍、失用症、失认证和智能障碍等。

(二)运动功能障碍

指运动控制和关节肌肉方面的问题。由于颅脑损伤形式多样，导致运动功能障碍差异很大，通常以高肌张力多见。出现痉挛、姿势异常、偏瘫、截瘫或四肢瘫、共济失调等，可导致自理能力降低、生活质量下降。

(三)言语功能障碍

言语是人类特有的复杂的高级神经活动，言语功能障碍直接影响患者的社会生活能力和就业能力，使其社交活动受限。脑损伤后的言语运动障碍常见的有构音障碍、言语失用。构音障碍常见，尤其是命名障碍，持续时间很长。言语错乱、答非所问，但没有明显词汇和语法错误。对人物、时间、地点等都不能辨认，同时不配合检查。

(四)吞咽功能障碍

颅脑损伤的患者常出现吞咽障碍，临床表现为液体或固体食物进入口腔，吞下过程发生障碍或吞下时发生呛咳、哽噎，可引起窒息、吸入性肺炎、营养不良、食物返流等并发症，是导致患者生存质量下降、病死率升高的重要因素。

(五)精神心理障碍

颅脑损伤后不论病情轻重均可发生心理障碍。脑挫裂伤，脑干损伤等重型颅脑损伤的患者可出现精神障碍，表现为谵妄、幻觉、狂躁不安、妄想、人格改变。

三、康复护理评估

(一)认知功能评估

1. Rancho Los Amigos 认知功能评估表

该表是描述脑损伤后行为变化的常用量表之一，从无反应到有反应共 8 个等级(表 6 - 7)。

表 6 - 7 **Rancho Los Amigos 认知功能评估表**

等级	认知变化
Ⅰ级没有反应	患者处于深昏迷, 对任何刺激完全无反应
Ⅱ级一般反应	患者对特定方式的刺激呈现不协调和无目的的反应, 与出现的刺激无关
Ⅲ级局部反应	患者对特殊刺激起反应, 但与刺激不协调, 反应直接与刺激的类型有关, 以不协调延迟方式(如闭着眼睛或握着手)执行简单命令

续表 6 – 7

等级	认知变化
IV级烦躁反应	患者处于躁动状态，行为古怪，毫无目的，不能辨认人与物，不能配合治疗，词语常与环境不相干或不恰当，可以出现虚构症，无选择性注意，缺乏短期和长期的回忆
V级错乱反应	患者能对简单命令取得相当一致的反应，但随命令复杂性增加或缺乏外在结构，反应呈无目的性、随机性或零碎性；对环境可表现出总体上的注意，但精力涣散，缺乏特殊注意能力，用词常常不当，记忆严重障碍；可以完成以前有结构性的学习任务，如借助帮助可完成自理活动，在监护下可完成进食，但不能学习新信息
VI级适当反应	患者表现出与目的有关的行为，但要依赖外界的传入与指导，遵从简单的指令，过去的记忆比现在的记忆更深更详细
VII级自主反应	患者在医院和家中表现恰当，能主动地进行日常生活活动，很少有差错，但比较机械，对活动回忆肤浅，能进行新的活动，但速度慢，借助结构能够启动社会或娱乐性活动，判断力仍有障碍
VIII级有目的反应	患者能够回忆并且整合过去和最近的事件，对环境有认识和反应，能进行新的学习，一旦学习活动展开，不需要监视，但仍未完全恢复到发病前的能力，如抽象思维，对应激的耐受性，对紧急或不寻常情况的判断等

2. 注意力评定

注意是对事物的一种选择性反应。根据参与器官的不同可以分为听觉注意、视觉注意等。评价方法包括符号划消测验、同步听觉系列加法测验、Stroop 测验和儿童每天注意力测验法。下面介绍几种视觉、听觉和声觉注意测试方法，他们不是成套测验，可根据临床需要选用。

（1）视跟踪：要求患者目光跟随光源做左、右、上、下移动。每 1 个方向记 1 分，正常为 4 分。

（2）形态辨认：要求患者临画出垂线、圆形、正方形和 A 字各 1 个。每项记 1 分，正常为 4 分。

（3）字母除测试：要求患者用铅笔以最快速度划去字母列表中的 R 和 E（试测字母大小应按规格），患者操作完毕后，分别统计正确划消数与错误划消数，并记录划消时间，并作为治疗前后自身比较的指标。

（4）听认字母测试：以每秒 1 个的速度念无规则排列字母给患者听，其中有 10 个为指定的同一字母，要求听到此字母时举手，举手 10 次为正常。

（5）背通数字：以每秒 1 个的速度念一列数字给患者听，要求立即背诵。从两位数开始至不能背为止，背诵少于 5 位数为不正常。

（6）词辨认：向患者播放一段短文录音，其中有 10 个为指定的同一词，要求听到此词时示意，举手 10 次为正常。

（7）声辨认：向患者放送一段有嗡嗡声、电话铃声、钟表声和号角声的录音，要求听到号角声时举手。号角声出现 5 次，举手少于 5 次为不正常。

3. 记忆功能评估

记忆障碍是颅脑损伤患者最常见、最持久的认知缺陷，不同程度颅脑损伤均可导致记忆障碍。主要应对瞬时、短时以及长时记忆评估。其中长时记忆评估包括情节和语意评估。

韦氏成人记忆量表是应用较广的成套记忆测验，也是神经心理测验之一。共有 10 项分测验，分测验 A ~ C 测长时记忆，D ~ I 测短时记忆，J 测瞬时记忆，MQ 表示记忆的总水平。本测验也有助于鉴别器质性和功能性记忆障碍。

评分方法：将 10 个分测验的粗分（raw score）依据"粗分等值量表"转换为量表分（scales score），相加即为全量表分。将全量表分按年龄组查"全量表分的等值 MQ"表，可得到受试者的记忆商数（memory quotien，MQ）。记忆商数可以反映出患者记忆功能的好坏，如果低于标准分，则说明其记忆功能存在问题，可以做进一步检查。记忆功能在很大程度上反映出受试者的心理状态及认知功能现有水平。

4. 执行功能评估

可通过综合评价量表进行全面评估，常用的包括简易智能状态量表（MSE）、日常生活活动能力（ADL）、威斯康星卡片分类测验（Wisconsin card sorting test，WCST）等评价。WCST 由 4 张模板（分别为 1 个红色三角形，2 个绿色三角形，3 个黄色三角形，4 个蓝色三角形）和 128 张不同形状、不同颜色、不同数量的卡片构成。要求受试者根据 4 张模板对 128 张卡片进行分类，测试者不告知受试者分类原则、只说出每次测试是正确还是错误。受试者完成 6 次分类或将 128 张卡片分类完毕，整个测试过程结束。WCST 提供的指标有 13 个之多，但应用最多的评定指标有：完成分类数、坚持性错误数、不能持续完成分类数、坚持性反应数、非坚持性反应数、完成第一个分类所需应答数、总错误数、概括力水平等。

5. 失认症评估

失认症是指患者丧失了对物品、人、声音、形状或者气味的识别能力。常见的失认症类型及其评价方法如下。

（1）单侧忽略：是患者对脑损害部位一半的身体和空间内的物体不能辨认的症状。病灶常在右叶顶、丘脑。常用的评定方法如下：

平分直线：评估者在一张白纸上画一条横线，让患者用一垂线将其分为左右两段，如果患者画的垂线明显的偏向一侧，即为阳性。

看图说物：用一张由左至右画有多种物品的图片，让患者看图说出物品的名称。如果漏说的物品，甚至因对一个物品的半侧的失认而说错，即为阳性。

（2）触觉失认、疾病失认和视觉失认：颅脑损伤后可出现多种失认的表现类型，评定详见阿尔茨海默病相关的章节。

（二）运动功能评估

颅脑损伤后常发生广泛性和多发性损伤，部分脑损伤患者可同时存在多种运动功能障碍。运动功能评定主要是对运动模式、肌张力、肌肉协调能力进行评定，对其康复计划提供科学依据。

1. 运动模式评估

采用 Brunnstrom 6 阶段评估法对颅脑损伤后的不同时期（弛缓期、痉挛期、恢复期）的运动模式进行评定。

2. 肌力评估

通常采用徒手肌力评定(manual muscle test，MMT)，此评定方法是一种简便易行及常用的评价肌力方法。其次对肌力在 3 级以上患者，可采用器械评定方法，常用握力测试、捏力测试、背肌力测试、四肢各组肌群肌力测试等。

3. 肌张力评估

主要是手法检查，首先观察受检肌肉在放松、静止状态下的紧张度，然后通过被动运动来判断。

4. 痉挛评估

目前多采用改良的痉挛量表进行评估。评估时，患者应采用仰卧位，检查者分别对患者上肢、下肢的关节进行活动范围的被动运动，按感受的阻力程度评估。

5. 平衡与协调功能评估

平衡是指身体所处的一种姿势状态，在运动或受到外力作用时自动调整并保持姿势稳定的一种能力。协调是指人体产生平滑、准确及有控制的运动的能力。完成运动的质量包括按一定的方向和节奏，采用适当的力量和速度，达到准确目标等几方面。

(三)言语评估

言语障碍包括：失语症和构音障碍。言语功能评价主要针对失语症进行评价。国内常用失语症评估方法有：汉语失语症成套测验、汉语标准失语症检查。

(四)吞咽功能评估

吞咽功能的评估方法包括：床旁评估(洼田饮水试验，反复唾液吞咽试验)和功能检查(UF 检查、吞咽造影检查)。

(五)精神心理功能评估

心理评定是运用心理学的理论和方法对康复对象的心理品质及状态作出鉴定。患者的各种心理障碍用各种心理测验(包括智力测验、人格测验、神经心理测试以及精神症状评定)进行测评。

四、康复护理原则与目标

1. 康复护理原则

个体化方案、循序渐进、全面、全程康复、家属参与其中。

2. 康复护理目标

颅脑损伤患者应遵循全面、全程康复原则，从急诊到入院、从康复中心到社区及家庭进行全面的评估，制定个性化康复锻炼方案，进行全面、全程康复训练及指导，康复全程需要患者及家属主动参与，达到最大康复效果，以减少并发症、减轻残疾、提高生活自理能力，回归家庭及社会。

(1)短期目标：抢救生命、促醒、防止并发症。

(2)长期目标：最大限度地恢复患者功能，提高生活自理能力，及早回归家庭与社会。

五、康复护理措施

颅脑创伤者急性期由于病情不稳定，除维持患者生命体征平稳和急危重症的临床护理外，早期康复护理干预是预防和降低突发事件和并发症发生的有力保障。进入恢复期后，康复护理策略注重于配合康复治疗师促进患者功能的改善，发挥患者的最大主观能动性，积极参与训练，使其最大限度康复，增强其独立性，维持自尊感，提高生活质量，尽快回归社会和家庭。

1. 急性期康复护理措施

颅脑损伤的急性期并发症可加重脑组织损害，因此，此期的康复护理是尽可能排除影响意识恢复的因素，防治各种并发症，同时应加强营养，进行被动运动，预防关节僵硬、挛缩。颅脑损伤患者的生命体征稳定，颅内压持续 24 小时稳定即可进行早期床旁的康复治疗与护理。

(1)维持营养，保持水、电解质平衡：昏迷患者鼻饲流食，根据患者身体状况和消化能力所提供高蛋白质，高热量饮食，逐步增加食量，避免摄入不足、低蛋白血症。提高机体免疫力，促进伤口愈合及神经组织修复与功能重建。

(2)定时翻身叩背：根据病情每 1~2 小时翻身叩背一次，防止局部受压过久发生压力性损伤或坠积性肺炎，必要时可使用气垫床。翻身时护士应注意防止牵拉偏瘫的上肢，预防肩关节半脱位的形成。

(3)良肢位摆放：保持躯干和四肢的良好体位，防止关节挛缩和足下垂。偏瘫患者良肢位摆放可防止关节畸形的发生和预防并发症。包括仰卧位，健侧卧位和患侧卧位。具体方法见第五章第一节。

(4)关节被动活动：全身各关节每天进行 1~2 次的被动活动，每个关节活动 3~5 次，每次 15~20 分钟，活动时要注意手法轻柔、缓慢，避免疼痛以及骨化性肌炎的产生。

(5)呼吸道的管理：呼吸道管理是颅脑损伤全身管理中的重要环节。可因并发胸、腹部损伤、出血等使呼吸功能受阻，导致气管插管或气管切开行人工呼吸或呼吸机辅助呼吸。要求严格进行呼吸道观察，按时吸痰、雾化、湿化，如行呼吸机辅助呼吸，严格管理呼吸机管路，保持呼吸道通畅，防止呼吸道感染。

(二)恢复期康复护理措施

颅脑损伤恢复期中，患者躯体功能障碍已稳定，但认知行为和社会心理方面的问题往往持续很久。根据颅脑损伤患者功能障碍的特点，在急性期过后，病情稳定时，应重点加强功能康复。

1. 认知障碍的康复

认知康复是在脑功能受损后，通过训练和重新学习，使患者重新具有有效的信息加工和执行行动的能力，以减轻其解决问题的困难和改善其日常生活能力的康复措施，应贯穿在治疗的全过程。方法包括记忆力、注意力、理解判断能力、推理综合能力训练等。

(1)注意力训练：注意力与集中能力是指患者为促进理解并作出适当反应集中足够时间长度的能力。颅脑损伤患者往往不能够集中注意力，易受到外界环境因素的干扰。此类患者常采用的处理方法包括：简化某项活动程序，将活动分解为若干个小步骤，给予患者相对安静的环境及充裕的时间完成活动；鼓励患者参与简单的娱乐活动，如下跳棋和猜谜，提供频繁的词语、视觉及触觉的暗示。

(2)记忆力训练：记忆力是指保持恢复并以后可再次使用信息的能力。记忆由短期记忆和长期记忆组成。训练时要首先注意提高患者兴趣，每次记忆信息量少并且信息量反复出现，其次设计安排好日常活动表，把时间表或日常安排贴在醒目之处；最后提供新的信息时，需要间隔一定时间，用不断重复的方式来增强记忆。练习从简单到复杂、从部分到全部。

（3）解决问题能力训练：解决问题的能力涉及推理、分析、综合、比较、抽象等多种认知过程的能力，简易的训练方法，包括指出报纸信息排列，数字物品分类等。

（4）失认的训练：失认是大脑损伤患者在没有知觉障碍、视力障碍或语言障碍的情况下对先前已知刺激的后天性辨别能力的损害。通常针对不同的失认状态如视觉空间失认，身体失认、触觉失认、单侧忽略等，通过重复刺激、物体左右参照物对比、强调正确的答案等方式，促进认识。

2. 运动障碍的康复

运动控制训练的目的是通过抑制异常运动模式，使脑损伤患者重新恢复其机体的平衡、协调及运动控制功能。一般应在生命体征稳定后，在医生及治疗师的指导下，确定活动量、活动范围及限度，应尽早开始偏瘫训练。采用综合促进技术，传递冲动练习，站立床负重及电动体操等，以促进神经功能的恢复，防止肌萎缩并诱发主动运动。

3. 语言障碍的康复

患者生命体征平稳，可以坐位，即可开始训练。内容以听觉刺激法为中心，训练次数每天1次，每次20～30分钟。具体包括听语指图、复述、听语指字、呼名、阅读、书写、听语句练习、句法练习等。

4. 吞咽障碍康复

吞咽训练可以改善吞咽功能，改变营养状况，拔出鼻饲管、胃造瘘、空肠管等减少并发症，增强患者信心，有利于患者整体康复。

5. 心理护理

颅脑损伤常因突然发生的意外所致，患者由健康的身体、正常的工作及生活，突然转变为肢体功能障碍，生活不能自理，需他人照顾，心理上面临巨大的压力和打击，常表现出消沉、抑郁、悲观和焦虑，甚至会产生轻生的念头及其他异常的行为举止。医务人员工作需尊重患者、避免使用伤害性语言，鼓励患者，指导患者借助辅具完成日常生理活动，早日回归家庭及社会。

六、康复护理指导

1. 全面、全程康复护理

全面康复指既要选择适当的运动治疗进行反复训练，又必须进行认知、心理等其他康复训练，并持之以恒。全程指导患者从急诊入院到病房、到二级康复医院，再到社区最后回归家庭社会一直进行康复锻炼及护理。教育患者主动参与康复训练，指导规律生活、合理饮食、睡眠充足、适当运动、劳逸结合，鼓励患者自己的事情自己做。

2. 社区家庭康复护理

提高家庭参与训练的意识与能力，取得患者及家属的配合，使其了解基本的康复知识和训练技能，并懂得其意义和重要性。保证患者在家中得到长期、系统、合理的训练，使其早日回归家庭和社会。

学科前沿

一、家庭远程康复

随着网络技术和智能设备的不断发展和普及，基于智能移动终端医疗服务系统和互联网的延伸，护理一体化服务平台成为远程康复延续护理趋势。虚拟现实(virtual reality, VR)是一种集计算机技术、传感技术、显示技术和网络并行处理技术等于一体的虚拟环境，能从视觉、触觉、听觉等感官方面使人产生身临其境的感觉。

二、音乐疗法

音乐治疗就是运用一切音乐活动的各种形式，包括听、唱、演奏、律动等各种手段对人进行刺激与催眠并由声音激发身体反应，使人达到健康的目的。音乐治疗的最大优点就是无不良反应，它是一种非侵袭，非药物的治疗方法。神经内分泌学说认为音乐通过听觉传导通路传入大脑皮质相关中枢(经典认为位于右侧颞叶)，使局部皮质兴奋，并将冲动传至脑干网状结构及其他部位进行整合加工，通过传导纤维影响下丘脑、垂体等结构的内分泌功能，促使其分泌一些有利于健康的激素、酶等活性物质，调节局部血流量，提高细胞兴奋性，改善神经、心血管、消化及内分泌等系统的功能，维护正常生理节律和心理平衡。

来源：

[1] 杨芷，童晓飞.颅脑损伤患者家庭远程康复护理的研究进展[J].护理学杂志，2018，000(002)：P.102 - 105.

[2] 凌泽莎，薛雪，李蓓，等.音乐治疗对颅脑损伤康复的进展[J].西南军医，2018，20(1)：45 - 47.

知识拓展

新技术在颅脑损伤评估的应用

目前临床上颅脑损伤昏迷通常应用 GCS 作为预后和疗效的评价指标，是国际通用的客观评价脑功能障碍和昏迷严重程度的一种方法。尽管 GCS 量表被广泛应用于临床，但是也有其局限性，文献表明 GCS 评分具有较高的假阳性，且具有无法对插管患者进行言语评估、无法对脑干反射进行评估等缺点。单光子发射计算机断层显像(SPECT)脑血流灌注显像又称为功能性脑显像，利用 SPECT 脑血流灌注显像研究脑功能是近年来的热点问题。SPECT 脑血流灌注断层显像是通过静脉注射分子量小、不带电荷且脂溶性高的显像剂，它们能通过正常血－脑屏障进入脑细胞，经脑细胞代谢后，滞留在脑组织内；显像剂进入脑细胞的量与局部脑血流(regional cerebral blood flow, rCBF)量成正相关。由于 rCBF 一般与局部脑功能代谢平行，故在一定程度上亦能反映局部脑功能状态。应用 SPECT 进行采集和图像处理，可获得横断、冠状和矢状 3 个断层面的大脑、小脑、神经基底核团和脑干的影像，即可得到局部脑血流灌注图像，可以进行相对的半定量分析。结合半定量分析，可以客观地反映脑血流灌注状态。

来源：[1]江健，冯珍.单光子发射计算机断层显像在颅脑损伤昏迷患者意识状态评估中的临床应用价值[J].中国康复医学杂志，2019，34(7)：761－765. DOI：10.3969/j. issn.1001－1242.2019.07.003.

思考题

患者李某，男性，45 岁，车祸致头部外伤于 2019 年 3 月 12 日入院。入院诊断：重型颅脑损伤。给予积极治疗后于 2019 年 3 月 14 日苏醒，生命体征正常，查体基本配合，左侧肌力 5 级，右侧上肢 1 级，下肢 3 级，肌张力正常，语速缓慢、词不达意，偶有胡言乱语，给予留置导尿术。

请思考：

1. 简述李某应进行哪些功能障碍的评估？
2. 结合李某的运动功能状况给出相应的康复护理措施。

第三节　脑性瘫痪

一、概述

（一）概念

脑性瘫痪（cerebralpalsy，CP），简称脑瘫，是由于受孕开始至婴儿期脑部非进行性脑损伤和发育缺陷所导致的综合征，主要表现为持续存在的中枢性运动障碍及姿势异常，常伴有不同程度的智力障碍、言语障碍、视听觉障碍、感知觉障碍、癫痫及心理行为异常。脑瘫不是一种单一的疾病，也不是暂时性运动发育落后或进行性发展的疾病，患儿随着年龄增长，是否接受过良好的康复治疗影响着病情的变化。

（二）危险因素

在我国引起脑瘫的主要危险因素有：胎儿发育迟缓、早产儿、低出生体重儿、胎儿宫内窘迫、出生窒息和高胆红素血症。

（三）临床分型

脑性瘫痪按临床表现分为 6 型：痉挛型（spastic），不随意运动型（dyskinetic），强直型（rigid），共济失调型（ataxia），肌张力低下型（hypotonic），混合型（mixed type）。按瘫痪部位分为：单瘫，双瘫，三肢瘫，偏瘫，四肢瘫。根据病情严重程度分为轻、中、重度。

（四）流行病学

发达国家脑瘫发生率为 2‰～3‰，国内 0～6 岁儿童脑瘫患病率约为 1.86‰，目前全国 0～6 岁脑瘫患儿约 31 万例，并且每年新增约 4.6 万例。

二、主要功能障碍

(一)运动功能障碍及姿势异常

脑性瘫痪患儿的运动发育一般不能达到同龄正常儿的发育水平,并具有异常的运动模式及异常姿势。

1.痉挛型

此型最常见,占脑瘫的60%～70%。主要病变在锥体束。临床以肌张力明显增高、运动发育迟缓和肢体痉挛为特征。常出现上肢屈曲、内收与内旋,腕关节屈曲,拇指内收。下肢出现髋关节屈曲,膝关节屈曲、内旋,尖足。双下肢内收、内旋、交叉,步行时出现剪刀步态。躯干前屈,呈拱背坐与W状坐位。痉挛症状常在患儿用力、激动时加重,安静入睡时减轻。被动伸展关节时,有折刀样感觉,呈折刀征。由于关节活动受限,自主运动十分困难,严重者出现肌腱痉挛,关节畸形。

2.不随意运动型

曾被称为手足徐动型,占脑瘫的20%～25%。其病理损害部位为基底核。主要特征为肢体的不随意动作,这种不随意动作在紧张兴奋时增多,安静时消失。患儿颜面肌肉、发音和构音器官也受累,因此常伴有表情奇特,挤眉弄眼,或哭或笑,流涎、咀嚼吞咽困难,语言障碍。头部控制能力差,斜颈,颈部有不随意动作,动作不协调,通常累及全身。此型特点以不自主、无意识动作为主要症状。

3.强直型

此型占脑瘫的5%左右。病变部位比较广泛,主要表现为锥体外系损伤症状。由于全身肌张力显著增高,身体异常僵硬,使患儿四肢被动运动时,检查者可感觉其主动肌和拮抗肌有持续的阻力,四肢肌张力呈铅管状或齿轮状增高,尤其在缓慢运动时的抵抗最大。患儿可出现扭转痉挛或强直,肢体无随意运动。腱反射正常,睡眠时肌肉的强直症状消失,常伴有严重智能障碍。

4.共济失调型

此型较少见,约占脑瘫的5%,主要病变在小脑。表现为平衡失调,肌张力低于正常,位置觉与平衡觉丧失。步态不稳,走路呈醉酒步态。不协调性运动和辨距障碍。智力多正常,无痉挛,病理反射阳性,可伴有眼球震颤,言语障碍等。

5.肌张力低下型

此型患儿肌张力显著降低,呈软瘫状。肌肉松软无力,自主动作极少。仰卧时,四肢均外展、外旋,头部偏向一侧,似仰翻的青蛙。俯卧时不能抬头,四肢不能支撑,腹部贴床。由于肌张力低下,易发生吸吮和吞咽运动困难。另外,此类患儿呼吸运动比较浅,咳嗽无力,易发生呼吸道堵塞。此型是脑瘫的暂时阶段,大多在2～3岁后转变为其他类型,如不随意运动型和痉挛型。

6.混合型

上述两种或两种以上类型的症状体征同时出现于一个患儿身上,称为混合型。以痉挛型与不随意运动型混合多见。

(二)伴随障碍

1.语言障碍

1/3～2/3 的脑瘫患儿会有不同程度的语言障碍,表现为语言发育迟缓,发音困难、构音不清,不能成句说话,不能正确表达,有的患儿完全失语。不随意运动型脑瘫患儿更易伴有语言障碍。

2.视觉障碍

约半数以上患儿伴视觉障碍,多为视网膜发育不良或枕叶大脑皮质及视神经核变性,传导通路损伤。主要表现为内、外斜视,视神经萎缩,动眼神经麻痹,眼球震颤及皮质盲。

3.听觉障碍

多为核黄疸引起,部分患儿听力减退甚至全聋,以不随意运动型患儿最为常见。

4.癫痫发作

脑瘫患儿中伴随癫痫发作比较常见,以痉挛型四肢瘫、偏瘫、单肢瘫和伴有智能低下者更为多见。临床发作类型以全身性阵挛发作、部分发作、继发性大发作多见。

5.智力障碍

脑瘫伴有智力低下的约占 1/3。不同病型患儿合并智力低下的发生率不同,痉挛型脑瘫侵害大脑皮质,其智能方面较不随意型脑瘫易受损,所以智能稍差于不随意型脑瘫。强直型、失调型、混合型脑瘫其智力程度更要低于前两型脑瘫患儿,部分患儿伴有不同程度的智能障碍,其中痉挛型四肢瘫痪及强直型脑瘫患儿智能常更差。

6.其他感觉和认知功能障碍

脑瘫患儿常有触觉、位置觉、实体觉、两点辨别觉缺失。患儿常无法正确辨认一些简单的几何图形,对各种颜色的辨认力也很差,其认知功能缺陷较为突出。

7.情绪行为障碍

患儿表现为好哭、任性、固执、孤僻、脾气古怪、易于激动,情绪不稳定,注意力分散等。

8.其他

多数患儿生长发育落后,营养不良,且免疫力低下,易患呼吸道感染等疾病。

三、康复护理评估

(一)健康状态评估

1.患儿一般情况

包括出生日期、出生体重(是否是巨大儿或低体重儿)、身长、头围、胎次、产次、胎龄(是足月儿、早产儿还是过期产)、单胎(或双胞胎)等。

2.父母亲一般情况

包括年龄、职业、文化程度、有无烟酒嗜好等。

3.家族史

患儿家族中有无脑瘫、智力低下、癫痫、神经管发育畸形患者,患儿母亲是否分娩过类似疾病的孩子,家族有无其他遗传病史等。

4.母亲孕期情况

有无妊娠期合并症(如妊娠高血压疾病、糖尿病)、外伤史、先兆流产、孕早期病毒感染、接触放射线、服药史等。

5. 母亲分娩时情况

是剖宫产还是自然产，如果是自然产，是头位还是臀位；是否使用胎头吸引器或产钳助产；是否难产；有无羊水堵塞、胎粪吸入、脐带绕颈所致的出生时窒息等。

6. 患儿生长发育情况

是否按时进行预防接种；是否到过疫区；居住环境周围有无污染源；有无脑外伤史；有无胆红素脑病、脑炎等病史。

（二）运动功能评估

绝大多数患儿有运动功能障碍，因此运动功能评估是康复护理评估中非常重要的部分。评估内容包括肌力、肌张力、关节活动度、原始反射或姿势性反射、平衡反应、协调能力、站立和步行能力、步态等。

（三）言语功能评估

主要是通过交流、观察或使用通用的量表，评估患者有无言语功能障碍。常见的言语障碍包括失语症、构音障碍、言语失用。

（四）感知和认知功能评估

感知功能评估包括视觉评估、听觉评估、嗅觉和味觉评估、皮肤感觉评估等。认知发育评估包括注意、记忆和思维的发育。

（五）日常生活活动能力评估

日常生活活动包括运动、自理、交流及家务活动等。日常生活活动能力评估，对确定患儿能否独立及独立的程度、判定预后、制订和修订治疗计划、判定治疗效果、安排返家都十分重要。评估可让患儿在实际生活环境中进行，通过观察患儿完成实际生活中的动作情况，以评估其能力。有些不便完成或不易完成的动作，可以通过询问患儿本人或家长的方式取得结果。如患儿的大小便控制、个人卫生管理等。还可采用功能活动问卷（FAQ）、快速残疾评定量表（rapid disability rating scale, RDRS）等。

（六）心理社会评估

由于很多脑瘫患儿有心理行为异常，所以应根据患儿临床表现和需求，进行心理行为评定。评估家长对患儿患病的反应、态度和认识程度，以及家庭和社会支持系统情况。对不伴有智力障碍的年长儿，评估其对患病的反应和接受程度。

（七）辅助检查

1. 影像学检查

头部 CT 及 MRI 可以了解颅脑的结构有无异常，确定异常的性质与部位。头颅 CT 可显示某些脑瘫患儿的病变所在，如脑室周围脑萎缩；皮质或伴皮质下萎缩；脑软化灶或出现脑穿通畸形；中间部结构异常，如胼胝体发育不全等。头颅 MRI 检查可分辨脑组织结构异常，灵敏度高，但 MRI 检查时间较长，存在小婴儿不合作等问题，可选择性应用。

2. 脑电图检查

据文献报道，约 80% 脑瘫患儿的脑干听觉诱发电位测定结果异常，其中偏瘫的脑电图异常率更高。但有脑电图异常者不一定有癫痫发作；有癫痫发作史者，脑电图也不一定为异常。因此，应对所有脑瘫发生抽搐的患者进行脑电图监测，以便确定是否合并癫痫。

3. 脑干听觉诱发电位测定

有些脑瘫患儿的脑干听觉诱发电位测定结果异常，常见的为潜伏期 Ⅰ、Ⅲ、Ⅴ波及峰间潜伏期延长等异常表现，不随意运动型患儿异常率较高。

4.智商测试

小儿智力测验的方法较多，基本分为两大类：一类是筛查性的智力测验，如丹佛发育筛查测验、绘人测验等；另一类是诊断性的智力测验，如盖塞尔发育量表、韦克斯勒儿童智力量表等。由于脑瘫患儿常伴有运动、语言、智力、认知等多种功能障碍，智力测验的结果准确性差，不能真实反映患儿实际的智力程度。

5.其他检查

如心电图检查、甲状腺功能、免疫功能测定等。

四、康复护理原则与目标

1.康复护理原则

早期发现、早期干预、综合康复。康复护理要与家庭和患儿的日常生活相结合，注重儿童发育需求和发育特点，预防继发性残疾的发生。

2.康复护理目标

（1）短期目标：①针对脑瘫患儿年龄及运动发育特点，及时发现患儿的异常表现，为康复提供依据。②做好患儿生活护理，加强营养、预防感染，对有吞咽、咀嚼障碍者，防止呛咳或窒息。③根据脑瘫患儿病情程度，给予不同程度的日常生活康复护理。④创造良好的生活和训练环境，促进患儿身心的全面发展，提高康复疗效。⑤预防关节挛缩等继发障碍及因跌伤造成的二次损伤并发症的发生，最大限度地减少障碍，提高生活自理能力。⑥采取康复护理措施，纠正患儿的异常姿势，从而降低肌肉的紧张程度。⑦经常给患儿家长以咨询和指导，争取家长的配合。

（2）长期目标：通过综合康复护理，使脑瘫患儿在身体、心理、职业、社会等方面达到最大限度地恢复和补偿，实现最佳功能和独立性，提高生活质量，同其他公民一样，平等享有权利，参与社会。

五、康复护理措施

（一）运动功能障碍及姿势异常

1.康复环境

环境是脑瘫患儿生活和活动的重要因素。为使各型患儿恢复至理想运动功能状态，应注意康复环境的准备。安全性是其中不容忽视的重要环节。①应为患儿选择带有护栏的多功能床；②避免灯光直接刺激患儿的眼睛；③房间内无障碍设施，方便患儿及轮椅出入；④通道应安装扶手、呼叫器，地面应防滑，以保障患儿的安全。有条件可以给患儿建立多感官刺激室，用鲜艳的颜色刺激患儿的视觉、不同质地的玩具刺激患儿的感觉、悦耳的音乐刺激患儿的听觉等。

2.进食活动的康复护理

良好的营养状况是脑瘫患儿生长发育及康复训练的基础条件，摄食功能障碍导致患儿摄入营养障碍。因此，在患儿摄食上应给予一定的指导。首先要考虑进食时的姿势与肢位，特别是患儿头部的控制。根据患儿自身特点来选择最适合的进食体位：①抱坐喂食；②面对面进食；③坐位进食；④坐在固定椅子上进食；⑤侧卧位进食；⑥俯卧位进食。喂饮时应注意，食匙进入口腔的位置要低于患儿的口唇，要从口唇的中央部位插入，喂食者避免从患儿头的上方或侧方喂饮，防止引起患儿头部的过度伸展和向一侧回旋。对于咀嚼、吞咽困难的患儿，将食物喂到口内时，要立即用手托起小儿下颌，促使其闭嘴。若食物不能及时吞咽，可轻轻按摩患儿颌下舌根部，以促使其做吞咽动作。在喂食时，切勿在患儿牙齿紧咬的情况下，强行将食匙抽出，以防损伤牙齿，应等待患儿自动松口时，将食匙迅速抽出，喂食时要使患儿保持坐位或半坐位，头处于中线位，避免患儿头后仰时导致异物吸入。让患儿学习进食动作，手把手教其进食，尽快使患儿能够独立进餐。

3. 穿、脱衣物的康复护理

穿脱衣服时应注意患儿的体位，通常让患儿先学脱、后学穿。

(1)衣服的穿脱：①脱套头衫或背心时，先以健侧或功能较好的手为主，拉起衣角，将衣服从头上脱下，然后健侧或功能较好的一侧先脱下衣袖，患侧或功能较差的一侧后脱。进行穿衣时，先穿患侧或功能较差一侧的袖子，再穿健侧或功能较好一侧的袖子，然后以健手为主将衣服套入头部，拉下衣角。②对襟的衣服，可先将其下面的纽扣扣好，根据患儿的情况，留 1~2 个上面的纽扣不扣，然后按照套头衫的穿脱方法进行。

(2)裤子的穿脱：取坐位，先将患侧或功能较差的下肢套入裤筒，再穿另一侧，然后躺下，边蹬健足，边向上提拉裤子到腰部并系好。脱法与穿法相反。

(3)下肢障碍较重的裤子的穿脱：取坐位，双腿套上裤子后，若转右侧半卧位，提拉左侧的裤筒，转左侧半卧位时，提拉右侧裤筒，左右交替进行。脱法与穿法相反。

4. 抱姿指导

首先要掌握患儿自身的活动能力，还要清楚患儿所具有的异常特点，更要了解患儿需要何种程度的扶持，抱起患儿需要控制的身体部位。不同类型的患儿抱法不尽相同。如果抱的姿势不正确，异常姿势得以强化，阻碍了正确姿势的形成，会影响患儿的康复效果。

(1)痉挛型患儿的抱姿：患儿双上肢放在抱者的双肩上，尽可能地环绕其颈部，将患儿两下肢分开置于抱者的腰部。可降低下肢肌张力(图 6-1A、B)。

(2)不随意运动型患儿抱姿：使患儿的双下肢靠拢，髋关节充分屈曲，并尽量靠近胸部，同时用上臂抑制患儿双上肢，防止肩与上肢向后方用力，用胸部抵住患儿头部，防止头颈后仰。此姿势不宜时间过长，可在此姿势下左右摇晃患儿(图 6-2A、B)。

(3)肌张力低下型患儿抱姿：由于患儿身体软弱无力，头颈部无自控能力，所以最重要的是给其很好的依靠，在髋关节屈曲的状态下，促进头与脊柱的伸展，保持姿势对称(图 6-3)。

(4)屈曲占优势患儿的抱姿：一手扶持患儿上侧肢体的上臂，另一手扶持骨盆部位。可防止两下肢交叉(图 6-4)。

(5)伸展占优势患儿的抱姿：抱者面对患儿，双手伸于其腋下，使患儿头部呈前屈姿势，双上肢前伸，从仰卧位抬起身体。此姿势有利于患儿的髋关节、膝关节屈曲(图 6-5A、B)。

(6)重度角弓反张患儿的抱姿：使其头部、肩部、髋关节及膝关节呈屈曲姿位(图 6-6)。

(7)年长儿、体重较大患儿的抱姿：采用两人同时抱法，一人背向患儿，肩负其前臂、握住患儿双手，令其双上肢前伸；另一人面向患儿，双臂分别夹住患儿双足于腋下或用肘部将其双足固定于两侧躯干，用手托住患儿双侧髋关节，拇指向下推压骨盆，使患儿的髋关节充分伸展(图 6-7)。

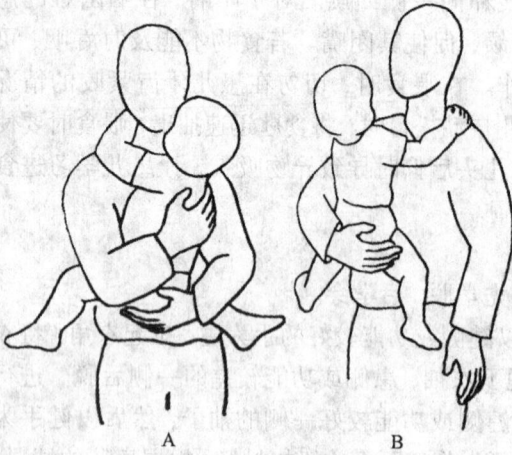

图 6-1　痉挛型抱姿

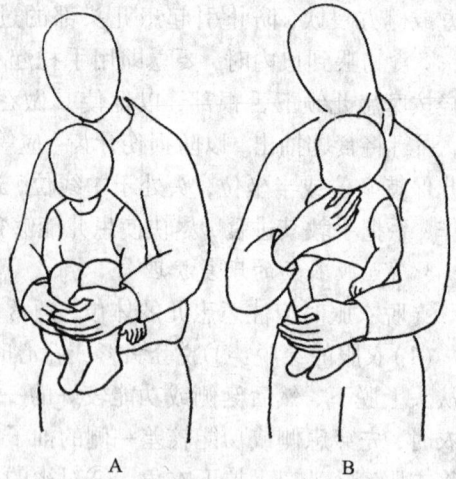

图 6-2　不随意运动型抱姿

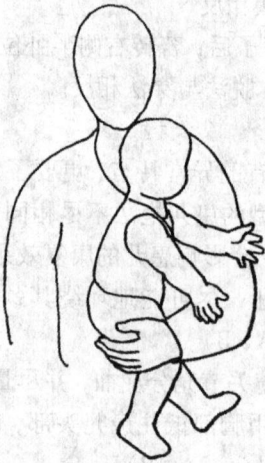

图 6-3　肌张力低下型抱姿

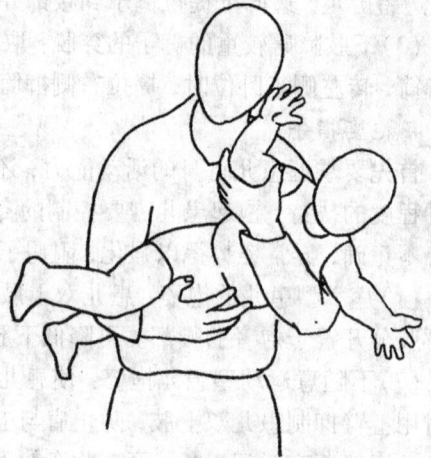

图 6-4　屈曲占优势患儿的抱姿

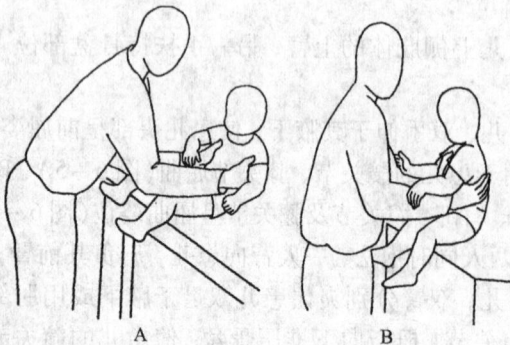

图 6-5　伸展占优势患儿的抱姿

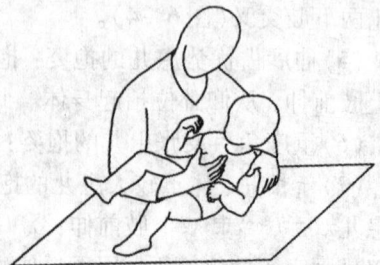

图 6-6　重度角弓反张患儿的抱姿

5.睡眠康复护理

正确的睡眠体位对抑制脑瘫患儿的异常姿势、促进正常姿势的发育至关重要。脑瘫患儿由于受到紧张性颈反射的影响，头部很难摆在正中位，常常是倾向一侧，易发生脊柱关节变形。

(1)痉挛型患儿的睡眠体位：宜采用侧卧，此卧位有利于降低肌张力，促进动作的对称，使痉挛肌肉张力得到改善。痉挛型屈曲严重的患儿，取俯卧位睡眠。在患儿胸前放一低枕，使其双臂向前伸出，当患儿头能向前抬起或能转动时，可以去掉枕头，让其取俯卧体位睡眠。

(2)身体和四肢以伸展为主的脑瘫患儿：除了上述侧卧位体位外，也可采用仰卧位，但必须将患儿放置在恰当的悬吊床内，保持头部在中线位置。为避免

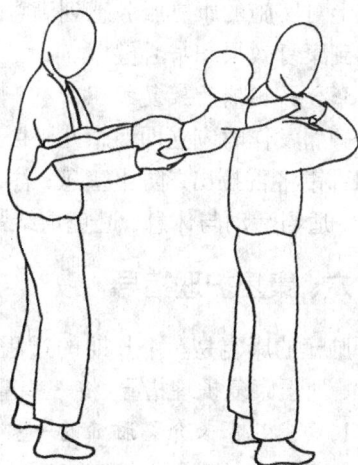

图6-7 年长儿、体重较大患儿的抱姿

患儿的视野狭窄和斜视，可在悬吊床上方悬挂一些玩具，吸引患儿的视线。同时，应将患儿双手放在胸前，以利于患儿手部功能的恢复。

6.洗浴的康复护理

为患儿进行洗浴时应注意：调节浴室温度在27℃左右。调节水温在38～39℃。室内应设有防滑地面、扶手等安全措施。应准备好患儿的洗浴备品。应精心设计浴盆，比如浴盆底要倾斜，以便能支撑患儿的背部，或者准备一个可固定于浴盆上的防滑枕，使患儿可以躺卧于浴盆中。重症痉挛型患儿洗浴，可以将一个大球充半量的气体，放于浴盆中，患儿可坐其上或俯卧其上进行洗浴。不随意运动型患儿坐位不稳定，可以用松紧带固定患儿的背部。重症的患儿不能取坐位，可以让患儿利用放入浴盆中的木板洗浴。

7.排泄护理

记录患儿24小时内排便的次数和时间，能取坐位的患儿让其养成坐便器上排便的习惯。使用痰盂时，应把痰盂放在一个方形或圆形的痰盂盒中，可以增加稳定性。盒子的高度以患儿坐在其上，双脚能踏到地面为宜。对于较小的患儿可以将其放在护理者膝上，扶持患儿背部并稍向前倾，腿部弯曲，两腿分开，坐在椅子便盆上。

(二)伴随障碍

1.语言障碍的康复护理

首先要保持正确的姿势，维持患儿头的正中位置，与患儿眼睛保持同等高度与其交谈。不管患儿懂或不懂，都要利用各种机会与其说话。为了树立患儿学说话的信心，要鼓励患儿发声，当患儿发声时要立刻答应并与其对话，即使还说不成句，也应点头示意，同时予以表扬及鼓励。语言训练是一项长期而艰苦的工作，需要极大的耐心并持之以恒。

2.情绪、心理障碍的康复护理

创造积极的情绪、心理环境，利于运动障碍的早期恢复。①主动加强与患儿的接触和交谈，善于正确运用语言技巧，用患儿能够理解的最好方式和通俗易懂的语言进行交流。对有语言障碍的患儿，交谈中不可急于求成，要善于理解对方情感表达的内容和方式，当听不明白时，可以叙述能理解的几种意思给他听，然后让他以点头或摇头示意的方式来确认。②尊

重理解患儿,在为患儿进行各项护理操作和功能训练前,应先取得他们的同意,并让他们从心理上对实施的康复服务感到满意。因为人的心理反应直接影响到情绪,而情绪的好坏又可影响到康复效果和身心健康。

3. 合并癫痫的康复护理

癫痫发作时应立即使患儿平卧,头偏向一侧,松解衣领,保持呼吸道通畅,有舌后坠者可用舌钳将舌拉出,防止窒息;注意患儿安全,防止患儿抽搐时造成骨折和皮肤破损;注意观察,适当活动与休息,避免情绪紧张。

六、康复护理指导

脑瘫的康复是一个长期的过程,所需费用高、耗时长,给家庭和社会带来了极大负担。因此,加强康复护理指导、将一些基本实用的训练方法运用于日常生活中具有重要意义。

1. 向患儿家长介绍脑瘫的一般知识

包括脑瘫的病因、临床表现、治疗方法及预后等。告诉家长预防脑瘫发生的知识和措施,包括产前保健、围生期保健和出生后预防。

2. 教给家长患儿日常生活活动训练的内容和方法

避免过分保护,应采用鼓励性和游戏化的训练方式。

3. 告诉家长患儿的正确卧床姿势

侧卧位适合各种脑瘫患儿;在患儿卧床两边悬挂一些带声响或色彩鲜艳的玩具,吸引患儿伸手抓玩,让患儿经常受到声音和颜色的刺激,以利康复。

4. 教会家长正确的抱姿

家长每次抱患儿的时间不宜过长,以便使患儿有更多时间进行康复训练。抱患儿时要使其头、躯干尽量处于或接近正常的位置,双侧手臂不受压。应避免患儿面部靠近抱者胸前侧,防止丧失观察周围环境的机会。对于头部控制能力差而双手能抓握的患儿,可令其双手抓住抱者的衣服,或将双手搭在抱者的肩上或围住颈部。

思考题

患儿,男性,3岁5个月,运动发育迟滞,现独坐不稳,扶持站立时双下肢交叉、尖足,翻身不灵活;患儿对外界反应尚好,精神状况良好;发音时嘴角向左侧歪斜,流涎,发音不清晰,能理解日常用语;咀嚼及吞咽困难。其家长主诉患儿在出生时因脐带绕颈发生过窒息。

请思考:

1. 该患儿最可能的疾病诊断是什么?
2. 对该患儿还应完善哪些康复护理评估?
3. 如何对这一患儿进行康复护理?

第四节　脊髓损伤

一、概述

(一)概念

脊髓损伤(spinal cord injury，SCI)是指由于各种原因引起的脊髓结构、功能的损害，在损害相应阶段出现运动、感觉、自主神经功能障碍。脊髓损伤分外伤性和非外伤性。脊髓损伤造成上、下肢及盆腔脏器的功能损害时称四肢瘫，胸段以下脊髓损伤造成躯干、下肢及盆腔脏器功能损伤而未累及上肢时称截瘫。截瘫包括马尾和圆锥损伤，但不包括骶丛病变和椎管外周围神经损伤。

(二)流行病学

SCI 的发病率因各国情况不同而有差别，发达国家比发展中国家发病率高。美国发病率为(20～45)/100 万，患病率为 900/100 万。中国北京地区的调查资料显示，年发病率为 68/100 万左右。各国统计资料显示脊髓损伤均以青壮年为主，年龄在 40 岁以下者约占 80%，男性为女性的 4 倍左右。国外 SCI 的主要原因是车祸、运动损伤等，我国则为高处坠落、砸伤、交通事故等。

二、功能障碍

(一)运动障碍

根据损伤部位，脊髓损伤可表现出下运动神经元损伤或上运动神经元(主要是皮质脊髓束)损伤。

1. 下运动神经元损害

导致肌张力减退和肌无力，常使患者不能完成某些动作，表现为上肢无力而不能牢固握物及举臂乏力等。下肢无力表现为足趾拖地，上下楼梯及起坐困难等。

2. 上运动神经元损害

导致肢体肌张力增高和肌无力，所致的痉挛性无力常使患者易疲劳，行走时双下肢僵硬或行走笨拙。

3. 严重的脊髓损伤

可导致某节段横贯性损害，表现为截瘫或四肢瘫。高颈髓(C_4)以上损伤后，引起双上肢和双下肢同时瘫痪称四肢瘫痪。胸、腰髓损伤引起双下肢瘫痪称截瘫。截瘫不影响上肢功能。早期常见的脊髓休克，表现为肌张力低，腱反射消失，无病理征，此期一般持续 2～4 周；恢复期肌张力逐渐增高，腱反射亢进，出现病理征，肢体肌力由远端逐渐恢复。

(二)感觉障碍

1. 疼痛

常为脊髓损害的早期症状，可分为根性、传导束性及脊柱性疼痛。

①根性疼痛最常见也最重要，是由后根受刺激所致，可放射至肢体远端，疼痛多很剧烈，常在夜间加重而致患者疼醒或不能入睡；②传导束性疼痛：比较常见，由脊髓丘脑束受刺激所致，呈弥漫性烧灼样痛或钻痛；③脊柱性疼痛：当病变累及脊柱时，可发生脊柱性疼痛，疼

痛多位于脊背深部肌肉，往往与躯干的姿势有关，可伴有局部肌紧张、棘突压痛等。

2. 感觉异常

可呈麻木、蚁走感、凉感等。可出现于病变部位的神经根支配的皮节，也可出现于病变水平以下的部位。胸髓病变可出现束带感。

3. 感觉丧失

感觉丧失不易被患者察觉，甚至皮肤出现损伤而不感觉疼痛时才引起患者的注意。触觉丧失发现较早，患者常感觉麻木。

4. 感觉分离

在临床以浅感觉分离为常见，大部分表现为痛觉、温度觉障碍，其他深感觉正常。

（三）膀胱和直肠功能障碍

主要表现为尿潴留、尿失禁和排便障碍。

1. 膀胱功能障碍

正常情况下膀胱可以贮尿和排尿，当膀胱内尿液达一定程度（300~400 mL）即有尿意，尿液再增加时膀胱内压随之增加，当压力足以刺激膀胱的感受器，经骶髓和排尿中枢等神经传导即产生排尿。但脊髓损伤早期，膀胱无充盈感，呈无张力性神经源性膀胱，膀胱充盈过度时出现尿失禁；若膀胱逼尿肌无收缩或不能放松尿道外括约肌，从而产生排尿困难，造成膀胱内压增加和残余尿量增多，出现尿潴留。

2. 直肠功能障碍

主要表现为顽固性便秘、大便失禁及腹胀。因结肠反射缺乏，肠蠕动减慢，导致排便困难，称神经源性直肠功能障碍；当排便反射破坏，发生大便失禁称为迟缓性大肠功能障碍。

（四）脊髓休克

脊髓受横贯性损害后，脊髓与大脑高级中枢中断，损伤平面以下所有反射消失，肢体呈完全性迟缓性瘫痪、尿潴留、便失禁，该表现为脊髓休克。

（五）其他

颈脊髓损伤后，除脑神经内尚保留交感神经纤维外，全身交感神经均被切断。表现为排汗功能和血管运动功能障碍，患者因自己无法排汗失去调节体温的功能，体温随环境而升降。其他还可出现皮肤脱屑、水肿等。

绝大多数脊髓损伤患者死于并发症，只有及时有效地防治并发症，才能提高患者的生存质量和期限。主要并发症包括坠积性肺炎、呼吸衰竭、泌尿系感染、深静脉血栓形成、压力性损伤等。

三、康复护理评估

（一）脊髓损伤的神经功能评估

1. 损伤平面的评估

损伤平面是指身体双侧有正常的运动和感觉功能的最低脊髓节段，该平面以上感觉和运动功能完全正常。

2. 损伤程度的评定

根据 ASIA 的损伤分级，判定最低骶节（S_{4-5}）有无残留功能。骶部感觉功能包括肛门黏膜皮肤交界处的感觉及肛门深感觉，运动功能是指肛门处括约肌的自主收缩（表6-8）。

表 6 – 8　ASIA 损伤分级（2013 修订）

级别	脊髓损伤类型	运动感觉功能
A	完全性	鞍区 S_{4-5} 无任何感觉或运动功能保留
B	不完全性感觉损伤	神经平面以下包括鞍区 $S_4 - S_5$ 无运动但有感觉功能保留，且身体任何一侧运动平面以下无三节以上的运动功能保留
C	不完全性运动损伤	神经平面以下有运动功能保留，且单个神经损伤平面以下超过一半的关键肌力小于 3 级（0~2 级）
D	不完全性运动损伤	神经平面以下有运动功能保留，且 NLI 以下至少有一半以上（一半或更多）的关键肌肌力大于或等于 3 级。
E	正常	感觉和运动功能均正常，且患者既往有神经功能障碍，则分级为 E。既往无 SCI 者不能评为 E 级。

（二）感觉功能的评估

采用 ASLA 和 ISCOS 的感觉评分（sensory scores，SS）来评定感觉功能。

感觉检查的必查部分是检查身体左右侧各 28 个皮节的关键点（$C_2 \sim S_{4-5}$）。关键点是容易定位的骨性解标志点。每个关键点要检查 2 种感觉：轻触觉和针刺觉（锐/钝区分）。感觉正常（与面颊部感觉一致）得 2 分，异常（减退或过敏）得 1 分，消失为 0 分。每侧每点每种感觉最高为 2 分，每种感觉一侧最高为 56 分，左右两侧最高共计 112 分。两种感觉得分之和最高可达 214 分。分数越高表示感觉越接近正常。

（三）运动功能评估

1. 运动检查

通过检查 10 对肌节（$C_5 \sim T_1$ 及 $L_2 \sim S_1$）对应的肌肉功能来完成按照从上到下的顺序检查，使用标准的仰卧位及标准的肌肉固定方法。体位及固定方法不单会导致其他肌肉代偿，并影响肌肉功能检查的准确性。

肌肉的肌力分为 6 级：

0 级：完全瘫痪

1 级：可触及或可见肌收缩。

2 级：去重力状态下进行全关节活动范围（ROM）的主动活动。

3 级：对抗重力下进行全 ROM 的主动活动。

4 级：肌肉特殊体位的中等阻力情况下进行全 ROM 的主动活动。

5 级（正常）：肌肉特殊体位的最大阻力情况下进行全 ROM 的主动活动（最大阻力根据患者功能假定为正常的情况下进行估计）。

5^* 级（正常）：假定抑制因素（即疼痛、废用）不存在情况下，对抗重力和足够阻力情况下进行 ROM 的主动活动，即认为正常。

NT = 无法检查（即由于制动、导致无法分级的严重疼痛、截肢或大于 5096ROM 的关节挛缩等因素导致）。国际标准检查的肌力分级不使用正负评分法，也不推荐在比较不同机构的数据时使用该方法。某些病例如因关节挛缩导致 ROM 受限大于正常值的 50%，则肌力检查可以参照 0~5 级的分级方法，如 ROM 小于正常值的 50%，则应记录为"NT"。

2. 痉挛评定

目前临床上多用改良的 Ashworth 痉挛评定量表。评定时检查者徒手牵伸痉挛肌进行全关节活动范围内的被动运动,通过感觉到的阻力及其变化情况把痉挛分成 0~4 级(参见第三章第三节)。

(四)脊髓休克的评估

脊髓体克为一种现象,脊髓休克期过后各种反射可逐渐恢复。临床上常常用球海绵体反射是否出现来判断脊髓休克是否结束,反射的消失为休克期,反射的再出现表示脊髓休克结束。但极少数正常人不出现该反射,圆锥损伤时也不出现该反射。

(五)ADL 能力评估

截瘫患者可用改良的 Barthel 指数,四肢瘫患者用四肢功能指数(quadriplegic index of function, QIF)来评定。

(六)功能恢复预测

对完全性脊髓损伤的患者,可根据其不同的损伤平面预测其功能恢复情况(表 6-9)。

表 6-9　损伤平面与功能恢复的关系

损伤平面	不能步行	轮椅依赖程度			轮椅独立程度		独立步行
		大部分	中度	轻度	基本独立	完全独立	
C_{1-2}	√						
C_4		√					
C_5			√				
C_6				√			
$C_7 - T_1$					√		
$T_2 - T_5$						√	
$T_6 - T_{12}$							√①
$L_1 - L_3$							√②
$L_4 - S_1$							√③

注:①可进行治疗性步行;②可进行家庭性步行;③可进行社区性步行。

四、康复护理原则与目标

1. 康复护理原则

早期以急救、制动固定、防止脊髓二次损伤及药物治疗为原则,恢复期以康复治疗为主,防止并发症,加强姿势控制,肌力、耐力、平衡及转移能力的训练,提高日常生活活动能力。

2. 康复护理目标

救治生命、提高生活自理能力,回归家庭、社会。

(1)短期目标:发生脊髓损伤后,首先救治生命、固定制动防止脊髓二次受损,防止并发症。

（2）长期目标：最大限度的恢复生活自理能力及心理适应能力，提高生活质量，并以良好的心态回归家庭与社会，开始新的生活。

五、康复护理措施

（一）急性期的康复

急性期一般指患者受伤后，当患者生命体征和病情平稳、脊柱稳定即可开始康复训练。急性期主要采取床边训练的方法，主要目的是及时处理并发症，为恢复期的康复治疗创造条件。对脊柱受伤的患者如怀疑脊髓损伤时应立即制动稳定，制动体位有两种：①保持受伤时的姿势、制动、搬运；②使伤员保持平卧位制动、搬运，前者可防止因体位变动，导致脊髓二次损伤。制动固定后立即转运至医院尽早开始救治工作。病情稳定后即可进行康复训练，训练内容包括以下几个方面：

1. 体位摆放

患者卧床时应注意保持肢体处于功能位置。

（1）仰卧位：四肢瘫患者上肢体位摆放时，应将双肩向上，防止后缩，肩下枕头高度适宜，双上肢自然放在身体两侧的枕头上，肩、肘、腕在同一水平，五指分开；截瘫患者上肢功能正常，采取舒适体位即可。四肢瘫及截瘫患者下肢体位摆放时，髋关节伸展在两腿之间，放 T 型枕，保持关节轻度外展，膝关节下可放小枕头，防止膝过伸，双足底可垫软枕，以保持踝关节背屈，预防足下垂的形成，足根下放小软垫，防止足跟皮肤出现压力性损伤（图 6-8）。

（2）侧卧位：四肢瘫患者应将双肩向前，肘关节屈曲，上侧的前臂放在胸前的枕头上，下侧的前臂旋后放在床上，腕关节自然伸展，五指分开，躯干背后放一枕头给予支撑；四肢瘫及截瘫患者的下肢体位摆放相同，下肢的髋和膝关节伸展，上侧的髋和膝关节屈曲放在枕头上，与下侧的腿分开，踝关节自然背屈，防止足下垂（图 6-9）。

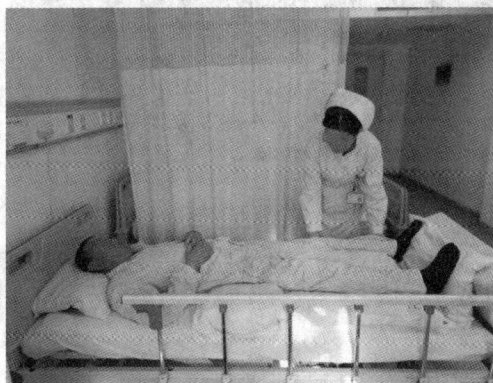

图 6-8 仰卧位

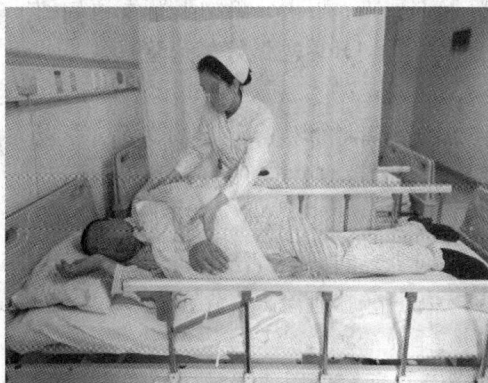

图 6-9 侧卧位

2. 关节被动运动

对瘫痪肢体进行关节被动运动训练，每日 1~2 次，每一关节在各轴向活动 20 次，每次 20~30 分钟，以防止关节挛缩和僵硬的发生。对脊柱稳定性差的患者，禁止脊柱的屈曲和扭转运动。直腿抬高运动，运动时禁止超过45°（图6-10），膝屈曲下髋关节屈曲运动禁止超过90°（图6-11）。

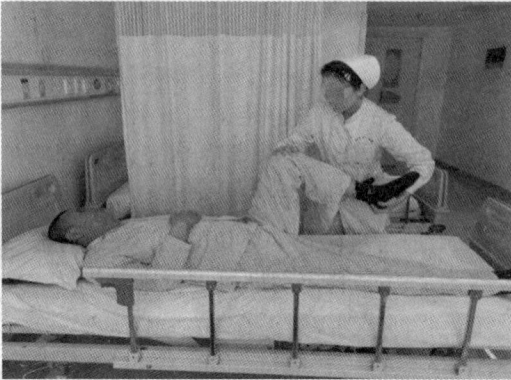

图6-10　直腿抬高运动禁止超过45°

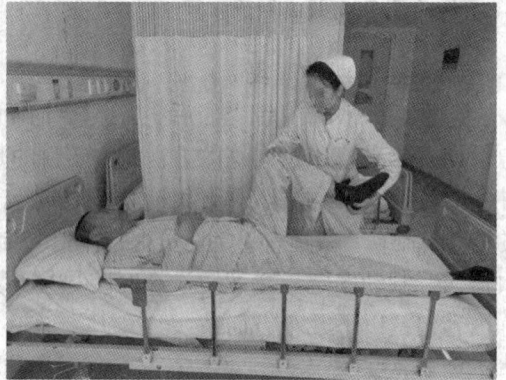

图6-11　膝屈曲下髋关节屈曲运动禁止止超过90°

3. 体位变化脊髓损伤患者

应根据病情变化体位，一般每2小时翻身一次，以防止压力性损伤的发生。体位变化时，为保持脊柱稳定性，由2~3人轴线翻身（图6-12），翻身时查看受压部位皮肤。

4. 呼吸及排痰训练

对颈髓损伤呼吸肌无力的患者应训练其腹式呼吸，咳嗽、咳痰能力以及进行体位排痰训练，以预防及治疗呼吸系统并发症，并促进呼吸功能的恢复。对四肢瘫患者，早期康复的重要内容之一是预防和治疗肺部感染，防止分泌物阻塞气道导致窒息。气管切开后需做好气道管理。

5. 主动运动

加强患者肢体残存肌力的训练，可以提高机体的运动功能，增强日常生活活动能力，为患者重返社会奠定基础。不同肌

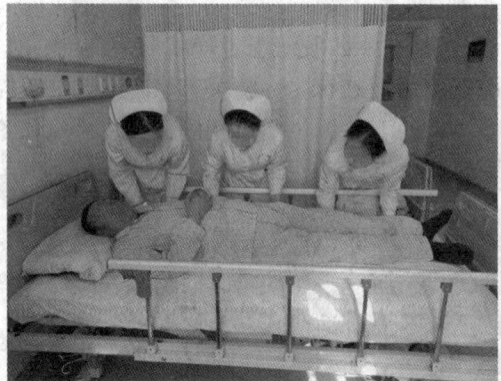

图6-12　轴线翻身

肉，不同肌力的训练方法不同，逐渐从被动运动过渡到主动运动，以循序渐进为原则，防止肌肉萎缩、静脉血栓、关节僵硬、挛缩等并发症的发生。

6. 二便管理

SCI早期多采用留置导尿的方法。脊髓休克期内不进行导尿管夹管训练，并保证每天进水量达到2500 mL以上，防止尿路感染。休克期后根据患者的情况开始夹闭尿管，之后可采用清洁间歇导尿术，配合个体化饮水计划进行排尿训练。便秘的患者首先要改变饮食结构，改变大便性状，给予肠道功能训练（详见本书第五章第六节），其次可用润滑剂、缓泻剂与灌肠等方法处理。

（二）恢复期的康复

脊髓损伤患者进入恢复期的时间可早可迟，骨折部位稳定、神经损害或者压迫症状稳

定、呼吸平稳后即可进入恢复期康复。

1. 肌力训练

完全性脊髓损伤患者肌力训练的重点是肩和肩胛带的肌肉，特别是背阔肌、上皮肌肉和腹肌。不完全性脊髓损伤患者，应对肌力残留的肌肉一并训练，肌力达 3 级时，可以采用主动运动；肌力 2 级时可以采用助力运动、主动运动；肌力 1 级时采用功能性电刺激、被动运动、生物反馈等方法进行训练。肌力训练的目标是使肌力达到 3 级以上。脊髓损伤患者为了应用轮椅、拐或助行器，在卧床、坐位时均要重视训练肩带肌力，包括上肢支撑力训练、肱三头肌和肱二头肌训练和握力训练。对使用低靠背轮椅者，还需要进行腰背肌的训练。卧位时可采用举重、支撑；坐位时利用支撑架等。

2. 垫上训练

治疗垫上的训练针对躯干、四肢的灵活性、力量及功能性动作的训练。

(1) 翻身训练：适用于早期未完全掌握翻身动作技巧的患者继续练习。

(2) 牵伸训练：主要牵伸下肢的腘绳肌、内收肌和跟腱。牵伸腘绳肌是为了使患者直腿抬高大于 90°，以实现独立长腿坐。牵伸内收肌是为了避免患者因内收肌痉挛而造成会阴部清洁困难。牵伸跟腱是为了防止跟腱挛缩，以利于步行训练。牵伸训练可以帮助患者降低肌肉张力，从而对痉挛有一定的治疗作用。

(3) 垫上移动训练：包括侧方支撑移动，前方支撑移动和瘫痪肢体移动，患者可利用吊环进行坐起和躺下训练，对改善患者日常生活活动能力非常重要。

3. 坐位训练

可在垫上及床上进行。进行坐位训练前患者的躯干需有一定的控制能力，双侧下肢各关节需要一定的活动范围，特别是双侧髋关节活动范围需接近正常。坐位训练分别在长坐位和端坐位两种姿势下进行。坐位训练还包括坐位静态平衡训练和动态平衡训练，躯干向前、后、左、右侧以及旋转活动时的平衡训练。

4. 轮椅转移训练

转移是 SCI 患者者必须掌握的技能，包括帮助转移和独立转移。帮助转移分为 3 人帮助、2 人帮助和 1 人帮助。独立转移则由患者独立完成转移动作。转移训练包括床与轮椅之间的转移、轮椅与座便器之间的转移、轮椅与汽车之间的转移及轮椅与地面之间的转移等。伤后 2～3 个月患者脊柱稳定性良好，坐位训练已完成，可独立坐 15 分钟以上时，开始进行轮椅训练。上肢力量及耐力是良好轮椅操控的前提。轮椅训练包括向前驱动、向后驱动、左右转训练、前轮翘起行走和旋转训练、上斜坡训练和跨越障碍训练、上楼梯训练和下楼梯训练、越过马路镇边石的训练、过狭窄门廊的训练及安全跌倒和重新坐直的训练。注意每坐 30 分钟，必须用上肢撑起躯干，或侧倾驱干，使臀部离开椅面 15 秒以减轻压力，避免坐骨结节处发生压力性损伤。

5. 步行训练

完全性脊髓损伤者步行的基本条件是上肢有足够的支撑力和控制力，不完全性脊髓损伤者，则要根据残留肌力的情况确定步行能力。步行训练分为平行杠内步行训练和拐杖步行训练。先在平行杠内练习站立及行走，包括摆至步、摆过步和四点步，逐步过渡到平衡训练和持双拐行走训练。助动功能步行器 RGO、ARGO、外骨骼机器人的出现使 SCI 患者步行功能得到更大改善。行走训练时要求上体正直，步态稳定，步速均匀。

6. 日常生活活动能力的训练

SCI 患者特别是四肢瘫患者，训练日常生活活动能力尤为重要，自理活动，如吃饭、梳洗、上肢穿衣等，在床上可进行时，就应过渡到轮椅上进行。洗澡可在床上或洗澡椅上给予帮助完成，借助一些自助器具有利于动作的完成（详见本书第五章第七节）。

7. 假肢、矫形器、辅助器具使用

脊髓损伤患者，受伤后会丧失部分功能，不能独立进行日常生活活动，为解决他们困难，设计一些专门的器具代偿已丧失的功能；通过装配新型站立架来帮助站立或短距离行走，而外骨骼机器人将对 SCI 患者行走提供极大的支持。

8. 物理因子的应用

功能性电刺激(functional electrical stimulation, FES)可克服肢体不活动的危害，使肢体产生活动。电刺激可降低 SCI 后深静脉血栓的发生率。FES 可产生下肢功能性活动，如站立和行走。应用超短波、紫外线等物理因子治疗可减轻损伤部位的炎症反应，改善神经功能。

9. 心理康复

脊髓损伤在精神上给患者带来了难以描述的痛苦，但大多数患者经过一段时间的心理治疗会勇敢的面对现实。应鼓励患者，帮助患者重新回归家庭及社会。康复工作绝不仅限于功能康复，还要强调患者在心理社会方面的适应，提供必需的社会支持和帮助，帮助患者在社会中找到自己的位置。具体方法参见本书第五章第八节的内容。

（三）并发症的处理

脊髓损伤后两种最严重的并发症为压力性损伤并发败血症，尿路感染并发肾功能不全；最危急的情况是自主神经反射亢进。肺部感染、深静脉血栓、痉挛、关节挛缩、异位骨化也不少见，因此对并发症的处理很重要。

1. 深静脉血栓

脊髓损伤患者中，深静脉血栓的发生率较高。如肢体突然发生肿胀，伴有胀痛、体温升高、肢体局部温度升高，都应考虑深静脉血栓形成。预防和治疗措施包括卧床休息、抬高患肢，避免患肢静脉输液。病情允许时，应穿着医用弹力袜或缠弹力绷带，自主做踝泵运动，促进血液循环。根据病情使用合适的抗凝药物如：低分子肝素、香豆素化物（华法林）等。必要时转介入血管外科行滤网植入。

2. 自主神经反射亢进

又称自主神经过反射，是脊髓损伤特有的威胁患者生命的严重并发症，多见于 T_6 以上脊髓损伤的患者。主要症状是头痛，主要体征是突发性高血压，其次是脉搏缓慢或加快，有面部潮红、多汗，最重要也是最有效的治疗方法是尽快找出致病因素并尽快处理，大多数患者在去除致病因素后，症状均能立即好转。最常见的致病因素是膀胱及肠道的过度膨胀，故当出现此症状时，首先立即检查导尿管是否通畅，膀胱是否过度膨胀，并针对症状和体征立即进行相应的处理。

3. 异位骨化

异位骨化通常指在软组织中形成骨组织。异位骨化在 SCI 后的发生率为 16% ~58%，发病机制不明。一般发生于伤后 1~4 个月，通常发生在损伤水平以下，局部多有炎症反应，伴全身低热。治疗措施包括应用消炎止痛药和其他药物、冷敷，避免过度用力挤捏患侧的肢体。若骨化限制关节活动则需手术摘除。

4.压疮

长期卧床或使用轮椅易造成骨隆突处受压部位发生压力性损伤，以预防为主，使用气垫床、减压贴，按时翻身，加强营养。

六、康复护理指导

脊髓损伤可造成终生残疾，但是患者不能终生住院治疗。因此，患者及家属必须掌握康复的基本知识、方法、技能，学会自我管理，这是回归家庭和社会的重要途径。

(一)饮食调节

注意饮食调节，制订合理的膳食计划，保证维生素、纤维素、钙及各种营养物质的合理摄入。

(二)自我护理

(1)学会自我护理：住院期间教会患者和家属完成"替代护理"到自我护理的过渡，重点是教育患者学会如何自我护理。

(2)培养良好卫生习惯：住院期间，培养患者养成良好的卫生习惯，掌握家居环境的要求，出院后要定期复查，防止并发症。

(3)用药指导：指导患者遵医嘱按时准确服药，尤其注意抗痉挛药物停药时应逐渐减量。

(4)做好二便管理：教会患者及家属排尿、排便的管理方法，学会自己处理二便，高颈髓损伤的患者家属要学会协助他们处理二便问题。

(5)制订长远康复计划：教会家属掌握基本的康复训练知识和技能，防止二次残疾。

(三)心理康复

教育患者培养良好的心理素质，正确对待自身疾病，充分利用残存功能去代偿致残部分功能，尽最大努力去独立完成各种生活活动，成为一个身残智不残、对社会有用的人。

(四)回归社会

(1)配合社会康复和职业康复部门，协助患者做回归社会的准备，帮助家庭和工作单位改造环境设施，使其适合患者生活和工作。

(2)在康复医师的协助下，对患者进行性康复教育。残疾人的性教育，是维持家庭和谐稳定的重要手段，家庭完整、家属支持，是残疾者最大的精神支柱，应鼓励他们勇敢地面对。

学科前沿

一、经颅直流电刺激

近年来，非侵入性脑刺激(non - invasive brain stimulation, NIBS)技术开始用于 NP 的治疗，有研究报道2种主要的非侵入性无痛脑部刺激技术，即经颅磁刺激(transcranial magnetic stimulation, TMS)和颅直流电刺激(transcranial direct current stimulation, tDCS)。与 TMS 相比，tDCS 具有创伤小、不良反应少、易控制、便于携带和价格较低等优势，将来更有利于 NP 患者在家中进行治疗。tDCS 通过在头皮释放微弱的电流调节神经细胞跨膜电位，导致去极化或超极化，从而改变大脑皮质的兴奋性。

二、运动想象

运动想象(motor imagery, MI)是指不伴有任何实际运动的意识执行过程，已在运动技能学习和运动康复方面显示出巨大潜力,并作为脑机接口(brain-computer interface, BCI)的基础为瘫痪患者带来希望。目前认为 MI 可产生类似于运动执行(motor execution, ME)的大脑激活和大脑连接模式,从而改善运动功能。

来源:

[1]王玲,陈楠.运动想象对脊髓损伤患者大脑活动和脑网络重塑 MR 研究进展[J].中国医学影像技术,2019,35(10):1586-1589. DOI:10.13929/j.1003-3289.201903135.

[2]胡裕君,陈启波.经颅磁刺激在脊髓损伤运动功能评估和治疗中应用的研究进展[J].按摩与康复医学,2019,10(10):45-47. DOI:10.3969/j.issn.1008-1879.2019.10.023.

知识拓展

体感诱发电位联合日常生活活动能力评估

近年来,随着医学科学的不断发展,脊髓损伤的病死率显著下降,但是仍具有较高的致残率,对患者日常生活活动能力造成极大的制约。对于脊髓损伤患者,不论是在诊断技术还是治疗技术方面,都有比较显著的发展,但是对于脊髓损伤后神经功能变化缺少客观的评价方法。体感诱发电位是由于感觉器官或者感觉神经和感觉传导途径上受到刺激时,在中枢神经系统引导的电位,体感诱发电位的检查能够对脊髓神经功能进行较为客观的评价。

来源:

[1]邱晶晶.体感诱发电位联合日常生活活动能力评估在脊髓损伤患者康复中的应用[J].浙江临床医学,2019,21(9):1246-1248.

思考题

患者张某,男,27岁,未婚,美团外卖送餐员,于 2019 年 2 月 3 日送餐时发生车祸,以脊髓损伤收住脊柱外科,术后 2 周,患者生命体征正常,意识清,查体:C6 以下运动、感觉减弱,双上肢 2 级、双下肢 2 级,肌张力正常,球-肛门反射消失、排便、排尿障碍。

请思考:

1. 判断患者 ASIA 分级。

2. 简述如何为该患者排尿障碍进行评估及制定护理措施。

3. 简述为提高患者生活质量,使其回归家庭、社会,应当为其选择哪些护理措施。

第五节　阿尔茨海默病

一、概述

(一)概念

阿尔茨海默病(Alzheimer's disease, AD)是一种中枢神经系统原发性退行性变性疾病，起病隐匿，病程呈进行性发展，患者在意识清醒状态下出现持久而全面的智能衰退。本病是获得性认知功能障碍综合征，临床表现为记忆、语言、视空间和定向障碍、人格异常及认知能力(包括计算力、综合能力、分析及解决问题能力)降低，常伴有行为和感觉异常，导致日常生活、社会交往、工作能力明显减退。

(二)病因

AD 的病因尚未完全阐明，目前仍处于探索阶段。多项研究显示 AD 的相关危险因素有很多，包括遗传因素、病毒感染、铝的蓄积、免疫系统功能障碍、中枢神经递质乙酰胆碱缺失等。

(三)流行病学

阿尔茨海默病又称早老性痴呆，目前已经成为继心脏病、肿瘤、脑卒中后第四位引起成人死亡的原因，是导致 60 岁以上老年人残障的主要原因。阿尔茨海默病的终末期会并发四肢痉挛性瘫痪，大小便失禁，患者多死于肺炎、泌尿系感染、压疮、骨折等继发性疾病或器官功能衰竭，需要相应的医疗支出，给社会及家庭造成严重的经济负担。2010 年全世界阿尔茨海默病患者的花费超过了全球 GDP 的 1%，美国每年 10 万人死于阿尔茨海默病，消耗医疗、护理等直接费用和家属、雇人、失去工作间接费用为 6.04 亿美元，其中大部分的费用都用于患者的日常生活的护理和社交护理。这一疾病给家庭及社会带来的沉重负担，已成为重要的公共卫生及社会问题。

(四)诊断

阿尔茨海默病诊断要求符合以下条件：表现出进行性记忆丧失，此外包括至少 1 项神经心理学功能障碍，并且要除外其他可能导致痴呆的系统性或脑源性疾病。少部分痴呆患者起病可以突发(如外伤或脑卒中等)，但多为缓慢性起病。大部分痴呆性疾病都呈进行性发展，只有少数情况下可以通过临床有效干预手段获得改善。

二、主要功能障碍

(一)认知功能损害

1. 记忆障碍

记忆障碍是诊断痴呆的首先、必备条件，主要表现为近记忆减退，有这种症状的患者达 90.3%。患者在输入、听信息上有困难，信息从短时记忆中很快消失，信息的储存和远记忆也受到损害。

2. 定向障碍

当患者出现人物、时间、地点三方面记忆下降时就有可能出现定向能力障碍。在早期认知减退的情况下，个体的时间定向力受损会较地点定向力更为明显。视觉空间感知障碍表现对空间结构的辨别障碍。

3. 语言障碍

主要表现是语言内容空洞、重复和累赘。痴呆患者的述说能力损害通常比较明显，过多使用代词，且指代关系不明确，交谈时语言重复较多。

4. 失认症

包括视觉失认、听觉失认、体感觉失认。视觉失认可表现为对物体或人物形象、颜色、距离、空间环境等的失认，视觉失认容易造成环境方向迷失、不能阅读、不能通过视觉辨别物品，严重时不能辨别亲友或自己的形象；听觉失认表现为对语音、语调、语意难以理解；体感失认主要指触觉失认，严重时患者不能辨别手中的物品，最终患者不知如何穿衣、洗脸、梳头等。

5. 失用症

感觉、肌力、协调性运动正常，但是不能进行有目的性的运动，失用包括观念性失用、观念运动性失用、肢体运动性失用、结构性失用、穿衣失用。中期失用症状明显，患者逐渐出现用过卫生间后不能冲水，不能穿衣服和脱衣服，吃饭容易散落等失用现象，生活需要照顾。

6. 执行功能障碍

与额叶或有关皮质下通路功能障碍有关。执行功能包括动机、抽象思维、复杂行为的计划和组织等高级认知功能。执行功能障碍主要表现为日常生活和学习能力下降，组织、计划和管理能力减退，分析事物的异同、连续减法、词汇流畅性测验、连线测验等。

(二)非认知性神经精神损害

AD 的行为和精神症状包括：激越、激惹、幻觉、妄想、焦虑、淡漠和欣快等，作为痴呆的非认知症状发生率可达 90% 以上，有高度的异质性、易变性和危害性。

(三)继发性功能损害和并发症

包括肌力减退和肌肉萎缩，关节活动范围受限，软组织挛缩，平衡功能减退和跌倒，步行能力减退，全身耐力减退，吞咽及消化能力下降引起的营养不足，感染，压疮，肢体肿胀及血栓形成，骨、关节损伤及意外等。

(四)日常生活能力的减退

早期 AD 患者日常生活功能完全不会受影响，但随着认知功能的下降，会出现在认知功能层面上的 ADL 受限：据统计目前有 2% ~15% 的轻中度痴呆患者生活不能自理，严重影响患者及家属的生活质量，表现为自我意识下控制、处理 ADL 的能力减退(吞咽、大小便控制、穿衣、洗漱等功能下降)。在运动功能层面上 ADL 受限：表现为继发功能受损后的 ADL 的能力减退(转移活动减少)；到最终会出现全面功能下降而呈现木僵状态，完全依赖他人的照料。

三、康复护理评估

(一)总体认知功能评估

1. 简易精神状态检查(mini - mental sate examination, MMSE)

该表简单易行，国内外广泛应用，是痴呆筛查的首选量表。该量表包括以下 7 个方面：时间定向力，地点定向力，即刻记忆，注意力及计算力，延迟记忆，语言，视空间。共 30 项题目，每项回答正确得 1 分，回答错误或答不知道评 0 分，量表总分为 0 ~30 分。分数越低，损害越严重。判定痴呆，文盲≤17 分，小学≤20 分，中学≤22 分，大学≤25 分。近年文献报道，将异常标准定位 24 分，有报道 MMSE 18～23 分为轻度痴呆，16～17 分为中度痴呆，≤15 分为重度痴呆。

2. 蒙特利尔认知评估(Montreal cognitive assessment，MoCA)

覆盖注意力、执行功能、记忆、语言、视空间结构技能、抽象思维、计算力和定向力等认知领域，旨在筛查轻度认知功能障碍(MCI)患者。国外研究发现以 26 分为分界值，MoCA 评分区别正常老人和 MCI 及正常老人和轻度 AD 的敏感度分别为 90% 和 100%，明显优于MMSE。但该表在国内尚缺乏公认的年龄和文化程度校正的常模。

3. 临床痴呆量表(clinical dementia rating scale，CDR)

CDR 是目前常用的对痴呆程度进行评定的最表，根据记忆力、定向力、判断及解决问题能力、社会活动能力、家庭生活及爱好、个人自理能力等六个方面进行综合判断：CDR 0 分为无痴呆，CDR 0.5 分为可疑痴呆，CDR 1 分为轻度痴呆，CDR 2 分为中度痴呆，CDR3 分为重度痴呆。

4. 阿尔茨海默病评定量表认知部分(Alzheimer's disease assessment scale cognitive，ADAS-Cog)

该表适用于轻中度 AD 的疗效评估，由 12 个条目组成，评定时间为 30～45 min，包括词语回忆、命名、执行口头命令、结构性练习、意向性练习、定向力、词语辨认、回忆测验指令、口头语言能力、找词困难、口头语言理解能力及注意力，总分 0 分(无错误或无损害)至 75 分(严重损害)。得分越高，表示认知功能损害越严重。有报道 ADAS-Cog 分数增加≥4 分者为病情恶化，下降≥4 分者为进步。

5. 画钟试验

该测验操作简便，受文化程度、种族、社会经济状况等干扰因素的影响小，对痴呆患者检测的灵敏度和特异性高达 90%，在临床与科研工作中越来越多被应用。评分标准有多种，但临床常用的为 4 分法，即总分为 4 分：完成一个闭合的圆圈 1 分，时间位置正确 1 分，12 个数字完全正确 1 分，指针位置正确 1 分，正常值 >2 分。

(二) 日常生活活动能力评定

临床评估 AD 患者的日常生活活动能力，常用阿尔茨海默病协会研究的日常能力量表(ADCS-ADL)、Barthel 指数量表、Lawton 工具性日常能力量表、功能活动问卷(FAQ)。

四、康复护理原则与目标

阿尔茨海默病目前无特别的治疗方法，早期发现、早期开展有效的康复护理干预，是延缓患者的病情进展、提高其认知功能和日常生活能力、降低照顾者负担的重要手段。

1. 加强健康教育

对老人和家属进行老年痴呆症的健康教育，积极预防和延缓阿尔茨海默病的发生、发展。

2. 早期筛查

早期筛选出阿尔茨海默病患者，并遵医嘱进行对症治疗，以延缓疾病的进程。

3. 积极参与康复治疗

对生活自理能力存在障碍的阿尔茨海默病患者应予以积极对症的康复治疗，或者教会患者家属康复护理的要点，提高阿尔茨海默病患者的生活自理能力，提高生存质量。

五、康复护理措施

康复护理措施除了基本的运动功能训练外，主要进行阿尔茨海默病患者的认知功能训练，以及提供心理支持、环境改造等。

（一）记忆训练

护理人员及患者家属要经常与阿尔茨海默病患者进行回忆交流，这既能帮助护理人员取得患者的信任，也能改善患者的记忆状况。临床常用的记忆训练方法有很多，重点介绍以下几种。

1. 视觉记忆

先将3～5件日常生活中熟悉的物品或绘有熟悉物品的图片卡放在患者面前，让AD患者分辨一遍，并记住它们的名称，然后撤除所有物品，让AD患者回忆刚才面前的物品，反复数次，加深患者的记忆。根据痴呆的严重程度，可降低或提高训练的难度，如减少或增加时间间隔或物品数量。

2. 缅怀治疗

利用患者残存的记忆作为媒介，鼓励患者与人沟通和交往。可采用不同的形式进行，包括个别回想、与人面谈、小组分享、展览、话剧及老幼共聚等。

3. 地图作业

在患者面前放一张大的画有街道和建筑物而无文字标明的城市地图，告诉患者先由护理人员用手指从某处出发，沿其中街道走到某一点停住，让患者将手指放在护理人员手指停住处，从该处找回到出发点，反复10次，连续2日无错误，再增加难度。

（二）定向能力训练

康复护理人员可以在与患者接触时反复讲解一些生活的基本知识，并要求患者讲述日期、时间、上下午、地点、天气等，使患者逐渐形成时间概念；帮助患者认识目前生活中真实人物（如记忆亲人、护理人员、朋友）和事件；在病房或卧室、餐厅、卫生间设置易懂醒目的标志，与患者反复确认。可予以实际定向疗法，即利用真实定向训练板，每天记录相关信息，反复作环境的定向练习，核心是用正确的方法反复提醒，在训练过程中鼓励患者尽量多谈论熟悉的人或事，并鼓励患者尽量自己完成饮食起居等日常活动，以保持同现实生活的接触和日常生活能力。

（三）失用症训练

AD患者失用早期在日常生活中能比较正常地使用日常工具，可以按要求进行简单的家务。康复护理人员针对患者的意念性失用训练可选择一些日常生活中由一系列分解动作组成的完整动作来进行训练，例如，要求患者摆放餐具后吃饭、餐后收拾餐具、搞卫生，拿起牙刷后再拿起漱口杯刷牙。训练者除将分解的动作一个一个训练外，如果患者不能完成下一个动作，训练者要给予提醒或协助。若患者无法完成一套完整的动作，训练者还是要对某一个独立动作进行训练，这样做可以集中改善其中某个单项技能。步行失用的患者由于不能发起步行动作，但遇到障碍物却能越过，越过障碍物后即能行走，因此训练时，在患者前面设置一个障碍物，使患者不能左右走和后退，只能向前，迫使患者跨越障碍物，诱发迈步。针对结构性失用症，可以让患者按照平面图把它再画出来，从简单到复杂，循序渐进，或者要求患者重新布置床头柜上的物品，让患者把自己的私人常用物品进行有序排列和摆放等。

（四）思维训练

可根据AD患者智力评测结果，选择难易程度适当的智力拼图或编制图案进行训练，以提高患者的逻辑联想能力和思维的灵活性；此外可让患者进行单词卡片、图片归纳和物品分类等训练患者的分析和综合能力；让患者听或阅读报纸并讲述或指出相关内容以训练患者的理解和表达能力。

知识拓展

计算机辅助认知康复训练

近年来计算机辅助认知康复训练越来越受到关注，目前已有一些软件或平台研发上市，可以用来开展认知功能评估和具体的认知康复训练任务，如视觉空间能力训练、执行功能与解决问题的能力训练、注意力训练、记忆训练、计算力训练等。训练内容丰富、形式多样，具有娱乐性、趣味性。有研究显示，这样的康复训练能改善阿尔茨海默病患者的认知功能，提高患者的日常活动能力和生存质量等，且能更好地满足社区、居家康复需求。

来源：康艳，李晓芳.计算机辅助认知康复对阿尔茨海默病患者生活质量的影响[J].2019，11(3)：197－200.

六、康复护理指导

目前对 AD 患者无特效药物治疗，重点是要将医院、社区和家庭联系起来，给患者和家属做好康复护理指导，做好在家庭和社区的康复。

(一)饮食起居

教育患者饮食起居要有规律，不能变换无常。一般应早睡早起，定时进食，定时排便。饮食多样化，但不宜过饱。要做到高蛋白、高维生素、高纤维素、低脂肪、低胆固醇、低盐、低糖。常吃富含胆碱的食物，如豆类及其制品、蛋类、花生、核桃、鱼、瘦肉等；富含维生素 B 族的食物，如贝类、海带等。

(二)运动训练

指导家属让阿尔茨海默病患者做一些适当的活动，如散步、打太极拳、做保健操或练气功，活动量要循序渐进。经常让患者听广播、看报纸，安排一定的时间看电视。培养患者的兴趣爱好，如练字、画画、器乐、钓鱼等，保持乐观的心态，增强与人交往的能力，树立家属与患者战胜疾病的信心。

(三)智力训练

鼓励患者多动脑，多做益智活动，如下棋、打麻将、做算数、小游戏等，活化大脑细胞，防止大脑老化。指导家属对患者实施上述的记忆训练、定向能力训练、思维训练等。

(四)心理康复

鼓励患者积极参加社会活动，与家人建立良好的亲情关系。指导家属关心患者，保证患者的安全和舒适，平时注意观察患者的言谈举止，督促其按时服药，按时复诊。

(五)家庭支持

教会家庭照顾者基本的护理原则：①回答患者问题时，语言要简明扼要；②患者生气和发怒时不要与他争执；③患者吵闹时应冷静地予以阻止；④不要经常变换对待患者的方式；⑤患者功能明显减退或出现新症状时及时找医生诊治；⑥尽可能提供有利于患者定向和记忆的提示或线索，如日历，物品固定标注，厕所、卧室给予明显的指示图；⑦给患者佩戴写有住址、联系人姓名和电话的腕带或卡片。

思考题

患者，女性，67岁，近两年出现记忆力减退明显，性格变化较大，不愿与人接触，几乎整日不出门，情绪易波动，易对家人发脾气。近两月症状加重明显，出现外出迷失方向，对以前的回忆不清，注意力下降，遂在家人的要求下来医院就诊。

请回答：

1. 这位患者最可能的疾病诊断是什么？
2. 护士应对该患者开展哪些康复护理评估？
3. 请根据此患者的病情，制定康复护理措施。

第六节　帕金森病

一、概述

(一)概念

帕金森病(Parkinson disease，PD)又称震颤麻痹(Paralysis Agitans)，是中老年常见的神经系统变性疾病，以静止性震颤、肌强直、运动迟缓和姿势步态异常为临床特征，主要病理改变是黑质多巴胺(DA)能神经元变性和路易小体形成。而高血压、脑动脉硬化、脑炎、外伤、中毒、基底核附近肿瘤以及吩噻嗪类药物等所产生的震颤、强直等症状，称为帕金森综合征。

(二)病因

帕金森病的病因包括：年龄老化，环境因素和遗传因素、感染、氧化应激及自由基形成等。年龄老化是最常见原因之一，随着年龄的增长发病率也随之增高，高发年龄为61～70岁；流行病学调查显示，长期接触杀虫剂、除草剂或某些工业化学品可是PD发病的危险因素；本病在一些家族中呈聚集现象，有报道称10%左右的患者有家族史，包括常染色体显性遗传或常染色体隐性遗传。

(三)流行病学

帕金森病(PD)又称震颤麻痹，是最常见的神经退行性疾病之一。流行病学显示，患病率为15/10万～328/10万人口，>65岁以上的老年人群患病率为2%；发病率为10/10万～21/10万人口/年。目前，我国的帕金森病患者人数已超过20万。PD会引起震颤、强直、姿势不稳定、冻结现象、精神、语言、吞咽困难、膀胱功能及其他障碍，这些严重影响患者的身心健康，从而使其生活质量明显下降。目前病因及发病机制尚未明确，也尚无根本性治疗方法，若能及时诊断，治疗及完善的护理，多数患者发病数年仍能继续工作或生活质量较好。

二、功能障碍

（一）运动功能障碍

1. 静止性震颤

震颤是多数 PD 患者最常见的首发症状，震颤在早期常影响患者的书写、持物、精细动作等，严重的患者丧失劳动力和生活自理能力。多从一侧上肢远端开始，呈现有规律的拇指对掌和手指屈曲的不自主震颤，类似"搓丸"样动作。具有静止时明显震颤，动作时减轻，入睡后消失等特征，随病程进展，震颤可逐步涉及下颌、唇、面和四肢。

2. 肌强直

强直引起主观上的全身僵硬和紧张，多从一侧上肢或下肢近端开始，逐渐蔓延至远端、对侧和全身的肌肉。患者肢体可出现类似弯曲软铅管的状态，称为"铅管样强直"；在有静止性震颤的患者中，可出现断续停顿样的震颤，如同转动齿轮，称为"齿轮样强直"。严重时患者可出现特殊的屈曲体位或姿势，甚至生活不能自理。

3. 运动迟缓

患者随意动作减少、减慢。多表现为开始的动作困难和缓慢如行走时启动和终止均有困难。面肌强直使面部表情呆板，双眼凝视和瞬目动作减少，笑容出现和消失减慢，造成"面具脸"。手指精细动作很难完成，系裤带、鞋带等很难进行；有书写时字越写越小的倾向，称为"写字过小征"。

4. 姿势平衡障碍

PD 患者肌张力逐渐增高，引起躯干和肢体的屈曲性姿势，患者在起步时躯干和髋部不能协调地向前或左右摇摆，而引起的"僵步现象"。PD 患者早期走路拖步，迈步时身体前倾，行走时步距缩短，上肢协同摆动的联合动作减少或消失；晚期由坐位、卧位起立困难。以极小的步伐越走越快，不能及时停止步伐，称为"前冲步态"或"慌张步态"。

5. 冻结现象（freezing）

它的特征是动作的起始或连续有节奏的重复性动作（如语言、书写、行走等）困难，这是引起 PD 患者运动功能障碍的一个重要问题。"冻结现象"是一个独立的表现，它不依赖于运动迟缓和强直。Nakamura 等定量分析了 PD 患者的"冻结现象"。

（二）认知功能障碍

随着疾病的进展，患者逐渐出现认知功能损害。具体表现为抽象思维能力下降，洞察力及判断力差，理解和概括形成能力障碍，对事物的异同缺乏比较，言语表达及接受事物能力下降，以及综合学习能力下降。视空间能力障碍是 PD 患者最常见的认知功能障碍，早期即可出现，表现为观察问题能力及视觉记忆下降、图像记忆下降、缺乏远见、预见和计划性，结构综合能力下降，视觉分析综合能力、视觉运动协调能力和抽象空间结合技能减退。

（三）语言障碍

语言是一种高度复杂的讲话机制参与的活动。由于 PD 肌肉的强直和协调功能异常，多数患者逐渐出现语言障碍而影响正常的生活交流。多数患者被语言问题所困惑，常出现语言混浊、缺乏语调、节奏单调、音量降低、语调衰减、吐字不清等。

（四）精神和心理障碍

震颤和渐进的运动迟缓引起患者在社会活动中的窘迫心理，异常的步态、易跌倒、语言和发音困难等将增加患者的精神压力。在 PD 长达数年的病程中，患者表现出一种较典型的人格类型。患者脑内黑质细胞进行性变性，脑内 DA 减少，势必造成患者的智能和行为改变。患者常表现出抑郁、幻觉、认知障碍、痴呆等表现。

（五）吞咽困难

PD 患者喉部肌肉运动功能障碍，导致吞咽困难，表现为不能很快地吞咽，进食速度减慢，食物在口腔和喉部堆积，当进食过快时会引起噎塞和呛咳。

（六）膀胱功能障碍

膀胱功能障得的问题很常见，尿动力学研究发现逼尿肌的过度反射性收缩和外括约肌的功能丧失，当逼尿肌不能克服膀胱的排出阻力时，患者有尿频、尿急、尿流不畅等症状。

三、康复护理评估

（一）运动功能评定

（1）关节活动范围测量：关节活动范围（range of motion，ROM）是指远端骨所移动的度数，即关节的远端向着或离开近端运动，远端骨所达到的新位置与开始位置之间的夹角。常用的仪器通常为：通用量角器、电子量角器、指关节测量器等。

（2）肌力评定：常采用手法肌力检查法来评估肌肉的力量。

（3）肌张力评定：多数采用 Ashworth 痉挛量表或改良 Ashworth 痉挛量表。

（4）平衡能力评定：具体方法详见本书第三章第一节。

（5）步行能力评定：具体方法详见本书第三章第一节。

（二）认知功能评定

应用本顿视觉形状别测验、线方向判断测验、人面再认测验、视觉组织测深依视空间能力；采用韦氏记忆量表评价患者的记忆力和智力。

（三）言语障碍评定

评定言语障碍主要是通过交流、观察、使用通用的量表以及仪器检查等方法，了解被评者有无语言障碍，判断其性质、类型及程度，详细参见本书第三章第四节。

（四）精神和心理障碍评定

（1）常用智力测验量表：有韦氏智力量表和简明精神状态检查法。

（2）情绪评定：临床中最常见的消极情绪主要有抑郁和焦虑。

（五）吞咽困难评定

1. 反复唾液吞咽测试

反复唾液吞咽测试是 1995 年才藤荣一提出的一种评定由吞咽反射诱发吞咽功能的方法。患者坐位，检查者将手指放在患者的喉结及舌骨处，观察 30 秒内患者吞咽次数和活动度（即观察喉结上下移动状况），正常吞咽环甲骨（喉结）可上下移动 2 cm。高龄患者 30 秒内完成 3 次即可。

2. 洼田饮水试验

洼田饮水试验是 1982 年由洼田俊夫提出的，患者坐位，像平常一样喝下 30 mL 的温水，然后观察和记录饮水时间、有无呛咳、饮水状况等。具体参见本书第三章第八节。

（六）膀胱功能障碍

评估患者有无尿潴留、尿失禁和尿路感染的症状和体征。

四、康复护理原则与目标

(1)康复护理原则：合理饮食、注重心理护理，进行康复训练、疾病教育和日常生活指导。

(2)康复护理目标：提高自理能力，改善生活质量，回归家庭、回归社会。

1)短期目标：在家人的帮助下能满足生活需求，采取有效的沟通方式，使患者能主动表达自己的需要和感情，提供充足的营养，防止并发症的发生。

2)长期目标：通过康复训练，最大程度地促进功能的恢复，指导患者学会自己护理，提高生活自理能力，防止废用和误用，尽早回归家庭及社会。

五、康复护理措施

(一)运动功能障碍

运动锻炼的目的在于防止和推迟关节强直与肢体挛缩。根据患者的震颤、强直、肢体运动减少、体位不稳的程度，尽量鼓励患者自行进食穿衣，锻炼和提高平衡协调能力的技巧，做力所能及的事情，减少依赖性，增强主动运动。患者可采取自己喜爱的运动方式，如散步、慢跑、跳舞、太极拳、养生功。

1.上肢锻炼

上肢锻炼包括触摸下颏、胸都、头向后翘、头向右转向右看、左转向左看，右肩向下，右耳向右肩上靠，左侧重复，极慢地大范围地旋转头部，然后换方向。下颏前伸内收均各保持5秒。伸直手臂，高举过头向后，双手向后在背部扣住，往回拉，将手放在肩上，试用面部去接触肘部、双肘分开挺胸，以上动作均各10秒。手臂置于头上，肘关节弯曲，左手抓住右肘，右手抓住左肘，身体向两侧弯曲，以上每项练习3~5次。

2.下肢锻炼

下肢锻炼包括站立，曲身弯腰向下，手扶墙。右手抓住右脚向后拉，然后左腿重复。面向墙壁站立，双脚稍分开，手掌贴墙，身体前倾，感觉小腿肌肉牵拉。坐在地板上，一腿伸直，另一腿弯曲，曲腿紧靠直腿股部，另一脚重复。双腿盘坐，双脚掌相对，试将膝部靠向地板，保持重复，双腿呈"V"型坐下，头靠向右中间和左脚，每个位置维护5~10秒，以上每项练习3~5次。

3.躯干锻炼

躯干锻炼包括双脚分开，双膝微曲，右臂前伸，向对侧交叉。平骑在地板上，一侧膝关节曲向胸部，另一侧重复。再双侧同时重复。平躺在地板上，双臂抱住双膝，缓慢地将头伸向膝关节。双手置于头下，一腿伸直，另一腿弯曲，交叉伸向身体的对侧，另一侧重复。腹部伸展，腿与骨盆紧贴地板，用手臂上捧，卧，手臂双腿同时高举。以上动作维持10秒，每项练习重复3~5次。

4.平衡锻炼

先进行从坐位到立位的重心移动训练和平衡训练，在关节活动范围内让患者移动重心引起体位反射和防御反应。

5.行走锻炼

步行时让患者思想放松，尽量迈大步。向前走时让患者腿抬高，脚跟着地，尽可能两脚分开，背部挺直，让患者摆动双臂，目视前方，并让患者抬高膝部跨过想象中的障碍物。

（二）认知功能障碍

认知功能障碍常常给患者带来许多不便，因此认知训练对患者的全面康复起着极其重要的作用。详细请参照本书脑损伤认知康复训练相关章节。

（三）语言障碍

1. 音量的锻炼

目的是增加吸气的频率，限制呼气时所讲出的单词的数量。

（1）感知呼吸的动作：双手放在腹部，缓慢吸气和呼气，感觉腹部的运动，重复几次。

（2）发音感受：把手放在离嘴 12 cm 远的地方感受讲话时的气流。用力从 1 数到 10，在每一个数字之间呼吸。

（3）朗读字词：首先深吸气，再讲出词语中的每一个字，注意每次说词组前先呼气并做短暂的停顿。

2. 音词的练习

①每次发音前先吸气，然后发"啊"或"de, po"音，音调由小逐渐至最大，并重复数次"o"；②在不同声级水平上重复一些简单的词语；③连续讲词语两遍，第一遍音稍低，第二遍声音大而有力；④练习读句子，注意句中的疑问词、关键词等，重复读"o"。

3. 清晰发音锻炼

①舌运动练习：舌头重复地伸出和缩回；舌头在两嘴角尽快地左右移动；舌尖环绕上下唇快速做环形运动；舌头伸出尽量用舌尖触及下颌，然后松弛，重复数次；尽快准确地说出"拉—拉—拉""卡—卡—卡""卡—拉—卡"，重复数次。②唇和上下颌的练习：缓慢地反复做张嘴闭嘴动作；上下唇用力紧闭数秒钟，再松弛；尽快地张嘴和随之用力闭嘴，重复数次；尽快地说"吗—吗—吗—吗……"，休息后再重复。

（四）精神和心理障碍

PD 患者早期多有忧郁心理，回避人际交往，拒绝社交活动，整日沉默寡言，闷闷不乐；随着病程延长，病情进行性加重，患者丧失劳动能力，生活自理能力也逐渐下降，会产生焦虑、恐惧甚至绝望心理。护士应细心观察患者的心理反应，鼓励患者表达并注意倾听他们的心理感受，与患者讨论身体健康状况改变所造成的影响、不利于应对的因素，及时给予正确的信息和引导，使其能够接受和适应自己目前的状态并能设法改善。鼓励患者尽量保持过去的兴趣与爱好，多与他人交往；指导家属关心体贴患者，为患者创造良好的亲情氛围，减轻他们的心理压力。告诉患者本病病程长、进展缓慢、治疗周期长，而疗效的好坏常与患者精神情绪有关，鼓励他们保持良好心态。督促进食后及时清洁口腔，随身携带纸巾擦尽口角溢出的分泌物，注意保持个人卫生和着装整洁等，以尽量维护自我形象。

（五）吞咽困难

指导患者进行如鼓腮、伸舌、撅嘴、龇牙、吹吸等面肌功能训练，可以改善面部表情和吞咽困难，协调发音；进食或饮水时保持坐位或半卧位，注意力集中，并给予患者充足的时间和安静的进食环境，不催促、打扰患者进食；对于流涎过多的患者可以使用吸管吸食流质；对于咀嚼能力和消化功能减退的患者应给予易消化、易咀嚼的细软、无刺激性软食或半流食，少量多餐；对于咀嚼和吞咽功能障碍者应选用稀粥、面片、蒸蛋等精细制作的小块食物或黏稠不易反流的食物，并指导患者少量分次吞咽；对于进食困难、饮水反呛的患者要及时给予鼻饲，并做好相应护理，防止经口进食引起误吸、窒息或吸入性肺炎。护士协助和指导患者进行吞咽困难相关康复训练。具体方法详见本书第五章第四节。

（六）膀胱功能障碍

对于尿潴留患者可指导患者精神放松，腹部按摩、热敷以刺激排尿；膀胱充盈无法排尿时在无菌操作下给予留置导尿。尿失禁患者应注意皮肤护理，必要时留置导尿，并应注意给予膀胱功能训练建立正常排尿功能重建的训练。具体方法详见本书第五章第五节。

六、康复护理指导

PD 为慢性进行性加重的疾病，后期常死于压疮、感染、外伤等并发症，应指导患者及家属掌握疾病相关知识和自我护理方法，帮助分析和消除不利于个人及家庭应对的各种因素，制订切实可行的护理计划并督促落实。

1.用药指导

告知患者及家属本病需要长期或终身服药治疗，让患者了解常用的药物种类、用法、用药注意事项、疗效及不良反应的观察与处理。中老年人应避免或减少服用可诱发震颤的药物，如利血平、氯丙嗪等。若不得不用药时，应在医生指导下严格服药；适量饮用咖啡，也可降低震颤发病率。

2.康复训练

鼓励患者培养兴趣爱好，坚持适当的有氧运动和力所能及的家务劳动等，帮助患者树立信心，加强日常生活作训练，进食、洗漱、穿脱衣等应尽量自理，提高生活质量，卧床患者协助被动活动，预防关节僵硬和肢体挛缩。

3.照顾者教育

本病目前尚无根治方法，病程长达数年或数十年，家庭成员身心疲惫，经济负担加重，容易产生无助感。医护人员应关心患者家属，尽力帮他们解决困难、走出困境，以便给患者更好的家庭支持。照顾者应关心体贴患者，协助进食、服药和日常生活照顾，督促患者遵医嘱正确服药，防止错服、漏服，细心观察，积极预防并发症和及时识别病情变化。

4.皮肤护理

患者因震颤和不自主运动，出汗多，易造成皮肤刺激和不舒适感，皮肤抵抗力降低，还可导致皮肤破损和继发皮肤感染，应勤洗勤换，保持卫生，中晚期患者因运动障得，卧床时间增多，应勤翻身勤擦洗，防止局部受压造成压力性损伤。

5.安全护理指导

患者避免登高和操作高速运转的机器，不要单独使用煤气、热水器及锐利器械，防止受伤等意外；避免让患者进食带骨刺的食物和使用易碎的器皿；外出时需人陪伴，尤其是认知障碍者其衣服口袋内要放写有患者姓名、住址和联系电话的"安全卡片"，或佩带手腕识别牌，以防丢失。

6.就诊指导

门诊定期复查，监测血压，动态了解血压变化。按时复查肝肾功能、血常规等指标。当患者出现发热、外伤、骨折或运动障碍、精神智能障碍加重时及时就诊。

学科前沿

舞蹈疗法

美国舞蹈疗法协会提出：舞蹈疗法是一种心理疗法，通过运动来促进个人的情感、认知、身体和社会的融合。从广义上来说，舞蹈疗法是指通过舞蹈的运动形式，调节人体机能，用新的积极动作代替旧的消极动作，以调整情绪、治疗疾患，建立人体身心平衡关系的方法。舞蹈综合了多方面的体验，包括听觉、视觉、感觉刺激、音乐体验、社交能力、记忆、运动、学习能力、情绪表达以及与舞伴之间的互动。除此之外，帕金森病患者在与其他人分享舞蹈经验之后心情会有所改善，并且舞蹈比其他运动疗法更容易接受和理解，有助于改善患者情绪障碍和生活质量。舞蹈疗法可以通过伸展肌肉，执行步骤和保持平衡来发挥患者的运动功能。同时要求患者跟随音乐，计划和执行想象的动作，通过记住重复动作，了解自己身体，从而起到改善认知功能的作用。此外，舞蹈疗法作为社交活动，鼓励舞者表达自己的感受，对改善情绪有一定作用。越来越多的循证依据表明，舞蹈疗法对帕金森病患者的治疗是一种有效且安全的补充疗法。

来源：[1]林乐乐，朱文宗.舞蹈疗法在帕金森病认知功能康复中的应用现况[J].浙江中西医结合杂志，2019，29(9)：783-786.

知识拓展

可穿戴腓总神经电刺激器改善帕金森病冻结步态

冻结步态(freezing of gait)是一种短暂的发作性步态障碍，主要表现为起步迟滞及转弯困难，常见于中晚期帕金森病及多种不典型的帕金森综合征患者。伴冻结步态的帕金森病患者，跌倒和骨折的风险较普通帕金森病患者增加，且药物治疗效果欠佳。研究表明，基于感觉线索的治疗，如视听觉、线索训练或使用基于视听觉线索的辅助用具对冻结步态有一定改善作用，但适用场景有限，需要患者注意力配合，应用不恰当时可加重冻结步态。有研究显示，本体感觉和感觉运动整合功能障碍在帕金森病冻结步态的发生机制中起重要作用。采用可穿戴电刺激器刺激腓总神经提供本体觉线索，可减轻冻结步态患者原地转身和起步时冻结，腓总神经电刺激有望成为一种新型的帕金森病冻结步态康复治疗手段。

来源：[1]李娟，任粹萍，焦悦，等.利用可穿戴腓总神经电刺激器改善帕金森病冻结步态[J].中华神经科杂志，2019，52(10)：817-822.

思考题

患者，女性，右侧肢体震颤、僵直3年，左侧肢体震颤、僵直3个月，前往医院就诊。查体：患者迈步时身体前倾，双上肢摆动缓慢，迈步后碎步向前冲，越走越快，喊停后不能立即停止，四肢肌力正常，肌张力增高，静坐时左侧肢体震颤明显。腹壁反射正常，双侧巴宾斯基征阴性。

请思考:

1. 简述该患者应进行哪些功能障碍的评估。

2. 针对此患者安全应采取哪些相应的护理措施?

第七节　周围神经病损

一、概述

(一)概念

周围神经损伤(peripheral nerve injuries, PNI)是指周围神经干或其分支因外界直接或间接力量导致发生损伤。损伤后可造成运动障碍、感觉障碍或自主神经功能障碍。

(二)原因

1. 周围神经损伤

周围神经损伤(peripheral nerve injury)是由于周围神经丛、神经干或其分支受外力作用而发生的损伤,如挤压伤、牵拉伤、挫伤撕裂伤、切割伤、火器伤、医源性损伤等,主要病理变化是损伤远端神经纤维发生瓦勒变性(walleriandegeneration)。

2. 神经病

神经病(neuropathy)是指周围神经的某些部位由于炎症、中毒、缺血、营养缺乏、代谢障碍等引起的病变,旧称神经炎,轴突变性(axonal degeneration)是其常见的病理改变之一。

(三)损伤分类

1. 神经失用

由于挤压或药物使神经的传导功能暂时丧失称为神经失用(neurapraxia),表现为肌肉瘫痪,但无萎缩;痛觉迟钝,但不消失;通常无自主神经功能丧失,一般可在 6 个月内完全恢复。

2. 轴突断裂

由于挤压或牵拉使神经轴突断裂,失去连续性,但神经髓鞘及内膜的连续性没有破坏,称为轴突断裂(axonotmesis),表现为肌肉瘫痪、肌肉萎缩、感觉丧失、自主神经功能亦有不同程度的丧失,神经再生速度一般是 1~2 毫米/天,故需时间较长。

3. 神经断裂

神经断裂(neurotmesis)多为严重拉伤或切割伤所致,有三种情况:一是神经束膜完整,有自行恢复的可能性,但由于神经内膜瘢痕化,恢复常不完全;二是神经束遭到严重破坏或断裂,但神经干通过神经外膜组织保持连续,很少能自行恢复,需手术修复;三是整个神经干完全断裂,必须手术修复,术后神经功能可恢复或不完全恢复。

二、主要功能障碍

(一)运动功能障碍

神经完全损伤后,损伤神经所支配的肌肉呈迟缓性瘫痪,主动运动、肌张力和反射均消失,易出现迟缓性瘫痪、肌肉萎缩。

（二）感觉功能障碍

周围神经损伤后，其分布区的触觉、痛觉、温度觉、振动觉和两点辨别觉可完全丧失或减退，表现为麻木、刺痛、灼痛、感觉过敏等。

（三）自主神经功能障碍

周围轴神经损伤后，由交感神经纤维支配的血管舒缩功能、汗腺分泌系统和营养性功能发生障碍，表现为皮肤发红或发绀、皮温低、无汗、少汗或多汗、指甲增厚变脆，骨骼可发生骨质疏松。

（四）反射功能障碍

腱反射减弱或消失，早期偶有深反射亢进。

三、康复护理评估

（一）运动功能评估

（1）肌力评定：参见本书第三章第三节。

（2）关节活动范围测量：参见本书第三章第三节。

（3）运动功能恢复评估：英国医学研究院神经外伤学会将神经损伤后的运动功能恢复情况分6级，这种评定方法简单易行，是评定运动功能恢复情况的常用量表（表6-10）。

表6-10 周围神经损伤后运动功能恢复等级

恢复等级	评价标准
0级	肌肉无收缩
1级	近端肌肉可见收缩
2级	近、远端肌肉均可见收缩
3级	所有重要肌肉均能做阻抗运动
4级	能进行所有运动，包括独立的和协同的
5级	完全正常

（二）感觉评定

1. 感觉功能评估

包括浅感觉、深感觉和复合觉。目前临床多采用英国医学研究会（BMRC）1954年提出的评定标准。

S0：神经支配区感觉完全丧失。

S1：有深部痛觉存在。

S2：有一定的表浅痛觉和触觉。

S3：浅痛触觉存在，但有感觉过敏。

S4：浅痛触觉存在。

S5：除S3外，有两点辨别觉（7~11 mm）。

S6：感觉正常，两点辨别觉≤6 mm，实体觉存在。

2.感觉功能恢复评定

英国医学研究院神经外伤学会将神经损伤后的感觉功能恢复情况分6级(表6-11)。

表6-11　周围神经损伤后感觉功能恢复等级

恢复等级	评价标准
0级	感觉无恢复
1级	支配区皮肤深感觉恢复
2级	支配区浅感觉触觉部分恢复
3级	皮肤痛觉和触觉恢复,且感觉过敏消失
4级	感觉达到S_3水平外,两点辨别觉部分恢复
5级	完全恢复

(三)日常生活活动能力评定

参见本书第三章第十二节。

(四)电生理学评定

对于神经损伤的部位、程度和损伤神经恢复情况的准确判断,需要周围神经电生理学检查作为辅助的检查手段。一般在损伤3周后进行,常用神经肌电图作为检查方法。

四、康复护理原则与目标

(一)康复护理原则

(1)早期:去除病因,减少对神经的损伤,为神经再生打好基础。

(2)恢复期:促进神经再生,增强肌力,促进感觉功能恢复。

(二)康复护理目标

(1)短期目标:早期消除炎症、水肿,促进神经再生,防止肢体发生挛缩畸形。

(2)长期目标:强化功能,提高日常生活活动能力和社会活动,尽早重返社会及家庭。

五、康复护理措施

(一)早期康复护理措施

(1)良肢位摆放:去除病因,尽早应用矫形器、石膏托等,将受损肢体的关节保持功能位,防止足下垂、足内翻等异常姿势的出现。

(2)肢体主动、被动训练:由于肿胀疼痛等原因,周围神经受损后易出现关节挛缩和畸形,受损肢体早期应做全范围的被动运动,每天1~2次,受损程度较轻,鼓励患者进行主动运动。

(3)疼痛、肿胀的护理:水肿和病损后血液循环障碍,采用抬高患肢,弹力绷带压迫,冰敷及物理因子治疗,无血栓情况下,可行向心性按摩与被动运动。

(4)受损部位保护:因病损神经受损部位感觉丧失,易继发外伤,对受损部位应加强保护。若出现外伤,可选择适当的物理因子治疗,尤其注意防止烫伤。

(二)恢复期康复护理措施

早期水肿消退后,进入恢复期。早期的治疗护理措施仍可选择使用,此期的重点是促进神经再生，保持肌肉质量，增强肌力，促进运动、感觉功能恢复。

1.神经肌肉电刺激疗法(NES)

及早使用电刺激可延迟病变肌萎缩的发展。电流引起收缩时，指导患者配合尽力主动收缩，会促进功能恢复。使用时注意观察治疗局部皮肤，防止感染和烫伤。

2.肌力训练

肌力的训练包括增强最大肌力和增强肌肉的持久力，受损肌肉肌力在 0~1 级时进行被动、肌电生物反馈等治疗；受损肌肉肌力在 3^+~4 级时，可进行抗阻练习，以争取肌力的最大恢复，同时进行速度、耐力、灵敏度、协调性和平衡性的专门训练。

3.ADL 训练

在进行肌力训练时结合日常生活活动训练。如练习洗脸、梳头、穿衣、进食、上下楼梯、踏自行车等。以增强患者自理能力，从而达到生活自理，提高生存质量的目的。

4.作业疗法

根据功能障碍的部位与程度，肌力与耐力情况，进行相关的作业治疗。如上肢周围神经病损者可进行编织、木钉板、打字、泥塑等操作；下肢周围神经病损者可进行踏自行车、缝纫机等。

5.感觉功能训练

周围神经病损后，出现的感觉障碍主要有麻木、灼痛、感觉过敏、感觉缺失等。

(1)局部麻木感、灼痛：有非手术疗法和手术治疗。非手术疗法包括药物(镇静、镇痛剂，维生素)，交感神经节封闭(上肢作星状神经节、下肢作腰交感神经节封闭)、物理因子疗法(TENS、干扰电疗法、超声波疗法、磁疗、激光照射、直流电药物离子导入疗法、电针灸等)。对非手术疗法不能缓解者，可以选择手术治疗。

(2)感觉过敏：采用脱敏疗法。用各种不同质地不同材料的物品刺激，如毛巾、毛毯、毛刷、沙子、米粒、小玻璃珠等。

(3)感觉丧失：在促进神经再生的治疗基础上，采用感觉重建方法治疗。用不同物体放在患者手中而不靠视力帮助，进行感觉训练。

六、常见周围神经病损康复护理

(一)急性炎症性脱髓鞘性多发性神经病

急性炎症性脱髓鞘性多发性神经病(acute inflammatory demyelinating polyneurop, AIDP)又称吉兰 - 巴雷综合征(Guilain - Barre syndrorne, GBS)。是以周围神经和神经根的脱髓鞘病变及小血管炎性细胞浸润为病理特点的自身免疫性周围神经病。半数以上患者发病前 1~4 周有上呼吸道或胃肠道感染史，继而出现手指、足趾麻木或无力，1 天内迅速出现双下肢无力，然后上升，双侧呈对称性，3~4 天肢体呈迟缓性瘫痪。需 1~12 个月才能完全临床恢复，有的病例遗留无力或瘫痪，极少留有感觉障碍。10%~30%的患者会出现呼吸肌麻痹，危及生命。

1.运动功能康复

GBS 患者可出现四肢迟缓性瘫痪。急性期根据患者麻痹程度进行全身各关节的被动运动，维持和扩大关节的活动范围，预防以上并发症。肌力的训练要根据麻痹肌肉的肌力决定增强肌力的模式。训练时循序渐进，当受累肌肉的肌力发展到超过拮抗肌的水平时，可逐渐进行肌力训练，否则可导致进一步受损。

2. 呼吸道康复护理

急性期内，严重的患者可出现呼吸肌麻痹，需行气管切开呼吸机辅助呼吸，护士应做好患者呼吸道的管理。加强口腔护理，及时给予雾化吸入并按时吸痰，每2小时翻身叩背。每日进行室内空气消毒。患者脱机后及时给予呼吸训练。

3. 并发症

疼痛、感觉障碍、呼吸衰竭、失用综合征等。

(二)腕管综合征

正中神经在腕横韧带下受压，产生腕管综合征，也可因外伤、遗传性或解剖异常、代谢障碍所引起，或继发于类风湿关节炎。患者常在优势手感疼痛麻木、大鱼际肌无力，叩击腕横韧带区常引起感觉异常。有非手术疗法和手术治疗，非手术治疗适用于拒绝手术或病程慢而重的病例。康复目标是克服拇指外展无力、疼痛和感觉丧失。

(1)肌无力的代偿：严重无力需配用支具，将拇指置于外展位，以便使拇指掌面能与其他各指接触。

(2)感觉丧失与疼痛：可使用TENS表面电极于疼痛区域使疼痛缓解，也可进行按摩、冷热水交替浴及助力与主动关节活动范围练习。

(三)糖尿病性周围神经病变

糖尿病周围神经病变是指在排除其他原因的情况下，糖尿病患者出现与周围神经功能障碍相关的症状。临床呈对称性疼痛和感觉异常，下肢症状较上肢多见。糖尿病患者早期即应防止神经损伤。一旦病损明显，常表现足无力、疲乏和麻木、袜套样感觉，腹胀、疼痛、大小便异常或阳痿，糖尿病性神经损伤还可使跟腱、膝腱反射减弱或消失，严重者可出现手足肌肉萎缩。

(1)严格控制血糖：合理饮食、体育运动疗法、正确使用降糖药，胰岛素治疗。注意防止低血糖发生。

(2)感觉缺失的护理：多数无须特殊治疗。护士应指导患者自我护理，如剪趾甲、凡士林护理足部皮肤，穿棉袜避免外伤。不要穿过紧的鞋子，每天观察足部皮肤的颜色、温度等情况。

(3)自主神经功能障碍的护理：护士应注意患者大小便情况，如产生神经性大小便障碍，可采用截瘫患者常用的方法进行训练。

(四)臂丛神经损伤

臂丛神经损伤并不少见，临床上根据受伤部位的高低可分三类：上臂型、前臂型、全臂型。康复治疗时应根据损伤类型而采用适当的方法。

(1)上臂型：采用外展支架保护患肢，同时按摩患肢各肌群、被动活动患肢各关节，防止僵硬、挛缩。在受累肌肉出现主动收缩时，应根据肌力情况选用助力运动、主动运动及抗阻运动。手术治疗后也需及时进行康复锻炼。

(2)前臂型：使用支具使腕关节保持在功能位，协助患侧腕关节及掌指、指间关节做被动运动。

(3)全臂型：协助做患肢各关节的被动运动，如患肢功能不能恢复，应训练健肢的代偿功能。

(五)桡神经损伤

在臂丛的各周围神经中，桡神经最易遭受外伤。不同的受损部位，产生不同临床表现的桡神经麻痹。高位的损伤，产生完全的桡神经麻痹，上肢各伸肌皆瘫痪；肱三头肌以下损伤时，伸肘力量尚保存；肱桡肌以下损伤时，部分旋后能力保留；前臂区损伤时，各伸指肌瘫痪；腕骨区损伤时，只出现手背区感觉障碍。

桡神经损伤后，因伸腕、伸指肌瘫痪而出现垂腕，可使用支具支撑并进行受累关节的被动运动。

(六)正中神经损伤

正中神经在上臂受损时，可出现"猿手"畸形，拇指不能对掌，桡侧三个半指感觉障碍。根据患者受累肢体情况选择被动运动、主动运动及其他治疗方法。为矫正"猿手"畸形，可运用支具使受累关节处于功能位。

(七)尺神经损伤

为防止小指、环指和掌指关节过伸畸形，可使用关节折曲板，使掌指关节屈曲至45°，也可配带弹簧手夹板，使蚓状肌处于良好位置，屈曲的手指处于伸展状态。

(八)坐骨神经损伤

康复护理时，可配用支具(如足托)或矫形鞋，以防治膝、踝关节挛缩，及足内、外翻畸形。

(九)腓神经损伤

腓神经损伤在下肢神经损伤中最多见。损伤后常表现为足与足趾不能背伸、足不能外展、足下垂、马蹄内翻足、足趾下垂、行走时呈"跨越步态"，可用足托或穿矫形鞋使踝保持功能位。如为神经断裂，应尽早手术缝合。绝对不能恢复者，可行足三关节融合术及肌腱移植术。

七、康复护理指导

1. 患者教育

①必须让患者认识到康复是不能全靠医生和治疗师的，应积极主动地参与治疗；②在病情允许下，康复介入越早越好，早期进行肢体活动，可预防水肿、关节僵硬、挛缩等并发症；③周围神经病损患者常有感觉丧失，因此失去了对疼痛的保护机制，患者因注意防止烫伤、冻伤及撞伤；④必须教育患者不要用无感觉的部位去接触危险的物体，如运转中的机器或搬运重物；⑤有感觉缺失的手要戴手套保护，保护足底，特别是穿鞋时，防止足的磨损；⑥石膏或支具支撑受累肢体，要每天观察皮肤是否发红或破损；⑦严禁在受累肢体进行静脉输液。

2. 恢复期训练指导原则

①在运动功能恢复期，不使用代偿性训练，运动功能无法恢复时，再应用代偿功能；②伴有感觉障碍时要防止皮肤损害，禁忌做过伸性运动；③训练应适度、循序渐进，不可过分疲劳。

3. 日常生活的康复指导内容

①指导患者学会日常生活活动自理，鼓励患者做力所能及的事，肢体功能障碍较重者，应指导患者学会用健侧或辅助具代偿；②注意保护患肢，防止烫伤、冻伤；③外出或日常活动时，应避免与他人碰撞肢体，必要时配带支具保持患肢功能位；④指导并鼓励患者在工作、生活中尽可能多用患肢，将康复训练贯穿于日常生活中，促进功能早日恢复。

学科前沿

表面肌电图在周围神经损伤修复过程中的应用

表面肌电图(surface electromyography, sEMG)是应用特定的电信号采集设备,通过表面电极采集和记录肌肉活动(等张、等长、等速)状态下的神经肌肉电生理信号,对神经肌肉功能作定量和定性分析,并推测神经肌肉的病变特性。表面肌电测试获得的原始肌电值经过不同的转换后得出的指标,可反映运动单位活动同步性、肌纤维募集,局部肌肉收缩能力、耐疲劳性和放松能力等特征。表面肌电图与针式肌电图比较,表面肌电图具有安全、无痛、无创、客观量化、可靠等多项优点,得到广泛的研究,其缺点则为空间分辨率相对较低。

来源:[1]夏玲,王磐,吴春芳,等.表面肌电图在周围神经损伤修复过程中的应用价值[J].中国组织工程研究,2019,23(7):1142−1148.

知识拓展

工程外泌体靶向技术及在周围神经损伤修复领域的潜能

外泌体是细胞通过内体膜途径的内陷产生,大小为 $40 \sim 150$ nm 的脂质双层膜囊泡。1981年 Trams 等最先提出外泌体概念,认为其是细胞脱落的膜囊泡可能具有生理功能。随着研究的深入,发现外泌体内含脂质、蛋白质、DNA 和 mRNA 片段、miRNA、siRNA 和 lncRNAs,是这些重要信号分子天然的载体,可以介导细胞间通讯。因此在组织再生和神经系统疾病等的病理生理机制和转归中发挥重要作用。外泌体可以与靶细胞受体结合或递送内含物发挥生物调节功能,使用外泌体作为靶向药物载体是当前研究的热点。外泌体作为药物载体,与传统的病毒载体与非病毒载体相比,具有天然的优势。首先外泌体是纳米级囊泡,具有稳定的磷脂双分子结构,内部空腔可以荷载大量的水溶性物质,这种特殊结构能保护其内容物在胞外环境中长期存在而不被降解或稀释,在体实验也能避免被网状内皮系统捕获和清除,实现靶向效应。其次外泌体表面含有众多跨膜蛋白,可以通过基因修饰,赋予靶细胞的细胞选择和内化能力实现体内的靶向治疗。外泌体具有对靶细胞或组织的特异趋向性、在所有体液中的稳定性、通过生物屏障、低免疫原性和低毒性等特殊特性。因此,外泌体在药物递送和疾病治疗方面具有巨大潜力,将来可能成为下一代药物递送载体。

来源:[1]何粤斌,易西南.工程外泌体靶向技术及在周围神经损伤修复领域的潜能[J].海南医学院学报,2019,25(18):1432−1436.

思考题

患者,男性,42岁,7天前感冒合并肠道感染,4天前感觉四肢无力,并逐渐加重,1天前,双下肢不能运动,前往医院就诊。查体:四肢呈迟缓性瘫痪,上肢肌力2级,下肢肌力1级,呼吸费力,行腰椎穿刺脑脊液示:细胞数正常,蛋白增高,诊断为周围神经病变。

请思考:

1. 针对此患者除了观察运动、感觉障碍外还应关注的要点有哪些?

2. 此患者针对运动障碍采取的早期康复护理措施有哪些?

(张晶晶 樊惠颖)

第七章　常见肌肉骨骼疾病患者康复护理

学习目标

识记

1. 颈椎病的定义、分型和各型的临床表现。
2. 肩周炎的定义、病理分期和主要功能障碍。
3. 急性腰扭伤、腰肌劳损以及腰椎间盘突出症的定义、主要功能障碍。
4. 骨折、手外伤、截肢、人工关节置换术后的主要功能障碍和康复护理原则和目标。

理解

1. 肩周炎病理分期的特点。
2. 急性腰扭伤、腰肌劳损以及腰椎间盘突出症的康复护理评估和康复护理措施。
3. 关节炎的主要功能障碍。
4. 骨折愈合各期的特点。
5. 骨折、手外伤、截肢、人工关节置换术后的康复护理评估要点和主要康复护理措施。

运用

1. 能对颈椎病患者进行正确的康复护理措施，预防颈椎病复发。
2. 能对关节炎患者进行康复护理评估，根据评估结果围绕康复护理原则与目标制订康复护理措施，并进行康复护理指导。
3. 能引用本章所学知识对骨折后、手外伤后、截肢术后和人工关节置换术后患者进行正确的康复护理指导。

第一节　颈椎病

一、概述

颈椎病（cerial spondylois）是由于颈椎椎间盘退行性变及其继发病理改变累及周围组织结构（神经根、脊髓、椎动脉、交感神经等），出现一系列功能障碍的临床综合征。它是中老年人群的常见病与多发病，近年来发病年龄趋向年轻化。

（一）病因

颈椎椎间盘退行性变及继发的椎间结构病理改变，长期慢性劳损如不良的睡眠体位、不当的工作姿势和不适当的体育锻炼等是颈椎病发病的主要原因。此外，发育性颈椎椎管狭窄、颈椎先天性畸形也是常见病因。

(二) 分型

颈椎病的临床表现多样化使其分型也不尽相同。临床上把颈椎病分为神经根型、脊髓型、交感型和椎动脉型四种。通常患者以某型为主，若同时具有两种或以上类型表现者，则称为混合型颈椎病。

1. 神经根型　颈椎病中神经根型的发病率高达50%～60%，主要表现为颈部活动受限，颈、肩部疼痛。可急性起病，也可慢性发病，常有外伤、长时间从事伏案工作、睡眠姿势不当等病史。检查可见患者颈部活动受限，棘突、棘突旁或沿肩胛骨内缘有压痛点，颈痛并向患手前臂或手指放射。

2. 脊髓型　颈椎病中脊髓型发病率为10%～15%，主要表现为颈肩痛伴有四肢麻木、肌力减弱或步态异常等，严重者出现四肢瘫痪。一般慢性起病后逐渐加重或时轻时重。检查可见患者颈部活动受限不明显，肢体远端常有不规则的感觉障碍、肌张力增高、腱反射亢进和病理反射。

3. 交感型　主要表现为头晕、头痛、偏头痛、头沉重感、眼花、耳鸣、心律失常、肢体或面部区域性麻木、出汗异常等一系列交感神经症状。检查可见患者主观症状多，客观体征少。

4. 椎动脉型　主要表现为转头时突发眩晕、天旋地转、恶心、呕吐，四肢无力、共济失调、甚至猝倒，但意识清醒。卧床休息数小时，多至数日症状可消失。症状严重者，或病程长久者，可出现脑干供血不足，进食呛咳，咽部异物感，说话吐字不清，以及一过性耳聋、失明等症状。

二、主要功能障碍

(一) 神经根型颈椎病

患者的主要功能障碍为上肢与手的麻木、无力等患肢活动障碍，病程长者患肢肌肉可有萎缩。患肢上举、外展和后伸有不同程度活动受限，严重者可影响ADL能力。

(二) 脊髓型颈椎病

患者的主要功能障碍为四肢麻木、肌力减弱或步态异常等上下肢体功能障碍，ADL能力受限。严重者可能截瘫、四肢瘫痪、二便异常，生活质量较差。

(三) 交感型颈椎病

患者主要为情绪不稳定，有焦虑、恐惧多虑等心理表现，肢体或面部区域性麻木、出汗异常，但一般不影响四肢功能和日常生活活动。

(四) 椎动脉型颈椎病

患者四肢功能一般影响，轻度影响生活和工作，但头晕严重者亦可影响ADL能力。

三、康复护理评估

先评估患者的一般情况，同时进行心理和社会支持状况的评估，包括患者及家属对该病的认识、心理状态，有无焦虑及焦虑的原因；家庭及社会对患者的支持程度。患者康复护理评估可从疼痛程度与颈椎活动范围进行单项评定，亦可从症状体征以及影响ADL的程度进行综合性评定。针对疼痛程度可采用VAS划线法，针对颈椎活动范围可采用方盘量角器进行颈椎屈曲、伸展、侧弯以及旋转度的具体测量。目前，临床上常用综合性量表进行功能障碍评定，但应注意各种量表的适用范围。

（一）颈部功能不良指数

颈部功能不良指数是对颈椎病患者功能水平的评测，内容包含 10 个项目（4 项主观症状和 6 项日常生活活动），具体评测项目为疼痛程度、自理情况、提重物、阅读、头痛、注意力、工作、驾车、睡眠和娱乐，每个项目评为 0～5 分，总分为 0～50 分，分数越高，功能越差。具体分数与功能的相关性如下：0～4 分为无功能丧失；5～14 分为轻度功能丧失；15～24 分为中度功能丧失；25～30 分为严重功能丧失；34 分以上为功能完全丧失。它具有良好的重测信度，与 VAS 疼痛评分有高度相关性。

（二）日本骨科学会评定法

对于脊髓型颈椎患者，日本骨科学会评定法应用较为普遍，其正常分值为 17 分，分数越低表示功能越差。它既可用于评定手术治疗前后功能的变化，也可用于评定康复治疗效果（表 7-1）。

表 7-1　脊髓型颈椎病患者 17 分评价表

项目	评分	项目	评分
I. 上肢活动功能		III. 感觉	
不能自己进食	0	A. 上肢	
不能用筷子但会用勺子进食	1	严重障碍	0
手不灵活但能用筷子进食	2	轻度障碍	1
用筷子进食及做家务有少许困难	3	正常	2
无障碍但有病理反射	4	B. 下肢：（0～2 同上肢）	
		C. 下肢：（0～2 同上肢）	
II. 下肢运动功能			
不能行走	0	IV. 膀胱功能	
用拐可平地行走少许	1	尿闭	0
可上下楼梯，但需要拐杖或搀扶	2	尿潴留，但大劲排尿	1
行走不稳，也不能快走	3	排尿异常（尿频，排不尽）	2
无障碍但有病理反射	4	正常	3

四、康复护理原则与目标

（一）康复护理原则

提高患者防病意识，增强其治疗信心，掌握康复护理方法，循序渐进，持之以恒，使之更好地回归家庭、回归社会。

（二）康复护理目标

1. 短期目标

患者焦虑有所减轻，心理舒适感增加，疼痛得以缓解或解除，能独立或部分独立进行躯体活动。

2.长期目标

加强患者颈部姿势的调整，使其病理状况减轻或得到控制。

五、康复护理措施

(一)睡姿与睡枕

颈部姿势对颈椎病症状有明显影响，睡眠姿势的影响尤大。绝大多数患者通过姿势调整，适当休息以及正确的颈肩背部肌肉锻炼就能恢复正常状态或是大幅度缓解症状。颈椎有正常的生理弯曲，从侧面看有轻度前凸，从正面看，颈椎排列是一直线。因此，睡姿应以仰卧为主，头应放于枕头中央，侧卧为辅，要左右交替，侧卧时左右膝关节微屈对置。俯卧、半俯卧、半仰卧或上、下段身体扭转而睡，都属不良睡姿，应及时纠正。

合适的睡枕对防治颈椎病十分重要，是药物治疗所不能替代的。适合人体生理特点的睡枕应具有：曲线造型符合颈椎生理弯曲；枕芯可承托颈椎全段，使颈椎得到充分松弛和休息；枕芯透气性好，避免因潮湿而加重颈部不适；还需具备科学的高度和舒适的硬度。枕高应结合个体情况，一般以仰卧时枕中央在受压状态下高度 8~15 cm 为宜，而枕两端应比中央高出 10 cm 左右。使仰卧或侧卧时，保持头与颈在一个水平上，以利于颈肩部肌肉放松。总之，睡枕高度以醒后颈部无任何不适为宜。

(二)颈托和围领

颈托和围领是颈椎病患者治疗和康复中常用的器具，其主要起制动、固定作用，限制颈椎过度活动。它的使用有助于组织的修复和症状的缓解，但长期应用可引起颈背部肌肉萎缩，关节僵硬，不利于患者的康复，故仅在颈椎病急性发作时、颈椎病微创术后、颈椎错位手法治疗后等颈椎需要制动、固定时使用。颈托和围领的合适高度以保持颈椎处于中立位为宜。若有颈部损伤则可用前面宽、后面窄的颈托，使颈部处于轻度后伸位，以利颈部损伤组织的修复。

(三)颈椎牵引的康复护理

颈椎牵引适用于脊髓型以外的各型颈椎病，通过对颈椎牵伸的生物力学效应，增大椎间隙和椎间孔，解除血管神经受压情况，改善神经根轴内血液循环，消除淤血、水肿；使椎动脉伸展，变通畅；放松肌肉痉挛，减少颈椎应力；改善颈椎曲度，解除后关节处可能存在的滑膜嵌顿，减轻症状。

1.坐位牵引

患者体位多取稳当的靠坐位，使颈部自躯干纵轴向前倾 10°~30°，避免过伸。要求患者充分放松颈部、肩部及整个躯体肌肉。牵引姿位应使患者感觉舒适，如有不适即应酌情调整。椎动脉型患者前倾角宜较小，脊髓型患者宜取几近垂直姿位，忌前屈牵引。常用的牵引重量差异很大，可用自身体重的 1/15~1/5，多数为 6~7 kg，开始时用较小重量以利患者适应。每次牵引快结束时，患者应有明显的颈部受牵伸感觉，但无特殊不适，如这种感觉不明显，重量应酌情增加。每次牵引持续时间通常为 20~30 分钟。牵引重量与持续时间可作不同的组合，一般牵引重量较小时持续时间较长，牵引重量较大时持续时间较短。一般每日牵引 1~2 次，也有每日 3次者，10~20 天为一疗程，可持续数个疗程直至症状基本消除(图 7-1)。

2.仰卧位牵引

患者病情较重，适用仰卧位牵引。取枕垫保持适当姿位，牵引重量为 2~3 kg，牵引 2 小时休息 15 分钟，然后再作牵引。症状有好转后，转为坐位牵引。

枕颌带牵引时应防止牵引带下滑压迫气管引起窒息，治疗时应禁止进食。必须掌握好牵引角度、牵引时间和牵引重量，以达到最佳颈椎牵引效果。牵引时配合颈肩部热疗，有助于放松肌肉，增强疗效。

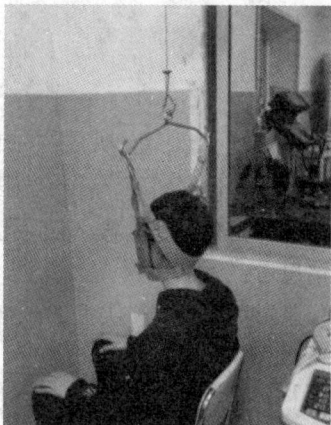

图 7-1　坐位牵引

（四）心理康复

耐心倾听患者的诉说，理解、同情患者的感受，对患者提出的问题（如手术、治疗效果、疾病预后等）给予明确、有效的回答，建立良好的护患关系，使其能积极配合治疗。

六、康复护理指导

（一）纠正不良姿势

正确的姿势对颈椎病的防治十分重要。正确坐姿为尽可能保持自然端坐，头部保持略前倾；桌椅高度比例合适，桌面高度原则上以能使头、颈、胸保持正常生理曲线为准，避免头颈部过度后仰或过度前倾前屈；避免长时间处于同一姿势。长期伏案工作者应定时活动放松颈椎，不要偏头耸肩，谈话、看书时要正面注视，不要过度弯曲颈部。

（二）体育锻炼

合理适度体育锻炼可以调整颈部组织间的相互关系，使相应的神经肌肉得到有规律的牵拉，有利于颈部活动功能的恢复，增加颈椎的稳定性与灵活性，长期坚持对巩固疗效、预防复发有积极意义。医疗体育锻炼多样化，主要以运动颈椎、颈肩关节为主，应注意颈部运动的量和强度，运动时间每次 30～40 分钟，若有强度不适感应停止并进行运动调整。

在颈椎病患者的家庭康复和预防中，调整颈椎姿势同时还应加强颈肩部肌肉的锻炼，常用方法有：①头颈部缓慢进行前屈后伸、左右侧弯、内外旋转、放松动作，双肩、肋骨并拢动作。②坐位，双手交叉紧握并置于枕后，使头向后仰，胸部前挺，以扩大椎间隙。③仰卧位，颈项枕于枕上，使头后仰，然后可左右转动头部，可使颈肌松弛。每日 2～3 次。

（三）防止外伤

避免各种生活意外损伤，如乘车时处于睡眠状态，急刹车时极易造成颈椎损伤。运动、劳动时要防止闪、挫伤。在头颈部发生外伤后，应及时到医院早诊断、早治疗。落枕、强迫体位及其他疾病（如咽喉部炎症、高血压、内分泌紊乱）等因素均可诱发颈椎损伤。

（四）饮食

由于颈椎病是椎体增生、骨质退化疏松等引起的，所以患者应以富含钙、蛋白质、维生素 B 族、维生素 C 和维生素 E 的饮食为主。其中钙是骨的主要成分，而牛奶、鱼、猪尾骨、黄豆、黑豆等钙含量较多。蛋白质也是形成韧带、骨骼、肌肉的重要营养素。维生素 B、E 则可缓解疼痛，解除疲劳。

思考题

患者王某，男，48岁，因受风凉后觉左侧颈跟部、肩部、上臂疼痛，咳嗽、打喷嚏时加重。检查发现患者颈部僵硬，活动受限，头颈部后仰及向左侧旋转时疼痛加剧，颈部有压痛。X线平片发现颈屈有轻度侧弯，椎间孔变窄。

请思考：

1. 该患者属于哪一类型的颈椎病？

A. 颈型

B. 神经根型

C. 脊髓型

D. 椎动脉型

E. 交感神经型

2. 颈椎病的预防及健康教育一下错误的是：

A. 合适枕头的选择

B. 避免颈部着凉

C. 长期伏案的人，选择合适的桌椅高度

D. 疲劳后放松颈部

E. 长时间一个姿势后活动颈部

第二节 肩周炎

一、概述

肩周炎(sapulohumeal peiathits)，俗称冻结肩，是肩周肌肉、肌腱、滑囊类及关节囊的慢性损伤性炎症。因关节内、外粘连，而以活动时疼痛、功能受限为临床特点。多见于中老年人，女性多于男性。左侧多于右侧，本病有自愈趋势，通常需要2年左右。

(一)病因

肩周炎是多种原因所致的肩盂肱关节囊炎性粘连、僵硬，以肩关节周围疼痛，各方向活动受限，影像学显示关节腔变狭窄和轻度骨质疏松为临床特点。长期过度活动、姿势不良等所产生的慢性致伤力是主要的诱发因素。

(二)病理分期

肩周炎的病理过程可分为：疼痛期、僵硬期和恢复期。

1. 疼痛期

病变主要位于肩关节囊，肩关节造影常显示有关节囊挛缩，关节下隐窝闭塞，关节腔容量减少，肱二头肌腱粘连。

2. 僵硬期

持续性肩痛，夜间加重，不能入眠，上臂活动及盂肱关节活动受限达高峰，此期除关节囊挛缩外,关节周围大部分软组织均受累,胶原纤维变性。滑膜隐窝大部分闭塞,肩峰下滑囊增厚,腔闭塞。肱二头肌腱与腱鞘均有明显粘连。

3. 恢复期

7~12个月后,炎症逐渐消退,疼痛逐渐减轻,肩部粘连缓慢性、进行性松解,活动度逐渐增加。

(三)诊断要点

1. 体格检查

三角肌、冈上肌有无萎缩、痉挛等,盂肱关节周围、肩锁关节、喙突等压痛情况,盂肱关节的外展、外旋、前屈和内旋等活动度。

2. 化验检查

常无阳性发现。可有糖尿病史。

3. X线检查

早期阴性,久可显示骨质疏松,偶有肩袖钙化。肩关节造影可有关节囊收缩,关节囊下部皱褶消失。

二、主要功能障碍

1. 肩关节疼痛

疼痛是突出的症状。疼痛的特点一般位于肩部前外侧,也可扩大到腕部或手指,有的放射至后背、三角肌、肱三头肌、肱二头肌。

2. 肩关节活动障碍和肌萎缩

三角肌出现萎缩,肩关节活动受限,活动以外展和内旋受限为主,其次为外旋,肩关节屈曲受累常较轻。

三、康复护理评估

主要侧重于疼痛的程度评估(可采用视觉类比法)以及肩关节的 ROM 测量。此外,还可进行综合性评估,如 ADL 评估等,这里推荐 Rewe 肩功能评定,具体评定标准参见表7-2。

表7-2 Rewe 肩功能评定标准

项目	评分
I. 疼痛	
无疼痛	15
活动时轻微疼痛	12
在无疼痛基础上活动时疼痛增加	6
活动中度或严重的疼痛	3
严重疼痛,需依靠药物	0
II. 稳定性	
正常:肩部在任何部位都坚固而稳定	25

续表 7-2

项目	评分
肩部功能基本正常，无半脱位或脱位	20
肩部外展、外旋受限，轻度半脱位	10
复发性半脱位	5
复发性脱位	0
Ⅲ. 运动	
i. 外展 151°~170°	15
ii. 前屈 120°~150°	12
91°~119°	7
31°~60°	5
<30°	0
iii. 外旋（上臂放在一侧）	
80°	5
60°	3
30°	2
<30°	0
iv. 内旋拇指触至肩胛骨	5
拇指可触及骶尾骨	3
拇指可触及股骨粗隆	2
拇指可触及股骨粗隆以下	0
Ⅳ. 肌力（与对侧肩部对比，可用徒手，拉力器或 Cybex）	
正常	10
良好	6
一般	4
差	0
Ⅴ. 功能	
i. 正常功能（可以进行所有的日常生活和体育娱乐活动；可提重 12 kg 以上；可游泳，打网球和投掷）	25
ii. 中等程度受限（可以进行一般的日常生活活动；可以游泳和提重物 6~8 kg；可打网球但打垒球受限）	20
iii. 头上方的工作中度受限，可提重物中度受限 <4 kg；田径运动中度受限；不能投掷和打网球，生活自理能力差（如完成洗脸、梳头等活动时，有时需要帮助）	10

续表 7 - 2

项目	评分
iv. 明显功能受限(不能进行通常的工作和提物;不能参加体育活动;没有帮助不能照顾自己的日常生活活动)	5
v. 上肢完全残疾	0

本法总评标准:优秀:100～85,好:84～70,一般:69～50,差:≤40

四、康复护理原则与目标

1. 康复护理原则

针对肩周炎的不同时期或不同症状的严重程度采取相应的康复护理措施。

2. 康复护理目标

①短期目标:以解除疼痛,预防关节功能障碍为目的;②长期目标:以消除恢复期残余症状,继续加强功能锻炼为原则,恢复三角肌等肌肉的正常弹性和收缩功能,以达到全面康复和预防复发的目的。

五、康复护理措施

(一)缓解疼痛

疼痛早期,可服用消炎镇痛或舒筋活血药物,外用止痛喷雾剂、红花油等。也可用局部按摩、高频透热治疗、超声波治疗、热疗、中频电疗,疼痛明显者可选用电脑中频、干扰电治疗、磁热按摩治疗等,帮助患者学习自我缓解疼痛的方法。

(二)保持良肢位、保护肩关节

仰卧位时在患侧肩下放置一薄枕,使肩关节呈水平位,如此可使肌肉、韧带及关节获得最大限度地放松与休息。在同一体位下,避免长时间患侧肩关节负荷;维持良好姿势,减轻对患肩的挤压;疼痛减轻时,加强患侧功能训练。

(三)关节松动术

主要作用是活动、牵伸关节的作用。患者在行此治疗时,身体应完全放松,治疗者抓握和推动关节,切忌手法粗暴,不应引起疼痛,做完后嘱患者进行主动活动训练,以达到最好的疗效。

(四)按摩

1. 松肩

患者坐位,用拇指推、掌根揉、五指捏等手法沿各肌群走向按摩 5～10 分钟,手法由轻到重,由浅到深。

2. 通络

取肩井、肩贞、中府等穴,每穴点按 1 分钟,以患者有酸、麻、胀感为宜。

3. 弹筋拨络

以拇指尖端垂直紧贴肱二头肌长头肌腱,并沿肌腱走向横行拨络。再沿喙肱韧带拨络,用拇指和食、中指相对捏拿肱二头肌短头、肱二头肌长头、胸大肌止点等处,最后用捏揉手法放松局部。

4. 动摇关节

治疗者与患手相握，边摇动边做肩关节展收、屈伸、旋转等各方向的活动。另一手置患肩作揉捏，摆动幅度要超过患者当时的关节活动范围。

5. 抖法、搓法

治疗者轻缓抖动、搓揉患者患侧手臂和肩膀，以起到放松作用。按摩治疗每日 1 次，10 次为 1 疗程。

(五)功能锻炼

1. 下垂摆动练习

躯体前屈位，患臂自然下垂，做前后、内外绕臂摆动练习，幅度逐渐增大，直至手指出现发胀、麻木为止。休息片刻可再做，3 次/天。

2. 上肢无痛或轻痛范围内的功能练习

由于粘连组织有时不能单纯依靠摆动得到足够牵张，此时宜在可承受范围内作牵张练习。包括用体操棒或吊环等，用健侧带动患侧的各轴位练习。每次 10 ~ 15 分钟，1 ~ 2 次/天。

六、康复护理指导

(一)用药指导

患者痛点局限时，可局部注射醋酸泼尼松龙。疼痛持续、夜间难以入睡时，可短期服用非甾体类抗炎药，并同时服用适量的肌松药。

(二)加强生活护理

肩部防受寒、防过劳、防外伤。尽量减少使用患侧的手或过多活动肩关节，以免造成进一步疲劳性损伤。

(三)护理指导

肩周炎患者出院回家最有效的治疗是自我锻炼。

1. 梳头

双手交替，由前额，头顶，枕后，耳后，向前，纵向绕头一圈，类似梳头动作，每组可做 15 ~ 20 次，每日做 3 ~ 5 组。

2. 爬墙练习

患肢上举用力尽量向上爬墙，逐渐可锻炼抬高患肢，直至正常(图 7 - 2)。

3. 揽腰

即将两手在腰后相握，以健手拉患肢，逐渐增加摸背程度(图 7 - 3)。

4. 拉轮练习

在墙或树上安装滑轮，并穿过一绳，两端各系一小木棍，往复拉动锻炼。

5. 屈肘甩手

背部靠墙站立或仰卧于床上，上臂贴身，屈肘，以肘部为点进行外旋活动。

6. 展翅站立

上肢自然下垂，双臂伸直，手心向下缓缓向上用力抬起，到最大限度后停 10 秒左右，然后回到原处，反复进行。

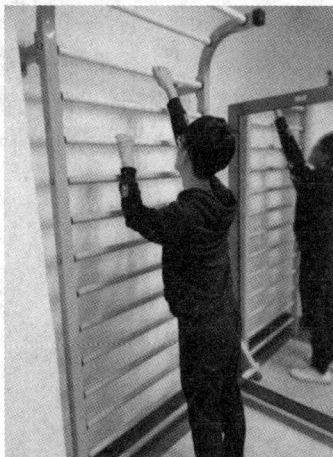

图 7 - 2　爬墙练习

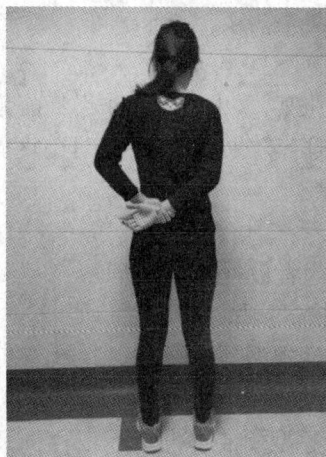

图 7 - 3　揽腰练习

知识拓展

肩周炎的临床康复治疗进展

目前，肩周炎康复并无单一有效的治疗手段，临床多采用综合康复疗法，现代传统康复相结合的方法越来越多地出现在近期的研究文献中，说明中西医结合治疗肩周炎是该领域康复发展的趋势。现阶段，采用小针刀、关节腔内注射臭氧、运动疗法结合针灸、超短波或光电疗法等综合治疗各种肩周炎，效果颇佳。

知识拓展

工具辅助下软组织松解术

工具辅助下软组织松解技术(IASTM)是借助人体工程学设计的特殊工具(筋膜刀)为辅助、评估和治疗筋膜受限等问题的软组织松动治疗手段。能快速定位软组织纤维化，慢性炎症或者退行性变并予以有效治疗。通过恢复提高皮肤弹性(浅层筋膜)、激活本体感受器松解(深层筋膜)、松解瘢痕组织及重新排列不规则的肌纤维、调整短缩和延长的筋膜，重新整合筋膜网络，从细胞、生物力学、神经生理学层面改善疼痛、增加关节活动、松解瘢痕等。它适用于足底筋膜炎、网球肘、肩周炎、术后瘢痕、肌肉骨骼失衡、颈腰椎疼痛患者，如同许多手法治疗一样，IASTM 需配合练习以及其他因子治疗，例如为纠正生物力学缺陷，通过改善全身运动力学链(kinetic chain)来解决肌肉骨骼功能障碍、肌肉募集和运动表现等功能层面。

来源：H. W. Makofsky, Spinal Manual Therapy: an Introduction to Soft Tissue Mobilisation, Spinal Manipulation, Therapeutic and Home Exercises(2010)Slack Inc. p. 311, ISBN 978 - 1 - 55642 - 882 - 1.

思考题

患者张某，女性，48 岁，半年前劳累出现左肩疼痛，来院治疗，出现活动受限，穿衣困难，当地医院理疗效果不佳，一个月前疼痛明显加重，为求进一步康复治疗入院。入院时神清，合作，睡眠差。

请思考：

1.该患者最可能的诊断是：

A. 脊髓型颈椎病

B. 神经根型颈椎病

C. 椎动脉型颈椎病

D. 交感型颈椎病

E. 肩周炎

2.其治疗最好选择是：

A. 理疗

B. 手术

C. 按摩

D. 局部封闭

E. 石膏固定

3.该疾病的护理指导正确的是：

A. 梳头，双手交替，由前额，头顶，枕后，耳后，向前

B. 爬墙练习，患肢上举不可用力向上爬墙

C. 将两手在腰前相握，以患肢拉健手

D. 展翅，站立上肢自然下垂，双臂伸直，手心向下缓缓向上用力抬起，到最大限度后停20秒左右，然后回到原处，反复进行

E. 以上都正确

第三节　腰椎间盘突出症

一、概述

1.定义

腰椎间盘突出症(lumbar disc herniation, LDH)主要是指椎间盘性、纤维环破裂和髓核组织突出压迫和刺激相应水平的一侧或双侧坐骨神经所引起的一系列症状和体征。

2.流行病学

腰椎间盘突出症是骨伤科的常见病、多发病，是下腰痛最常见的原因之一。好发于青壮年，男性多于女性。

在腰椎间盘突出症的患者中，$L_4 \sim L_5$、$L_5 \sim S_1$，椎间盘突出为最多见，占90%以上，随着年

龄的增长，$L_2 \sim L_3$、$L_3 \sim L_4$ 发生突出的危险性增加。病理上将腰椎间盘突出分为未破型（退行型、膨出型、突出型），约占 73%，破裂型（脱出后纵韧带下型、脱出后纵韧带后型、游离型），约占 27%。未破型和脱出后纵韧带下型采用非手术治疗可取得满意疗效，脱出后纵韧带后型、游离型应以手术治疗为主。掌握腰椎间盘突出症的分型，以便选择正确的治疗方法。

3. 病因

腰椎间盘突出症的发病原因有：①年龄：不同年龄段均可发生，以 35~55 岁为多见。老年人主要以躯干肌无力、骨质疏松等退行性变为主要原因，而职业年龄以力学性腰椎间盘突出症为主要原因。②体型：肥胖、妊娠等均与腰椎间盘突出症发病相关。③遗传因素：主要由遗传和原因不明的因素决定。④肌力失衡：躯干背伸肌、屈肌群的肌力失衡可导致腰椎间盘突出症。⑤吸烟。⑥职业因素：从事重体力劳动者、长时间保持坐位或立位的职业者，腰椎间盘突出症的发病率更高。

4. 诊断要点

根据病史、临床表现以及 X 线平片、CT 和 MRI 等方法可以作出诊断。

（1）病史：①外力作用：存在长期腰部用力不当、姿势或体位的不正确等。②椎间盘自身解剖因素的弱点：椎间盘后外侧的纤维环薄弱，而后纵韧带在 L_5、S_1 平面时宽度显著减少，对纤维环的加强作用明显减弱。椎间盘退变后，修复能力减弱。③诱发因素：腹压增高、腰姿不当、突然负重、腰部外伤和某些职业因素。

（2）临床表现：①腰痛；②坐骨神经痛；③腰部活动受限；④脊柱侧弯；⑤压痛和骶棘肌疼挛；⑥感觉异常、肌力下降、反射异常；⑦直腿抬高试验及加强试验阳性。

（3）辅助检查：①X 线片征象有腰椎侧弯，椎体边缘增生，椎间隙变窄；②CT 扫描征象见椎间盘层面上椎间盘的后缘有半弧形后突软组织密度影，硬膜囊受压变形、移位、消失。突出的髓核和出现钙化，部分髓核脱出后向下游离，在椎管内形成软组织密度的小游离体。③MRI 所见 T1 加权像呈等信号，T2 加权像呈高信号。椎间盘后突使硬膜囊受压，可见纤维环断裂和髓核碎片。

二、主要功能障碍

1. 疼痛

①腰痛：多数患者有反复腰痛发作史和数周或数月的腰痛史且腰痛程度轻重不一。②坐骨神经痛：多数伴有坐骨神经痛，典型坐骨神经痛是从下腰部向臀部、大腿后方、小腿外侧直到足部的放射痛。

2. 神经功能障碍

①感觉神经障碍：表现为麻木、疼痛敏感及感觉减退等；②运动神经障碍：肌力可减退，少数较严重的病例肌力可完全丧失等；③反射功能障碍：神经反射功能可出现亢进、减弱或消失。

3. 日常生活功能障碍

向正后方突出的髓核或脱垂、游离的椎间盘组织可压迫马尾神经，出现大、小便障碍。中央型巨大突出者，可出现会阴部麻木、刺痛、排便排尿困难、男性阳痿等功能障碍。

4. 腰部活动障碍

后伸障碍明显。病变椎间隙、棘上、棘间韧带和棘旁等区域多有压痛，部分患者伴有骶棘肌痉挛，而使得患者腰部处于非正常体位。

5. 步态和姿势异常

较重患者步态拘谨、步行缓慢，常伴有间歇性跛行。患者常出现腰椎曲度变直、侧弯和腰骶角的变化，这是为了避免神经根受压机体自我调节造成的。

6. 心理障碍

因长时间的急慢性腰腿疼痛，下肢感觉异常，部分患者产生焦虑、紧张和压抑等心理症状，有时伴有各种神经精神症状。

三、康复护理评估

1. 疼痛评定

包括视觉模拟评分法、口述描绘评分法、数字评分法、麦吉尔疼痛调查表法。

日本骨科协会下腰痛评价表法（JOA score），评估内容包括主观症状 9 分、体征 6 分、ADL 受限 14 分、膀胱功能 6 分（表 7-3）。

表 7-3　JOA 下腰痛评价表

项目	评分
1. 主观症状（9 分）	
（1）下腰痛（3 分）	
无	3
偶有轻痛	2
频发静止痛或偶发严重疼痛	1
频发或持续性严重疼痛	0
（2）腿痛或麻（3 分）	
无	3
偶有轻度腿痛	2
频发轻度腿痛或偶有重度腿痛	1
频发或持续重度腿痛	0
（3）步行能力（3 分）	
正常	3
能步行 500 m 以上，可有痛、麻、肌弱	2
步行 <500 m，可有痛、麻、肌弱	1
步行 <100 m，可有痛、麻、肌弱	0
2. 体征	
（1）直腿抬高（包括加强试验）（2 分）	
正常	2
30°~70°	1

续表 7-3

项目	评分
<30°	0
(2)感觉障碍(2分)	
无	2
轻度	1
明显	0
(3)运动障碍(MMT)(2分)	
正常(5级)	2
稍弱(4级)	1
明显弱(0~3级)	0

3.ADL受限(14分)	重 轻 无
卧位翻身	0 1 2
站立	0 1 2
洗漱	0 1 2
身体前倾	0 1 2
坐(1小时)	0 1 2
举物、持物	0 1 2
步行	0 1 2

4.膀胱功能(-6分)	
正常	0
轻度失控	-3
严重失控	-6

评分结果：<10分，差；10~15分，中度；16~24分，良好；25~29分，优。

2.腰椎活动度评定

包括屈伸、侧屈、旋转3个维度的评定(表7-4)。

表7-4 腰椎活动度评定

3个维度	屈伸	侧屈	旋转
轴心	L_5	L_5	头顶正中
固定臂与之平行	脊柱矢状面中线	冠状面中线	冠状面中线
移动臂与之平行	L_5和C_7	L_5和C_7	顶正中肩峰
正常活动范围	前屈0°~45°，后伸0°~30°	0°~30°	0°~45°
维度活动范围	前屈0°~20°	0°~10°	0°~20°

3. 神经功能评定

L_4 神经根受累者，大腿前外侧、小腿内侧、足后侧可出现感觉障碍，膝反射可减弱。L_5 神经根受累者，小腿前外侧和足内侧可有感觉障碍，趾背伸肌力可减退，少数较严重时可完全丧失趾或踝关节主动背伸能力。S_1 神经根受累者，外踝部和足外侧以及足底可有感觉障碍，跟腱反射可减弱成消失。

4. 身体状况评定

可出现椎旁压痛和同侧放射痛、直腿抬高试验和加强试验阳性、姿势异常。

(1) 压痛与反射痛：椎旁压痛和向同侧臀部、沿坐骨神经方向的放射痛。

(2) 直腿抬高试验和加强试验阳性：①直腿抬高试验：患者仰卧，两腿伸直，被动抬高患肢。正常人下肢抬高到 60°~70° 才出现腘窝不适，因此抬高在 60° 以内出现坐骨神经痛即为阳性。直腿抬高试验为诊断腰椎间盘突出症较有价值的试验，诊断腰椎间盘突出症的敏感性为 76%~97%。②直腿抬高加强试验：此检查仅在直腿抬高试验阳性的情况下进行。缓慢降低患肢高度，待放射痛消失，再被动屈曲踝关节，如再次出现坐骨神经痛即为阳性，否则为阴性。

(3) 姿势异常：脊柱可弯向健侧或患侧。

5. 影像学检查评定

腰椎 X 线片、CT 扫描、MRI 出现腰椎间盘突出的征象。

6. 心理评定

包括抑郁和焦虑的评估。

(1) 抑郁：常用的抑郁评估量表有 Beck 抑郁问卷、自评抑郁量表、抑郁状态问卷及汉密尔顿抑郁量表。

(2) 焦虑：常用的焦虑评估量表有焦虑自评量表、汉密尔顿焦虑量表。

四、康复护理原则与目标

1. 康复护理原则

包括个体化原则、整体化原则、安全性原则和循序渐进原则。

(1) 个体化原则：依据腰椎间盘突出症不同功能障碍，制订不同的康复护理方案。

(2) 整体化原则：对疼痛、神经功能障碍、日常生活功能障碍、腰部活动障碍、步态和姿势异常、心理障碍进行全面康复护理。

(3) 安全性原则：注意牵引、推拿反应，防止意外损伤。

(4) 循序渐进的原则：在不加重腰腿痛症状的情况下，应逐渐增加活动量，直至恢复正常活动。

2. 康复护理目标

①短期目标：减轻椎间压力，镇痛、消炎、解痉、松解粘连；恢复腰椎及其周围组织的正常结构和功能；改善心理状况，缓解心理障碍。②长期目标：维持疗效，预防复发，回归社会。

五、康复护理措施

1. 卧硬床休息和制动

腰椎间盘的压力坐位时最高，站立位居中，平卧位时最低。通常卧硬床，绝对卧床最好不超过 1 周，患者卧床休息一段时间后，随着症状改善，应尽可能下床做一些简单的日常生活活动。

2.腰椎牵引

(1)作用机制：①缓解腰背部肌肉痉挛，纠正脊柱侧弯；②增加椎间隙，使突出物充分还纳，减轻对神经根的压迫；③椎间孔变大，上下关节突关节间隙增宽，减轻对关节滑膜的挤压，缓解疼痛；④松解神经根粘连，改善神经的运动和感觉功能。

(2)应用原则：①急性期腰痛和患侧下肢剧烈疼痛的患者应卧床休息和给予药物治疗使疼痛减轻后再行牵引治疗。②对于侧隐窝狭窄明显，下肢直腿抬高角度小于30°的患者，可行慢速牵引，慢速牵引1~2次后，如果患者腰痛和患侧下肢疼痛减轻，可行快速牵引。③慢速牵引5~7次或快速牵引2次疼痛无缓解者，改用其他方法治疗。根据牵引的重量和持续时间可分为快速牵引(rapid traction)和慢速牵引(slow traction)(表7-5)。

表7-5　快速牵引和慢速牵引的比较

项目	快速牵引	慢速牵引
牵引时间	短(13 min)	长(20~40 min)
牵引的重量	随腰部肌肉抵抗力的大小而改变	体重的70%
适应证	腰椎间盘突出症、早期强直性脊柱炎等	腰椎间盘突出症、急性腰扭伤等
禁忌证	重度腰椎间盘突出症、急性化脓性脊柱炎、重度骨质疏松症、心脏病等	心肺疾病等

3.物理治疗

常用的疗法有局部水敷、电脑中频、直流药物离子导入疗法、超短波、红外线、蜡疗、温水浴。

4.手法治疗

手法治疗是国外物理治疗师治疗下腰痛的常用方法，其治疗作用主要是恢复脊柱的力学平衡，缓解疼痛，特别适用于腰椎间盘突出症。各种手法的治疗都各成体系，西医以 Mckenzie 脊柱力学治疗法和 Maitland 的脊柱关节松动术最为常用；中医推拿手法比较普遍，常用的方法有抚摩腰部法、推揉舒筋法和推拿神经根法等。

5.运动治疗

可采用体位疗法、肌力训练、康复训练等方法。

(1)体位疗法：根据腰椎间盘突出的病因不同，分别采用不同的体位进行治疗。开始可能仅仅维持数分钟，逐步增加1~2小时，上升至第2式。升级标准为维持此姿势1~2小时无不适，1~2日后，可升1级。

(2)肌力训练：当神经根刺激症状消除后，应开始进行腰背肌和腹肌的肌力训练。使患者通过系统锻炼，逐步形成强有力的"肌肉背心"，增强脊椎的稳定性，巩固疗效，预防复发。常用的方法有：Mckenzie 式背伸肌训练和 Williams 式前屈肌训练(图7-4)等。适用于疾病的亚急性期和慢性期。

腰椎间盘突出症患者进行躯干肌肉训练时，应将屈、伸肌作综合考虑。在全面增强的同时，注意两者的平衡，对肌力偏弱的一方进行重点训练，同时考虑腰椎前凸弧度。前凸过小需要增

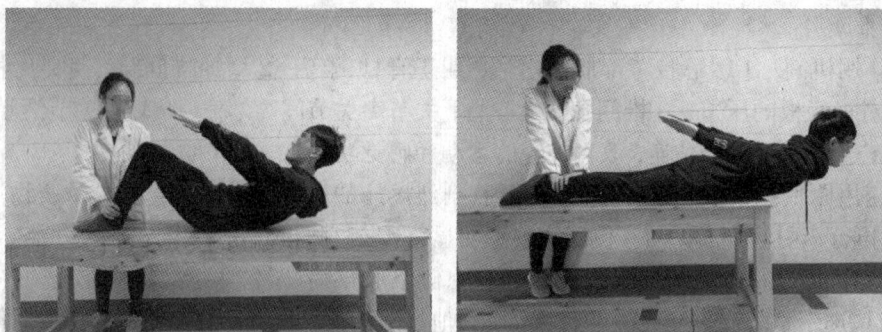

A.Williams式前屈肌训练   B.Mckenzie式背伸肌训练

图7-4　肌力训练

大时，宜偏重伸肌训练；前凸过大需纠正并减小骶骨前倾角度时，需要着重屈肌训练。在脊柱损伤、椎间盘病变或手术后，需要及早进行腹背肌训练，注意不宜使脊柱屈曲或过伸，防止椎间隙变形导致椎间盘内压力增加。当神经根刺激症状消除后，宜作腰椎的柔韧性练习，以牵引挛缩粘连组织，恢复腰椎活动度。包括腰椎屈伸、左右侧弯及左右旋转运动，节奏应平稳、缓慢，幅度尽量大，以不引起明显疼痛为度。

（3）康复训练：早期练习方法主要是腰背肌练习。如：①五点支撑法：患者仰卧位，用头、双肘及双足跟着床，臀部离床，腹部前凸，稍倾放下，重复进行；②三点支撑法：即患者仰卧位，双手抱头，用头和双足跟支撑身体抬起臀部；③飞燕式：患者俯卧位，双手后伸至臀部，以腹部为支撑点，胸部和双下肢同时抬离床面。恢复期练习方法如：①体前屈练习：身体开立，两足等肩宽。以髋关节为轴心，身体上部尽量前倾，双手扶于腰的两侧或自然下垂，使手向地面逐渐接近。做1~2分钟后还原，重复3~5次。②体后伸练习：身体开立，两足等肩宽。双手托扶于臀部或腰间，身体上部尽量伸展后倾。维持1~2分钟后还原，重复3~5次。③体侧弯练习：身体开立，两足等肩宽，两手叉腰。身体上部以腰为轴心，向左侧或右侧弯曲。重复6~8次。④弓步行走：右脚向前迈一大步，膝关节弯曲，角度大于90°，左腿在后绷直，然后迈左腿成左弓箭步，双腿交替向前行走，挺胸抬头，上体直立，自然摆臀。每次练习5~10分钟，每天2次。⑤后伸腿练习：双手扶住桌边或者床头，挺胸抬头，双腿伸直交替进行后伸摆动，每次3~5分钟，每天1~2次。⑥蹬足练习：仰卧位，右髋及右膝关节屈曲，足背勾紧，足跟向斜上方用力蹬出，大约5秒钟左右。双腿交替进行，每侧下肢做20~30次。⑦伸腰练习：身体开立，两足等肩宽，双手上举或扶腰，同时后伸身体，活动主要在腰部，重复8~10次。

6.心理康复

多与患者沟通交流，了解患者的心理状态。及时告诉患者症状、体征缓解的情况，鼓励患者坚持康复治疗。

六、康复护理指导

1.用药指导

常用的药物有如下几种：①非甾体类消炎镇痛药，如乙酰氨基酚、双氯芬酸钠等；②有肌痉挛的患者可以加用肌松药，如氯唑沙宗等；③脱水药在腰椎间盘突出症急性期有神经根水肿时使用，如利尿药、甘露醇等；④辅助性镇痛药包括抗抑郁药、抗痉挛药、抗惊厥药等。

2. 健康指导

让患者了解并维持正确的姿势。卧位时屈髋屈膝，两腿分开，大腿下垫枕。仰卧位时在膝、腿下垫枕。俯卧位时在腹部及踝部垫薄枕，使脊柱肌肉放松。行走时抬头、挺胸、收腹，使腰部稳定。坐时使用脚踏，使膝与髋保持同一水平，身体靠向椅背。站立时应尽量使腰部平坦伸直，收腹提臀。

3. 日常生活指导

腰椎间盘突出症是运动系统疾病，应让患者减少运动，放松休息。使患者保持良好的生活习惯，防止腰腿受凉和过度劳累，避免搬重物、穿高跟鞋或缩短穿着时间。患者饮食应均衡，蛋白质、钙、维生素含量宜高，脂肪、胆固醇宜低。教育患者戒烟。

4. 运动指导

腰椎间盘突出症的基本病因是腰椎间盘退变、腰部外伤或积累劳损。通过锻炼，同时加强营养，减缓机体组织和器官的退行性变。可进行倒走锻炼、打太极拳、做广播操、健美操、游泳等训练。

5. 工作中指导

工作时应注意姿势正确、劳逸结合、不宜久坐久站，要定期更换姿势。驾驶员应有一个设计合理的座椅，保持正确的坐姿，避免或减少震动。腰部劳动强度大的工人，应佩戴有保护作用的宽腰带。

6. 手术后指导

术后鼓励患者在床上进行主动或被动双上肢（特别是肩关节）和双下肢关节功能锻炼、直腿抬高训练、踝关节主动背伸训练。术后一周应进行腰背肌和腹肌的锻炼，同时配合呼吸训练。

知识拓展

下腰痛的物理治疗

Stabilizer Pressure Bio–feedback（生物压力反馈治疗仪或深层肌群激活仪）是由连接到压力盒的组合式压力表/充气球组成。用于记录充气压力盒中压力的变化。要求使用者通过配合一些动作（尤其是脊柱），生物压力反馈仪能反馈做动作时肌肉收缩的正确模式，它提供了一个视觉指示，你是否以正确的方式和姿势在执行特定的肌肉练习，这里主要指脊柱深层核心肌群，核心肌群的激活能使脊柱更稳定。强大而稳定的核心可以减少脊柱运动时的负担，缓解颈椎、下背痛。

测量范围是 0~200 mmHg 模拟压力，精确度为 +/ −3 mmHz 压力。用于运动，保护和稳定关节，预防和治疗腰背部疼痛，改善核心稳定性锻炼，并加强家庭锻炼计划。持续和正确的使用，你可以通过改善肌肉功能，减少疼痛症状，然后减少消炎药物来改善你的生活质量。可以使用的常见状况包括关节突综合征，椎间盘突出，腰背痛，坐骨神经痛，脊椎滑脱和椎间盘退变。

来源：《Therapeutic Exercise：FOUNDATIONS AND TECHNIQUES》，Seventh Edition 2018F. A. DavisCompany. Philadelphia.

思考题

患者刘某，男性，20 天前劳累后出现部疼痛伴右下肢酸痛，弯腰时加重，休息后缓解。腰椎生理曲度变浅，$L_5 \sim S_1$ 椎旁两侧软组织、双侧骶髂关节、臀中肌压痛(+ +)，局部肌肉质硬，可触及明显条索感，活动度：前屈(70°)、后伸(35°)、左右侧屈(35°)、左右旋(25°)，右直腿抬高试验阳性(50°)，加强试验阳性，左直腿抬高试验阴性(70°)，加强试验阴性，仰卧挺腹试验阴性，股神经牵拉试验阴性，屈髋屈膝试验阴性，梨状肌紧张试验阴性，双下肢肌力 V 级，膝腱、跟腱反射正常，右下肢小腿外侧感觉异常（"麻木感"明显），巴氏征阴性，余未见明显异常。发作时 VAS 评分：8 分。

1. 最可能的诊断是：

A. 腰椎管狭窄症

B. 急性腰扭伤

C. 腰肌劳损

D. 腰椎结核

E. 腰椎间盘突出症

2. 该疾病的功能障碍不包括：

A. 疼痛

B. 神经功能障碍

C. 腰部活动障碍

D. 步态和姿势异常

E. 运动功能障碍

3. 该病的主要发病原因不包括：

A. 年龄

B. 体型

C. 遗传因素

D. 肌力失衡

E. 饮酒

第四节 关节炎

一、概述

关节炎是风湿性疾病中最常见的一类疾病，也是泛指累及关节的各种炎性疾病的统称。常常表现为关节疼痛、肿胀、僵硬或不灵活，甚至活动困难。有些患者常伴有疲劳、虚弱、发热、皮疹、贫血、眼炎、腹泻等症状。受累关节数目的多少不等。关节炎常反复发作，慢性迁延，逐渐加重，最终出现关节强直、肢体畸形，导致不同程度的残疾，影响工作、学习和日常生活的自理，并常引起心理异常，给社交活动带来不便。关节炎种类繁多，较常见、易致残的有类风湿关节炎、骨性关节炎和强直性脊柱炎。

1. 类风湿关节炎

类风湿关节炎（theumatoid arthritis，RA）是一种以对称性、多关节受累为主要特征的自身免疫性疾病。我国的发病率为0.4%～1.0%，男女之比为1:4，发病年龄在20～40岁。其病因尚不完全明确，目前认为与感染、免疫、内分泌失调及受潮、受寒、劳累等因素有关。其基本病理改变为滑膜炎。类风湿关节炎常起病缓慢，有乏力、体重减轻及低热等全身症状。其主要特点是关节疼痛和肿胀反复发作逐渐导致关节破坏、强直和畸形，是全身结缔组织疾病的局部表现。炎症活动期清晨起床时有明显的关节僵硬（晨僵）。常伴关节外表现，如类风湿结节、脉管炎、间质性肺炎、胸膜炎、心包炎、浅表淋巴结肿大、肝脾肿大等。

2. 骨性关节炎

骨性关节炎（osteoathritis，OA）是常见的慢性关节疾病，主要病理改变是关节软骨的退行性变和继发性骨质增生。发病率随年龄增长而增加，男女之比为1:2，女性多于男性。好发于负重较大的膝关节、髋关节、脊柱及手指关节，该病亦称为骨性关节病、退行性关节炎、增生性关节炎、老年关节炎和肥大性关节炎等。发病与遗传、内分泌、代谢障碍及外伤、劳损等因素有关。病理早期表现为关节软骨局灶性软化，表面粗糙，随之出现裂隙、剥脱，软骨下骨质暴露、增生、硬化，关节边缘新骨形成，关节间隙变窄。最突出的表现是关节疼痛，负重或过度活动后疼痛加重，休息后疼痛缓解。有些患者常出现静止或晨起时感到疼痛，稍微活动后疼痛减轻，称之为"休息痛"，可伴有关节肿胀、活动受限和畸形。

3. 强直性脊柱炎

强直性脊柱炎（ankylosing spondylitis，AS）是指主要侵犯中轴关节的全身性、慢性炎症疾病。病变主要累及骶髂关节、脊柱以及眼、肺等多个器官。其发病率约为0.3%，发病年龄多在20～40岁，40岁以后发病者少，青年男性居多，男女之比约为5:1。病因尚不明确，可能与遗传、感染、免疫、内分泌、创伤、环境等有关。主要病理表现为肌腱末端炎症，即附着骨的韧带、肌腱、关节囊等的炎症。多数患者起病缓慢，有消瘦、乏力、低热等症状。最先出现的是腰骶部疼痛，可放射至大腿，伴僵硬感，休息不能缓解，活动后可以减轻。沿脊柱自下而上受累，出现腰背痛、胸痛、颈痛和僵硬感，活动受限，驼背畸形，后期脊柱呈强直状态。

二、主要功能障碍

1. 疼痛

疼痛通常是关节受累的最常见的首发症状，也是风湿病患者就诊的主要原因。关节疼痛的起病形式、部位、性质等特点有助于诊断和鉴别诊断，如RA可侵犯任何可动关节，以远端指间、掌指、腕关节等小关节最为多见，呈对称性多关节受累，多为持续性疼痛，活动后疼痛减轻；骨关节炎（OA）也常累及多关节，但多侵犯远端指间关节及第一腕掌、膝、腰等关节，多于活动后加剧；强直性脊柱炎（AS）主要侵犯脊柱中轴关节，以髋、膝、踝关节受累最为常见，多为不对称，呈持续性疼痛；风湿热关节痛多为游走性，痛风多累及单侧第一跖趾关节，疼痛剧烈。疼痛的关节均可有肿胀和压痛，多为关节腔积液或滑膜肥厚所致，是滑膜炎和周围组织炎的体征。

2. 关节僵硬与活动受限

僵硬通常是指经过一段时间的静止或休息后，患者试图再活动某一关节时，感到局部不适、难以达到平时关节活动范围的现象。由于其常在晨起时表现最明显，故又称为晨僵。晨僵是判断滑膜关节炎症活动性的客观指标，炎症的严重程度与其持续时间相一致。早期关节活动受限主要由肿胀、疼痛引起，晚期则主要由于关节骨质破坏、纤维骨质粘连和关节半脱位引起，此时关节活动严重障碍，最终逐渐导致功能丧失。

3. 肌力降低

由于关节僵硬与活动受限，患者的活动受限，肌力也会逐渐随之改变。

4. 日常生活活动能力障碍

关节炎患者由于疼痛、关节僵硬与活动受限及肌力改变等多种功能障碍并存，常导致日常生活活动能力严重障碍。

三、康复护理评估

1. 疼痛

较常用的疼痛评估方法有：视觉模拟评分法、语言评价量表、数字评价量表、口述描绘评级法等。目前，多数人认为视觉模拟评分法较好，其方法简单，以视觉模拟评分法（visual analogue scale for pain, VAS）为代表，是评估疼痛强度的较好方法，具体方法：取一直尺，从左端往右端均标有 0 ~ 10（或 0 ~ 100）刻度，告诉患者刻度 0 处代表无痛，刻度 10（或 100）处代表极痛，也即无法忍受的剧痛。让患者指出其目前所体验疼痛程度处于标尺的哪一处，记下所在位置的刻度读数，即为患者目前疼痛的分值。

2. 关节僵硬与活动受限

关节僵硬与活动受限的程度常由关节活动度进行评定。关节活动度（range of motion, ROM）是指关节活动时可以达到的最大弧度，常用通用量角器检查法：通用量角器由半圆规或全圆规加一条固定臂及一条移动臂构成（图 7 -5）。使用时首先使身体处于检查要求的适宜姿位，使待测关节按待测方向运动到最大幅度，使量角器圆规的中心点准确地放置到代表关节旋转中心的骨性标志点上加固定，固定臂按要求对向一端肢体上的骨性标志或与此端肢体纵

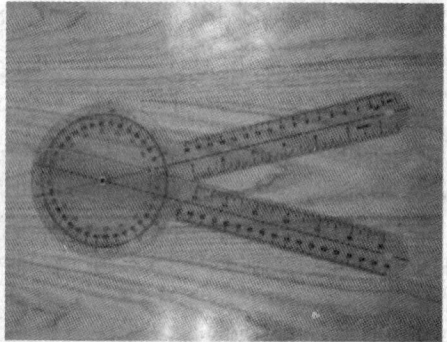

图 7-5 通用量角器

轴放置，或处于垂直或水平的标准位置，再将移动臂对向另一端肢体上的骨性标志或与此端肢体纵轴平行放置，然后读出关节所处角度。

3. 肌力降低

可采用徒手肌力评定，具体参见本书相关章节。

4. 日常生活活动能力

Barthel 指数评分法为目前常用的 ADL 能力评定方法，参见本书第四章第一节。根据是否需要帮助及其帮助程度分为 4 个等级，总分为 100 分，得分越高，独立性越强，依赖性越小。评定结果：<20 分：生活完全需要依赖；20 ~ 40 分：生活需要很大帮助；40 ~ 60 分：生活需要帮助；>60 分：生活基本自理。

5.疾病活动性

由美国风湿病学会临床协作委员会所制定的疾病活动性标准已被广泛采用,见表7-6。

表7-6 类风湿关节炎疾病活动性标准

		轻度活动	中度活动	明显活动
晨僵时间(小时)		0	1.5	>5
关节疼痛数(次/天)		<2	12	>34
关节肿胀数(次/天)		0	7	>23
握力	男 kPa(mmHg)	>33.33(250)	18.66(140)	<7.33(55)
	女 kPa(mmHg)	>23.99(180)	13.33(100)	<5.99(45)
16.5 m(50 尺)步行秒数		<9	13	>27
血沉率(魏氏法)(mm/h)		<11	41	>92

四、康复护理原则与目标

1.康复护理原则

选择早期合理康复护理时机;制订动态康复护理计划;循序渐进、贯穿始终、综合康复护理要与日常生活活动和健康教育相结合,鼓励患者及家属的主动参与和配合;积极预防并发症。

2.康复护理目标

①短期目标:控制炎症,减轻或消除疼痛,防止畸形,矫正不良姿势,维持或改善肌力、体力及关节活动范围,最大限度恢复患者正常的生活、工作和社交能力。②长期目标:通过实施物理疗法、作业疗法为主等综合措施,最大限度地促进功能障碍的恢复,防止失用和误用综合征,争取患者达到生活自理,回归社会。

五、康复护理措施

根据类风湿关节炎的病情变化,临床将其分为急性期、亚急性期和慢性期。因病情长、反复发作,关节炎需要长期耐心地进行康复治疗与护埋。

(一)急性期

急性期以关节疼痛、肿胀为主要临床表现,局部炎症及全身症状较明显,护理的目的是解除疼痛,消除炎症和预防功能障碍。

1.合理休息及正确体位

急性炎症期伴有发热、乏力等全身症状的患者应卧床休息,但卧床时间要适度,不可过长。过分的静止休息易造成关节僵硬、肌肉萎缩和体能下降,因此应动静合理安排。卧床时要注意良好体位,白天要采取固定的仰卧姿势,晚上才允许头垫枕,枕头不宜过高。尽量避免睡软床垫,床的中部不能下垂凹陷,以免臀部下沉,引起双髋关节屈曲畸形。有时为减轻疼痛,可在双膝下方放枕头,但易使膝呈屈挛缩。为避免双足下垂畸形,卧床时应在足部放支架,将被服架空,以防被服压双足(特别仰卧时)而加速垂足出现。同时要鼓励患者定期将双足前部蹬于床端横档处，以矫正足下垂畸形。仰卧、侧卧交替，侧卧时避免颈椎过度向前屈。

2.夹板治疗

关节疼痛和肿胀严重时，应使关节制动，以减轻疼痛和避免炎症加剧。夹板的作用是保护和固定急性炎性组织，最终目的是保存一个既可活动又具有功能的关节。急性炎症渗出的关节应用夹板制动，医用热塑板材加热后固定关节，比较方便，夹板固定各个关节的姿势见表7-7。制动是消肿止痛的有效方法，但关节制动后，可能出现关节的强直，因此制动时应将关节置于功能位，夹板应每天去除一次，以施行适度训练，预防关节僵硬的发生。

表7-7 夹板固定各个关节的姿势

病变关节	关节固定姿势
手	掌指关节略屈曲呈25°，防止手指尺偏
腕	伸腕30°~45°
肘	屈曲100°，前臂中立位
肩	前屈30°，外展45°，外旋15°
脊柱	正常生理弧度
髋	屈曲20°，轻度外展，不旋转
膝	伸直0°
踝	屈曲90°
足	正常趾，趾指关节稍屈曲，趾间关节伸直位

(二)亚急性期

该期治疗重点是防止疾病加剧及纠正畸形，维持全身健康状况。

1.适度休息和活动

患者仍需卧床休息，但时间应逐渐减少。白天要逐步减少夹板固定的时间，直至仅在晚上使用夹板。

当患者可以主动练习时，可按以下程序进行：①患者卧床进行肌肉的等长收缩练习和主动助动练习；②坐位继续锻炼并逐步延长锻炼时间；③站立位训练，重点练习平衡；④在扶车或有他人支持下进行走路练习，也可使用轮椅代步；⑤使用拐杖练习行走。

2.保持良好的姿势

不适当体位和姿势常引起肢体挛缩。不适当姿势由不正常关节位置所造成，故站立时，头部应保持中立，下颌微收，肩取自然位，不下垂、不耸肩，腹肌内收，髋、膝、踝均取自然位；坐位时采用硬垫直角靠椅，椅高为双足底平置地面，膝呈90°屈曲为宜。保持伸屈肌力的平衡十分重要。

3.作业治疗和日常生活活动训练

对日常生活自理能力较差的患者，要鼓励其尽量独立完成日常生活活动训练，如进食、取物、倒水、饮水、梳洗、拧毛巾、穿脱衣裤、解扣、开关抽屉、手表上弦、开关水龙头、坐、站、移动、下蹲、步行、上下楼梯等。

4.矫形器及辅助用具的应用

如果已有四肢关节活动功能障碍，影响日常生活，则应训练健肢操作和使用辅助器具，必要时还要调整和改善家居环境，来适应残疾者的需要。夹板、拐杖、轮椅等的应用能减轻关节畸形发展，缓解疼痛，防止因关节不稳定而进一步受损。通常夹板用于腕、掌、指关节及指间关节。固定夹板常用于急性期或手术后，应定期去除并进行关节活动。

如行走困难，可用拐杖或助行器等步行辅助器具，来减轻下肢负荷，可装上把柄以减少对手、腕、肘、肩的负重。

手指关节严重活动障碍，可用长柄梳、长柄勺等矫形器，补偿关节活动受限所带来的生活困难。这些辅助器具应在认真训练的前提下使用，反之会加重关节挛缩和肌力下降。

5.物理治疗

在急性期和亚急性期，均可应用物理疗法：①局部冷疗法；②水疗，包括矿水浴、盐水浴、硫化氢浴等，温度以38℃~40℃为宜，有发热者不宜用水疗法；③紫外线红斑量照射，具有消炎和脱敏的作用；④磁疗，有消炎、消肿、镇痛作用；⑤低中频电疗，可改善局部血液循环，促进渗出吸收，缓解肌紧张，达到镇痛作用；⑥蜡疗，有改善循环和缓解挛缩的作用。

（三）慢性期

慢性期治疗重点应用物理因子治疗来缓解肌痉挛和疼痛，以改善关节及其周围组织的血液与淋巴循环，减轻组织的退行性改变，尽可能增加关节活动范围、肌力、耐力和身体协调平衡能力。

1.物理治疗

物理治疗包括：①全身温热：如湿包裹法、温泉疗法、蒸汽浴、沙浴、泥疗等。②局部温热疗法：如热水袋、温水浴、蜡疗、红外线、高频电疗法，特别是微波，对全身影响较小；每天1~2次，每次20~30分钟。同时结合中草药熏洗或熨敷，效果更好。③电热手套：对患者进行热疗时手套内温度可达40℃，每次30分钟，每日2次，可减轻疼痛，但不能改善晨僵程度，也不能阻止关节破坏。

2.运动治疗

目的在于增加和保持肌力、耐力、维持关节活动范围，提高日常生活能力，增加骨密度，增强体质。

3.手法

由自己或他人徒手在病变关节及软组织作轻揉、按压、摩擦等。对水肿的关节或肢体可从远端向近端推按、轻揉、摩擦，对病变时间较长的关节，应在关节周围寻找痛点（区）或硬结，有重点地进行揉按，但应避免直接在关节表面上大力按压或使两关节面用力摩擦。有关节僵硬、周围软组织粘连、挛缩时，在按摩后给予关节牵引，对关节周围软组织进行牵伸，可徒手牵伸、也可利用自身重量、滑轮或棍棒（体操棒）等牵伸，选用何种牵张方式应根据实际情况作选择。牵张前应用温热疗法、超声波等治疗可减轻疼痛，提高牵伸效果，对有中等量至大量积液、关节不稳定的关节应避免用力牵张。

4.肌力锻炼

在急性炎症期或关节固定期，虽然关节不宜作运动，但为保持肌力，可进行肌肉静力性收缩训练。恢复期或慢性期，可在关节能耐受的情况下，加强关节的主动运动，适当进行抗阻力练习。

(1)等长收缩：用于保护炎症性关节病变患者的肌力，因可使肌肉产生最大张力而对关节的应力最小，每日只要有数次的最大等长收缩就能保持或增加肌力和耐力，因此等长收缩训练对关节炎患者来说是简便安全可行的方法。

(2)等张收缩：关节炎症已消失的患者可进行等张运动。游泳池内或水中均是等张运动的良好环境，由于浮力使作用于关节的应力减少，一定的水温更有助于关节周围肌肉等软组织松弛，因此水中等张运动很适合于关节炎患者。

(3)关节操：关节操可有效地预防关节僵硬，改善关节活动能力，恢复关节活动范围。在做操前先对受累的关节进行轻柔地按摩或热疗，可防止损伤，提高效果。做操时用力应缓慢，切忌粗暴，应尽量达到关节最大的活动范围，但不引起关节明显疼痛为度。如有条件在温水中练关节体操，会既舒适，效果又好。

手指关节体操：①用力握拳－张开手指；②各指分开－并拢；③各指尖轮流与拇指对指。

腕关节体操：①手指伸直。腕关节上下摆动作屈伸练习；②手指平放，掌心向下，手向桡、尺侧往返摆动；③手作绕换活动；④双手胸前合掌，两腕轮流背伸。

肘关节体操：①屈肘手触肩－复原；②两臂自然靠在身边。轮流屈伸肘。

前臂旋转体操：①准备姿势：肘屈成90°。前臂旋后，使手掌向着面部。②双手拧毛巾练习。

肩关节体操：①准备姿势：两臂靠在躯体向正前方平举－上举－放下；臂侧平举－上举－放下；②坐位或立位，两臂在背后伸直后引，躯干挺直；③直臂环绕或在屈肘的姿势下环绕。

脊柱体操：①颈屈伸运动：低头（下颌尽量向后）－复原。②转体运动：坐位（屈臂平举，双手互握于胸前）。转体向左（目视左肘）－复原－转体向右（目视右肘）－复原。③躯体侧屈运动：站立位。举右臂，垂左臂，上体向左侧屈－复原。

髋关节体操：①仰卧，两腿轮流屈髋屈膝、伸直；②仰卧（腿伸直），髋关节内收－外展；③仰卧（膝伸直），髋关节内旋－外旋；④立位（膝保持伸直），直腿前踢（屈髋）－直腿后伸（伸髋）。

膝关节体操：①卧位，屈膝关节，使足跟尽量靠近臀部；②坐位（膝屈位），伸展膝关节至最大范围，然后放下。

踝关节体操：①坐位或仰卧位，足背屈起－屈向下；②坐位或仰卧位，足向内摆（内收）－向外摆（外展）；③足踝绕环运动。

趾关节体操：足趾向上屈起－复原－向下卷曲－复原。

另外还有行走、跑步、自行车、游泳、划船等运动，运动时根据关节炎症情况和心肺功能确定其强度。常用于关节炎恢复中后期增强心血管功能，提高体质。

5. 关节保护

关节炎患者在日常生活中应重视保护关节，合理使用关节，这样可以减轻关节的炎症及疼痛；减轻关节负担，避免劳损；预防关节损害及变形；减少体能消耗。

(1)姿势正确：休息时要让关节保持良好的姿势，工作时应采用省力姿势及采取省力动作，并常更换姿势或动作，以免关节劳损或损伤。

(2)劳逸结合：工作与休息合理安排。需长时间持续工作时，应在中间穿插休息。工作过程中最好能让关节轮流休息。

(3)用力适度：不要勉强干难以胜任的重活。用力应以不引起关节明显疼痛为宜。

（4）以强助弱：多让大关节、强关节为小关节、弱关节代劳，以健全的关节辅助有炎症的关节，减轻受累关节的负担。

（5）以物代劳：使用各种辅助器具协助完成日常生活活动，以弥补关节功能缺陷，减轻受累关节的负担。

（6）简化工作：在工作之前先做好计划，并做好一切准备工作，把复杂工作分成多项简单工作来完成。

6. 节约能量

使用合适的辅助装置，在最佳体位下进行工作或 ADL；改造家庭环境，以适应疾病的需要；休息与活动协调；维持足够肌力；保持良好姿势；对于病变关节，可在消除或减轻重力的情况下进行。

7. 心理护理

类风湿关节炎无特异疗法，患者年龄轻，带病生存期长，容易产生异常的心理状态，如恐惧、焦虑等。给予心理干预有利于维护正常的免疫功能，应教育患者面对现实，参与病情讨论，共同制订康复计划，并获得必要的家庭支持。

对骨性关节炎患者，使其了解本病虽然有一些痛苦和不便，但一般不致严重残疾，更不会造成瘫痪。受累关节软骨虽不能恢复正常，但积极合理的治疗和康复训练可明显改善病程的自然预后，对患者是有利的，应长期坚持。

六、康复护理指导

关节炎虽无特殊治疗，但经过积极正确的康复训练和护理，能够缓解病情，避免残疾，或减轻残疾程度，改善患者的生活质量。具体从以下几个方面进行指导：

1. 合理用药

关节炎的早期、关节肿胀和疼痛明显时应使用糖皮质激素类、消炎镇痛药（非甾体抗炎药）以及免疫抑制药，这些药物可有效地减轻肿胀、疼痛和僵硬，控制病情。要注意其不良作用的发生。指导患者合理、按时服药，不可随便停药，出院后要定期随诊。

2. 合理指导

应辅助和督导患者进行各种功能训练，以保持患者基本的日常生活活动能力，满足其基本生活需要，并给予鼓励。根据残疾程度，学会应用轮椅、拐杖等辅助用具。

3. 锻炼指导

患者在日常生活中应重视保护关节，合理使用关节，这样可以减轻关节疼痛；减轻关节负担，避免劳损；预防关节损害及变形；并能减少体能消耗。具体方法同慢性期中的关节保护。

4. 积极预防复发

注意和避免发病诱因，天气变化合理增减衣物，预防感冒。

知识拓展

巫毒带

巫毒带（Voodoo floss band）是一款功能性的乳胶弹力带，拥有足够的厚度、弹力来改善关节活动度、肌筋膜紧张和放松肌肉。它利用弹力带的环绕，紧压在关节或肌肉组织周围，藉由活动加压点和邻近的关节产生加压、收缩伸展、转向等动作，以快速消除疼痛，促进训练后恢复，改善关节功能。

来源：Kelly Starret《Become a supple leopard》，中文版《豹式健身：全面提升力量和柔韧性》，2019，北京科学技术出版社。

思考题

患者朱某，58岁，双肘、腕、手指近端指间关节肿痛3年，加重2个月，以类风湿关节炎收入院。

1. 以下预防类风湿关节炎患者发生晨僵的护理措施中，不正确的是：

A. 鼓励多卧床休息

B. 睡眠时使用弹力手套保暖

C. 遵医嘱服用抗炎药

D. 避免关节长时间不活动

E. 晨起后用温水泡僵硬的关节15分钟

2. 关节炎的主要功能障碍不包括：

A. 疼痛

B. 关节僵硬与活动受限

C. 肌力降低

D. 畸形

E. 日常生活活动能力障碍

第五节 骨 折

一、概述

（一）骨折的定义

骨折（fracture）是指骨或骨小梁的完整性和连续性发生断离。造成骨折的因素有许多，外伤造成的骨折最为多见，因受伤的方式不同而造成的骨折的部位、形式、程度也不一样，往往伴有肌肉、肌腱、神经、韧带的损伤。

（二）骨折后长期制动对机体的影响

骨折在治疗中常需较长时间的固定受伤部位，甚至限制卧床，但长时间制动可引起肌力减退、肌肉萎缩、关节内粘连、韧带退变等，造成骨折虽愈合，但肢体遗留功能障碍。同时，长时间制动还可能引起全身反应，如直立性低血压、心肺功能低下、代谢异常、胃肠功能紊乱等，由此可进一步导致患者精神抑郁、悲观等心理障碍。

（三）骨折的分类

1. 稳定性骨折与不稳定性骨折

稳定性骨折是指没有移位或移位很小的骨折，如青枝骨折、椎体轻度压缩性骨折、嵌插骨折等。不稳定性骨折是指一般的斜形骨折、螺旋形骨折、多段骨折、粉碎性骨折或伴有骨缺损的骨折，这一类骨折复位后容易再移位，不用特殊的治疗难以保持骨折的对位，如牵引、手术，在康复治疗中，也应注意使用适当的治疗方法，避免再次移位。

2. 闭合性骨折与开放性骨折

闭合性骨折是指骨折断端与外界不相通，这种骨折不易发生感染，愈合较好。开放性骨折是指附近的皮肤及皮下组织破裂，骨折断端与外界相通，这种骨折需争取在伤后 6~8 小时以内对伤口进行清创手术。

3. 外伤性骨折与病理性骨折

由各种外伤引起的骨折称为外伤性骨折。由于骨骼本身的疾病（骨肿瘤、骨髓炎、骨质疏松）等破坏了骨骼原来的正常结构，从而失去原有的坚固性，在正常活动或轻微外力作用下即发生的骨折称为病理性骨折。针对病理性骨折，既要治疗骨折又要治疗原发疾病，康复治疗中需预防再次骨折。

4. 完全性骨折与不完全性骨折

完全性骨折是指整个骨的连续性或完整性完全中断，骨折的两端可以保持原位，也可因不同外力的影响造成各种移位，包括成角、缩短、分离、旋转和侧方移位五种情况。不完全骨折是指骨的完整性或连续性仅有部分中断，如发生在颅骨、肩胛骨等处的裂缝骨折及儿童中常见的青枝骨折等。

5. 新鲜骨折与陈旧骨折

受伤 3 周内的骨折属于新鲜骨折，3 周以后称为陈旧性骨折。陈旧性骨折的断端处已有纤维组织或骨痂包裹，若受伤当时没及时处理，这时再想复位就很困难，容易形成畸形愈合、延迟愈合或不愈合。

（四）骨折愈合

1. 骨折愈合的判定标准

判定骨折临床愈合的标准有：①骨折断端无压痛；②无纵向叩击痛；③骨折断端无异常活动；④X 线片显示骨折线模糊；⑤外固定解除后，上肢能向前伸手持重 1 kg 达 1 分钟，下肢能不扶拐平地连续步行 3 分钟或不少于 30 步；⑥连续观察 2 周，骨折断端不发生畸形。进行③和⑤项测定时需慎重，以免发生再骨折。具备上述临床愈合的所有条件，且 X 线片显示骨痂通过骨折线，骨折线消失或接近消失，皮质骨界线消失，即为骨折骨性愈合。

2. 骨折愈合时间

骨折愈合的快慢受到患者年龄、骨折类型、骨折部位及骨折治疗的方法等因素的影响。年龄越小，骨生长越活跃，骨折愈合越快。局部血液循环越差，骨折愈合越慢。如股骨颈、腕舟骨、距骨、胫腓骨下 1/3 等部位以及骨折周围软组织损伤的程度严重者，骨折愈合就慢。粉碎性骨折、骨折部位骨质缺损等骨折愈合慢。成人常见骨折临床愈合时间见表 7-8。

表7-8　成人常见骨折临床愈合时间

上肢	时间	下肢	时间
锁骨骨折	1~2个月	股骨颈骨折	3~6个月
肱骨外科颈骨折	1~1.5个月	股骨转子间骨折	2~3个月
肱骨干骨折	1~2个月	股骨干骨折	3~3.5个月
肱骨髁上骨折	1~1.5个月	胫腓骨骨折	2.5~3个月
尺桡骨干骨折	2~3个月	踝部骨折	1.5~2.5个月
桡骨下端骨折	1~1.5个月	距骨骨折	1~1.5个月
掌指骨骨折	3~4周	脊柱椎体压缩性骨折	1.5~2.5个月

二、主要功能障碍

(一)疼痛

这是外伤性炎症反应所致，疼痛反射易造成肌肉痉挛，妥善固定后疼痛可减轻或逐渐消失。因疼痛反射引起的交感性动脉痉挛而致损伤局部缺血，也会加重局部的疼痛。若有持续性剧烈疼痛，且进行性加重，是骨筋膜室综合征的早期症状，超过骨折愈合期后仍有疼痛或压痛，提示骨折愈合欠佳。

局部肿胀和瘀斑骨折后，骨髓、骨膜及周围软组织内血管破裂出血，在骨折周围形成血肿，同时软组织水肿，患肢发生肿胀，持续2周以上的肿胀，易形成纤维化，有碍运动功能的恢复。表浅部位的骨折或骨折伴有表浅部位的软组织损伤，可出现紫色、青色或黄色的皮下瘀斑。

(二)畸形

骨折端移位或骨折愈合的位置未达到功能复位的要求可出现畸形，有成角畸形、旋转畸形、重叠畸形(缩短畸形)等。若畸形较轻，则不影响功能(如成角畸形不超过10°)。

(三)关节粘连僵硬

长时间不恰当的制动，可造成关节粘连乃至僵硬。制动使关节囊和韧带缺乏被动牵伸，逐渐缩短，引起关节活动受限。损伤后关节内和周围的血肿、浆液纤维渗出物和纤维蛋白的沉积和吸收不完全，易造成关节内和关节周围组织的粘连，加重关节活动受限。

(四)肌肉萎缩

骨折后肢体失用，肌肉主动收缩减少，必然会导致肌肉萎缩。疼痛等反射性抑制脊髓前角运动神经元的兴奋性，神经冲动减少，神经轴突流减慢，均可影响肌肉代谢而引起肌肉萎缩。

(五)潜在并发症

骨折后常见的并发症有周围血管功能障碍、周围神经受损、外伤性骨性关节炎、骨折部位感染、肺部及泌尿道感染、骨筋膜室综合征、脂肪栓塞和压疮等。

1.周围血管功能障碍

因外固定过紧、软组织肿胀压迫、骨折移位压迫血管、止血带应用时间过长、不当的手法复位对血管的牵拉挤压等可引起周围血管功能障碍，表现为皮肤发绀、患肢肿胀加重、肢体末端疼痛、皮温降低以及感觉和运动功能障碍。肱骨外髁颈易损伤腋动脉；肱骨干中下1/3交界处骨折易损伤肱动脉。

2. 周围神经损伤

锐器伤、撕裂伤、火器伤等可直接损伤周围神经，牵拉伤、骨折断端的挤压或挫伤、手术及手法治疗不当引起医源性损伤等亦可引起周围神经受损。锁骨骨折易损伤臂丛神经；肱骨中下1/3交界处骨折易损伤桡神经；肱骨近端骨折易损伤腋神经；肱骨髁上骨折易损伤正中神经；尺骨鹰嘴骨折易损伤尺神经；腓骨颈部骨折易损伤腓总神经。

3. 骨筋膜室综合征

由骨、骨间膜、肌间隔和深筋膜组成的骨筋膜室内的肌肉和神经因急性缺血而引起的一系列病理改变。主要为不同程度的肌肉坏死和神经受损，从而引起相应的症状和体征。多见于前臂掌侧和小腿。骨折后血肿和组织水肿使其室内容物体积增加，而外包扎过紧、局部压迫等使骨筋膜室容积减小，导致骨筋膜室内压力增高，若不及时诊断和处理，可迅速发展为骨筋膜室综合征，引起坏死甚至坏疽，造成肢体残疾，如有大量毒素进入血液循环，可导致休克、心律不齐、急性肾衰竭等。

三、康复护理评估

(一)临床评估

1. 全身及局部状况

包括患者的生命体征、精神心理状况的评估以及局部疼痛、皮肤颜色、肢体肿胀、感觉等方面的评估。

2. 关节活动度

包括受累关节和非受累关节的关节活动度评估。

3. 肌力

着重评估受累关节周围肌肉的肌力。

4. 肢体长度及周径评估

肢体长度可了解骨折后有无肢体缩短或延长，在儿童骨折愈合后期是否影响生长发育。肢体的周径有助于判定肢体水肿、肌肉萎缩的程度。

5. 日常生活活动能力及劳动能力

对上肢骨折患者重点评估生活能力和劳动能力，对下肢骨折患者着重评估步行、负重能力。

(二)影像学评估

X线摄片是骨折的常规检查，目前三维CT成像技术日渐成熟，在临床上也已广泛应用，它对了解骨折的类型、移位情况、复位固定和骨折愈合情况等均有重要价值。X线摄片需包括正、侧位和邻近关节，有时还需加摄特定位置及健侧相应部位作对比。磁共振成像(MRI)则能通过损伤部位的信号高低判定是新鲜骨折还是陈旧性骨折及骨折愈合情况。

四、康复护理原则与目标

1. 康复护理原则

治疗骨折的基本原则是复位、固定、功能锻炼。复位、固定是治疗的基础，功能训练是康复治疗的核心。

(1)良好的复位和坚实可靠的固定是保证早期康复治疗的前提：只有骨折复位准确、对位对线良好、骨折复位后内固定或外固定坚实可靠，才能保证骨愈合良好，恢复肢体的运动功能。训练中应保持骨折对位对线的位置不发生改变，因此，早期开始肢体活动训练主要做生理力线轴向运动，运动训练的时间和负荷应有控制，逐渐增加运动量，保持在适量的范围。

（2）肢体锻炼与固定要同步进行：长期肢体的固定会造成失用性肌肉萎缩、骨质疏松、关节僵硬、关节粘连和挛缩等，延迟患者的恢复，因此需要强调早期活动训练。特别是关节内或经关节骨折，早期活动尤其重要，能减少创伤性骨关节炎的发生，有助于功能恢复。如今，随着工程技术的飞速发展，内固定技术日益成熟，使固定更为牢固，受累关节可更早进行训练。

（3）骨折愈合的不同阶段采取不同的康复措施：骨折早期主要是保持骨折对位对线、消除肢体肿胀、避免肌肉萎缩和关节粘连等，进入骨痂形成期，应以促进骨痂形成为主，如肢体运动和轴向加压训练、促进骨折愈合的物理因子治疗等。

（4）监测和防治骨折后各种并发症。

2. 康复护理目标

分为短期目标和长期目标。

（1）短期目标：①改善心理状况：通过心理干预，指导患者接受康复训练，并增加患者自信心，使患者积极主动参与康复训练。②消除患者肿胀：通过运动、物理因子疗法等促进血肿和渗出物的吸收，改善血液回流，尽早消除肿胀。③防止关节粘连，恢复关节活动度：早期进行肢体主动或（和）被动运动是防止关节粘连、恢复关节活动度的有效方法。

（2）长期目标：①恢复关节功能：恢复关节活动度并增强关节周围肌群肌力。②恢复日常生活活动能力：骨折后患者生活自理能力多数受到影响，尽早进行日常生活活动能力训练将有助于促进患者生活自理。③防止各种并发症：骨折后，尤其是老年人，并发症发生率高，应尽早进行相应措施，有效防止各种并发症，减少后遗症的发生，提高患者整体生活能力。

五、康复护理措施

骨折后康复训练一般分为三期进行。

（一）骨折愈合早期（骨折后1～2周）

这一阶段内肢体肿胀、疼痛、骨折断端不稳定，容易再移位，因此，早期功能训练的重点是消肿止痛、保护骨折部位、预防肌肉萎缩、条件许可者增加关节活动度。

1. 疼痛的处理

局部冰冻疗法能减轻局部的炎症反应，减轻水肿，降低疼痛传入神经纤维的兴奋性，从而减轻疼痛，必要时可给予止痛药物。

2. 肢体肿胀的处理

遵循 PRICE（保护：protection，休息：rest，冰敷：ice，包扎：compress，患肢抬高：elevation）治疗方案，能有效防治肢体肿胀。给予受伤肢体足够的保护、适当的制动、冰敷，可减少出血，减轻水肿，同时给予弹力带或弹力袜轻轻地包扎患肢，促进静脉回流，患肢抬高时，肢体远端必须高于近端且高于心脏。早期四肢肌群的等长收缩练习能促进回流。目前，充气压力治疗在临床广泛应用，以促进静脉回流、减轻肿胀，预防深静脉血栓形成。

3. 肌力训练

固定部位的肌肉有节奏地等长收缩练习，可以预防失用性肌肉萎缩及肌腱、肌肉与周围组织间的粘连，并对骨折远端产生向近端靠近的牵引力，这种应力刺激有利于骨折愈合。肌肉收缩应有节奏地缓慢进行，尽最大力量收缩，然后放松，每日训练3次，每次5~10分钟，以不引起疲劳为宜。健侧肢体与躯干各肌群的肌力练习可采取等张收缩练习及等张抗阻练习。患肢未受累部位的肌群可根据具体情况选择等长或等张收缩练习，以不影响骨折的复位与固定为前提。

4. 关节活动度训练

健侧肢体和患肢非固定关节的被动及主动训练在术后麻醉反应解除后即可进行，上肢应注意肩关节外展、外旋及手掌指关节、指间关节的屈伸练习，下肢应注意踝关节的背屈运动。每日训练3次，每次5~10分钟，关节活动范围逐渐加大。固定关节也应早进行关节活动度练习，特别是骨折累及关节面时更易产生关节内粘连，遗留严重的关节功能障碍，为减轻障碍程度，在固定2~3周后，应每日短时解除外固定，在保护下进行受累关节不负重的主动运动，并逐步增加关节活动范围，运动后继续维持固定。这种相应关节面的研磨还能促进关节软骨的修复、关节面的塑形并减少关节内的粘连。

5. 日常活动和呼吸训练

应鼓励患者尽早离床，绝对卧床患者需每日做床上保健操，以改善全身状况，预防失用性综合征、压疮等的发生。

长期卧床的患者，尤其是老年人及骨折较严重者易并发坠积性肺炎，可通过呼吸训练和背部叩击排痰训练来预防。

6. 物理因子治疗

超短波疗法、低频磁疗、超声波、高电位治疗、冲击波等均可促进成骨，加速骨折愈合，对软组织较薄部位的骨折（如手、足部骨折）更适合用低频磁场治疗，而深部骨折则适用于超短波治疗。这些治疗可在石膏或夹板外进行，但有金属内固定时禁忌使用。经皮神经电刺激疗法能有效预防肌肉萎缩。温热疗法至少需在术后或伤后48小时后进行，疼痛、肿胀明显者应使用冷冻疗法。音频电疗和超声波治疗可减少瘢痕和粘连。

（二）骨折愈合中期（骨折后3~8周）

此期上肢肿胀逐渐消退，疼痛减轻，骨折断端有纤维连接，并逐渐形成骨痂，骨折处日趋稳定。本期进行康复训练的目的是促进骨痂的形成，逐渐增加关节活动范围，增加肌肉力量，提高肢体活动能力，改善日常生活活动能力，尽可能恢复部分工作能力。

1. 关节活动度训练

尽可能鼓励患者进行受累关节各个运动轴方向的主动运动，轻柔牵伸挛缩、粘连的关节周围组织，每个动作重复多遍，每日3~5次。运动幅度应逐渐加大，遵循循序渐进原则。当外固定刚去除时，可先采用主动助力运动，以后随着关节活动范围的增加而相应减少助力。若关节挛缩、粘连严重，且骨折愈合情况许可时，可给予被动运动，动作应平稳、缓和、有节奏，运动方向与范围符合其解剖及生理功能，以不引起明显疼痛及肌肉痉挛为宜，避免再骨折。可配合器械或支架进行辅助训练，如CPM机等（图7-6）。

2. 肌力训练

逐步增加肌肉训练强度，引起肌肉的适度疲劳。外固定解除后，可逐步由等长收缩练习过渡到等张收缩练习及等张抗阻练习。当肌力为0~1级时，可采用水疗、按摩、生物反馈电刺激、经皮神经电刺激、主动助力运动等；当肌力为2~3级时，以主动运动或主动助力运动为主，辅以水疗、经皮神经电刺激等；当肌力达到4级时，应进行抗阻练习，但需保护骨折处，避免再次骨折。

3. 物理因子疗法

红外线、蜡疗等热效应治疗可作为手法治疗前的辅助治疗，促进血液循环、软化瘢痕；紫外线照射可促进钙盐沉积和镇痛；音频电疗、超声波疗法能软化瘢痕、松解粘连。

4. 改善日常生活活动能力训练及工作能力训练

尽早进行作业治疗，并逐步进行职业训练，注重平衡性和协调性练习，改善患者的日常生活活动能力及工作能力。

(三) 骨折愈合后期(骨折后8~12周)

此期骨性骨痂已逐步形成，骨骼有了一定的支撑力，但可能仍存在关节活动范围受限、肌肉萎缩等问题。本期训练的目的是消除残存肿胀、进一步减轻瘢痕挛

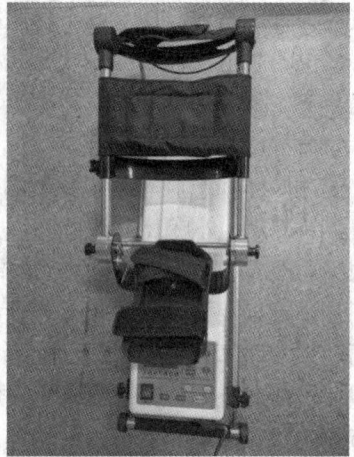

图 7-6 CPM 机

缩、粘连，最大限度地恢复关节活动范围，增加肌力，恢复肢体功能，患者的日常生活活动能力、工作能力接近正常，重返家庭及工作。

骨折从临床愈合到骨性愈合需要相当长的时间，功能训练的时间和强度应循序渐进，逐步使患者适应，既不能超前，也不能滞后。要根据患者的体征及影像学表现判定是否骨折愈合，确定能够适应的运动。若骨折尚未愈合，过早使用患肢，会影响骨折的对位对线，最终畸形愈合。

1. 肌力训练

根据肌力情况选择肌力训练方式，本阶段可逐步进行等张抗阻训练，有条件者可进行等速训练。

2. 关节活动度训练

除继续进行前期的关节主动运动、主动助力运动、被动运动外，若仍存在关节活动度受限，可进行关节功能牵引、关节松动技术等。

关节功能牵引是将受累关节的近端固定，远端沿正常的关节活动方向加以适当力量进行牵引，使关节周围的软组织在其弹性范围内得到牵伸，牵引力量以患者感到可耐受的酸痛、但不产生肌肉痉挛为宜，每次10~15分钟，每日2~3次。对于关节中度或重度挛缩者，可在牵引后配合使用夹板或支具，进行持续牵伸，减少纤维组织回缩，维持治疗效果。对僵硬的关节，可配合热疗进行手法松动，即关节松动技术。治疗师一手固定关节近端，另一手握住关节远端，在轻度牵引下，按其远端需要的运动方向松动，使组成关节的骨端能在关节囊和韧带等软组织的弹性范围内发生移动。

3. 负重练习及步态训练

若上肢骨折，在不影响骨折固定及全身情况时，伤后即可尽早下地进行步行训练。若下肢骨折，需根据骨折的类型、固定的方式及骨科医生的随访决定何时开始负重练习，并遵循由不负重逐步过渡到部分负重、充分负重的原则进行负重训练。若患者能充分负重，可做提踵练习、半蹲起立练习等以增加负重肌的肌力。

在站立练习的基础上，依次作不负重、部分负重、充分负重的步行练习，并从持双拐步行逐

步过渡到健侧单拐、单手杖、脱拐步行。

此期也应加强站立位平衡训练，可进行重力转移训练，由双侧重力转移过渡到单侧重力转移、由矢状面不稳定平面过渡到冠状面，以训练患者的平衡能力。当患者获得了一定的动态稳定性后还可运用平衡系统训练仪进一步提高患者的平衡性。

4.日常生活活动能力及工作能力训练

逐步增加日常生活活动能力训练和职业训练的方式和强度，并尝试重返家庭或工作岗位。逐步恢复体育运动，根据不同部位的骨折选择运动项目及运动强度，逐步增加运动量。

(四)常见骨折的康复要点

1.上肢

上肢的主要功能是手的劳动，腕、肘、肩的功能均是为手的劳动作辅助的。上肢各关节的复杂连接，各肌群的力量，高度的灵敏和协调性以及整个上肢的长度，都是为了使手得以充分发挥功能。所以，上肢创伤后康复治疗的目的是恢复上肢各关节的活动范围，增强肌力，改善上肢的协调性和灵活性，从而恢复日常生活活动能力和工作能力。

(1)肱骨外科颈骨折：多见于老年人，常因间接暴力所致，临床上将其分为外展型和内收型两类。外展型多属稳定型，可用三角巾悬吊固定4周，限制肩关节外展肌力训练。内收型复位后三角巾制动4~6周，限制肩关节内收肌力训练。早期做握拳及腕、肘关节屈伸训练，固定去除后积极进行肩关节及肩胛带的各个方向活动度练习及肌力练习。

(2)肱骨干骨折：肱骨干中、下1/3交界处后外侧有一桡神经沟，桡神经紧贴沟内，此处骨折容易损伤桡神经。因常伤及肱骨滋养动脉，肱骨中段骨折不愈合率较高。

复位固定后，患肢悬吊于胸前，肘屈曲90°，前臂稍旋前，尽早进行指、掌、腕关节主动运动，并进行上臂肌群的主动等长收缩练习，禁止做上臂旋转运动。固定2~3周后，在上臂扶持下行肩、肘关节的主动和被动运动，增加关节活动度。解除外固定后，全面进行肩、肘关节的活动度及肌力练习。

(3)肱骨髁上骨折：常发生于儿童，为关节囊外骨折，由于骨折的暴力与损伤机制不同，分伸直型和屈曲型，以伸直型为最常见，约占95%。功能预后一般较好，但常易合并神经、血管损伤及肘内翻畸形。

骨科处理后3~4天即可进行站立位的肩部摆动练习和指、掌、腕的主动运动，1周后增加肩主动屈伸及外展练习，并逐步增大运动幅度。早期，伸展型肱骨髁上骨折可开始做肱二头肌、旋前圆肌静力性抗阻练习，暂缓肱三头肌和旋后肌的主动收缩练习，屈曲型骨折患者则应做肱三头肌静力收缩，暂缓肱二头肌和旋前圆肌的主动收缩。骨折愈合后进行必要的关节活动度练习，做全面的肩和肘屈伸、前臂旋转练习。

训练及护理中需严密观察患肢远端有无血运障碍以及感觉异常，及早发现血管损伤并发症，并及时处理，避免前臂肌肉缺血性坏死。

(4)尺桡骨骨折：治疗较为复杂，预后差，常引起肘屈伸和前臂旋转功能障碍。

复位固定后早期，练习肩和手部活动。用力握拳，充分屈伸手指，减少前臂肌群的粘连，上臂和前臂肌肉做等长收缩练习；站立位前臂用三角巾悬吊胸前，做肩前、后、左、右摆动和水平方向的画圈运动。2周后开始行肘关节屈伸运动，频率和范围逐渐增加，但禁忌做前臂旋转运动。骨折临床愈合后开始全面进行肩、肘、腕关节的屈伸训练，着重做前臂旋转的活动度和肌力练习。也可行用手推墙动作，对骨折断端间产生纵向挤压的应力刺激，促进骨折愈合。

（5）桡骨远端骨折：常见类型有 Colles 骨折和 Smith 骨折，前者较多见，表现为骨折远端向背侧移位；后者表现为骨折远端向掌侧移位。复位固定后即指导患者进行用力握拳、充分伸展五指等手指、掌指关节的主动屈伸运动和前臂肌群的等长收缩练习，全面活动肩、肘关节。2 周后，开始腕关节屈伸和桡侧偏斜活动及前臂旋转活动的练习。先轻度活动，若无不适，再逐渐增加活动范围和强度。解除外固定后，充分练习腕关节的屈伸、尺侧偏斜和桡侧偏斜以及前臂旋转的活动度和肌力练习。

2. 下肢

下肢的主要功能是负重和步行，要求关节充分的稳定和肌肉强大有力。行走、上下楼梯、下蹲等动作中髋、膝关节屈伸活动度需达到一定范围才能使各项动作正常完成，这也为康复治疗中设定关节活动度的康复目标提供参考。

（1）股骨颈骨折：多见于老年人，骨折不愈合率高，且有可能发生股骨头缺血坏死及塌陷的不良后果。

加压螺纹钉内固定手术者，原则上术后第 1 天做患肢各肌群的等长收缩练习，第 2~3 天即可起床活动，并允许患肢负重。1 周以后进行髋部肌群的等张练习、髋及膝关节的屈伸运动，动作轻柔，幅度逐步增大，避免引起疼痛。3~4 周后可完全恢复原有的社会生活。

对于有轻度移位的股骨颈骨折，为减少股骨头坏死的可能性，应给予患侧股骨头 8~12 周的不负重休息，可扶双拐早期下地不负重行走。

做牵引治疗的患者，早期床上练习与内固定者相同，但负重要晚，伤后 4 周解除牵引，开始练习在床边坐，患肢不负重步行，伤后 3 个月逐步增加患肢内收、外展、直腿抬高等肌力及关节活动度练习，逐步开始负重练习。

（2）股骨干骨折：多见于青壮年和儿童，多由强大的直接或间接暴力造成，由于肌肉附着后的牵拉作用，很少有无移位的股骨干骨折，上 1/3 骨折时，骨折近端因髂腰肌、臀中肌及外旋肌牵拉而屈曲、外展、外旋，骨折远端内收并向后上方移位；中 1/3 骨折时，骨折近端除前屈外旋外无其他方向移位，远端往往有重叠移位，并易向外成角；下 1/3 骨折时，骨折远端受腓肠肌牵拉向后倾斜移位，可损伤腘窝部血管和神经。非手术治疗难以复位固定，多行内固定手术。

股骨干骨折内固定术后，第 1 天即可开始肌肉等长练习及踝、足部运动。术后第 3 天，疼痛反应减轻后，开始床上足跟滑动练习以屈伸髋、膝关节，并给予髌骨松动技术，膝下垫枕增加膝屈曲姿势体位下，做主动伸膝练习，可逐步增加垫枕的高度。术后 5~6 天可扶双拐或助行器患肢不负重行走，术后 2~3 周内逐渐负重，根据患者的耐受程度而定。术后 2 个月左右可进展至单手杖完全负重行走。

（3）胫腓骨骨折：以青壮年和儿童居多，多由直接暴力引起，常合并神经、血管损伤，临床上应注意观察足背动脉搏动及足背、足趾的感觉和运动情况。骨折部接近踝关节时，更易后遗踝关节功能障碍。胫腓骨中下段血液供应差，骨折愈合慢，固定期较长，功能影响也大。

术后当天开始进行足、踝、髋的主动活动度练习，以及股四头肌、胫前肌、腓肠肌的等长练习。膝关节保持中立位，防止旋转。术后 3~5 天，可带外固定物做直腿抬高练习和屈膝位主动伸膝练习，术后 1 周，增加踝屈伸和内、外翻抗阻练习，并可增大踝屈伸活动度的功能牵引，同时开始下肢部分负重的站立和步行练习。早期负重可促使骨痂生长，较快地恢复行走功能。

（4）踝部骨折：多因间接暴力造成，是最常见的关节内骨折，易引起顽固性踝关节功能障碍，在关节面不平整和复位欠佳时，极易发生踝关节创伤性关节炎，这就要求良好的复位固定和及时的康复治疗。

踝部骨折早期康复锻炼与胫腓骨下段骨折大致相同，但要专门指导跖趾关节屈曲和踝内翻的静力收缩练习，以预防这些肌肉萎缩而引起扁平足。固定第2周起可加大踝关节主动屈伸活动度练习，但应禁止做旋转及内外翻运动。3周后开始扶双拐部分负重活动，4~5周后解除固定，逐渐增加负重，并做踝关节主动、被动活动度练习及踝部肌力练习。骨折愈合后，可训练患者站在底面为球面形的平衡板上作平衡练习，积极恢复平衡反射，有助于预防踝反复扭伤。

3. 脊柱损伤

脊柱损伤多为间接暴力引起。损伤部位多见于脊柱活动频繁的节段或生理弧度转换处。临床上常根据脊柱稳定性将脊柱骨折分为稳定性骨折和不稳定性骨折两大类。横突骨折、棘突骨折、椎体压缩不超过原高度的1/3且椎体后缘完整的单纯压缩骨折属于稳定性骨折。椎体压缩1/3以上的单纯压缩骨折、伴有棘间韧带断裂的压缩骨折、伴有后柱损伤的爆裂骨折、椎板或椎弓根骨折等均为不稳定性骨折。

脊柱骨折治疗的原则与四肢骨折一样需予以复位、固定、功能锻炼。

(1)单纯稳定性骨折：让患者仰卧木板床上，骨折部位垫高约10 cm的软垫，3~5天后开始仰卧位躯干肌肌力训练，训练中避免脊柱前屈和旋转。2周后让患者做仰卧位腰部过伸和翻身练习，翻身时，腰部保持伸展位，躯干同时翻转，避免脊柱扭转。6周后可起床活动，并进行脊柱后伸、侧弯和旋转练习，避免脊柱前屈的动作。待骨折愈合后加强脊柱活动度和腰背肌肌力训练。在护理时，搬动患者时应保持动作一致，平抬平放，避免脊柱屈曲扭转，并密切观察患者生命体征及肢体的感觉和运动功能，及时发现有无合并脊髓损伤或马尾神经损伤。

(2)单纯不稳定性骨折：多需行手术内固定，术后即可行躯干肌等长收缩练习，术后约1周开始起床活动(需根据手术方式及手术医生的意见而定)。骨折愈合后，逐步增加关节活动度练习和腰背肌肌力训练。

(3)脊柱骨折合并脊髓损伤：伤后应及时手术，消除脊髓致压物，彻底减压，给予牢固的内固定。

六、康复护理指导

1. 心理调适

患者因意外受伤，常常自责，并顾虑手术效果，担忧骨折预后，易产生焦虑、恐惧心理，常寄希望于有最好的药或最好的康复方法，在最短的时间内，恢复至最佳状况。

应给予耐心开导，介绍骨折的治疗和康复训练方法、可能的预后等，并给予悉心的照顾，以减轻或消除患者心理问题。鼓励患者调适好心理状态，积极参与康复训练，但也不能急于求成，应正确地按指导进行康复训练。

2. 饮食

绝大部分骨折患者食欲下降，易便秘，所以需给予易消化的食物，鼓励多吃蔬菜和水果。老年人常伴有骨质疏松，骨折后也易引起失用性骨质疏松，宜给予高钙饮食，必要时补充维生素D和钙剂，甚至是使用专业的治疗骨质疏松的用药。适量的高蛋白、高热量饮食有助于骨折后骨折愈合和软组织修复。

骨折后患者体内的锌、铁、锰等微量元素的血清浓度均明显降低，动物肝脏、海产品、黄豆、蘑菇等含锌较多；动物肝脏、鸡蛋、豆类、绿叶蔬菜等含铁较多；麦片、芥菜、蛋黄等含锰较多，可指导患者适当补充。

3. 自我观察病情指导

患者自我观察病情，特别是观察远端皮肤有无发绀、发凉，有无疼痛和感觉异常等，及早发现潜在的并发症，尽早就医。

4. 自我护理指导

患者进行日常生活活动的自我护理，尽早生活独立。皮肤的清洁护理非常重要，以避免局部感染的发生，尤其是带有外固定者，需注意避免外固定引起的压疮。

5. 准确进行功能锻炼指导

患者进行相关的活动度、肌力、坐位、站立位、步行等功能训练，特别是要牢记锻炼中的注意事项，避免因不恰当的锻炼引起意外的发生。功能训练还需遵循循序渐进的原则，运动范围由小到大，次数由少到多，时间由短到长，强度由弱到强，锻炼以不感到很疲劳、骨折部位无疼痛为度。

6. 指导患者定期随访

一般患者术后 1 个月、3 个月、6 个月骨科随访 X 线摄片，了解骨折愈合情况。若有石膏外固定者，术后 1 周复诊，确定是否需更换石膏，调整石膏的松紧度。进行功能锻炼者，需每 1～2 周至康复科随访，由专业人员给予功能训练的指导，了解当前的训练状况及功能恢复情况，及时调整训练方案。

思考题

1. 骨折愈合早期的护理要点：

A. 疼痛的处理

B. 肢体肿胀的处理

C. 关节活动度训练

D. 物理因子治疗

E. 改善日常生活活动能力训练及工作能力训练

2. 常见股骨颈骨折的康复要点错误的是：

A. 对于有轻度移位的股骨颈骨折，为减少股骨头坏死的可能性，应给予患侧股骨头 8～12 周的不负重休息

B. 对于有轻度移位的股骨颈骨折，不可扶双拐早期下地不负重行走

C. 加压螺纹钉内固定手术者，原则上术后第 1 天做患肢各肌群的等长收缩练习

D. 加压螺纹钉内固定手术者，第 2～3 天即可起床活动，并允许患肢负重

E. 加压螺纹钉内固定手术者，3～4 周后可完全恢复原有的社会生活

3. 成人常见骨折的愈合时间正确的是：

A. 锁骨骨折：1～2 个月

B. 股骨颈骨折：2～3 个月

C. 掌指骨骨折：1～4.5 个月

D. 脊柱椎体压缩性骨折：2.5～3 个月

E. 肱骨外科颈骨折：2.5～3 个月

第六节　手外伤

一、概述

手外伤为临床常见损伤，占创伤总数的 1/3 以上。手外伤包括骨骼损伤、肌腱损伤、神经损伤、皮肤缺损等，可单独发生，常为复合性损伤。手部神经血管丰富，功能复杂，损伤后长期固定以及瘢痕挛缩的形成易导致手部功能损害。

手外伤的常见原因：

1. 刺伤

特点是伤口小，损伤深，并可将污物带入肌肉组织深处，易感染。

2. 切割伤

伤口一般较整齐，污染较轻，伤口出血较多。伤口深浅不一，常造成深部组织如神经、肌腱、血管的切断伤，严重者导致指断端缺损、断指或断肢。受伤原因一般为刀、玻璃及电锯伤等。

3. 钝器伤

可致皮肤裂伤，重者可导致皮肤撕脱，肌腱、神经损伤和骨折。

4. 其他

如挤压伤、枪伤均可造成手部不同程度的损伤。

二、主要功能障碍

1. 运动功能障碍

手的运动包括对指、抓握和非抓握运动，抓握功能包括精确性抓握（如指侧捏、指尖捏、三指捏、三指抓握等）和力量性抓握（如球状抓握、钩状抓握和柱状抓握等），非抓握运动包括推、举、扣、戳等。骨骼、肌腱、神经损伤后因瘢痕挛缩、肌腱粘连、肿胀、关节僵硬、肌萎缩等均可引起相应的运动功能障碍。

2. 感觉功能障碍

上臂桡神经、尺神经、正中神经损伤后均可引起相应神经功能障碍。

3. 日常生活活动能力障碍

与手部运动相关的活动，如吃饭、穿衣、洗浴、个人清洁卫生等日常生活自理能力会受到影响。

4. 工作能力和社会活动障碍

5. 心理障碍

手部损伤会使患者心理情绪上发生变化，严重者会导致患者抑郁和焦虑。

三、康复护理评估

(一)局部状况和手的体位评估

1. 局部状况评估

对皮肤的营养情况进行评估，如色泽、有无瘢痕、伤口、皮肤有无红肿、溃疡及窦道、手及手指有无畸形等。检查皮肤的温度、湿度、弹性以及皮肤毛细血管的反应，判断手指的血液循环的情况；检查是否有神经、肌腱的损伤及程度；测量肢体周径、长度和容积。

2. 手的体位

手的体位有休息位、功能位和保护位。

(1)休息位：在正常情况下，手在自然静止状态为半握举姿势，手的内在肌和外在肌张力处于相对平衡状态。手的休息位是腕关节背伸10°～15°，并有轻度尺侧偏；手指的掌指关节及指间关节呈半屈曲状态，从示指到小指，越向尺侧屈曲越多。

(2)功能位：患者损伤后多应功能位放置，腕背伸20°～25°，拇指处于对掌位，掌指及指间关节微屈。其他手指略为分开，掌指关节及近侧指间关节半屈曲，远侧指间关节微屈曲。

(3)保护位：是为了保护和维持手部功能而设的体位。如掌指关节整复手术后宜将掌指关节固定在屈曲90°体位，以防侧副韧带挛缩。

（二）运动功能

1. 关节活动度的测量

量角器分别测量掌指关节(metacarpophalangeal joint, MP)、近侧指间关节(proximal interphalangeal joint, PIP)和远侧指间关节(distal interphalangeal joint, DIP)的主被动关节活动度，根据三个关节的活动范围进行等级评定(表7-9)。

表7-9　等级评定表

分级	关节活动范围
优	200°～260°
良	130°～200°
中	100°～130°
差	<100°

2. 肌力评定

利用握力计、控力计检查手和上肢的握力、提力等。

（三）感觉功能

(1)手指触觉、痛觉、温度觉和实体觉测定。

(2)两点辨别试验：正常人手指末节掌侧皮肤的两点区分试验距离为2～3 mm，中节4～5 mm，近节为5～6 mm。两点辨别试验的距离越小，越接近正常范围，说明该神经的感觉恢复得越好。

四、康复护理原则与目标

1. 康复护理原则

康复护理以尽可能防止和减轻挛缩、关节粘连，恢复日常生活活动能力为原则。

(1)早期开始：手外伤后常发生肌肉软组织的挛缩及关节粘连，尽早进行关节的主被动活动、适当牵伸练习，可减少挛缩和粘连的发生。

(2 功能康复：手外伤后常影响日常生活活动能力，康复护理中应重视日常生活活动能力和生活自理能力的训练。

2.康复护理目标

分为短期目标和长期目标。

(1)短期目标：消肿、消炎、止痛，促进伤口愈合，预防挛缩和关节粘连。

(2)长期目标：恢复运动功能，感觉功能。逐步恢复日常生活活动能力，最终重返工作岗位，回归社会。

五、康复护理措施

手外伤的患者应尽早清创，一般争取在伤后 6～8 小时内进行。对于深部组织的损伤须正确的处理，清创时应尽可能地修复深部组织，恢复重要组织如肌腱、神经、骨关节的连续性，以便尽早恢复功能。

(一)心理护理

手外伤带来的生活及工作的不便，使患者易出现心理问题，护理中应开导患者，进行情绪管理。

(二)肌腱修复术后的康复护理措施

术后 1～3 周：被动活动患者手指，抬高患肢，屈肌腱修补后做被动屈指，伸肌腱修补后做被动伸指运动，其余手指作各种主动练习。第 3 周：患指的主动运动，以扩大肌健的滑移幅度，但在运动时要限制腕与掌指关节的姿势，如屈肌修复后腕与掌指关节应保持被动屈曲位，而伸肌修复后则与此相反。第 4 周：全方向的主动运动，并开始肌腱的主动运动。并可采用微波、热疗、频谱治疗。第 5 周：增加关节功能和抗阻练习。6～12 周：强化肌力，增加肌腱的滑动性，双手协调性训练，矫正关节挛缩，也可用矫形支架进行被动训练。术后 12 周以后：利用不同的握法和握力进行功能训练，帮助患者恢复动态工作能力。

(三)肌腱粘连松解术

实施肌健松解术前：根据病情对僵硬的关节进行被动活动，使僵硬的关节尽量达到满意的活动后再进行松解术。否则，术后会因关节活动受限而易再次发生粘连。

术后 1～2 日：去除敷料后即可练习手指的屈伸动作，此时，患者因为局部的肿胀，疼痛而不敢完全的练习，医护人员应鼓励患者，并给予对症处理，尽可能用最大的力量伸屈手指，反复练习。术后 3～5 日：可松解肌主动收缩和拮抗肌动力性收缩练习。术后 2 周：在医护人员的指导下，开始抗阻肌力练习，以及活动度练习。2～3 周：开始 ADL 练习。4～6 周：抓握力量练习。6～8 周：抗阻力量练习。8～12 周：功能恢复，重新工作。

(四)感觉训练

手的感觉恢复顺序是痛觉(保护觉)、温度觉、32 Hz 振动觉、移动性触觉、恒定性触觉、256 Hz 振动觉、辨别觉。当压觉或振动觉恢复后即开始感觉训练，感觉可以通过学习来重建，常需配合眼功能训练。感觉训练程序分为早期和后期阶段。早期主要是足痛、温、触觉和定位、定向的训练。后期主要是辨别觉的训练。腕部正中神经和尺神经修复术后 8 周，可以开始早期阶段的感觉训练。若患者感觉过敏，则脱敏治疗应放在感觉训练之前。感觉训练后的评定，每月 1 次；训练时间不宜过长、过多，每日 3 次，每次 10～15 分钟为宜。训练方法如下：

1.保护觉训练

目的不是恢复保护觉，而是教导患者利用功能代偿的能力。安静环境下，让患者闭眼，护士用各种尖锐物品轻刺患者的手部或给予冷热刺激，然后让患者睁眼看清刚才所给予的刺激是针刺、冷或热，如此反复进行。

2. 定位觉训练

在患者恢复针刺觉和深压觉后进行训练。在安静的房间里，利用 32 Hz 的音叉让患者知道什么时候和部位开始的移动性触觉。然后用橡皮沿需要训练的区域，由近到远触及患者。患者先睁眼观察训练过程，然后闭眼，将注意力集中于他所觉察到感受，而后睁眼确认，再闭眼练习。这样反复学习，直至患者能够较准确地判断刺激部位。

3. 辨别觉训练

当患者恢复定位觉之后，便可开始辨别觉训练。刚开始时让患者辨别粗细差别较大的物体，逐渐进展到差别较小的物体。每项训练采用闭眼 – 睁眼 – 闭眼的方法。利用反馈，重复地强化训练，再过渡到辨别生活中的实物。

4. 触觉训练

利用粗糙程度大小不同的织物，训练感觉。让患者先触摸粗细相差极大的砂纸，再触摸粗细差别较小的砂纸，进而过渡到其他织物如毛皮、丝织品、羊毛、塑料等。

5. 脱敏训练

适用于手外伤后因神经病变等而触觉过敏者，可采用脱敏疗法。原则上先健侧示范，刺激由弱渐强，时间每次 5～10 分钟，每天重复 3～4 次。先用较轻柔的物品，如毛、棉等轻轻摩擦10 分钟或至皮肤麻木无感觉，1 小时后重复此项操作，适应该刺激后再增加刺激物的粗糙程度，可用绒布、麻布等，最后用叩击和震动刺激。也可让患者手插入盛有棉花、碎泡沫塑料、沙、豆、玉米、米、小麦等的容器中，并搅动容器中的内容物。

（五）ADL 和作业训练

根据实际情况进行日常生活活动能力的训练，改善感觉、运动及功能性活动能力。当感觉功能较差时，应指导患者在生活和工作中自我保护，避免接触热、冷、锐器物品；并可利用本体觉、温度觉与触觉的组合进行代偿性训练。

六、康复护理指导

1. 早期的功能训练

在不影响创伤愈合的情况下，患者应尽早进行功能训练。手外伤康复的关键是正确地进行手指活动，训练时注意循序渐进，具体的训练方法和时间视不同的手外伤类型而定，通常早期可进行适当的被动活动，后期以主动训练为主。

2. 按摩患肢

从指尖向心脏方向进行按摩。注意手法应由轻到重，循序渐进。如有瘢痕增生，可在瘢痕处揉捏按摩，以促过瘢痕转化，松解粘连。

3. 日常生活活动能力的训练

术后 3～4 周进行，逐步恢复手功能，促进生活自理能力的恢复。

4. 物理治疗

利用热水浴，将手放在 40℃～50℃热水中浸泡，每日 1～3 次，每次 10～20 分钟。也可以利用蜡疗。

5.安全教育

对感觉功能减退或丧失的患者进行安全教育：避免接触热、冷、锐器物品；避免使用小把柄的工具；抓握用品不宜过度用力；使用工具的部位经常更换；经常检查受压部位的皮肤情况等。

思考题

患者赵某，男，38岁，因打架右手掌被刀割伤2小时入院，检查发现中指、环指不能主动屈曲远节指骨，当天即行手术，探查发现指深屈肌腱断裂。行修补术后，安返病房。

1.下列针对该患者的康复护理措施正确的是：

A.尽早被动屈指，被动伸指运动

B.尽早被动屈指，主动伸指运动

C.尽早主动屈指，被动伸指运动

D.尽早主动屈指，主动伸指运动

E.早期不能行屈指、伸指运动

2.该患者的康复护理指导，不正确的是：

A.患者应早期尽量不进行功能训练

B.注意手法应由轻到重，循序渐进

C.也可鼓励患者进行热水浴，将手放在40℃~50℃热水中浸泡

D.早期可进行适当的被动活动，后期主动训练为主

E.有感觉功能减退或丧失的患者需给予安全教育

第七节 截 肢

一、概述

1.定义

截肢(amputation)是利用手术将失去生存能力、没有生理功能、威胁人体生命的部分或全部肢体切除，包括截骨(将肢体截除)和关节离断(从关节处分离)两种。

2.病因

造成截肢的原因主要有严重的创伤、肿瘤、周围血管疾患和感染。

3.分类

解剖学分类，如上臂截肢(或称为肘上截肢)、前臂截肢(或称为肘下截肢)、大腿截肢(或称为膝上截肢)、小腿截肢(或称为膝下截肢)等。

4.手术截肢

手术中应尽可能保留肢体的长度，并正确地处理皮肤、血管、神经、骨骼、肌肉等。截肢不单是破坏性手术，更是重建与修复性手术，是患者回归到家庭和社会进行康复的第一步。截肢手术要为安装假肢作准备，为残肢功能康复创造良好的条件，给患者生活和工作以积极的补偿。

二、主要功能障碍

1. 残端出血和血肿

术中止血不彻底、组织处理不当、血管结扎线脱落等均可造成残端大出血或血肿。

2. 残端感染

多见于开放性损伤、糖尿病患者，术后伤口延迟愈合或手术过程中发生污染以及佩戴假肢后残端皮肤清洁不及时等也可引起残端感染。

3. 残端窦道和溃疡

残端血液循环不佳、佩戴假肢时局部受压过久或压力过大、伤口愈合不良、局部瘢痕组织过多、伤口局部残留异物等是造成残端窦道和溃疡的主要原因。

4. 残端骨突出、外形不良

多由于术中骨残端处理不当所致。

5. 残肢关节挛缩

不正确姿势的摆放、功能锻炼的不及时均可导致关节挛缩。

6. 残肢疼痛

早期可能与局部出血、感染、包扎过紧有关，后期则主要由骨质增生、瘢痕形成、神经残端组织再生形成神经瘤等引起。

7. 幻肢痛和幻肢觉

主观感觉已切除的肢体仍然存在，并有不同程度、不同性质疼痛的幻觉现象，该幻肢发生的疼痛称为幻肢痛。

三、康复护理评估

截肢后康复的核心是评估，贯穿于截肢康复程序的全过程，不同的阶段有不同的重点。

(一)全身状况的评估

了解患者的一般情况，如姓名、性别、年龄、身高、体重、职业、截肢的日期、截肢的原因、截肢部位、是否安装假肢及其时间等。

(二)残肢的评估

1. 残肢外形和长度评估

评估患者残端的外形、长度、有无畸形，以选择安装合适的假肢。

2. 残肢肌力和关节活动度

评估患者残肢肌力和残端邻近关节的关节活动度，以判断残端能否支配假肢。

3. 残肢皮肤情况

评估患者皮肤有无瘢痕、溃疡、游离植皮、皮肤松弛、臃肿、褶皱等，以上情况均影响假肢的装配。

(三)临时假肢的评估

包括临时假肢接受腔适应程度、假肢悬吊情况、假肢对线、穿戴假肢后的残肢情况、佩戴假肢后的步态等。

(四)正式假肢的评估

包括假肢佩戴后残肢情况及日常生活活动完成能力等。对上肢假肢应观察其协助正常手动作的能力，而对下肢假肢主要评估站立、上下楼梯、平地行走（前进与后退）、手杖或拐枝的使用情况等。

四、康复护理原则与目标

1. 康复护理原则
康复护理以尽可能防止和减轻截肢对患者身体和心理活动造成的不良影响为原则。

（1）截肢后不可避免会影响患者的肢体活动、日常生活活动等能力，尽快重建或代偿已丧失的功能，以减轻截肢对生理功能的不良影响。

（2）截肢后患者在心理上受到了极大创伤，从而产生严重的心理反应，康复护理中应重视心理康复以减轻截肢对患者心理活动的不良影响。

2. 康复护理目标
分为短期目标和长期目标。

（1）短期目标：穿戴假肢前，需改善残肢关节活动度、增强残肢肌力，增强残端皮肤弹性和耐磨性，消除残端肿胀，增强全身体能，增强健侧肢体和躯干的肌力；穿戴临时假肢后，需掌握穿戴假肢的正确方法，假肢侧单腿站立，不使用辅助具独立行走，能上下台阶、左右转身。

（2）长期目标：穿戴正式假肢后，提高步行能力、日常生活活动能力，减少异常步态，提高对突然的意外作出反应的能力，跌倒后能站立。

五、康复护理措施

截肢后，往往要通过残肢训练和安装假肢以代偿失去肢体的功能，因此，截肢后的康复是以装配和使用假肢为中心，重建失去肢体的功能，防止或减轻截肢对患者身心造成的不良影响，使其早日回归社会。截肢康复护理是指从截肢手术前到术后处理、假肢的安装和使用，最终重返社会全过程的康复训练与护理。

（一）心理康复
截肢后患者在心理上和精神上受到极大的创伤，大多数人会有强烈的情绪反应，无法正常应对，常伴有严重的失落感、悲伤、抑郁和焦虑等复杂情绪。医护人员应该以高度的责任感给予患者积极的外部支持和心理疏导，帮助患者克服生活上和工作上存在的困难。

（二）术前护理
1. 术前心理准备
介绍手术方法及术后可能产生的后果，共同讨论手术前后需进行的功能训练以及假肢的安装，取得患者的理解和合作。

2. 术前皮肤准备
对于有开放性损伤伤口、窦道、感染病灶者应加强换药，以防止术后残肢感染。对皮肤进行适当的牵伸，以增加术后残端皮肤的耐磨性，从而适应假肢的穿戴。

3. 术前患肢训练
对下肢截肢者，如全身状态允许，要进行单足站立训练，以便术后早日进行康复训练。为更好地使用拐杖，可进行俯卧撑、健肢肌力训练，同时教会患者持拐行走的技术。对于上肢截肢者，如截肢侧为利手，则需进行"利手交换训练"，将利手改变到对侧。对可能保留的患侧肢体进行肌力和关节活动度训练。

4.治疗原发病及合并症

对于外伤患者，需注意有无休克、出血、感染、循环血量不足，以免影响患者的生命体征。

(三) 装配假肢前期的康复护理

装配假肢前期是指从截肢术后到患者接受永久性假肢这段时间，这段时间是患者的情感和身体愈合的准备期。通过训练，促进残肢定型，增强肌力，防止肌肉萎缩、关节僵直和畸形，改善关节活动度，为更好地发挥代偿功能作准备。

1.保持合理的残肢体位

由于残端肌肉力量不平衡，患者往往不自觉地采取不良体位，很容易导致关节屈曲位挛缩。同时由于肢体失去平衡，往往会引起骨盆倾斜和脊柱侧弯。这些将对其假肢的设计、安装以及步态、步行能力带来严重影响。因此，早期保持患肢的功能位，避免错误体位是非常重要的。

2.术后即装临时假肢

在截肢 1 周后，即刻开始安装临时假肢，这对残肢定型、早期离床功能训练、减少幻肢痛、防止肌肉萎缩和关节挛缩等有积极作用。

3.残肢的皱缩和定型

为了改善远端的静脉回流，减轻肿胀，拆除缝合线后马上用弹力绷带包扎，预防和减少过多的脂肪组织，促进残肢成熟定型。包扎时从远端向近端包扎，远端紧近端松，以不影响远端血液循环为宜。保持每 4 小时重新包扎一次，夜间也应包扎。

4.残肢训练

包括关节活动度训练和增强肌力训练。遵循尽早进行、循序渐进的原则。

上肢截肢患者假肢的操作经常依靠肩胛胸廓关节的运动来完成，肩关节离断、上臂截肢患者若未及时进行关节活动度训练，往往会造成肩胛胸廓关节挛缩，导致患者假肢操作训练的困难。

大腿截肢患者常发生髋关节屈曲、外展、外旋位挛缩，影响行走和站立功能。小腿截肢者易发生膝关节屈曲挛缩。

5.躯干肌训练

以腹背肌训练为主，并辅以躯干旋转、侧向移动及骨盆提举训练。

6.残端卫生

残端皮肤应经常保持清洁和干燥，注意勿擦伤皮肤，预防水泡，防止真菌、细菌感染。

7.残肢脱敏

在残端的表面采用按摩、拍打等方法消除残端痛觉过敏，使残肢能适应外界的触摸和压力，为安装假肢的接受腔作准备。

8.平衡训练

对于下肢截肢者，需进行坐位平衡、跪位平衡、佩戴假肢后站立位平衡训练。大腿截肢的患者常伴有坐位平衡下降。可让患者坐在平衡板上，双手交叉向前方平举，治疗者让平衡板左右摇晃，诱发患者头部、胸部和双上肢的调整反应。当患者坐位平衡反应出现后，可进行膝手卧位平衡训练，患者在膝手卧位下将身体重心向患肢移动。当膝手卧位平衡反应出现后，可让患者呈跪位，康复人员双手扶持患者骨盆，协助进行重心左右移动、身体调整反应等各项训练。

9.日常生活活动能力训练

根据单侧利手截肢、单侧非利手截肢、双上肢截肢、下肢截肢的不同特点选择不同的作业治疗方法。

单侧利手截肢患者要加强利手更换训练，尽量发挥辅助手的作用，扩大辅助手的适用范围。双上肢截肢后应鼓励患者使用身体其他部位进行协助，如利用下颌部、膝部和牙齿等。

下肢截肢者可通过木工作业、脚踏式器具等进行练习。

(四)假肢佩戴后的康复护理

1. 穿脱假肢的训练

不同部位的假肢以及不同类型的假肢有各自的基本操作技术，在此不作详述。

2. 使用假肢的训练

上肢假肢所需要的最基本的训练是假手在身体各种体位下的开闭动作，熟练掌握后开始进行日常生活活动能力训练和利手交换的训练。下肢假肢的训练强调对各种异常步态的矫正，如倾侧步态、外展步态、划圈步态等，对不同特殊路面的适应性步行训练、灵活性训练、倒地后站起、搬动物体训练等。

3. 站立位平衡训练

佩戴假肢后，让患者站立在平衡杠内，手扶双杠，反复练习重心转移，体会假肢承重的感觉和利用假肢支撑体重的控制方法。然后练习离开平衡杠后患肢单腿负重平衡练习。当患者取得较好的静态平衡后，还需进行动态平衡训练，如抛接球训练、平衡板上训练等。

4. 步行训练

首先可在平衡杠内进行，逐步进行使用助行器、双拐、单拐、双手杖、单杖步行训练，最终脱离拐杖。

(五)幻肢痛的康复护理

目前尚没有通用的、非常有效的治疗方法。

(1)手术前做好宣传解释工作，给患者建立充分的思想准备，术后引导患者注视残端，以提高其对肢体截肢事实的认可。

(2)心理治疗：治疗、预防幻肢痛的有效方法，可进行心理支持技术、放松技术、催眠术等。

(3)对疼痛病史较长者，可采用经皮神经电刺激、超声波、热敷、离子导入、蜡疗等物理因子治疗。

(4)对顽固性疼痛，可行神经阻滞治疗、神经毁损手术治疗。

(5)早期装配假肢者，对残肢间隙性加压刺激，患肢和健肢同时抗阻训练能缓解症状。

(6)对幻肢痛多不主张使用镇痛药物治疗，药物治疗虽有止痛和暗示作用，但并不解决根本问题，且易形成药物依赖。必要时可联合使用三环类抗抑郁药阿米替林片和抗癫痫药。

(六)佩戴假肢后的残端护理

每次佩戴残肢训练尽量不超过 1 小时，训练后脱下假肢，需注意观察残端情况，有无皮肤磨损、颜色的变化、感觉的改变等。训练后需做好患肢的卫生清洁工作，保持残端干燥、清洁。

六、康复护理指导

1. 保持适当体重

现在的假肢接受腔形状、容量十分精确，体重增减会引起接受腔的过紧或过松，所以需保持适当的体重。

2. 需持续进行肌肉力量训练

残留肌肉力量训练可防止肌肉萎缩，避免残端周径变小而导致的残端与接受腔不匹配，同时残肢肌肉力量的增强，也使得残肢的操控更准确、灵便。防止残肢肿胀和脂肪沉积。脱掉假肢后，残肢就应用弹力绷带包扎，防止残肢肿胀、脂肪沉积，促进残端定型。

3. 保持残肢皮肤清洁

防止残肢皮肤发生红肿、溃疡、毛囊炎、皮炎、过敏等。

4. 假肢需定期保养

脱下假肢后需注意观察接受腔的完整性，有无破损和裂缝，以免皮肤损伤。同时定期保养假肢包括连接部件和外装饰套等。

5. 注意安全

合理安排训练和休息的时间，既要积极投入到康复训练中去，循序渐进，又不要急于求成，训练中避免跌倒等意外事件的发生。

思考题

患者张某，女性，40岁，因车祸后左小腿腿碾压伤1天收住入院，入院后经各项辅助检查发现小腿部软组织损伤严重，胫腓骨粉碎性骨折，难以保留肢体，经与患者家属谈话后决定行左膝下截肢术。

1. 该患者残肢评估不包括：

A. 残肢外形

B. 残肢皮肤检查

C. 残肢长度

D. 关节活动度

E. 残肢皮温

2. 佩戴假肢后期的康复护理表述不正确的是：

A. 穿脱假肢的训练

B. 使用假肢的训练

C. 站立位平衡训练

D. 疼痛的康复

E. 步行训练

第八节　人工关节置换术

一、概述

人工关节置换技术起步于20世纪40年代，主要用于因外伤、肿瘤、骨病等引起的关节损伤、破坏、畸形等，以减轻或消除疼痛、矫正畸形、改善关节功能。人工髋、膝关节置换术在临床上应用最为普及。

1. 人工全髋关节置换术(total hip arthroplasty，THA)

THA 主要用于治疗髋骨关节炎、股骨头坏死、股骨颈骨折(老年、头下型、骨不连)、类风湿关节炎、先天性髋关节发育不良、髋部肿瘤、髋关节重建失败等。手术禁忌证有：全身状况差，不能耐受手术；严重的全身疾病如帕金森病、脑瘫、神经营养性关节病；活动性感染等。

2. 人工全膝关节置换术(total knee arthroplasty，TKA)

TKA 主要用于关节结构广泛破坏所致严重膝关节疼痛、不稳、畸形和功能障碍，且经保守治疗无效者。手术禁忌证包括：全身或局部关节的活动性感染；膝关节周围肌肉瘫痪；膝关节长时间融合于功能位；严重肥胖、手术耐受力差；严重膝关节屈曲挛缩畸形(大于60°)；严重骨质疏松等。

二、主要功能障碍

1. 疼痛

早期的疼痛多因手术创伤引起，后期可因术后被动活动髋膝关节，使得部分挛缩的肌肉被伸展而出现疼痛，也可能因焦虑所致肌紧张和疼痛加剧；另外，局部肿胀、压迫、感染和血栓性静脉炎的发生会引起疼痛。TKA 患者可能比 THA 患者的疼痛更剧烈，时间更长。一般典型的 TKA 患者术后中等度疼痛至少 24～48 小时，甚至更长。TKA 术后患者常因疼痛而保护性屈曲膝关节，从而对关节活动度的改善带来困难，因此，TKA 术后患者及时有效地减轻疼痛，显得尤为重要。

2. 关节挛缩

多为屈曲挛缩，常因体位不当或未行早期关节活动使得关节不能有效伸展、长期处于屈曲状态所致，特别是术前即有关节挛缩者术后更易发生。

3. 感染

感染的发生率为 3%～5%，发生感染的原因可能有以下几点：①血源性感染，术前或术后存在其他部位的感染灶(牙龈炎、扁桃体炎等)；②术中污染，植入物未严格消毒灭菌、手术区污染等；③术后伤口引流管引流不畅，治疗护理时未严格按照无菌操作原则；④伤口脂肪液化；⑤手术或麻醉可对人体免疫系统产生不良影响，手术后 1 周内白细胞功能下降，假体上磨损下来的碎片特别是钴、铬等合金损害机体的防御机制，骨水泥单体释放影响细胞的吞噬作用，也可造成感染。

4. 神经损伤

THA 术后患者神经损伤的发生率为 0.08%～3.7%，表现为患肢感觉运动障碍，膝及足背伸展无力。其原因有：①手术中牵拉伤、电凝造成的灼伤、骨水泥固化过程中的灼伤；②术中拉钩不当或术后血肿形成引起的压迫性损伤；③缺血、低血压、全身血容量减少使坐骨神经的血液供应减少，导致缺血性损伤。

TKA 术后患者腓总神经损伤发生率为 0.3%～0.4%，表现为小腿后外侧麻木，足趾背伸肌力下降。多发生于下肢过度牵拉或延长，其次因局都石膏或血肿压迫或体位不当造成腓骨小头受压所致。

5. 深静脉血栓(deep venous thrombus，DVT)形成

由于术中出血、血液成分的改变使血液处于高凝状态，而术后卧床制动时血流速度减慢，若同时合并静脉壁损伤，则促使凝血激活酶的形成和血小板的聚集，导致术后深静脉血栓容易

形成。护理中，密切观察患者术侧肢体有无肿胀、疼痛、血液循环障碍，以便尽早发现DVT。据报道，人工关节置换手术后DVT总发生率为47.1%。THA术后DVT发生率为40.0%，可发生于术后数天内，也可发生于术后数月甚至更长时间，高峰在术后1~3天内。在没有任何预防措施情况下，单侧TKA术后DVT的发生率>50%，而同期双侧THA术后DVT发生率>75%。与THA相比，TKA术后DVT主要发生在小腿静脉内，少有近端孤立的静脉血栓，很少形成危及生命的近端栓子。

6. 焦虑与恐惧

一方面，由于长期关节功能障碍以及疼痛的折磨，患者日常生活不能自理，导致患者的心理失衡；另一方面，相当一部分患者对手术的期望值很高，但又担心手术效果不理想以及术后可能出现的并发症，从而产生心理上的障碍，如焦虑、恐惧等。

7. 日常生活活动能力受限

疼痛、关节活动度减小等将限制患者步行、上下楼梯、个人卫生、穿脱裤鞋袜等活动能力。

三、康复护理评估

关节置换术后的康复护理评估主要包括疼痛、关节活动度、关节周围肌肉肌力、日常生活活动能力、焦虑和抑郁、生活质量等方面，可各自应用相关量表进行评估，也可采用髋关节、膝关节相关的特定综合评估量表，可参考康复评定相关章节。

四、康复护理原则与目标

1. 康复护理原则

康复护理方案必须遵循个体化、渐进性、全面性三大原则。

(1)关节置换术后康复是很复杂的问题，除需考虑到本身疾病外，还应了解其手术方式，患者的精神状态以及对康复治疗的配合程度等因素，制订个体化的康复护理方案。

(2)术后康复训练的手段需根据患者的恢复情况逐渐增加，不同的阶段采取相应的康复护理技术，切忌操之过急。

(3)康复护理需从术前开始即介入，且需定期进行康复护理评估，了解患者的功能进展情况。

2. 康复护理目标

分为短期目标和长期目标。

(1)短期目标：减轻疼痛，恢复患者体力，增强关节周围肌肉的肌力，增加关节活动度，改善关节稳定性。

(2)长期目标：改善平衡协调能力，恢复日常生活活动能力，避免非生理活动模式及疲劳损伤，保护人工关节，延长其使用期。

五、康复护理措施

(一)人工全髋关节置换术

1. 术前阶段

解释说明住院期间康复治疗的目标；教会患者一套基本的下肢训练程序，如踝泵、股四头肌及臀肌等长练习、仰卧位髋关节屈曲至45°角、髋关节内旋至中立位；重申髋部禁忌动作、示范利用辅助装置在平地和台阶上进行转移及步行训练；术前一周停止吸烟，并学会深呼吸及腹式呼吸运动。

2. 术后第一阶段

急性治疗期（第1～4天）。术后病情观察除生命体征外，还包括伤口渗血及负压引流情况，引流是否通畅，引流液的量和性质；患肢肿胀程度及肢体远端肤色，了解是否有末稍循环障碍等。术后给予平卧位，并于两腿间置楔型枕以保持患髋外展15°～30°。若患者不能自行保持髋中立位，可穿防旋鞋。

THA术后康复开始于术后第1天，先从仰卧位练习开始，包括踝泵、股四头肌及臀肌等长收缩、足跟滑动使髋屈曲至45°角、髋关节内旋至中立位。然后逐步过渡到坐位膝关节伸直及髋关节屈曲练习，同时注意髋部禁忌动作，并应告知患者一次坐位时间不得超过1小时，以免引起髋部不适及僵硬。若患者条件允许，再过渡到站立训练，包括站立位髋关节后伸、外展及膝关节屈曲练习。

THA术后患者在进行离床运动过程中，可允许患肢在耐受范围内最大限度负重。导尿管拔除后，患者可开始步行进出浴室及上下马桶的转移训练。

3. 术后第二阶段

第二阶段为早期柔韧性及肌力强化训练（第2～8周）。除继续第一阶段练习外，需加强股四头肌、腓肠肌、腘绳肌等肌群的牵张练习，如俯卧位膝关节屈曲，可增加髋部屈肌及股四头肌长度。

步行训练是这一阶段的重要内容，消除代偿性步态，提高步幅、步速及步行距离。针对肌力缺乏的肌群进行肌力训练，有助于改善步态，其中臀中肌及伸髋肌肌力训练尤为重要。提踵练习必须加强，这有助于增强腓肠肌肌力，便于足趾离地。患者一旦获得了正常步态，下肢站立位肌力训练（如髋关节外展、后伸练习）即可过渡到健侧肢体以增强肌力及平衡性。

若患者能在无辅助装置下离床走动，可开始进行向前上台阶练习，当患者能够无痛越过台阶，并保持一定的对线性及控制力，台阶的高度可从10cm开始逐步提高至20cm。同时还可进行力转移训练。由双侧重力转移过渡到单侧重力转移、由矢状面不稳定平面过渡到冠状面，以训练患者的平衡能力。当患者获得了一定的动态稳定性后，还可运用平衡系统训练仪进一步提高患者的平衡性。

4. 术后第三阶段

第三阶段为后期强化训练（第8～14周）。

这一阶段可利用器械进行髋部伸肌、外展肌和屈肌渐进性抗阻练习。向前上台阶练习继续进行，当下肢肌力足以越过20cm高地台阶并保持一定的控制力时，则可从10cm的高度开始下台阶练习。

本体感觉及平衡训练仍是这一阶段的重点。无上肢支撑下的站立练习、由稳定过渡到不稳定平面的训练、由静眼站立过渡到闭眼单腿站立训练均可进行。

（二）人工全膝关节置换术

TKA术后康复护理目标是：减轻或消除患者的焦虑，减轻疼痛，增加关节活动度，改善步态，提高平衡能力和日常生活活动能力。

1. 术前阶段

术前给予患者宣教，内容包括手术方式、术后总体康复目标、总体康复训练计划、熟悉持续被动活动(CPM)机的使用、早期练习方案以及助行器的使用,以期消除患者的心理负担,使患者有接受术后严格康复训练的思想准备,从而取得患者的配合,有利于提高术后康复疗效、患者满意度和手术成功率。

如果条件许可,尽可能在术前即进行康复训练,包括关节活动度练习、肌力训练、步行器下步态训练及床上排便排尿等。术前膝关节活动度是 TKA 术后膝关节活动度的重要预测指标,所以术前加强膝关节屈伸练习,改善关节活动度显得尤为重要。

2. 术后第一阶段

急性期(第 1~5 天):本阶段主要是控制疼痛、肿胀、预防感染及血栓形成。争取达到无辅助转移,利用适当器械在平地行走,膝主动屈曲≥80°,伸直≤10°。

术后病情观察的内容与人工髋关节置换术后大致相同。术后给予平卧位,患肢抬高至略高于右心房水平,患肢用弹力长袜。近年来,多数骨科医生认为患膝须置于伸直位,以防止膝关节屈曲挛缩,有利于术后站立和行走中患膝的稳定性。

术后当日即开始进行股四头肌、臀肌、腘绳肌等长练习,踝与足趾关节的主动屈伸活动。

冷冻疗法是术后康复的重要内容,从术后当日开始并贯穿整个治疗始终,有助于减轻水肿和疼痛。

术后 2~3 天,如果没有屈膝限制,可逐步加强治疗性练习,包括卧位、坐位、站立位之间的转换训练,主动屈伸髋、膝关节训练,直腿抬高练习,坐位主动伸膝、被动屈膝练习,以及髌骨的主动和被动活动。

3. 术后第二阶段(第 2~8 周)

本阶段的重点是尽量恢复关节活动度,主动辅助屈膝≥105°,主动辅助伸膝 =0°。在此阶段还需继续减轻患肢水肿、提高下肢力量、改善步态和平衡、增强独立进行各种日常生活活动的能力。

髋膝关节周围肌肉力量练习可采取多平面开链直腿抬高练习,当力量和对疼痛的耐受允许做对称性负重时,可进行患肢单腿站立和双膝半蹲等闭链运动。当股四头肌力量提高且膝关节活动度超过 83°时可进行上下台阶训练(起始为 5 cm 高,后可增至 10 cm)。电刺激和生物反馈治疗能有助于股四头肌肌力改善。

为恢复正常步态及独立进行日常生活活动,需改善平衡能力,重新建立神经肌肉和本体感觉的控制。利用平衡训练仪或单平面平衡训练板,先行双侧静态平衡训练,逐步过渡到单侧静态平衡和双侧动态平衡训练。

4. 术后第三阶段(第 9~16 周)

本阶段重点是最大限度地恢复关节活动度,使患者能完成更高级的功能活动,如上下更高的台阶和正常完成日常生活活动。膝关节至少需要屈曲 117°才能下蹲举起物品,因此这被定为本阶段康复目标。关节活动度训练除上述的膝关节主动屈伸练习和髌骨滑动技术外,还可进行股四头肌牵拉练习和腘绳肌牵拉练习。

平衡训练中,根据患者能力,由双侧静态、动态平衡训练逐步过渡到单侧动态练习。

六、康复护理指导

(一) THA 术后康复护理指导

1. 禁忌动作应告知患者

术后 8 周内的禁忌动作：髋关节屈曲大于 90°、髋关节内收超过中线、髋关节内旋超过中立位(图 7-7)，这些动作均易引起假体脱位。术后 8 周，经手术医生随访评估后，可解除这些禁忌。

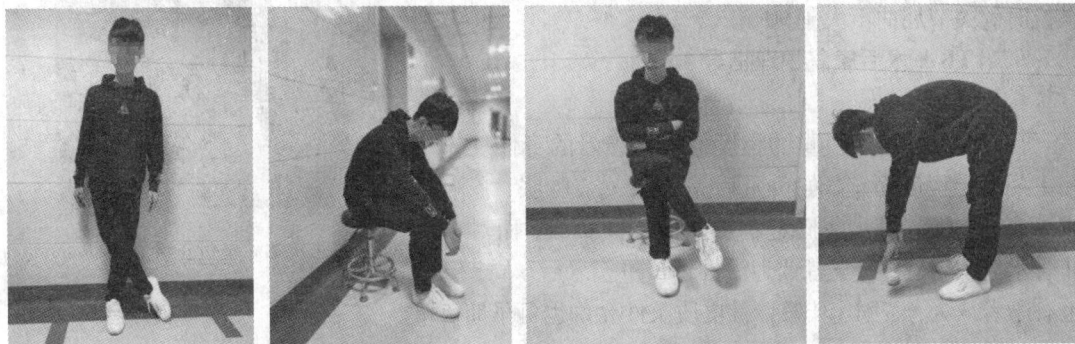

图 7-7　术后禁忌动作

2. 离床训练

早期离床训练中，对单侧 THA 患者，指导其从患侧离床，同时避免髋部禁忌动作，这有助于维持患肢外展位，避免内收内旋。对双侧同时行 THA 患者，可从任一侧离床，但应避免双下肢交叉或沿床边转动时内旋下肢。

3. 循序渐进

肌力训练、关节活动度训练、平衡训练、患肢负重练习均需遵循循序渐进的原则。

4. 预防下肢水肿

活动量的增加可引起下肢水肿，加压弹力袜可最大限度地减轻下肢水肿并预防 DVT 的发生。

5. 脱拐

何时由助行器过渡到双拐，到单拐或手杖，甚至脱拐均需根据患者的耐受程度及手术医生和康复医生随访评估后决定。

6. 下肢不等长感

患者自感双下肢不等长十分常见。术前肌肉短缩和关节高度丧失以及术后肿胀，均会影响患者术后对患肢的感受，一般术后 12 周将逐渐消退。

7. 驾车

对于左侧 THA 患者，停用麻醉药品后即可恢复驾驶自动挡汽车，但有研究表明，术后至少 6 周内驾车反应能力均存在不同程度的损害，故建议患者在解除了髋部禁忌动作后再开始驾车。

8. 文体活动

可允许患者恢复部分体育和娱乐活动，但不鼓励 THA 患者恢复高冲击性的运动项目，如单打网球、跑步、壁球等。

9. 家居活动

THA 术后患者需进行必要的家居改造，预防跌倒，减少假体脱位和骨折的风险。包括：清除家庭走道障碍物，如重新整理家具、看管好宠物、卷起不用的电线和电话线等；把常用的物品放在患者容易拿得到的位置；保持浴室地面及台面干燥；在厨房、走道、浴室放置坐椅；在坐椅和坐厕上放置较硬较厚的坐垫（图 7 - 8），以保持坐位时髋关节屈曲不大于 90°。

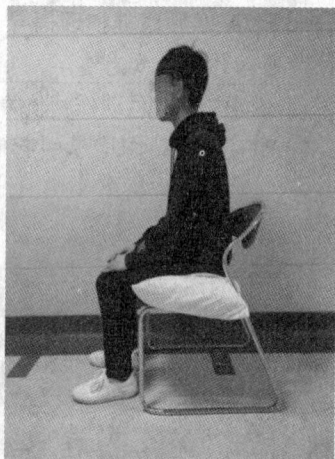

图 7 - 8　坐位正确姿势

（二）TKA 术后康复护理指导

1. 负重训练

何时患肢负重及负重的程度需根据患者的身体反应和主观耐受程度而定，如负重后是否膝关节肿胀、积液或疼痛加重等。骨水泥固定者可立即纵向负重；而对于非骨水泥固定者，有学者认为需推迟负重至术后 6 周，但也有学者认为，若固定牢靠、骨皮质条件允许也可早期负重。

2. 站立与行走

站立、行走时间过长、行走距离和频率增加过快均可引起患肢过度水肿和疼痛，不利于患者功能恢复。

3. 上下楼梯训练

上楼梯动作次序是健侧腿先上，患侧腿后上，最后跟上手杖；下楼梯动作次序是手杖先下，体重移于健侧，然后下患侧腿，最后下健侧腿。

4. 适宜运动

可建议患者骑固定式自行车及水中运动，这些运动可减轻运动中患膝的负荷，减少因运动而引起的关节肿胀和疼痛。

5. 体育活动

根据医生的评估和患者的能力，患者可重返工作和体育运动，但不建议进行高强度的运动。

思考题

患者李某，女性，69 岁，因左髋关节疼痛 10 余年，加重 2 个月入院。入院后经充分术前准备，行左髋关节置换术。

1. 该患者术前培训内容不包括：

A. 踝泵、股四头肌及臀肌等长练习

B. 仰卧位髋关节屈曲至 45°角

C. 髋关节内旋至中立位

D. 术前 1 周不需要戒烟

E. 学会深呼吸及腹式呼吸运动

2. 术后第一阶段康复护理措施不包括：

A. 患肢肿胀程度及肢体远端肤色

B. 术后给予平卧位，并于两腿间置楔型枕以保持患髋外展 15°~30°

C. 增加髋部屈肌及股四头肌长度

D. 了解是否有末稍循环障碍

E. 若患者不能自行保持髋中立位，可穿防旋鞋

第九节　常见运动损伤

一、半月板损伤

(一)概述

半月板是位于股骨和胫骨之间的楔形纤维软骨结构，外侧半月板呈"O"形，内侧半月板呈"C"形，是膝关节稳定、运动的重要结构。膝关节半月板在膝关节伸直位传递膝关节压力的50%~60%。在膝关节屈曲90°时，半月板承受的压力增加至85%，半月板边缘比中央部分承受更多的压力。半月板损伤常常存在膝关节的复合损伤，由于缺少血供，内侧缺血区撕裂将难以愈合。近年来普遍采用关节镜微创半月板切除和解剖修复(半月板缝合术)治疗半月板损伤。

(二)主要功能障碍

1. 疼痛与肿胀

急性期膝关节有明显疼痛、肿胀和积液，关节屈伸活动障碍，急性期过后，肿胀和积液可自行消退，但活动时关节仍有疼痛，尤以上下楼、上下坡、下蹲起立、跑、跳等动作时疼痛更明显，严重者可跛行或屈伸功能障碍，部分患者有"交锁"现象，或在膝关节屈伸时有弹响。

2. 大腿前后肌群肌力降低

半膜肌及腘绳肌分别止于内外侧半月板，股四头肌横跨膝关节，膝关节活动受限会导致这些肌群肌力的改变，长期作用下会出现肌肉萎缩，影响肌力。

3. 关节活动度受限与日常生活能力障碍

半月板损伤后，患者因屈曲膝关节时产生疼痛，屈膝活动度受限，跑跳及下蹲活动受限，严重时，不能正常步行，日常生活能力活动能力严重障碍。

(三)康复护理评估

1. 疼痛评定

同本章第四节关节炎的疼痛评定。

2. 关节活动度

主要为膝关节及髋关节的关节活动度评估。

3. 肌力评定

主要为膝关节周围肌群的肌力评估。

4. 日常生活活动能力

主要评估患者的步行、负重能力。

（四）康复护理原则与目标

1. 康复护理原则

消肿、防止肌肉萎缩、功能锻炼，恢复步行及负重能力为原则。

2. 康复护理目标

（1）短期目标：控制术后疼痛/肿胀，屈膝活动度达到90°，重获股四头肌控制，独立完成家庭治疗性训练计划。

（2）长期目标：无痛跑步，单腿跳测试双下肢对称性≥85%，下肢运动功能正常，独立在院外按计划进行维持和改善效果的体育训练。

（五）康复护理措施

1. 术后第一阶段（第0~6周）

半月板修复术后患者应佩戴一个双侧铰链式膝支具，以使膝关节维持在完全伸展位。支具只在步行及睡觉时应用，一直戴到术后4~6周。半月板修复术后应即刻进行康复治疗。与手术医生沟通以便了解修复的解剖位置（血管区还是非血管区）及在半月板内的定位（前角或后角），这将直接影响术后康复。

患者要进行ROM练习以达到完全伸展及所需屈曲角度。伸展能够使半月板在关节囊中复位，而屈曲则会撕扯半月板后角，使其在关节囊内发生移位。Thompson等证实，半月板在屈曲时向后平移，而在屈膝60°以内时运动甚微。在初始保护期内（4~6周）进行AAROM练习时，屈膝应限制在90°内。后角修复术后4周内屈膝应限制在70°内，之后在可耐受范围内递增。由于半膜肌止于内侧半月板，而腘绳肌止于外侧半月板，因此在这一阶段要避免进行主动或抗阻屈膝。

应鼓励患者在双侧铰链式支具维持伸膝下逐渐杖拐负重。桶柄样撕裂和纵裂修复在伸膝时可能因压力负荷而闭合，而放射状或更复杂损伤的修复在4~6周内则应以足趾着地负重，因为压力负荷可使修复分离。在术后4~6周内禁止渐进性屈膝负重，因为半月板在这个姿势将承受更大的压力。术后4~6周时，支具可以调节至60°，以便步行时允许膝做伸屈活动。步态训练时，应用水槽或水下踏车可使患肢减少负荷。能够无痛步行时即可弃拐。

在术后第一天即应开始股四头肌再训练，可将毛巾卷垫在手术侧膝关节的下面，进行股四头肌收缩练习。在正式康复训练时，如果患者有股四头肌抑制，可以应用电刺激和（或）生物反馈治疗。多角度直腿抬高（SLR）可用于近端肌力练习。应用器械进行可耐受范围内负重及渐进性抗阻练习（PRE）可进一步增强近端肌力。当患者负重可达50%体重时即可开始本体感觉和平衡训练，可以应用震荡板，先在矢状面上进行，之后过渡到难度增大的冠状面。计算机控制的平衡台可为患者提供反馈。

当ROM增大到85°以上时，在治疗性训练方案中可以选择性加入开链和闭链练习，双腿蹬踏和静蹲可以在0°~60°运动弧内进行（图7-9）。股四头肌亚极量等长练习可以在屈膝60°位进行（图7-10）。康复方案中还可加入短曲柄（90mm）功率自行车练习。正规康复训练及家庭治疗性训练计划中都应加入腘绳肌和小腿腓肠肌牵伸练习。冷疗和电刺激（TENS）可以用于控制疼痛。家庭治疗性训练计划应及时更新。

注意事项

在这个最关键的保护期，必须强制执行负重比例和允许的ROM。应向患者反复强调这些注意事项，从而为半月板愈合提供最佳环境。患者对家庭治疗性训练的依从性也应予以重视，以便在本阶段末更好地达到预期目标。

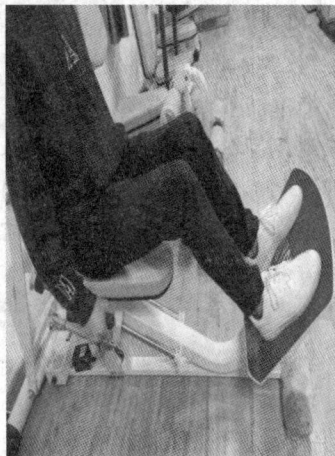

图 7-9　0°~60°双腿蹬踏(闭链运动)

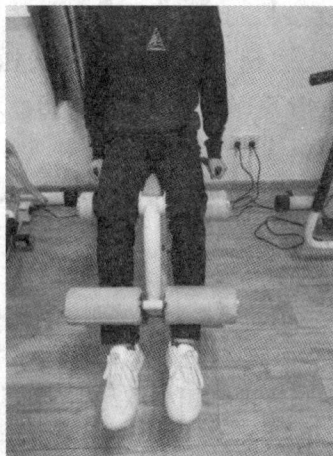

图 7-10　屈膝 60°亚极量股四头肌等长练习(开链运动)

2. 术后第二阶段(第 6~14 周)

半月板修复术后第二阶段康复旨在恢复患膝正常 ROM,增强肌力,以达到日常生活活动(ADL)所需的水平。

这一阶段的早期目标为重获正常步态模式。可以继续应用水槽或水下踏车进行步态训练。在可耐受范围内进行渐进性 AAROM 练习,以便在本阶段末达到全范围 ROM(图 7-11)。ROM 达到 110°~115°时即可应用曲柄长为 170 mm 的标准功率自行车进行练习。ROM 达到 120°以上时可以开始股四头肌牵伸练习。

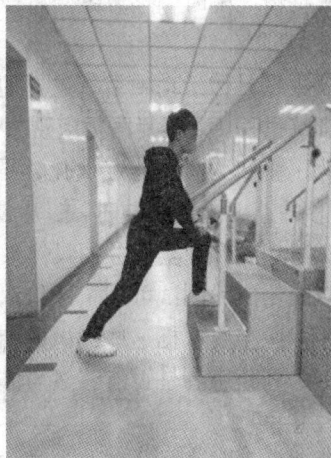

图 7-11　台阶 AAROM 牵伸练习

肌力训练方案仍需以闭链练习为主。要增加蹬踏练习的难度,进行离心训练,之后过渡到单侧大角度(< 90°)练习。可以开始 0°~60°运动弧内渐进性抗阻静蹲练习,可用治疗球帮助支撑并增加舒适度。开始向前上台阶练习,逐渐增加台阶高度(10 cm、15 cm 及 20 cm)。症状允许时可以增加台阶训练和踏步机练习,可以在逐渐增加坡度的踏车上进行倒走练习以增强股四头肌肌力。在无疼痛或捻发音的运动弧内进行等张伸膝练习,并监控髌股关节的症状。这种开链活动应该在双下肢支撑、轻微负重下进行,逐渐增加难度。开始向前下台阶练习,逐渐增加台阶高度(10 cm、15 cm 及 20 cm)。本阶段末的功能性肌力目标为能够在控制住下肢无偏移的情况下,无痛下 20 cm 台阶。术后 14 周时要进行向前下台阶测试(forward step down test)以测量患者的功能性下肢肌力。

要进一步强化神经肌肉训练,包括对侧弹力治疗带练习等单侧平衡活动和平衡系统训练。掌握了这些活动以后,康复医师可以应用不稳平面(泡沫板、震荡板等)和适当的干扰进一步增强神经肌肉功能的训练。

患者的家庭治疗性训练计划应根据评价结果和功能水平及时更新。

注意事项

在本阶段，关键是要恢复膝关节 AAROM 和肌力，只有达到这些目标才能安全进入下一阶段。疼痛是判断 ROM 和肌力练习时治疗方案是否合适的最佳标准。在这一阶段应监控髌股关节的症状并根据情况及时调整练习，以避免膝前痛。本阶段应达到正常步态。应让患者从架双拐过渡至用单拐和(或)手杖。必须让患者明白，与其限定日期立即脱拐，不如在一定时间内逐渐脱拐，只有重获无痛常步态时才能在步行时抛开辅助设备。此外，还应鼓励患者在当前肌力水平下调整功能性活动。例如，直到下肢肌力足够强时才能够进行反向下台阶练习。与前一阶段一样，还是要重视患者对家庭训练计划的依从性。

3. 术后第三阶段(第 14~22 周)

达到前一阶段的晋级标准后，即可进入本阶段康复。本阶段旨在使患者/运动员的功能达到最佳状态，为其安全重返体育运动做好准备。

术后 4 个月时开始踏车上跑步练习。先向前跑再倒退跑。重点强调长距离慢跑以及短距离速度跑。

继续下肢肌力和灵活性练习。要进一步强化等速训练和功能往复运动训练等肌力练习。等速训练从一开始的高速练习逐渐过渡至中到低速练习。在这个过程中要注意患者膝前不适等症状反馈和功能缺失。功能往复运动训练应遵从功能顺序原则，监控速度、强度、负荷、幅度和频率并根据情况随时调整方案。可以简单的训练活动开始，并逐渐过渡至稍复杂的练习(如双腿跳及拳击训练)。

要根据具体运动项目有选择地进行敏捷度训练，如减速运动、剪切步和短距离跑等。在敏捷度训练过程中，康复医师应观察患者有无恐惧感。

为了将肌力和功能定量化，要进行等速及功能性测试。等速测试的目的是在以 $60°/$ 秒及 $240°/$ 秒的速度进行测试时，探知股四头肌和腘绳肌平均峰力矩和总功的缺失小于 15%。功能性测试与功能和现实任务的具体成分密切相关，能够为功能状态提供最直接的数据。单腿跳测试和双腿轮流跳测试可用于评价双下肢对称度，其评分应达到 85%。

手术医生将根据这些测试的结果以及其他一些相关临床表现，如对专项运动动作有无惧怕心理等来判断患者是否能够参与体育运动。

注意事项

必要时在第三阶段可以继续前一阶段的治疗。康复医师应确认已满足推荐标准，以确保康复过程的安全推进。只有在 ROM 正常、下肢肌力正常且柔韧性满足具体运动要求以后，患者才能重返专项功能和运动训练。因此，在开始高水平功能往复运动训练、敏捷度练习和专项运动练习之前必须达到这些标准。康复医师应密切观察专项运动中患者是否有惧怕心理，这有助于判断患者是否可以和(或)何时可以重返运动。

4. 术后康复：半月板移植术后康复指南

半月板移植术后康复依据术式、并行手术、病理和手术医师的建议而定。康复原则可参考半月板修复术后康复原则并进行适当修改。在康复活动中正在愈合的半月板同种异体移植物所承受的负荷尚不得而知。由于半月板移植物处在高压的早期退行性变的关节内,其康复程序要比本章前面所讲的半月板修复术后康复保守一些。半月板移植术后4周内负重应限制为足趾着地行走,患膝维持在完全伸展位。到术后6周逐渐过渡至完全负重。在此保护期须应用双侧铰链式支具。一项以兔为对象的研究支持半月板移植物在这一阶段需要保护:研究发现在术后早期半月板移植物的强度和黏弹性均有所改变,随时间逐渐恢复。

术后提倡即刻开始ROM练习。第一阶段康复的目标是达到完全伸展和屈膝90°。术后6周内屈膝应限制在90°以内,因为随着屈膝角度的增大,半月板承受的压力也将递增。初期可以采取持续被动运动(CPM)机练习、AAROM练习和毛巾卷辅助的伸膝练习,以达到康复目标。

术后6周开始在可耐受范围内进行ROM练习,在术后14周时达到全范围ROM。肌力和神经肌肉训练方案可以参考半月板修复术后康复,只是更为保守些。静蹲角度的限制为:术后3个月内45°,5个月内60°,6个月内90°。术后6个月内不建议进行跑步练习。目前半月板移植术后尚不建议重返剪切步、跳跃和旋转等高负荷活动。

注意事项

半月板移植术后的康复要比半月板修复术后的保守。采取此术式的患者多有早期退行性变,术后需要更具保护性的环境。对于同时进行关节软骨手术的患者来说,术后康复方案必须有所调整,如延长限制性负重期及ADL时应用减重支具等。

目前认为,半月板移植术后须加强负重和ROM限制,以期得到更好的功能结局。ADL和康复训练时加在移植半月板上的压力大小尚不得而知。半月板角固定于胫骨骨道所致力量缺失亦不得而知。Kobayashi在一项兔半月板移植的研究中发现,半月板的强度和黏弹性在术后早期均有改变,随着时间逐渐恢复。仍需进行进一步的基础研究,为康复方案的制订提供依据。

(六)康复护理指导

1. 早期活动

术后一般可立即进行ROM练习。早期活动可以减少制动所带来的一系列危害,如关节软骨退变、过多的有害胶原形成以及疼痛等。

2. 循序渐进

半月板修复后负重练习在术后早期应循序渐进。半月板移植及半月板复合或放射状撕裂修变术后4周内负重应仅限于足趾着地行走。无论哪种半月板术式,在术后保护阶段都应佩戴双侧铰链式支具并锁定在0°,以使受累膝关节维持在完全伸展位。

3. 个性化方案

患者的术前状态、相关病理改变和综合评定对其个体化康复方案的设计都具有重要意义。运动员的术前肌力要比非运动员大得多,因此其康复进程自然就要快些。关节退变性疾病患者负重练习的进程可能要慢些。髌股关节紊乱的患者可能需要或不需要等张或等速伸膝练习。由评价及连续性再次评价所得的患者的主诉和体征将决定康复进程的速度和方向。

4. 可行性目标

患者应该了解他/她的手术强度和恢复时间表。目标应该有特异性,以满足患者的个体化功能需求。患者应该认识到他/她在康复过程中扮演的角色。他/她对活动调整和家庭治疗性训练的依从性对疗效起着关键作用。以上术式的术后康复程序应遵循标准化进程,在进入下一阶段前患者的ROM和肌力必须达到相应要求。

知识拓展

FKT（功能性贴扎技术）

　　FKT 是基于皮肤这一人体最大的感觉器官以及如何利用贴布对神经系统的作用来改变运动障碍和模式的物理治疗技术，它通过贴布弹性回缩来牵动皮肤的走向，增加皮肤之间的间隙，增强筋膜系统的通透性和液体的流动性，使局部血液和淋巴循环加快，从而减轻局部疼痛、加速炎性物质吸收、恢复机体正常活动；另外皮肤作为人体最大的感觉器官，含有丰富的触觉小体和环层小体，贴于机体表面的贴布能提供丰富的感觉信息传入，引起中枢系统反应，产生疼痛缓解、姿势纠正和活动改善的效应。

来源：《康复治疗师临床工作指南－贴扎治疗技术》，2019，人民卫生出版。

（陈　珂　杨　辉）

第八章　常见心肺疾病患者的康复护理

第一节　冠心病的康复护理

一、概述

(一)概念

冠状动脉粥样硬化性心脏病(coronary artery heart disease，CHD)简称冠心病，是指因冠状动脉粥样硬化或冠状动脉功能性改变，导致血管狭窄、阻塞、供血不足而引起缺氧或坏死的心脏病，又称缺血性心脏病(ischemic heart disease，ICD)。CHD 常因体力活动、情绪激动等诱发，突感心前区疼痛，多为发作性绞痛或压榨性痛，也可为憋闷感，疼痛从胸骨后或心前区开始，可迁延至颈、颌、手臂、后背及腹部(如胃部),胸痛也可发生在休息时或夜间;可伴有全身症状,如发热、出汗、惊恐、恶心、呕吐等;严重者可出现心力衰竭或猝死。

(二)病因及流行病学

心血管疾病发病率增加的危险因素主要有:①不可控因素为年龄、性别、心血管病家族史;②血脂异常、吸烟、糖尿病、高血压、腹型肥胖、心理社会应激、饮食结构不良、缺乏体力活动和饮酒等,以上危险因素是可防可控的,WHO 推测全面评估以及干预这些危险因素可预防80%的早期冠心病。

中国居民营养与慢性病状况报告(2015年)显示,2012年中国居民慢性病死亡占总死亡人数的86.6%,其中心血管疾病死亡占40%。冠心病具有慢性迁延性和高复发性特点,急性期通过血运重建和药物治疗,死亡率得到有效控制,但出院后稳定期6个月内死亡、卒中和再住院率高达25%,4年累积病死率22.6%,死亡病因中50%为再发心肌梗死。

(三)心脏康复

1. 心脏康复(cardiac rehabilitation,CR)/二级预防概念

是一门融合生物医学、运动医学、营养医学、心身医学和行为医学的专业防治体系,是指以医学整体评估为基础,将心血管病预防管理措施系统化、结构化、数字化和个体化,通过五大核心处方[药物处方、运动处方、营养处方、心理处方(含睡眠管理)和戒烟限酒处方]的综合模型干预危险因素,为心血管疾病患者在急性期、恢复期、维持期以及整个生命过程中提供的生理、心理和社会的全面和全程管理服务和关爱。

2. 冠心病康复分期

(1)I期康复(院内康复期):急性心肌梗死或急性冠脉综合征住院期康复,冠状动脉分流术(CABG)或经皮冠状动脉腔内成形术(PTCA)术后早期康复阶段,I期康复即发病后的住院期间。

(2)II期康复(院外早期康复或门诊康复期):II期康复一般在出院后1~6个月进行,经皮冠状动脉介入治疗(percutaneous coronary intervention,PCI)和行冠状动脉旁路移植术(coronary artery bypass grafting,CABG)患者则于术后常规2~5周进行。启动II期心脏康复的冠心病患者包括急性冠脉综合征恢复期、稳定型心绞痛、行 PCI 治疗和行 CABG 6个月内的患者。以下人群应延缓启动:不稳定型心绞痛发作期、心功能IV级、未控制的严重心律失常以及未控制的高血压(静息收缩压>160 mmHg 或静息舒张压>100 mmHg)患者。

(3)III期康复(院外长期康复):III期康复为发生主要心血管事件1年后的院外患者提供预防和康复服务。病情长期处于较稳定状态,或II期过程结束,包括陈旧性心肌梗死、稳定型心绞痛及隐性冠心病,PTCA 或 CABG 后的康复也属于此期。

知识拓展

心脏康复临床路径6个步骤

1. 识别住院或门诊心脏康复适应证患者,尽早转诊接受心脏康复治疗,建议医院设自动转诊流程。

2. 心脏康复专业人员对患者进行首次评估。

3. 心脏康复专业医师根据评估结果制定个体化心脏康复处方。

4. 由心脏康复专业人员指导患者在医院或家庭完成36次心脏康复处方。

5. 心脏康复专业人员完成对患者心脏康复结局评估，并提供心脏康复效果分析报告。

6. 向患者提供院外心脏病长期治疗方案。

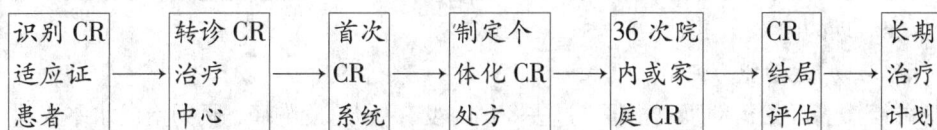

图 8-1 心脏康复（CR）标准化临床路径

来源：中国心脏康复与二级预防指南 2018 精要

二、主要功能障碍

冠心病患者的主要功能障碍是由冠状动脉狭窄导致心肌缺血、缺氧所直接引起的，并具有一系列继发性和心理性功能障碍。

（一）循环功能障碍

患者心血管系统适应性降低，心功能下降，可表现为心律失常、心排血量减少甚至心力衰竭。

（二）感觉功能障碍

主要表现为胸痛，疼痛部位在胸骨体上段或中段后，常放射至左肩、左臂内侧达无名指和小指，或至颈、咽或下颌部，疼痛性质常为压迫性、紧缩性或发闷，也可有烧灼感。

（三）呼吸功能障碍

长期心血管功能障碍可导致肺循环功能障碍，影响肺血管和肺泡气体交换，致使吸氧能力下降，诱发或加重缺氧症状。

（四）代谢功能障碍

缺乏运动可导致血糖及血脂代谢障碍，如血胆固醇和甘油三酯增高、高密度脂蛋白降低等。

（五）运动功能障碍

冠心病和体力缺乏可导致机体吸氧能力减退、肌肉萎缩和氧代谢能力下降，从而限制全身运动耐力。改变和提高运动训练的适应性是提高运动功能和耐力的重要环节。

（六）日常生活活动能力及社会参与能力受限

在急性发作期，疼痛导致患者的日常生活能力受到影响；心功能Ⅰ级和Ⅱ级时，日常生活能力基本不受影响，但心功能达到Ⅲ级和Ⅳ级时，日常生活能力明显受限。心功能受损的患者，其社会参与功能受限；在急性发作期，患者的社会参与、社会交往等均有不同程度受限。

（七）心理功能障碍

由于冠心病是终身性疾病，病情反复发作，常产生焦虑、抑郁、无助等心理障碍。抑郁和焦虑是冠心病最常见的两类情志障碍。

三、康复护理评估

对冠心病患者开展Ⅰ、Ⅱ、Ⅲ期评估是实施心脏康复的前提和基础。

(一)I期康复评估

1. 一般评估

了解患者症状、体征及用药治疗情况，评估患者存在哪些冠心病危险因素以及是否存在影响患者早期活动的因素。

2. 身体活动/运动能力评估

(1)住院患者开始运动康复指征：过去8 h内没有新/再发胸痛，肌钙蛋白水平无进一步升高，没有出现新的心力衰竭失代偿征兆（静息时呼吸困难伴湿啰音），过去8 h内没有新的明显的心律失常或心电图动态改变，静息心率<50～100 次/分，静息血压90～150/60～100 mmHg，血氧饱和度>95%。

(2)住院患者避免或停止运动指征：运动时心率增加>20 次/分；舒张压≥110 mmHg；与静息时比较收缩压升高>40 mmHg以上，或收缩压下降>10 mmHg；明显的室性、房性心动过速；二度或三度房室传导阻滞；心电图有ST动态改变；存在不能耐受运动的症状，如胸痛、明显气短、心悸和呼吸困难等。

(3)出院前评估

1)出院前运动风险评估：目的是评估患者出院后活动风险，指导患者出院后日常活动，同时提供出院后医学运动处方。符合Ⅱ期康复适应证患者出院前运动风险评估时间：接受急诊再灌注的急性心肌梗死发病7 d后，PCI桡动脉入路24 h后，股动脉入路7 d后，CABG 7 d后，慢性收缩性心功能不全病情稳定7 d后，未行PCI的不稳定性心绞痛患者胸痛缓解7 d后。

2)出院前运动能力评估

①次极量运动试验。运动量相当于极量运动试验的85%，如以氧耗量为准相当于最大氧耗量的85%。临床上多以心率为准，当运动心率达到最大心率的85%即[（220－年龄）×85%]时为次极量运动，此时的心率为目标心率，计算公式如下：目标心率=（220－年龄）×0.85。

②6分钟步行试验。注意事项：①试验环境安静、通风良好、温度适宜，准备室内长30 m的直顺平坦走廊（如条件限制，至少25 m），每3米有标记，折返处有锥形标志。②准备抢救备用药品（硝酸甘油、硫酸沙丁胺醇气雾剂等）和物品，以及评估所需物品如圈数计数器、秒表、椅子、血压计、脉氧仪。③患者穿适于行走的鞋，携带日常步行辅助工具（如手杖），继续平时的治疗方案，清晨或午后测试前少许进食，开始前2小时内避免剧烈活动。④试验前无需热身，重复试验应在每日大致相同的时间进行。⑤出现以下情况应终止试验：胸痛、不能耐受的呼吸困难、下肢疼挛、步态不稳、大汗及面色苍白。⑥试验时医师不干扰患者。试验方法：①患者至少提前10 min到达试验地点，起点附近放置椅子让患者休息，核实患者有否试验禁忌证，测量血氧饱和度、脉搏、血压，确认衣服和鞋子适于试验，填写记录表的基线部分。②让患者站立，指导患者使用Borg评分（表8-1）对基础状态下的呼吸困难和疲劳情况作出评分，运动后重新评价呼吸困难和疲劳的级别。③让患者站在出发线上，患者开始走就计时开始，每次患者回到出发线按动圈数计数器一次。④6 min时，通过记录的圈数和最后未完成的距离算出步行距离，测量运动后心率、血压、血氧饱和度、呼吸困难和疲劳水平的Borg评分（见表8-1、表8-2）。

表 8-1　6 分钟步行试验（6MWD）记录及分级标准表、Borg 呼吸困难评分标准

6 分钟步行试验（6MWD）记录

试验前	心率（次/分）		血压（mmHg）		呼吸频率（次/分）
试验后	心率（次/分）		血压（mmHg）		呼吸频率（次/分）
试验前	血氧饱和度（%）		试验后		血氧饱和度（%）
6 分钟步行距离（米）			是否完成试验	是　　否	
试验后 Borg 呼吸困难评分					
试验后症状					
记录日期					

Borg 呼吸困难评分标准（修订的 Borg 分级）

Borg 指数	呼吸困难描述	呼吸困难程度
0 分	完全没有，"没事"代表您没有感觉到任何费力，没有肌肉劳累，没有气喘吁吁或呼吸困难	一点也不觉得呼吸困难或疲劳
0.5 分	刚刚感觉到（非常微弱，刚刚有感觉）	非常非常轻微的呼吸困难或疲劳，几乎难以察觉
1 分	非常轻微（"很微弱"，代表很轻微的费力。按照您自己的步伐，你愿意走更近的路程）	非常轻微的呼吸困难或疲劳
2 分	轻微，（"微弱"）	轻度的呼吸困难或疲劳
3 分	中等（代表有些但不是非常的困难。感觉继续进行是尚可的、不困难的）	中度的呼吸困难或疲劳
4 分	稍微严重	略严重的呼吸困难或疲劳
5 分	严重（"强烈-严重"，非常困难、劳累，但是继续进行不是非常困难。该程度大约是"最大值"的一半）	严重的呼吸困难或疲劳
6 分	5~7 之间	非常严重的呼吸困难或疲劳
7 分	非常严重（"非常强烈"，您能够继续进行，但是您不得不强迫自己，而且您非常的劳累）	
8 分	7~9 之间	
9 分	非常非常严重（几乎达到最大值）	非常非常严重的呼吸困难或疲劳
10 分	最大值（"极其强烈-最大值"，是极其强烈的水平，对大多数人来讲这是他们以前生活中所经历的最强烈的程度）	极度的呼吸困难或疲劳，达到极限

6 分钟步行试验（6MWD）分级标准表

6 分钟步行距离	心功能水平
<150 米	重度心功能不全
150~425 米	中度心功能不全
426~550 米	轻度心功能不全

注：绝对禁忌证：近 1 个月内出现的不稳定性心绞痛或心肌梗死；

相对禁忌证：静息心率 >120/min，收缩压 >180 mmHg 和舒张压 >100 mmHg。

表 8-2 Borg 自觉运动强度评定量表

Borg 分级	自觉运动强度	修订的 Borg 分级	自觉运动强度
–	–	0.0	不用力
–	–	0.5	非常非常弱
–	–	1.0	非常弱
–	–	1.5	
–	–	2.0	弱
6	–	2.5	
7	非常非常轻	3.0	中等强度
8	–		
9	很轻	4.0	有点强
10	–	4.5	–
11	较轻	5.0	强
12	–	5.5	
13	较强	6.0	
14	–	6.5	
15	强	7.0	非常强
16	–	7.5	
17	很强	8.0	–
18	–	8.5	
19	非常非常强	9.0	–
20	–	9.5	
	–	10.0	非常非常强
	–	>10	达到极限

(二)Ⅱ期康复评估

Ⅱ期心脏康复是第一阶段的延续和第三阶段的基础,起着承上启下的枢纽作用。

1. 综合评估

综合评估是制定个体化心脏康复处方的前提,通过评估,了解患者的整体状态、危险分层以及影响其治疗效果和预后的各种因素,从而为患者制定急性期和慢性期最优化治疗策略,实现全面、全程的医学管理。评估时间包括 5 个时间点,分别为:①初始评估;②每次运动治疗前评估;③针对新发或异常体征/症状的紧急评估;④心脏康复治疗周期中每 30 天再评估;⑤90 d 结局评估。没有接受结局评估,意味着心脏康复治疗没有有效完成。所有患者在接受心脏康复治疗前都要进行综合评估,内容包括病史、症状、体征、用药情况、心血管危险因素以及常规辅助检查包括静息心电图、超声心动图(判断有无心腔扩大、左心室射血分数)和血液检查(如血脂、血糖、心肌损伤标志物），见表 8 – 3。

表 8 – 3 心血管疾病患者评估的内容

项目	内容
病史	与本次心血管病相关的诊断、并发症、合并症以及既往病史
体格检查	心肺功能评估 肌肉骨骼系统功能评估，特别是四肢和腰部
静息心电图	了解有无静息心电图 ST – T 改变、严重心律失常等
用药情况	包括药物种类、名称、剂量和次数
心血管病危险因素	不可校正的危险因素 ·年龄、性别、心血管病家族史 可校正的危险因素 ·吸烟情况，包括一手烟和二手烟 ·高血压病史及控制情况 ·血脂异常病史及控制情况：6~8 周内血脂谱，包括总胆固醇、低密度脂蛋白胆固醇、高密度脂蛋白胆固醇、甘油三酯 ·饮食结构，特别是膳食脂肪、饱和脂肪、胆固醇和热卡摄入量 ·身体构成：体重、身高、体重指数（BMI）、腰围、腰臀比、体脂含量（%） ·空腹血糖、糖化血红蛋白及糖尿病病史和血糖控制情况 ·体力活动状态：休闲运动情况、最喜欢的运动形式、每日静坐时间 ·心理社会功能评估：抑郁、焦虑情况，精神疾病家族史 ·其他问卷资料，如睡眠障碍和睡眠呼吸暂停（匹兹堡睡眠质量量表，PISQ）
运动能力	运动试验 心肺运动试验 6 min 步行试验
心肌坏死标志物	血肌钙蛋白浓度
超声心动图	心腔大小、左心室射血分数

2. 运动风险评估

冠心病患者由于存在器质性心脏疾病，心功能个体差异很大，因此在进行身体活动和运动之前要充分进行风险评估。在完成综合评估后，进行运动风险评估，为制定运动处方提供安全保障，其中运动负荷试验和危险分层是运动风险评估中的重点内容。

（1）运动负荷试验：运动负荷试验是心脏运动康复前、后进行风险评估最重要的部分。

1）运动平板试验：通过运动增加心脏负荷而诱发心肌缺血，从而出现缺血性心电图改变的试验方法，叫心电图运动负荷试验，目前采用最多的是运动平板试验。可做极量和次极量分级运动试验，运动量可由改变平板转速及坡度而逐渐增加。每级运动时间为 2~3 min，运动中连续心电图监护，间断记录心电图及测量血压，保证其安全性。国际上尚无统一分级标准，Bruce 方案较为常用。试验前准备需注意：①患者应在运动试验前 2 h 内禁食，禁烟禁酒，同时 12 h 内须避免剧烈体力运动。②运动试验的目的如果是为诊断之用，应尽可能在试验前停用可能影响试验结果的药物,但应注意 β 受体阻滞剂骤停后的反弹现象。运动平板试验具体见第三章第四节心肺功能评定内容。

2)踏车运动试验:可作极量或次极量分级运动试验,运动中心电图和血压监测同活动平板试验。具体见第三章第四节心肺功能评定内容。

3)绝对禁忌证:急性心肌梗死 2 天内;未控制的不稳定性心绞痛;未控制的严重心律失常,且引发症状或血流动力学障碍;急性心内膜炎;有症状的重度主动脉瓣狭窄、失代偿心力衰竭、急性肺栓塞、深静脉血栓、急性心肌炎或心包炎、急性主动脉夹层和身体残疾。

4)运动负荷试验终止的绝对指征:在无病理性 Q 波导联 ST 段抬高 >1.0 mV,随运动负荷增加收缩压下降 >10 mmHg 并伴有心肌缺血证据,中到重度心绞痛,中枢神经系统症状(如头晕、晕厥前兆和共济失调),灌注不足的症状(发绀或苍白),持续室性心动过速(VT)或其他严重心律失常,包括二度或三度房室传导阻滞,因技术问题无法监测心电图或收缩压,患者要求停止运动。

(2)危险分层:所有患者在接受心脏康复治疗前都要进行危险分层(表 8 – 4)。通过对患者进行危险分层,评估运动中发生心血管事件的风险,进而帮助患者制定个体化的运动方案和运动监护级别,最大程度保证患者运动中的安全,降低运动风险。

表 8 – 4 运动过程中发生心血管事件的危险分层

项目		危险分层		
		低危	中危	高危
运动试验指标	心绞痛	无	可有	有
	无症状但心电图有心肌缺血改变	无	可有,但心电图 ST 段下移 <2 mm	有,心电图 ST 段下移 ≥2 mm
	其他明显不适症状,如气促、头晕等	无	可有	有
	复杂室性心律失常	无	无	有
	血流动力学反应(随着运动负荷量的增加,心率增快、收缩压增高)	正常	正常	异常,包括随着运动负荷量的增加心率变时功能不良或收缩压下降
	功能储备	≥7 Mets	5.0 ~ 7.0 Mets	≤5 Mets
非运动试验指标	左心室射血分数	≥50%	40% ~ 50%	<40%
	猝死史或猝死	无	无	有
	静息时复杂室性心律失常	无	无	有
	心肌梗死或再血管化并发症	无	无	有
	心肌梗死或再血管化后心肌缺血	无	无	有
	充血性心力衰竭	无	无	有
	临床抑郁	无	无	有

注:低危条目中所有项目均满足为低危;高危条目中有一项满足即为高危;Mets 为代谢当量。

3. 身体活动/运动能力评估

(1)院外身体活动/运动的适应证：急性 ST 段抬高型心肌梗死、非 ST 段抬高型急性冠状动脉综合征、稳定性心绞痛、冠状动脉旁路移植术后、冠状动脉支架植入术后、缺血性心肌病和心脏猝死综合征。

(2)运动禁忌证：不稳定性心绞痛、安静时收缩压 >200 mmHg 或舒张压 >110 mmHg 的患者、直立后血压下降 >20 mmHg 并伴有症状者、重度主动脉瓣狭窄、急性全身疾病或发热、未控制的房性或室性心律失常、未控制的窦性心动过速（ >120 次/分）、未控制的心力衰竭、三度房室传导阻滞且未植入起搏器、活动性心包炎或心肌炎、血栓性静脉炎、近期血栓栓塞、安静时 ST 段压低或抬高（ >2 mm）、严重的可限制运动能力的运动系统异常以及其他代谢异常，如急性甲状腺炎、低血钾、高血钾或血容量不足。

4. 循证用药，控制心血管危险因素评估

护理人员需掌握并及时更新心血管疾病药物治疗相关指南核心内容，熟练掌握心血管危险因素控制目标（表 8 -5）、心血管保护药物的选择和治疗靶目标。定期评估患者的体重、血糖、血脂、血压等心血管危险因素；评估患者对药物的认知程度，药物治疗依从性。

表 8 -5 主要心血管疾病危险因素的控制目标及相关药物

危险因素	控制目标及相关药物
血脂异常	LDL - C <2.6 mmol/L（100 mg/dL）（高危患者）；<1.8 mmol/L（70 mg/dL）（极高危患者，包括 ACS 或冠心病合并糖尿病）； TG <1.7 mmol/L（150 mg/dL）； 非 HDL - C <3.3 mmol/L（130 mg/dL）（高危患者）；<2.6 mmol/L（100 mg/dL）（极高危患者）； 他汀类药物是降低胆固醇的首选药物，应用中等强度他汀类；LDL - C 未达标时，可加用依折麦布 5 ~10 mg/d 口服
高血压	理想血压：120/80 mmHg； 血压控制目标值：<140/90 mmHg，如耐受，可进一步将血压控制到 120 ~130/70 ~80 mmHg，身体健康的老年人可将血压控制到 130 ~140/70 ~80 mmHg，体弱老年人放宽到 150/90 mmHg； 所有患者接受健康生活方式指导，注意发现并纠正睡眠呼吸暂停；冠心病或心力衰竭合并高血压患者首选 β 受体阻滞药、ACEI 或 ARB，必要时加用其他种类降压药物
糖尿病	控制目标：糖化血红蛋白≤7.0%
心率控制	冠心病患者静息心率应控制在 55 ~60 次/min 控制心率的药物首选 β 受体阻滞药美托洛尔、比索洛尔、卡维地洛 伊伐布雷定适用于应用 β 受体阻滞药后窦性心律 >70 次/min 的慢性稳定性心绞痛患者
体重和腰围	体重指数维持在 18.5 ~23.9 kg/m^2；腰围控制在男≤90 cm、女≤85 cm

5. 营养评估

所有患者应接受饮食习惯评估，评估工具可采用饮食日记、食物频率问卷、脂肪餐问卷以及饮食习惯调查问卷，评估患者对心血管保护性饮食的依从性，评估患者对营养知识的了解程度,纠正错误的营养认知。

6. 戒烟评估

应常规询问患者吸烟史和被动吸烟情况,或使用呼出气一氧化碳(CO)检测仪判断患者是否吸烟($< 10^{-6}$判断为未吸烟)。吸烟患者,应询问吸烟年限、吸烟量和戒烟的意愿,评估烟草依赖程度,判断是否尼古丁依赖综合征,记录在病历上或者录入信息系统。

7. 心理评估

通过问诊了解患者的一般情绪反应,进一步使用心理筛查自评量表,推荐采用"PHQ-9 抑郁症筛查量表""广泛性焦虑障碍量表(GAD-7)"评估患者的焦虑抑郁情绪。自律神经测定仪可以作为补充工具。对于评估结果提示为重度焦虑抑郁(PHQ-9 或 GAD-7≥15 分)的患者,请精神专科会诊或转诊精神专科治疗;对于评估结果为轻度焦虑抑郁的患者(PHQ-9 或GAD-7 评分 5~9 分)或 PHQ-9 或 GAD-7 评分 10~15 分尤其伴有躯体化症状的患者,康复护理人员可先给予对症治疗。

8. 生活质量评估

推荐使用健康调查简表 SF-36、SF-12、达特茅斯生活质量问卷[Dartmouth primary care co-operative project(COOP)chart]等。通过对接受心脏康复治疗前后生活质量评价,有助于了解心脏康复获益。

9. 睡眠管理

通过问诊了解患者对自身睡眠质量的评价;采用匹兹堡睡眠质量评定量表客观评价患者的睡眠质量,该量表是目前被广泛采纳用于评价患者睡眠质量的自评量表。

(三)Ⅲ期康复

为心血管事件 1 年后的院外患者提供预防和康复服务,是第Ⅱ期康复的延续。这个时期,部分患者已恢复工作和恢复日常活动,心血管危险因素的评估、运动能力的评估、心理评估等仍是关键。

四、康复护理原则与目标

(一)康复护理原则

通过康复护理对冠心病的危险因素进行积极干预,改变患者不良的生活方式,保持稳定的情绪,阻止或延缓疾病的发展进程;进行主动、积极的身体和社会适应能力训练,改善心血管功能,增强身体耐力,提高生活质量。

(二)康复护理目标

各个康复分期的内容和目标各有侧重又相互交叉。

1.Ⅰ期康复护理目标

缩短住院时间,促进日常生活能力及运动能力的恢复,增加患者自信心,减轻精神心理症状;避免不必要卧床带来的不利影响(如运动耐量减退、低血容量、血栓栓塞并发症);指导戒烟,为Ⅱ期康复提供全面完整的病情信息和准备。

2.Ⅱ期康复护理目标

制定个性化危险因素干预目标,改变不良生活方式,继续监护状态下的运动康复、进行日常生活指导以及工作指导,患者尽快恢复日常生活。

3.Ⅱ期康复护理目标

维持已形成的健康生活方式和运动习惯，继续纠正心血管危险因素和运动康复，以及恢复良好的社会心理状态。

五、康复护理措施

(一)Ⅰ期康复护理措施

Ⅰ期康复为所有住院期的冠心病患者提供康复和预防服务，主要内容包括病情评估、患者教育、早期活动和日常生活指导。康复人员对患者进行系统评估，把控风险、制定心脏康复方案；建立心脏康复患者档案、记录评估数据、监测并指导患者Ⅰ期心脏康复治疗。对于开胸心脏术后、依赖呼吸机辅助呼吸以及全身衰竭呼吸肌无力的冠心病患者，提供专业物理康复治疗。符合适应证患者应尽早启动Ⅰ期心脏康复治疗。

Ⅰ期运动康复于入院24 h内开始，如病情不稳定，可延迟至3～7 d以后。须患者经评估后达到运动康复的适应证。运动康复强调循序渐进，从被动运动开始，逐步过渡到坐起、双脚悬挂在床边、床旁站立、床旁行走，病室内步行以及上1层楼梯或固定踏车训练。

指导出院后日常活动：出院前根据病情进行次级量心电图负荷试验或6分钟步行试验，客观评估患者运动能力，指导其出院后的日常活动，并为进一步进行运动康复计划提供客观依据。

(二)Ⅱ期康复护理措施

采用个体化病例管理模式(individualized case management)，通过对每位患者的综合评估，并且充分考虑患者的意愿和接受能力，所有符合Ⅱ期心脏康复适应证患者应尽早接受心脏康复治疗，心脏康复开始的时间越早，获益越大。

1. 用药护理

心血管保护药物包括：阿司匹林、氯吡格雷(替格瑞洛)、β受体阻滞药、他汀类药物、血管紧张素转换酶抑制药、血管紧张素受体脑啡肽酶抑制药等。坚持二级预防用药，门诊随访，个体化调整药物剂量，包括注意药物不良反应，教育、监督、鼓励患者坚持用药。及时发现患者的心理、生理和经济问题，适当调整方案，从而提高用药的依从性。

2. 运动康复

运动康复是Ⅱ期心脏康复的重要内容，目的是指导患者提高心肺耐力，阻止动脉粥样硬化的进展，改善心肌缺血和心功能，改善日常生活能力和生活质量，降低再发心血管事件和早期死亡风险。除外禁忌证，大多数患者可在出院后1～3周内开始运动康复，持续3～6个月。根据对患者进行评估后的危险分层，低危患者可参加心电监护下运动6～18次，中危患者参加心电监护下运动12～24次，高危患者需参加心电监护下运动18～36次。如患者因为时间和距离受限等原因不能参加院内心脏康复，低危和有选择的中危患者可在远程心率或心电监测情况下接受家庭心脏康复治疗。运动康复主要分为三个步骤：

(1)准备活动，即热身运动：多采用低水平有氧运动和静力拉伸，持续5～10 min。目的是放松和伸展肌肉，提高关节活动度和心血管的适应性，帮助患者为高强度锻炼阶段做准备，通过逐渐增加肌肉组织的血流量和关节的运动准备来帮助降低运动损伤的风险。

(2)训练阶段：包含有氧运动、抗阻运动和柔韧性运动等，总时间30～60 min。其中，有氧运动是基础，抗阻运动和柔韧性运动是补充。还有避免因跌倒而发生器官损伤的平衡训练。

1)有氧运动：有氧训练的时间可持续20～60 min，频度为每周3～5次，强度为中等强度。

评估运动强度很重要，有4种方法，包括①无氧阈法：无氧阈水平相当于最大摄氧量的60%左右，是冠心病患者最佳运动强度。此参数需通过心肺运动试验获得，需一定设备和熟练的技术人员。②心率储备法：该方法需要掌握心率计算公式，即（运动最大心率－静息心率）×（0.3～0.6）＋静息心率，为患者合适运动强度。③靶心率法：该方法不需计算公式，在静息心率的基础上增加20～30次/min即可认为是患者合适运动强度。④自我感知劳累程度分级法：多采用Borg评分表（6～20分），通常建议患者在12～16分（即修订的Borg分级5.5～7.5分，见表8－2）范围内运动（即轻松～稍有疲劳感）。后两种方法虽然简单方便，但欠精确，不作为首选方法，在患者体力不能耐受运动测试或没有运动测试设备时采用。

2）抗阻运动：抗阻训练与有氧运动不同，可通过增加心内膜血供，增强骨骼肌的力量和耐力，改善运动耐力，帮助患者重返日常生活和回归工作。抗阻运动的时期选择：PCI治疗后至少3周，且应在连续2周有监护的有氧训练之后进行；心肌梗死或CABG后至少5周，且应在连续4周有监护的有氧训练之后进行，每次8～10个肌群，每周2次。方法：哑铃或杠铃、运动器械以及弹力带。需要注意的是要求患者学会用力时呼气，放松时吸气。

3）韧性训练：每一个部位拉伸时间6～15s，有牵拉感觉同时不感觉疼痛，总时间10min左右，每周2～3次。

（3）放松运动：放松运动是运动训练必不可少的一部分。通过让运动强度逐渐降低，可以保证血液的再分布，减少关节和肌肉组织的僵硬和酸痛，避免静脉回流突然减少导致运动后低血压和晕厥的风险。放松方式可以是慢节奏有氧运动的延续或是柔韧性训练，根据患者病情轻重可持续5～10min，病情越重放松运动的持续时间宜越长。

（4）运动处方调整原则：有氧运动处方的渐进性调整原则为"通过调整运动持续时间、频率和/或强度逐渐增加运动量，直到达到预期目标为止；抗阻训练通过对每组更大的阻力和/或更多的重复，并且和/或增加频率来调整"。关于运动量渐进性方案的具体建议如下：①为每个患者制定个性化渐进性运动方案；②每周对运动方案进行1次调整；③一般来说，每次只对运动处方的1项内容（如时间、频率、强度）进行调整；④每次增加有氧运动的持续时间1～5min，直到达到目标值；⑤每次增加5%～10%的强度和持续时间，一般耐受性良好；⑥建议首先增加有氧运动的持续时间至预期目标，然后增加强度和/或频率。

3. 营养治疗

护理人员应掌握营养素与心血管疾病健康的关系以及营养评估和处方制定方案。所有患者应接受营养评估。根据患者的文化、喜好以及心血管保护性饮食的原则制定营养处方。合理膳食，戒烟限酒，控制体质量，控制血压，调节血脂，控制血糖，加强随访。定期测量体重、体重指数（BMI）和腰围，建议超重和肥胖者在6～12个月内减轻体重5%～10%，使BMI维持在18.5～23.9 kg/m²；腰围控制在男≤90 cm、女≤85 cm。

4. 戒烟治疗

戒烟是能够挽救生命的有效治疗手段。通过对患者的戒烟评估，在记录中标明吸烟者戒烟所处的阶段，并明确诊断是否存在"尼古丁依赖综合征"，为吸烟患者提供戒烟咨询和戒烟计划。面对吸烟患者，需用明确清晰的态度建议患者戒烟。药物结合行为干预疗法会提高戒烟成功率。基于戒断症状对心血管系统的影响，有心血管病史且吸烟的患者使用戒烟药物辅助戒烟（一线戒烟药物：盐酸伐尼克兰、盐酸安非他酮、尼古丁替代治疗），以减弱神经内分泌紊乱对心血管系统的损害。所有患者应避免暴露在工作、家庭和公共场所的烟草烟雾环境中。

5.睡眠管理

处理失眠症时应注意确定失眠原因,同一患者可能有多种原因,包括心血管疾病各种症状所致失眠、冠状动脉缺血导致失眠、心血管药物所致失眠、心血管手术后不适症状所致失眠、因疾病发生焦虑抑郁导致失眠、睡眠呼吸暂停以及原发性失眠。了解患者睡眠行为,纠正患者不正确的失眠认知和不正确的睡眠习惯。患者在发生失眠的急性期要尽早使用镇静安眠药物,原则为短程、足量、足疗程,用药顺序如下:苯二氮草类(地西泮、三唑安定、舒乐安定、劳拉西泮等)、非苯二氮草类(吡唑坦、佐匹克隆、扎来普隆等)以及具有镇静作用的抗抑郁药。苯二氮草类药物连续使用不超过4周。一种镇静安眠药疗效不佳时可并用两种镇静安眠药物。每种药物都尽量用最低有效剂量。对高度怀疑有阻塞性睡眠呼吸暂停低通气综合征(OSAHS)的患者(特征:匹兹堡睡眠质量评定量表提示、肥胖、血压控制差、白天嗜睡、短下颌等)采用多导睡眠监测仪或便携式睡眠呼吸暂停测定仪了解患者夜间缺氧程度、睡眠呼吸暂停时间及次数。对于睡眠呼吸暂停低通气指数(apnea hypopnea index,AHI)≥15 次/h 或 AHI<15 次/h,但白天嗜睡等症状明显的患者,建议接受持续气道或双水平正压通气治疗,口腔矫治器适用于单纯鼾症及轻中度 OSAHS 患者,特别是下颌后缩者。

6.心理护理

护理人员有意识评估患者的精神心理状态;了解患者对疾病的担忧、患者的生活环境、经济状况和社会支持对患者病情的影响;通过一对一的方式或小组干预对患者进行健康教育和咨询;促进患者伴侣和家庭成员、朋友等参与对其干预;轻度焦虑、抑郁治疗以运动康复为主;对焦虑和抑郁症状明显者给予对症药物治疗,或转诊至精神科专科治疗。

7.日常生活能力训练

是Ⅱ期心脏康复的重要内容,主要包括以下几种常见情况:①病情稳定1周后可以开始尝试驾驶活动;②心脏事件2周后无并发症可乘坐飞机;③通常建议患者出院2~4周后,PCI治疗患者出院后1周,CABG后6~8周可重新开始性生活。评估方法建议如下:患者在10~15 s之内爬完20级楼梯没有出现呼吸急促、胸痛等其他症状,与安静时相比,每分钟心跳增加不到20~30次,心脏负荷试验最大心脏负荷大于5个代谢当量,需注意患者要备硝酸甘油。

8.社会参与能力训练

工作指导也是Ⅱ期心脏康复的重要内容,目的是改善生活质量,促进患者早日职业回归,早日回归社会。促进避免青壮年患者提前退休或病休。内容包括根据运动负荷试验所测得的实际运动能力,给出的不同工作性质所需要的代谢当量和运动能力,指导患者回归工作。

9.中医传统康复疗法

太极拳、八段锦、养生气功等中医传统康复方法有利于心血管病患者康复。

10.其他疗法

体外反搏作为缺血性心血管病患者辅助运动康复的一种方法,有助于改善心肌缺血和下肢缺血症状。

(三)Ⅲ期康复护理措施

巩固Ⅰ、Ⅱ期康复护理成果,控制危险因素,提高体力活动能力和心血管功能。遵循学习适应和训练适应机制,达到量变到质变的过程,提高患者参与并坚持康复的主动性。

六、康复护理指导

(一)指导患者学会自我管理

所有心脏康复护理人员应接受医患沟通技巧培训,包括动机访谈技术和戒烟后复吸干预技术。采用以证据为基础的健康行为改变模型以及干预技术,指导患者改变不健康行为。鼓励和支持患者设立短期和长期目标,并使用以问题为基础的健康教育模式,以培养患者的自我管理能力。鼓励患者选择一位疾病恢复期伙伴(可以是家人、亲戚或朋友),此人应能积极参与到患者的心脏康复和疾病恢复中来。

健康教育的目的不仅是提高患者的健康知识,也是提高患者战胜疾病的信心和自我管理效能。开展健康教育前要了解个体的文化程度、健康素养以及对健康知识的需求。健康教育讲题如下:①心血管解剖、心血管疾病病理生理和心血管病症状;②体力活动、健康饮食和体重管理;③戒烟方法和戒烟后复吸干预;④心血管疾病危险因素的行为管理;⑤心血管疾病危险因素的药物管理;⑥心理和情绪自我管理;⑦日常生活指导;⑧回归工作指导;⑨心血管疾病手术和药物治疗介绍;⑩心肺复苏和心脏自救技术。

(二)心脏康复风险控制指导

1.严格遵守操作规范

①在开始运动康复之前向患者详细介绍运动处方内容。②在患者每次运动康复前、中、后进行风险评估。③准备心脏急救应急预案;所有参加心脏康复的医务人员定期接受心脏急救训练,定期参与病例讨论。④运动场地需备有心电监护和心肺复苏设备,包括心脏电除颤仪和急救药物。

2.患者教育

①指导患者了解自己在运动康复过程中身体的预警信号,包括胸部不适、头痛或头晕、心律不齐、体重增加和气喘等。②对于患者出现的身体不适及时给予评估和治疗。患者在运动中若出现如下症状,如胸痛、头昏目眩、过度劳累、气短、出汗过多、恶心呕吐以及脉搏不规则等,应马上停止运动;停止运动后上述症状仍持续,特别是停止运动5~6 min后,心率仍增加,应继续观察和处理。如果感觉到有任何关节或肌肉不寻常疼痛,可能存在骨骼、肌肉的损伤,也应立即停止运动。③强调遵循运动处方运动的重要性,即运动强度不超过目标心率或自感用力程度,并应注意运动时间和运动设备的选择。④强调运动时热身运动和整理运动的重要性,这与运动安全性有关。⑤提醒患者根据环境的变化调整运动水平,比如冷热、湿度和海拔变化。

(三)心脏康复质量控制指导

心脏康复的效果与康复质量密切相关,操作的任一环节不能很好执行,心脏康复的获益都会明显降低。康复质量取决于康复者的诊疗能力和诊疗行为以及患者的自我管理能力。

1.心脏康复质量控制核心要素

①系统质量控制:包括心脏康复人员的能力建设,心脏康复各环节标准化流程文件,心脏康复纳入和完成比例及流程文件。②过程质量控制:包括对评估内容、时间和频率要求的流程文件,个体化心脏康复处方制定标准,患者自我管理能力评价和心脏康复执行情况评价。③结局质量控制:包括对患者临床指标、健康指标、行为指标和服务指标的评价。④风险质量控制:强调风险评估、风险监测、危险分层和标准化抢救流程。

2. 心脏康复质量控制具体要求

①所有从事心脏康复工作的护理人员需接受正规的心脏康复培训和实习,完成心肺复苏培训。②建立心脏康复数据库,内容包括病史收集、代谢指标、心肺功能、运动能力、处方药物、心理评估、营养饮食、生活方式。③心脏康复过程中分别在基线、干预1个月、2个月和3个月接受系统评估,将检测数据保存在数据库中,为治疗效果评价提供依据,并向患者提供结局评估报告。④根据评估结果制定个体化心脏康复处方,并每个月更新处方。包括运动处方、药物处方、戒烟处方、营养处方和心理处方5方面内容。每一个处方包含处方目标、干预类型、剂量、频率和持续时间、达标要求、再评估时间。⑤首次评估并处方制定后,护理人员须与患者面对面讲解评估结果和处方内容1次,时间30 min,向患者介绍心脏康复的获益和风险,心脏康复处方的内容,执行运动处方的方法和必要性,同时评估患者的理解程度并记录。

思考题

患者,62岁,男性,因"反复胸闷、胸痛2年,再发伴加重2小时"入院。患者于2年前活动后出现胸闷、胸痛,以心前区为主,呈压榨感,放射至背部,伴心悸、出汗、头晕,呈阵发性发作,无黑矇、晕厥等不适,每次持续时间约数分钟,舌下含服硝酸甘油片或休息后症状缓解,此症状反复发作,遂到当地医院就诊,心电图示Ⅱ、Ⅲ、aVF导联ST-T段压低,诊断为"冠心病,稳定型心绞痛",给予对症治疗后症状缓解出院。出院后患者未规律服药,2小时前患者情绪激动后突发剧烈胸闷、胸痛,伴心悸、出汗、频死感,含服硝酸甘油片后不能缓解,急诊入院。

既往史:有高血压病史5年,最高血压达170/100 mmHg,不规律服用降压药物治疗,血压控制不好;有糖尿病史2年,未服药。家族史:有高血压病家族史,父亲由于心脏病过世。体格检查:T 37.7℃,P 104次/分,R 24次/分,Bp 98/64 mmHg,双肺呼吸音粗,肺底可闻及明显干湿啰音,心率104次/分,律不齐,心脏相对浊音界扩大,腹软,无压痛,肝脾未触及,双下肢未见明显水肿。辅助检查:心电图:Ⅱ、Ⅲ、aVF导联ST-T段抬高,余导联未见明显异常;频发室性早搏。胸片:心脏增大,肺纹理紊乱;心脏彩超:心脏室壁运动稍弱,左室射血分数为48%。实验室检查:血常规为WBC 10.5×10^9/L,RBC 3.89×10^{12}/L,HB 110 g/L,PLT 200×10^9/L;心肌酶为LDH 120 U/L、CK 72 U/L、CK-MB 57 U/L、cTnI(+);BNP 200 pg/ml。

请思考:

1. 请问患者处于心脏康复的哪一期,如何进行康复护理评估?

2. 请根据患者情况,开具冠心病康复处方,采取相应的康复护理措施。

3. 请对患者进行康复指导,并强调其中的注意事项。

第二节 原发性高血压的康复护理

一、概述

(一)概念

原发性高血压(primary hypertension)是以血压升高为主要临床表现,伴或不伴多种心血管危险因素的综合征，通常简称为高血压。高血压定义：未使用降压药物的情况下，非同日 3 次测量诊室血压，收缩压（systolic blood pressure，SBP）≥140 mmHg（1 mmHg =0.133 kPa）和/或舒张压（diastolic blood pressure，DBP）≥90 mmHg。SBP≥140 mmHg 和 DBP <90 mmHg 为单纯收缩期高血压。患者既往有高血压史，目前正在使用降压药物，血压虽低于 140/90 mmHg，仍应诊断高血压。

高血压急症是指原发性或继发性高血压患者在某些诱因作用下，血压突然和显著升高（一般 SBP≥180 mmHg 和/或 DBP≥120 mmHg），同时伴有进行性心、脑、肾等重要靶器官功能不全表现。包括高血压脑病、高血压伴颅内出血（脑出血和蛛网膜下腔出血）、脑梗死、心力衰竭、急性冠状动脉综合征（不稳定性心绞痛、急性心肌梗死）、主动脉夹层、嗜铬细胞瘤危象、使用毒品（如安非他明、可卡因、迷幻药等）、围术期高血压、子痫前期或子痫等。一部分高血压急症并不伴有特别高的血压值，如并发急性肺水肿、主动脉夹层、心肌梗死者等；血压仅为中度升高，但对靶器官功能影响重大，也应视为高血压急症，治疗应使用静脉降压药物。

高血压亚急症是指血压显著升高，但不伴急性靶器官损害。患者可有血压明显升高所致症状，如头痛、胸闷、鼻出血、烦躁不安等。多数患者服药依从性不好或治疗不足。治疗以口服药物治疗为主。区别高血压急症与高血压亚急症的唯一标准，并非血压升高程度，而是有无新近发生的急性进行性的靶器官损害。

难治性高血压是指在改善生活方式基础上应用可耐受的足够剂量且合理的 3 种降压药物（包括一种噻嗪类利尿药）至少治疗 4 周后，诊室和诊室外（包括 ABPM 或 HBPM）血压值仍在目标水平之上，或至少需 4 种药物才能使血压达标。

（二）分类

根据血压升高水平，进一步将高血压分为 1、2 和 3 级。血压水平分类和定义见表 8 -6。

表 8 -6　血压水平分类和定义（mmHg）

分类	收缩压（mmHg）		舒张压（mmHg）
正常血压	<120	和	<80
正常高值	120 ~139	和/或	80 ~89
高血压	≥140	和/或	≥90
1 级高血压（轻度）	140 ~159	和/或	90 ~99
2 级高血压（中度）	160 ~179	和/或	100 ~109
3 级高血压（重度）	≥180	和/或	≥110
单纯收缩期高血压	≥140	和	<90

注：当收缩压和舒张压分属于不同级别时，以较高的分级为准；1 mmHg =0.133 kPa

（三）病因及流行病学

高血压危险因素包括遗传、年龄以及多种不良生活方式等多方面。随着高血压危险因素聚集的数目和严重程度增加，血压水平呈现升高的趋势，高血压患病风险增大。高钠、低钾膳食、超重和肥胖、过量饮酒[危险饮酒（男性 41 ~60 g，女性 21 ~40 g）及有害饮酒（男性 60 g 以上，女性 40 g 以上）]、长期精神紧张是我国人群重要的高血压发病危险因素，其中高钠、低钾膳食以及超重与高血压关系最大。另外其他危险因素还包括年龄、高血压家族史、缺乏体力活动、以及糖尿病、血脂异常、暴露于大气污染等。

中国高血压调查数据显示 2012—2015 年我国 18 岁及以上居民高血压患病率为 27.9%（标化率 23.2%），与既往调查比较，患病率总体呈增高趋势。老年人群高血压患病率随增龄而显著增高，男性患病率为 51.1%，女性患病率为 55.3%；农村地区居民高血压患病率增长速度较城市快。18 岁及以上人群高血压的知晓率、治疗率和控制率分别为 51.5%，46.1% 和 16.9%，较 1991 年和 2002 年明显增高，女性高于男性，城市显著高于农村，南方地区高于北方地区。血压水平与心血管风险呈连续、独立、直接的正相关关系。卒中仍是目前我国高血压人群最主要的并发症，冠心病事件也明显增多，其他并发症包括心力衰竭、左心室肥厚、心房颤动、终末期肾病等。SBP 每升高 20 mmHg 或 DBP 每升高 10 mmHg，心、脑血管病发生的风险倍增。

知识拓展

H 型高血压

一项在中国 6 个城市（北京、沈阳、哈尔滨、南京、上海、西安）进行的调查显示：中国高血压患者中伴有血浆同型半胱氨酸（Hcy）升高的比例高达 75%。针对这一突出现状，我国学者将这种伴有 Hcy 水平升高的高血压称之为 H 型高血压，认为这组人群是导致我国脑卒中高发的重要原因，对其进行综合干预是控制我国脑卒中最经济、有效的措施。中国脑卒中一级预防研究（CSPPT）基线数据表明，我国高血压患者中 H 型高血压比例约为 80.3%。因而，H 型高血压控制是应对我国脑卒中高发的重要策略。

专家共识建议，所有高血压患者都应该进行血液 Hcy 的检测，空腹血浆 Hcy ≥ 10 μmol/L 即为超标。国际上通用的血浆或血清叶酸缺乏判定标准是根据核素放射免疫法测得的 6.8 nmol/L（3 ng/mL）。依照此标准，中国南方人群平均血浆叶酸水平为 8.9 nmol/L，缺乏率为 19.9%；北方人群平均血浆叶酸水平为 6.1 nmol/L，缺乏率为 67.1%，其中男性冬春季节的缺乏率达 89.2%。同时，Hcy 代谢过程中的关键酶亚甲基四氢叶酸还原酶（MTHFR）C677 T 突变纯合基因型在欧美的频率为 10%～15%，而中国高血压人群达到 25%，提示叶酸缺乏及我国独特的基因背景可能是我国人群 H 型高血压高发的重要诱因。

研究表明整体人群补充叶酸可以显著降低脑卒中发生，可以显著延缓颈动脉内膜中膜厚度进展。马来酸依那普利叶酸片是目前唯一具有治疗 H 型高血压适应证的上市药物。CSPPT 研究明确表明，在中国成人高血压患者，以马来酸依那普利叶酸片为基础的降压治疗方案可以较以传统降压药依那普利为基础的单纯降压治疗方案进一步显著降低 21% 的首发脑卒中风险。

来源：H 型高血压诊断与治疗专家共识解读（2016）

二、主要功能障碍

（一）功能障碍

1. 感觉功能障碍

高血压可导致脑血管病，出现肢体感觉功能障碍。

2. 运动功能障碍

高血压患者可出现活动能力下降、工作效率低下等。随着病情发展，患者出现心、脑、肾、血管等靶器官损害时，还可出现相应症状。

3. 平衡功能障碍

高血压可导致脑血管病患者出现平衡、协调功能障碍。

(二)日常生活活动能力受限

高血压导致心、脑、肾损伤时，可出现活动能力的不同程度下降，显示基础性日常生活能力受限；可出现准备食物、家居卫生、家居维修、购物、使用交通工具等能力不同程度地下降，显示工具性日常生活能力受限。

(三)社会参与能力受限

高血压导致心、脑、肾损伤时，患者可出现职业受限、社会交往能力下降、体闲娱乐受限及生存质量下降。

(四)心理功能障碍

精神紧张可激活交感神经从而使血压升高。精神压力增加的主要原因包括过度的工作和生活压力以及病态心理，包括抑郁症、焦虑症、A型性格、社会孤立和缺乏社会支持等。

三、康复护理评估

(一)一般评估

1. 家族史

询问患者有无高血压家族史以及心血管疾病家族史。

2. 病程

初次发现或诊断高血压的时间、场合，了解血压最高水平。

3. 高血压药物治疗史

说明既往及目前使用的降压药物种类、剂量、疗效及有无不良反应。

4. 高血压相关的心脑血管疾病的病史

如卒中或一过性脑缺血、冠心病、心力衰竭、心房颤动、外周血管病、糖尿病、痛风、血脂异常、肾脏疾病和性功能异常等症状和治疗情况。

5. 临床症状

表现各异，部分高血压患者并无特异性症状。询问是否有头痛、头晕、恶心、颈项强直以及夜尿多、无力、发作性软瘫等；阵发性头痛、心悸、多汗；打鼾伴有呼吸暂停和胸闷气短等可疑继发性高血压的症状。

6. 生活方式

盐、酒及脂肪的摄入量，吸烟情况、体力活动量，体重变化及睡眠习惯等。

(二)身体评估

主要包括测量血压、脉率、BMI、腰围及臀围，听诊注意心脏心音及心率和心律，血管杂音(颈动脉、肾动脉、腹主动脉等)，检查四肢动脉搏动和神经系统体征等。在临床和人群防治工作中，主要采用诊室血压测量和诊室外血压测量，后者包括动态血压监测(ABPM)和家庭血压监测(HBPM)。不同血压测量方法的评价和高血压的诊断标准见表8-7。在医疗机构所有高血压患者都需做诊室血压测量；鼓励患者做HBPM。

表 8 – 7　不同血压测量方法的评价和高血压的诊断标准

血压测量方法	作用	诊断标准
诊室血压测量	诊断高血压、进行血压水平分级以及观察降压疗效的常用方法	SBP≥140 mmHg 和/或 DBP≥90 mmHg
动态血压监测 ABPM	①主要用于医疗机构；②诊断白大衣高血压、隐蔽性高血压和单纯夜间高血压；③观察异常的血压节律与变异；评估降压疗效、全时间段（包括清晨睡眠期间）的血压控制	24 h 平均 SBP≥130 mmHg 和/或 DBP ≥80 mmHg；白昼 SBP≥135 mmHg 和/或 DBP ≥ 85 mmHg；夜间 SBP ≥ 120 mmHg和/或 DBP≥70 mmHg
家庭血压监测 HBPM	①用于一般高血压患者的自我家庭血压监测，以便鉴别白大衣高血压、隐蔽性高血压和难治性高血压；②评价血压长时变异，辅助评价降压疗效，预测心血管风险及预后等	SBP≥135 mmHg 和/或 DBP≥85 mmHg

注：SBP 收缩压；DBP 舒张压；1 mmHg = 0.133 kPa

1. 诊室血压测量方法

①受试者安静休息至少 5 min 后开始测量坐位上臂血压，上臂应置于心脏水平。②使用经过验证的上臂式医用电子血压计，水银柱血压计将逐步被淘汰。③使用标准规格的袖带（气囊长 22.26 cm、宽 12 cm），肥胖者或臂围大者（>32 cm）应使用大规格气囊袖带。④首诊时应测量两上臂血压，以血压读数较高的一侧作为测量的上臂。⑤测血压时，至少测 2 次，间隔 1～2 min，若两次 SBP 或 DBP 差别≤5 mmHg，则取 2 次测量的平均值；若差别 >5 mmHg，应再次测量，取 3 次测量的平均值。⑥老年人、糖尿病患者及出现直立性低血压情况者，应加测站立位血压。站立位血压在卧位改为站立位后 1 min 和 3 min 时测量。⑦在测量血压的同时，应测定脉率。

2. 诊室外血压测量方法

（1）动态血压监测 ABPM：采用无创自动血压测量仪器，监测全天血压水平。主要在医疗机构使用。测量方法：①使用经过国际标准方案认证的动态血压监测仪，并定期校准。②通常白天每 15～20 min 测量 1 次，晚上睡眠期间每 30 min 测量 1 次。应确保整个 24 h 期间血压有效监测，每小时至少有 1 个血压读数；有效血压读数应达到总监测次数的 80% 以上，计算白天血压的读数≥20 个，计算夜间血压的读数≥7 个。③动态血压监测指标：24 h、白天（清醒活动）、夜间（睡眠）SBP 和 DBP 的平均值。

（2）家庭血压监测 HBPM：也称自测血压或家庭血压测量，HBPM 有助于增强患者健康参与意识，改善患者治疗依从性，适合患者长期血压监测。随着血压遥测技术和设备的进展，基于互联网的家庭血压远程监测和管理可望成为未来血压管理新模式。测量方法：①使用经过国际标准方案认证的上臂式家用自动电子血压计，不推荐腕式血压计、手指血压计、水银柱血压计进行家庭血压监测。电子血压计使用期间应定期校准，每年至少 1 次。②测量方案：对初诊高血压或血压不稳定的高血压患者，建议每天早晨和晚上测量血压，每次测 2～3 遍，取平均值；连续测量家庭血压 7 d，取后 6 d 血压平均值。血压控制平稳且达标者，可每周自测 1~2 d 血压，早晚各 1 次；最好在早上起床后，服降压药和早餐前，排尿后，固定时间自测坐位血压。③详细记录每次测量血压的日期、时间以及所有血压读数，而不是只记录平均值。应尽可能向医生提供完整血压记录。④精神高度焦虑患者，不建议家庭自测血压。

（三）实验室检查

1. 基本项目

血生化（血钾、血钠、空腹血糖、血脂、血尿酸和肌酐）、外周血常规、尿液分析（尿蛋白、尿糖和尿沉渣镜检）、心电图等。

2. 推荐项目

超声心动图、颈动脉超声、口服葡萄糖耐量试验、糖化血红蛋白、血高敏 C 反应蛋白、尿白蛋白/肌酐比值、尿蛋白定量、眼底、胸部 X 线摄片、脉搏波传导速度（PWV）以及踝臂血压指数（ABI）等。

3. 选择项目

血同型半胱氨酸，对怀疑继发性高血压患者，根据需要可以选择以下检查项目：血浆肾素活性或肾素浓度、血和尿醛固酮、血和尿皮质醇、血游离甲氧基肾上腺素及甲氧基去甲肾上腺素、血或尿儿茶酚胺、肾动脉超声和造影、肾和肾上腺超声、CT 或 MRI、肾上腺静脉采血以及睡眠呼吸监测等。对有合并症的高血压患者，进行相应的心功能、肾功能和认知功能等检查。

（四）心血管风险分层评估

根据病史、体格检查和基本推荐的实验室检查项目，采用简易风险分层方法，对心血管风险进行分层。高血压患者的诊断和治疗不能只根据血压水平，需对患者进行心血管综合风险的评估并分层。高血压患者的心血管综合风险分层，有利于确定启动降压治疗的时机，优化降压治疗方案，确立更合适的血压控制目标和进行患者的综合管理。

1. 简易心血管分层方法

高血压危险评估的临床路径见图 8-2。

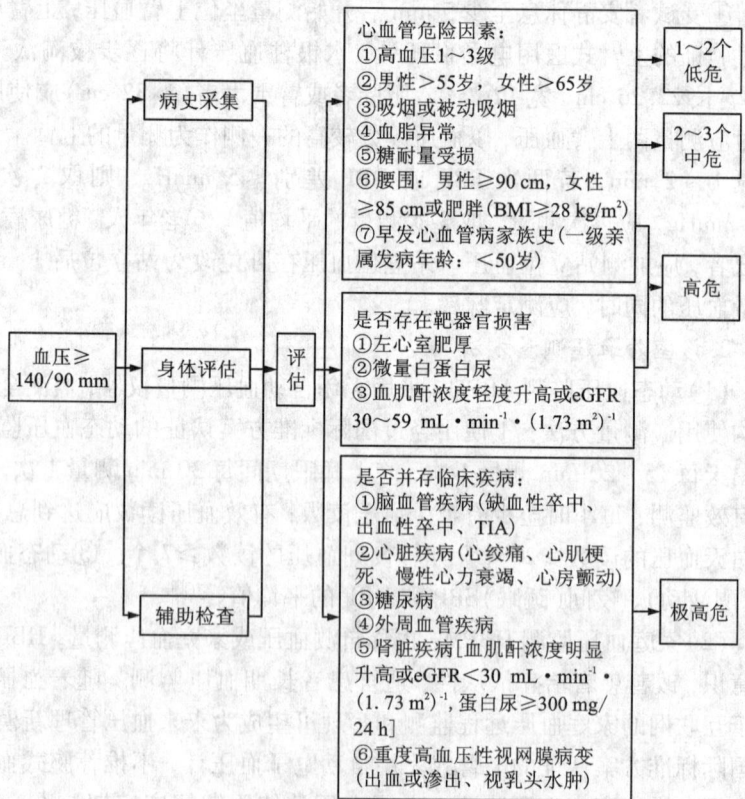

图 8-2　高血压危险评估的临床路径

注：eGFR 估算的肾小球滤过率；TIA 短暂性脑缺血发作；1 mmHg = 0.133 kPa

2. 全面风险分层评估

血压升高患者的心血管风险水平分层及影响高血压患者心血管预后的危险因素见表 8 -8、表 8 - 9。

表 8 - 8　血压升高患者心血管风险水平分层

其他心血管危险因素和疾病史	血压(mmHg)			
	SBP130 ~ 139 和/或 DBP85 ~ 89	SBP140 ~ 159 和/或 DBP90 ~ 99	SBP160 ~ 179 和/或 DBP100 ~ 109	SBP≥180 和/或 DBP≥110
无	–	低危	中危	高危
1 ~ 2 个其他危险因素	低危	中危	中/高危	很高危
2 ~ 3 个其他危险因素，靶器官损害，或 CKD3 期，无并发症的糖尿病	中/高危	高危	高危	很高危
临床并发症，或 CKD > 4 期；有并发症的糖尿病	高/很高危	很高危	很高危	很高危

注：CKD 慢性肾脏疾病；SBP 收缩压；DBP 舒张压；CKD 3 期估算的肾小球滤过率 30 ~ 59 mL·min^{-1}·(1.73 m^2)$^{-1}$；CKD 4 期估算的肾小球滤过率 15 ~ 29 mL·min^{-1}·(1.73 m^2)$^{-1}$；– 无；1 mmHg = 0.133 kPa

表 8 - 9　影响高血压患者心血管预后的重要因素

心血管危险因素	靶器官损害	伴发临床疾病
①高血压(1 ~ 3 级)		①脑血管病：脑出血，缺血性卒中，短暂性脑缺血发作
②男性 > 55 岁；女性 > 65 岁	①左心室肥厚：心电图 Sokolow - Lyon 电压 > 3.8 mV 或 Cornell 乘积 > 244 mV·ms；超声心动图 LVMI：男 ≥ 115 g/m^2，女 ≥ 95 g/m^2	②心脏疾病：心肌梗死史，心绞痛，冠状动脉血运重建，慢性心力衰竭，心房颤动
③吸烟或被动吸烟		③肾脏疾病：糖尿病肾病；肾功能受损：eGFR < 30 mL·min^{-1}·(1.73 m^2)$^{-1}$；血肌酐升高：男性 ≥133 mol/L(1.5 mg/dL)，女性 ≥124 mol/L(1.4 mg/dL)，蛋白尿(≥300 mg/24 h)
④糖耐量受损：餐后 2 h 血糖 7.8 ~ 11.0 mmol/L 和/或空腹血糖异常(6.1 ~ 6.9 mmol/L)	②颈动脉超声：IMT≥0.9 mm 或动脉粥样斑块	
	③eGFR 降低 [eGFR30 ~ 59 ml·min^{-1}·(1.73 m^2)$^{-1}$] 或血清肌酐轻度升高：男性 115 ~ 133 mol/L(1.3 ~ 1.5 mg/dL)，女性 107 ~ 124 mol/L(1.2 ~ 1.4 mg/dL)	④外周血管疾病
⑤血脂异常：TC ≥5.2 mmol/L (200 mg/dL) 或 LDL - C ≥ 3.4 mmol/L(130 mg/dL)，HDL - C < 1.0 mmol/L(40 mg/dL)		⑤视网膜病变：出血或渗出，视乳头水肿
⑥早发心血管病家族史：一级亲属发病年龄 <50 岁	④微量白蛋白尿 30 ~ 300 mg/24 h；或尿白蛋白肌酐比 30 mg/g (3.5 mg/mmol)	⑥糖尿病：新诊断 [空腹血糖 ≥ 7.0 mmol/L(126 mg/dL)；餐后血糖 ≥11.1 mmol/L(200 mg/dL)]；已治疗但未控制：糖化血红蛋白 ≥ 6.5%
⑦腹型肥胖：腰围 [男性 ≥ 90 cm，女性 ≥85 cm 或 BMI ≥ 28 kg/m^2]		

注：LVMI 左心室重量指数；IMT 颈动脉内膜中层厚度；eGFR 估算的肾小球滤过率

（五）心理社会评估

包括家庭情况、工作环境、工作和生活经历事件、文化程度以及有无精神创伤等。

（六）日常生活活动能力评估

ADL 侧重于自我照顾、日常活动、家庭劳动及购物等。ADL 评定采用改良 Barthel 指数评定表。

（七）社会参与能力评估

长期高血压可引起重要靶器官如心、脑、肾的损伤，可影响其职业、社会交往以及休闲娱乐。因此需进行生活质量评定和劳动力评定。

四、康复护理原则与目标

（一）康复护理原则

改善不健康的生活方式，坚持降压药物治疗，血压控制在理想的目标值，协同控制多重心血管危险因素。

（二）康复护理目标

控制高血压，降低高血压的心、脑、肾与血管并发症发生和死亡的总危险。包括短期目标和长期目标。

1. 短期目标

患者主诉头痛减轻，能够识别引起血压增高的诱发因素；患者及家属能够采取避免受伤的措施，没有发生摔倒或受伤。

2. 长期目标

通过康复护理，患者能够懂得自我保健知识，能够实施自我保健计划；患者发生高血压急症时能及时发现和控制病情并避免受伤；患者发生并发症时能够采取康复护理措施，进行功能训练，提高生活质量。

五、康复护理措施

应根据高血压患者的血压水平和总体风险水平，决定给予改善生活方式和降压药物的时机与强度；同时干预检出的其他危险因素、靶器官损害和并存的临床疾病。鉴于我国高血压患者的以卒中并发症为主仍未根本改变的局面，条件允许情况下，应采取强化降压治疗策略。

（一）营养疗法

坚持健康饮食（低盐、低脂、低糖、碳水化合物占每日食物总热卡的 50% ~ 65%、均衡营养、合理膳食。高血压患者和有进展为高血压风险的正常血压者，饮食以水果、蔬菜、低脂奶制品、富含食用纤维的全谷物、植物来源的蛋白质为主，减少饱和脂肪和高热能食物摄入）。高血压伴同型半胱氨酸升高的患者适当补充新鲜蔬菜水果，必要时补充叶酸（Ⅱa，B）。

1. 减少钠盐摄入

为预防高血压和降低高血压患者的血压，钠的摄入量减少，每人每日食盐摄入量逐步降至 <6 g，对冠心病合并高血压患者食盐的摄入量每天控制在 5 克以下。所有高血压患者均应采取各种措施，限制钠盐摄入量。主要措施包括：①减少烹调用盐及含钠高的调味品（包括味精、酱油）；②避免或减少含钠盐量较高的加工食品，如咸菜、火腿、各类炒货和腌制品；

③烹调时尽可能使用定量盐勺，起到警示作用。

2. 增加钾摄入

增加膳食中钾摄入量可降低血压，主要措施为：①增加富钾食物（新鲜蔬菜、水果和豆类）的摄入量；②肾功能良好者可选择低钠富钾替代盐。不建议服用钾补充剂（包括药物）来降低血压。肾功能不全者补钾前应咨询医生。

3. 脂肪摄入

减少饱和脂肪和反式脂肪酸摄入。脂肪摄入应优先选择富含 ω－3 多不饱和脂肪酸的食物（如深海鱼、鱼油、植物油）等。血脂正常者每日饮食应包含 25～40 g 以谷类、薯类为主的膳食纤维，每日摄入胆固醇应低于 300 mg（一个鸡蛋黄约含胆固醇 200 mg，因此，一个正常人每天吃一个鸡蛋是允许的）。已有动脉粥样硬化性心血管病（ASCVD）或高危人群，摄入脂肪不应超过总能量的 20%～30%。高甘油三酯血症者更应尽可能减少每日摄入脂肪总量，每日烹调油应低于 30 g 以下。

（二）改善生活方式

1. 控制体重

将体重维持在健康范围（BMI ＝ 18.5～23.9 kg/m²，腰围男性 ＜90 cm，女性 ＜85 cm）。控制体重方法包括控制能量摄入、增加体力活动和行为干预。提倡规律的中等强度有氧运动，减少久坐时间，将目标定为一年内体重减少初始体重的 5%～10%。

2. 戒烟限酒

督促高血压患者戒烟，必要时，指导患者应用戒烟药物，减轻戒断症状。建议高血压患者不饮酒，如饮酒①应少量并选择低度酒，避免饮用高度烈性酒。②每日酒精摄入量男性不超过 25 g，女性不超过 15 g。③每周酒精摄入量男性不超过 140 g，女性不超过 80 g。④白酒、葡萄酒、啤酒摄入量分别少于 50 mL、100 mL、300 mL。

（三）运动康复

非高血压人群（为降低高血压发生风险）或高血压患者（为降低血压），除日常生活的活动外，每周 4～7 d，每天累计 30～60 min 的中等强度有氧运动（如步行、慢跑、骑自行车、游泳等），可适度安排阻抗和平衡运动。运动形式可采取有氧、阻抗和伸展等，以有氧运动为主，无氧运动作为补充。运动强度须因人而异，常用运动时最大心率来评估运动强度，中等强度有氧运动指能达到最大心率[最大心率（次/min）＝220－年龄]的 60%～70% 的运动。高危患者运动前需进行评估。

（四）药物治疗

1. 药物治疗原则

（1）起始剂量、起始治疗：一般患者采用常规剂量；老年人及高龄老年人初始治疗时通常应采用较小有效治疗剂量。根据需要，可逐渐增加剂量。常用的五大类降压药物，包括钙拮抗药（CCB）、血管紧张素转换酶抑制药（ACEI）、血管紧张素Ⅱ受体拮抗药（ARB）、利尿药和 β 受体阻滞药均可作为初始治疗用药，根据特殊人群的类型、合并症，选择针对性药物个体化治疗。

（2）长效降压药物：优先选用长效降压药物，有效控制 24 h 血压，更有效预防心脑血管并发症。如使用中、短效制剂，需每天 2～3 次给药，达到平稳控制血压。

（3）联合治疗：应根据血压水平和心血管风险选择初始单药或联合治疗。对 SBP ≥

160 mmHg 和/或 DBP≥100 mmHg、SBP 高于目标血压 20 mmHg 和/或 DBP 高于目标血压值 10 mmHg 或高危及以上患者，或单药治疗 2～4 周后未达标的高血压患者应联合降压治疗，包括自由联合或单片复方制剂。对 SBP≥140 mmHg 和/或 DBP≥90 mmHg 的患者，也可起始小剂量联合治疗。

(4) 个体化治疗：根据患者合并症的不同和药物疗效及耐受性，以及患者个人意愿或长期承受能力，选择适合患者个体的降压药物。高血压是终生治疗，需考虑成本/效益。

2. 特殊人群的降压治疗

(1) 老年高血压：①65～79 岁的普通老年人，SBP≥150 mmHg 和/或 DBP≥90 mmHg 时推荐开始药物治疗，SBP≥140 mmHg 和/或 DBP≥90 mmHg 时可考虑药物治疗；首先应降至 <150/90 mmHg；如能耐受，可进一步降至 <140/90 mmHg。②≥80 岁的老年人，SBP≥160 mmHg 时开始药物治疗，应降至 <150/90 mmHg。

(2) 高血压合并卒中：①病情稳定的合并卒中患者，SBP≥140 mmHg 和/或 DBP≥90 mmHg 时应启动降压治疗，降压目标为 <140/90 mmHg。②急性脑出血并卒中并准备溶栓患者的血压应控制在 <180/110 mmHg。③急性脑出血的降压治疗：SBP >220 mmHg 时，应积极使用静脉降压药物降低血压；患者 SBP >180 mmHg 时，可使用静脉降压药物控制血压，160/90 mmHg 可作为参考的降压目标值。

(3) 高血压合并冠心病：①合并冠心病的高血压患者的降压目标 <140/90 mmHg，如能耐受，可降至 <130/80 mmHg，应注意 DBP 不宜降得过低。②稳定性心绞痛的降压药物应首选 β 受体阻滞药或 CCB。

(4) 高血压合并心力衰竭：①推荐的降压目标为 <130/80 mmHg。②高血压合并射血分数降低的慢性心力衰竭首选 ACEI（不能耐受者可用 ARB）、β 受体阻滞药和螺内酯。

(5) 高血压合并肾脏疾病：①慢性肾脏病（CKD）患者的降压目标：无白蛋白尿者为 <140/90 mmHg，有白蛋白尿者为 <130/80 mmHg。②18～60 岁的 CKD 合并高血压患者在 SBP≥140 mmHg 和/或 DBP≥90 mmHg 时启动药物降压治疗。③CKD 合并高血压患者的初始降压治疗应包括一种 ACEI 或 ARB，单独或联合其他降压药，但不建议 ACEI 和 ARB 联合。

(6) 高血压合并糖尿病：①糖尿病患者的降压目标为 <130/80 mmHg。②SBP 在 130～139 mmHg 或者 DBP 在 80～89 mmHg 的糖尿病患者，可进行不超过 3 个月的非药物治疗。如血压不能达标，采用药物治疗。③SBP≥140 mmHg 和/或 DBP≥90 mmHg 的患者，应在非药物治疗基础上立即开始用药；伴微量白蛋白尿的患者应立即使用药物。④首选 ACEI 或 ARB，如需联合用药，以 ACEI 或 ARB 为基础。

(7) 难治性高血压：①确定患者是否属于难治性高血压常需配合采用诊室外血压测量；②寻找影响血压控制不良的原因和并存的疾病因素；③推荐选择常规剂量的 RAS 阻滞药 + CCB + 噻嗪类利尿药，也可根据患者特点和耐受性考虑增加各药物的剂量，应达到全剂量。

3. 高血压急症的处置

①持续监测血压及生命体征。②去除或纠正引起血压升高的诱因及病因。③酌情使用有效的镇静药以消除恐惧心理。④尽快静脉应用合适的降压药控制血压（临床使用最多的是静脉硝普钠、乌拉地尔或硝酸甘油）。⑤降压速度：初始阶段（1 h 内）血压控制的目标为平均动脉压的降低幅度不超过治疗前水平的 25%。随后 2～6 h 内将血压降至较安全水平，一般为 160/100 mmHg 左右。⑥经过初始静脉用药血压趋于平稳，可开始口服药物，静脉用药逐渐

减量至停用。

(五)心理康复

减轻精神压力,保持心理平衡和良好睡眠:医生应对高血压患者进行压力管理,开展"双心"服务,指导患者进行个体化认知行为干预。当发现患者存在明显焦虑或抑郁临床表现时及时干预,病情严重,如重度抑郁,有明显自杀倾向者,应转诊到专业医疗机构就诊,避免由于精神压力导致的血压波动。

学科前沿

高血压器械干预进展

鉴于目前有关去肾神经术治疗难治性高血压的疗效和安全性方面的证据仍不充足,因此该方法仍处于临床研究阶段,不适合临床广泛推广。

去肾神经术(RDN)是一种新兴技术。该研究给我们提出很多临床研究上需要重视的问题,比如患者筛选标准、手术医师技术水平、RDN 仪器改进和提高等,近年来 RDN 的新器械在不断发展,有望能更可靠地阻断肾神经。研究结果表明 RDN 可以安全有效治疗未用药高血压或轻中度高血压。鉴于目前有关 RDN 治疗难治性高血压的疗效和安全性方面的证据仍不充足,因此该方法仍处于临床研究阶段。

其他一些器械降压治疗方法,如:压力感受性反射激活疗法、髂动静脉吻合术、颈动脉体化学感受器消融、深部脑刺激术(deep brain stimulation,DBS)和减慢呼吸治疗等也在研究中,安全性和有效性仍不明确,是否有临床应用前景尚不清楚。

来源:中国高血压防治指南(2018 年修订版)

六、康复护理指导

(一)建立健康档案(SOAP)

①主观资料 S:首次接诊应了解患者相关症状、诊治过程、药物治疗、伴随疾病及其控制、康复治疗等。②客观资料采集 O:包括体格检查、常规实验室检查及辅助检查等。③健康问题评估 A:患者存在的健康问题及危险因素;疾病控制情况;有无相关并发症;并发症是否改善等。④制定随访计划 P:包括危险因素干预计划、治疗计划、检查计划、随访计划等。

(二)随访指导

目的是评估心血管病发病风险、靶器官损害及并存的临床情况,是确定高血压治疗策略的基础。随访频次:①对血压控制满意,无药物不良反应,无新发并发症或原有并发症无加重者,每 1~3 个月随访 次。评估内容见表 8-10。②第一次出现血压控制不满意或出现药物不良反应的患者,结合服药依从性,必要时增加现用药物剂量,更换或增加不同类降压药物,2 周内随访。③对连续 2 次出现血压控制不满意或药物不良反应难以控制,以及出现新并发症或原有并发症加重的患者,建议住院治疗,2 周内随访。

表 8 – 10　血压随访评估内容

监测项目	初诊	每次随访	季度随访	年度随访
症状	√	√	√	√
血压	√	√	√	√
体重	√			√
BMI	√			
心率	√	√	√	√
饮食指导	√	√	√	√
运动指导	√	√	√	√
心理咨询	√	√	√	√
服药依从性	√	√	√	√
药物不良反应	√	√	√	√
血常规、尿常规、血钾、血糖、血脂四项、肌酐、尿素氮、肝功能	√			√
心电图	√			√
动态血压、超声心动图、颈动脉 B 超、尿白蛋白/肌酐、胸片、眼底检查	选做			选做

(三) 健康教育

对所有患者及家属进行有针对性的健康教育，并贯穿管理始终，内容包括对疾病的认识，饮食、运动指导，心理支持，血压自我监测等，与患者一起制定生活方式改进目标，并在随访时评估进展。

思考题

患者男性，54 岁，公司职员，高血压 5 年，血压最高为 220/120 mmHg，无明显症状，未规律用药，否认其他病史，父亲有高血压脑出血病史。血压的控制一直不理想，最近一次测量血压值为 165/105 mmHg。患者自述高血压病并未给他带来很多不适，当头痛，心悸等症状出现时，他会服用医生开的降压药。随着症状好转，他常常熬夜加班工作，没有运动锻炼的习惯，吸烟 20 年 (20 支/日)，偶饮酒。入院查体：心率 87 次/min，血压 180/112 mmHg，体重 92 kg，腰围 94 cm。心电图：左心室高电压，提示心肌肥厚，V4～V6 ST 段水平下移 0.1～0.2 mV，且 T 波倒置，但 2 年内无明显动态性改变。心脏超声：左心室舒张功能减退，左房 (LA) 38 mm，室间隔 (IVS) 13 mm，后壁 (PW) 11 mm，符合高血压左心室肥厚改变。尿常规 (－)；血脂 LDL – C 3.7 mmol/L；空腹血糖 6.3 mmol/L。

1. 请说明诊室血压测量方法，并给予患者指导家庭血压监测 HBPM。
2. 请为患者进行心血管风险分层评估。
3. 根据以上资料，请您为该患者制定详尽的康复护理措施。

4. 请针对该患者情况，进行健康教育，并制定随访计划。

第三节　慢性心力衰竭的康复护理

一、概述

(一)概念

心力衰竭(heart failure，HF)(心衰)是一种临床综合征，定义为由于任何心脏结构或功能异常导致心室充盈或射血能力受损的一组复杂临床综合征。其主要临床表现为呼吸困难和乏力(活动耐量受限)以及液体潴留(肺淤血和外周水肿)。依据左心室射血分数(left ventricular ejection fraction，LVEF)，将心衰分为射血分数降低的心衰(heart failure with reduced ejection fraction，HFrEF)、射血分数保留的心衰(heart failure with preserved ejection fraction，HFpEF)和射血分数中间值的心衰(heart failure with mid-range ejection fraction，HFmrEF)。根据心衰发生的时间、速度、严重程度可分为慢性心衰和急性心衰，在原有慢性心脏疾病基础上逐渐出现心衰症状和体征的为慢性心衰。慢性心衰症状、体征稳定 1 个月以上称为稳定性心衰。慢性稳定性心衰恶化称为失代偿性心衰，如失代偿突然发生则称为急性心衰。

(二)病因及流行病学

心衰为各种心脏疾病的严重和终末阶段。由于经济发展水平和地域的不同，引起心衰的主要病因(或病因构成)不尽相同。心衰患者的主要病因为冠心病、高血压和风湿性心脏病；心衰加重的主要诱因为感染、劳累或应激反应及心肌缺血。心衰的主要发病机制之一为心肌病理性重构。导致心衰进展的 2 个关键过程，一是心肌死亡(坏死、凋亡、自噬等)的发生，二是神经内分泌系统的失衡，其中如肾素－血管紧张素－醛固酮系统(RAS)和交感神经系统过度兴奋起主要作用，切断这两个关键过程是有效预防和治疗心衰的基础。

中国心衰注册登记研究对国内 132 家医院 13687 例心衰患者数据进行分析，心衰患者住院死亡率为 4.1%。国外研究显示，慢性心衰影响全球约 2% 的成年人口。心衰的患病率与年龄相关，<60 岁人群患病率 <2%，而 ≥75 岁人群可 >10%。此外，由于人口的老龄化和急性心血管疾病的治疗进展，预计在未来 20 年内，心衰的患病率将增加 25%。

(三)诊断要点

首先，根据病史、体格检查、心电图、胸片判断有无心衰可能性。然后，通过利钠肽检测和超声心动图明确是否存在心衰，进一步确定心衰病因和诱因。最后，需评估病情的严重程度及预后，以及是否存在并发症及合并症。

1. 诊断流程

对慢性心衰的诊断过程进行了流程化推荐，诊断流程见图 8－3。

2. 早期识别心衰

原心功能正常者或慢性心衰稳定期患者出现原因不明的疲乏或运动耐力明显减低，以及心率增加 15~20 次/min，可能是左心功能降低或心衰加重的最早期征兆。心衰患者体重增加可能早于显性水肿出现，观察到患者体重短期内明显增加、尿量减少、入量大于出量提示液体潴留。

疑似心力衰竭患者

心力衰竭的临床评估　　心力衰竭的症状评估　　心力衰竭的合并症评估

| 症状
劳力性呼吸困难、夜间阵发性呼吸困难、运动耐量降低、疲劳等 | 体征
啰音、双侧踝关节水肿、心脏杂音、颈静脉扩张、心尖搏动弥散等 | X线胸片
肺淤血
肺水肿 | 心电图
异常 |

两项中一项为阳性

| NT-proBNP≥125 ng/L
或BNP≥35 ng/L | 超声心动图
心脏结构和/或功能异常 |

| LVEF＜40%
HFrEF | 40%≤LVEF≤49%
HFmrEF | LVEF≥50%
HFpEF |

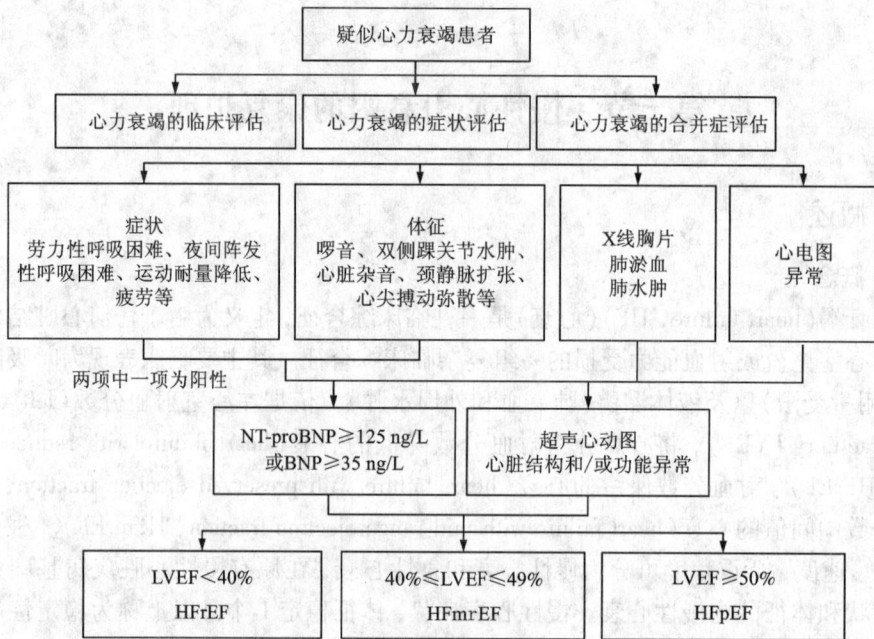

图8-3　心力衰竭的诊断流程图

注：NT-proBNP，N末端B型利钠肽原；BNP，B型利钠肽；LVEF，左心室射血分数；HFrEF，射血分数降低的心力衰竭；HFmrEF，射血分数中间值的心力衰竭；HFpEF，射血分数保留的心力衰竭

3. 辅助检查

(1) 心电图、X线胸片、二维超声心动图及多普勒超声等检查。

(2) 生物学标志物：血浆利钠肽〔B型利钠肽（BNP）或N末端B型利钠肽原（NT-proBNP）〕、肌钙蛋白。在慢性心衰的临床应用中，BNP/NT-proBNP用于排除心衰诊断价值更高。排除慢性心衰诊断的界值：BNP＜35 ng/L，NT-proBNP＜125 ng/L，在此范围内，心衰诊断的可能性非常小。

知识拓展

《中国心力衰竭诊断和治疗指南2018》指南更新要点汇总

心衰新分类：根据左心室射血分数LVEF，2014年版指南将心衰分为射血分数降低的心衰（HFrEF）和射血分数保留的心衰（HFpEF），而新指南在此基础上增加一个新分类，即射血分数中间值的心衰（HFmrEF），并明确各自的诊断标准。

慢性HFrEF的治疗流程：新指南更新并优化慢性HFrEF的治疗流程，新增血管紧张素受体脑啡肽酶抑制剂（angiotensin receptor neprilysin inhibitor，ARNI）类药物和中医中药治疗推荐，调整β受体阻断药和醛固酮受体拮抗药的剂量范围，强调药物治疗应优化达到目标剂量或最大耐受剂量，使患者获益最大，同时注意监测患者症状、体征、肾功能和电解质等。

心衰的非药物治疗：针对心脏再同步化治疗（CRT），新指南对 QRS 波时限推荐由≥120 ms 更新为≥130 ms，针对常规 CRT 无效者推荐左心室多部位起搏，首次提出了希氏束起搏（His bundle pacing，HBP）可作为 CRT 的另一种方法，并明确推荐治疗人群。

心衰的管理：新指南强调心衰的综合管理，多学科合作，以患者为中心，优化心衰管理流程，进行有计划的长期随访，给予患者运动康复、生活方式的干预、健康教育、精神心理支持、社会支持等，提高患者自我管理能力，从而改善患者生活质量、延缓疾病的恶化、降低再住院率。

心衰的预防：新指南强调心衰的早期发现和干预，建议对所有患者进行临床评估以识别心衰危险因素，进行生活方式干预，控制心衰危险因素，对无症状左心室收缩功能异常的患者推荐使用 ACEI 和 β 受体阻滞药，以预防或延缓心衰的发生发展，改善其预后。并建议对心衰高危人群（心衰 A 期）使用利钠肽进行筛查。

来源：《中国心力衰竭诊断和治疗指南 2018》

二、主要功能障碍

（一）生理功能障碍

1. 心脏功能障碍

心衰患者心脏功能障碍主要表现为不同程度的呼吸困难，下肢及全身水肿等。超声检查表现为心脏扩大，心脏射血分数降低、瓣膜结构异常、心排血量降低；血气检查提示携氧能力下降、呼吸衰竭；生化检查血浆 BNP、NT-proBNP 升高等。

2. 呼吸功能障碍

当患者发生心衰时，其呼吸功能发生障碍，表现为各种呼吸困难如劳力性呼吸困难、夜间阵发性呼吸困难及端坐呼吸等、腹式呼吸减少，胸式呼吸增加，呼吸频率加快等。

（二）运动功能障碍

心衰患者由于心脏功能差、缺乏锻炼，出现四肢大肌群为主的肌肉萎缩，肌力下降，运动能力下降等。

（三）营养不良

右心衰患者由于胃肠道及肝脏淤血，可出现食欲下降、营养不良等消化功能的下降，晚期心衰可出现恶病质表现（严重营养不良、低蛋白、贫血等）。

（四）心理功能障碍

心衰患者由于反复发作症状及多次住院，焦虑、抑郁发生率很高。劳力性呼吸困难不仅影响患者的运动耐力，而且影响其心理功能和生活质量，使患者产生焦虑、抑郁和沮丧等心理改变，严重者甚至可以出现自杀倾向。

（五）日常生活活动能力障碍

心衰患者由于呼吸困难、恶心、运动耐力减低，可影响进食、穿衣、行走、打扫卫生及购物等日常生活活动能力。严重者生活不能自理，完全需要护理人员或家属帮扶。由于焦虑、信息缺乏、心功能下降等原因，会产生闭塞行为，不愿参加集体活动，导致其日常生活能力明显下降。

(六)社会参与能力障碍

呼吸困难、运动耐力减低常常影响患者的生活质量及劳动就业等能力。心衰患者到后期几乎完全丧失工作能力，不能胜任任何工作。心衰患者及家属由于怕受凉感冒等诱发心衰加重，一般会限制患者户外活动，导致社会活动过少，出现社会孤立、活动范围较小等社会参与能力障碍。感知能力受损，自我观念、社会行为、积极性等也受到损害。

三、康复护理评估

诊断明确、病情平稳的心衰患者每半年应由专科医师进行一次全面评估，对治疗方案进行评估和优化。

(一)综合评估

了解患者具有哪些可引起心衰的因素，详细询问患者的既往史，包括是否患有高血压、冠心病、风湿性心脏瓣膜病、心肌炎及心包炎等。是否有夜间睡眠中憋醒，日常生活活动或体力劳动后心慌、气短，甚至休息状态下的呼吸困难；是否有咳嗽、咯白痰或粉红色泡沫痰，以上症状是左心功能衰竭患者的主诉。对于右心功能衰竭的患者，应了解是否有恶心、食欲减退、体重增加及身体低垂部位如下肢、腰骶部水肿。

(二)体液及电解质评估

心衰患者因体液滞留易造成电解质与体液的失衡，要注意观察患者有无低血钾症、高血钾症、低血钠症、低血氯症、低血容积或高血容积的症状或征象。

(三)心衰程度评估及阶段评估

1. 心衰程度评估

纽约心脏病协会(NYHA)心功能分级按诱发心衰症状的活动程度将心功能的受损状况分为Ⅰ级、Ⅱ级、Ⅲ级、Ⅳ级，见第三章心肺功能评定心功能分级表。

2. 心衰阶段评估

根据心衰的发生、发展过程，分为4个阶段，各阶段的定义和患者群见表8-11。

表8-11　心力衰竭发生、发展的4个阶段

心力衰竭阶段	定义	患者群
A(前心力衰竭阶段)	患者为心力衰竭的高危人群，尚无心脏结构或功能异常，无心力衰竭症状和/或体征	高血压、冠心病、糖尿病、肥胖、代谢综合征、使用心脏毒性药物史、酗酒史、风湿热史、心肌病家族史等
B(前临床心力衰竭阶段)	患者无心力衰竭症状和/或体征，已发展成结构性心脏病	左心室肥厚、无症状的心脏瓣膜病、以往有心肌梗死史等
C(临床心力衰竭阶段)	患者已有基础的结构性心脏病，以往或目前有心力衰竭症状和/或体征	有结构性心脏病伴气短、乏力、运动耐量下降等
D(难治性终末期心力衰竭阶段)	患者有进行性结构性心脏病，虽经积极的内科治疗，休息时仍有症状，且需要特殊干预	因心力衰竭反复住院，且不能安全出院者；需要长期静脉用药者；等待心脏移植；使用心脏机械辅助装置者

（四）心肺功能评估

心脏功能障碍主要表现为运动能力下降和生活自理能力下降，评定方法主要有：

1. 超声心动图

测定心脏的射血分数、心腔大小及心脏结构。

2. 心肺运动试验（CPET）

可以量化心衰患者的运动能力，指导优化运动处方，鉴别诊断原因不明的呼吸困难。心肺运动试验适用于临床症状稳定 2 周以上的慢性心衰患者。运动时肌肉的需氧量增高，需要心排血量相应增加，因此在运动状态下测定患者对运动的耐受量，更能说明心脏的功能状态。正常人每增加 $100 \ mL/(min \cdot m^2)$ 的耗氧量，心排血量需增加 $600 \ mL/(min \cdot m^2)$。当患者的心排血量不能满足运动需要，肌肉组织需从流经它的单位容积的血液中提取更多的氧，结果使动 - 静脉血氧差值增大。在氧供应绝对不足时，即出现无氧代谢，乳酸增加，呼气中 CO_2 含量增加。进行心肺吸氧运动试验时，检测值为①最大耗氧量[VO_2max 单位：$mL/(min \cdot kg)$]：心功能正常时，此值应 >20；轻至中度心功能受损时为 16 ~ 20，中至重度损害时为 10 ~ 15，极重损害时则 <10。②无氧阈值，即呼气中 CO_2 的增长超过了氧耗量的增长，标志着无氧代谢的出现，以开始出现两者增加不成比例时的氧耗量作为代表值，故此值越低说明心功能越差。

（五）运动能力评估

长期中等强度锻炼能够明显改善老年心力衰竭患者的生活质量和躯体功能，降低主要心血管病事件发生，减少病死率、再住院率。合适的运动强度是改善心力衰竭患者远期生活质量的重要因素，应选择既能使患者受益又能控制相关风险的运动方案和强度。评估运动强度的金标准就是能够直接描述患者代谢程度的生理指标，临床上常用的指标为运动峰值氧耗量（peak oxygen consumption，VO_2peak）或运动峰值氧储备量（peak oxygen reserve，VO_2R）、Borg 有感疲劳等级及靶心率测定、6 min 步行试验（6 minute walking test，6MWT）距离。

1. 运动峰值氧耗量或运动峰值氧储备量

运动强度与心肺运动试验中的 VO_2peak 或 VO_2R 相关，VO_2peak 可用来对运动能力、心功能进行定量分级，也能预测慢性心肺疾病的预后。但在常规的临床实际中，受客观条件限制，VO_2peak 指标获得不容易，可用其他指标进行补充代替。

2. Borg 有感疲劳等级及靶心率测定

Borg 有感疲劳等级是依据患者运动时的主观感觉来确定运动强度的方法，共分为 15 级，最低为 6 级，最高为 20 级。具体见本章第一节冠心病的康复护理内容。

3. 6 min 步行试验（6MWT）

6MWT 是目前最简单、耐受性好和最经济有效的客观指标。用于评估患者的运动耐力。6 min 步行距离 <150 m 为重度心衰，150 ~ 450 m 为中度心衰，>450 m 为轻度心衰。具体见本章第一节冠心病的康复护理内容。

（六）生命质量评估

较常使用的有明尼苏达心衰生活质量量表（表 8 - 12）和堪萨斯城心肌病患者生活质量量表。

表 8 –12　明尼苏达心衰生活质量量表

在最近的一个月内，您的心力衰竭对您的生活的影响	无	很少				很多
1. 您的踝关节或腿出现肿胀？	0	1	2	3	4	5
2. 使您在白天被迫坐下或躺下休息？	0	1	2	3	4	5
3. 使您在步行或上楼梯困难？	0	1	2	3	4	5
4. 使您在家中或院子里工作困难？	0	1	2	3	4	5
5. 使您离开家出门困难？	0	1	2	3	4	5
6. 使您晚上睡眠状况困难？	0	1	2	3	4	5
7. 使您和您的朋友或家人一起做事困难？	0	1	2	3	4	5
8. 您做获得收入的工作困难？	0	1	2	3	4	5
9. 使您做娱乐、体育活动或喜好的事情困难？	0	1	2	3	4	5
10. 使您的性生活困难？	0	1	2	3	4	5
11. 使您对您喜欢的食物也吃的很少？	0	1	2	3	4	5
12. 使您有呼吸困难？	0	1	2	3	4	5
13. 使您疲劳、乏力或没有精力？	0	1	2	3	4	5
14. 使您在医院住院？	0	1	2	3	4	5
15. 使您因就医花钱？	0	1	2	3	4	5
16. 使您因为治疗出现了副作用？	0	1	2	3	4	5
17. 使您觉得自己是家人或朋友的负担？	0	1	2	3	4	5
18. 使您觉得不能控制自己的生活？	0	1	2	3	4	5
19. 使得您焦虑？	0	1	2	3	4	5
20. 使您不能集中注意力或记忆力下降？	0	1	2	3	4	5
21 使您情绪低落？	0	1	2	3	4	5

（七）精神心理障碍评估

①常用的有简明精神状态检查法和韦氏智力量表；②情绪评定临床中最常见的消极情绪主要有抑郁与焦虑。常用的抑郁评定量表：汉密尔顿抑郁量表、PHQ – 9 抑郁症筛查量表、自评抑郁量表及抑郁状态问卷等；常用的焦虑评定量表有汉密尔顿焦虑量表、GAD – 7 广泛性焦虑障碍量表和焦虑自评量表等。

四、康复护理原则与目标

（一）康复护理原则

从建立心衰分期的观念出发，心衰的康复护理应包括防止和延缓心衰的发生，缓解临床心衰患者的症状，改善其长期预后和降低死亡率。

(二)康复护理目标

慢性心衰患者康复治疗的目的是减轻症状和减少致残，提高存活率，改善功能，延缓疾病进展。包括短期目标和长期目标。

1. 短期目标

①患者能有效进行气体交换；②患者能恢复最佳的活动程度；③预防患者出现使用药物的合并症；④患者能减轻焦虑感；⑤患者能维持皮肤的完整性。

2. 长期目标

通过综合康复护理，患者没有呼吸困难、端坐呼吸、咳嗽、阵发性夜间呼吸困难、心动过速、血压过低、发绀等情况；患者能下床走路，无眩晕现象，能参与静态活动；患者能承担起大部分的自我照顾活动。

五、康复护理措施

(一)慢性 HFrEF 的治疗

1. 去除诱发因素

感染、心律失常、缺血、电解质紊乱和酸碱失衡、贫血、肾功能损害、过量摄盐、过度静脉补液以及应用损害心肌或心功能的药物等。

2. 营养治疗

①限钠(<3 g/d)有助于控制 NYHA 心功能Ⅲ~Ⅳ级心衰患者的淤血症状和体征。一般不主张严格限制钠摄入，和对轻度或稳定期心衰患者限钠。轻中度症状患者常规限制液体并无益处，对于严重低钠血症(血钠<130 mmol/L)患者，液体摄入量应<2 L/d。②心衰患者宜低脂饮食，少食多餐，戒烟，肥胖患者应减轻体重。③严重心衰伴明显消瘦应给予营养支持。

3. 运动康复

运动方案的制定需要认真的临床评估，结合患者的年龄、合并症、休息和工作习惯、喜好和能力、设施限制及执行运动锻炼计划的能力等来进一步选择。运动锻炼形式选择不佳会导致患者依从性不好，从而影响运动锻炼干预效果。运动干预效果不佳可能的原因主要有缺乏时间、经济条件、锻炼动机和专业机构指导以及和对运动效果的认识不足等，同时缺乏在院治疗期间运动锻炼的机会也是其中之一。卧床患者需多做被动运动以预防深部静脉血栓形成。临床情况改善后，在个引起症状的情况下，应鼓励患者进行运动训练或规律的体力活动。如何制定恰当的运动锻炼方案，提高患者依从性，是康复工作中的重点和难点。因此心力衰竭患者需在专业康复人员的监督下制订个性化方案，并且进行运动锻炼，使患者有更好的依从性。

(1)运动强度：①运动峰值氧耗量或运动峰值氧储备：慢性心力衰竭患者推荐开始运动强度为 VO_2Peak 或 VO_2R 的 40% ~50%，接着逐渐增加到 70% ~80%。②Borg 有感疲劳等级及靶心率测定：应达到中等强度的运动强度，Borg 量表应有感疲劳等级为 11~14 级，即轻度至中度用力，靶心率达到最大心率的 40% ~60%。③6MWT 距离：运动强度最初以低于 6 min 最大步行距离的 10% ~20%，并且运动心率不超过静息心率 5~10 次/min 为基础运动量，逐步增加运动量，最终达到 40~60 min 内行走 3000~5000 步(2~3 km)，每周至少 4~6 d。

（2）运动方案选择：运动方案可依据以下各项可变因素组合：强度（有氧/无氧）；类型（耐力性、抵抗性及力量性）；方法（间断性/持续性）；范围（全身、局部、呼吸肌）；管理情况（管理/非管理）；环境（医院/家庭）。一般而言，有三种常用的组合方式：（间断/持续）耐力有氧型；力量/对抗型；呼吸肌锻炼，各具有不同的特点和适用范围。

1）持续耐力有氧型：是低－中度运动强度，允许患者延长运动时间（高达 45～60 min）。它也是最高的运动形式，能够保证运动的有效性及安全，易于被患者接受或执行，通常使用自行车或跑步机即可开展。开始时建议低强度，每星期 2 次，每次 5～10 min。如果耐受良好，锻炼数目及每次的锻炼时间都可增加，目标是每周 3～5 d，每次 20～60 min 中－高强度锻炼。

2）间断耐力有氧型：较持续型相比，间断型运动方式提高了运动负荷，被认为是更有效的运动锻炼方式。患者先进行短暂的中－高强度运动约 10～30 s，后辅以 60～80 s 无或低强度运动的恢复期。每次高强度运动的运动期包括：4 min 高强度运动，3 min 恢复，还有 5～10 min 的热身。

3）力量/抵抗型（resistance/strength training, RST）：是一种通过肌肉收缩对抗外加力量，达到增强肌肉骨骼系统、减少肌肉萎缩的目的。慢性心力衰竭患者运动不耐受的重要原因就是骨骼肌功能改变，老年患者更容易出现肌肉失用，RST 通过增强肌肉骨骼系统，显著提高患者活动耐量。RST 可一定程度上作为运动锻炼方案的补充，而不是主要选择。RST 实施时应注意先进行心血管压力评估：包括耐受程度（可通过 1 次最大耐受负荷量评价）、工作肌肉质量大小、肌肉最大承重时的收缩时间和再次收缩前的舒张时间。锻炼时应注意使压力负荷低于 1 次最大耐受负荷量，缩短肌肉收缩时间（1～3 秒），延长收缩间期。进行小范围肌肉群锻炼时，对晚期或低耐量的心力衰竭患者也是安全可靠的，但要保证锻炼和休息时间比值至少为 1:2。

4）呼吸肌锻炼：呼吸肌锻炼可以提高心力衰竭患者运动能力及生活质量，尤其对于呼吸肌无力的患者更为有效。存在呼吸肌无力的患者在标准耐力锻炼基础上联合呼吸肌锻炼会起到更好效果。开始时强度为吸气口内峰压的 30%，逐渐升高达 60%，锻炼时间应为每周 3～5 次，每天 20～30 min，至少锻炼 8 周，可应用一些特殊的装置或锻炼方式，包括等刺激性肺量测定法等。

（3）运动锻炼干预的安全性保障：慢性心力衰竭患者进行运动锻炼的首要原则即为安全性原则。运动锻炼前经过最大耐受量评估、危险分层、强化的患者教育并严格贯彻，运动诱发的不良事件是能够预防的。通常情况下，心力衰竭症状较严重的患者，康复锻炼应于医院内直接监护下启动。病情稳定和已经过良好锻炼的患者可于完成基础运动试验后，在康复人员的指导和建议下，开始居家锻炼。远程监控技术以及可穿戴设备的应用有助于提升居家心脏康复方案的有效性和安全性。

4. 药物治疗

慢性 HFrEF 的药物治疗流程见图 8－4。常用药物如下：利尿药、血管紧张素转换酶抑制药（ACEI）、血管紧张素 Ⅱ 受体拮抗药（ARB）、β 受体阻滞药、醛固酮受体拮抗药、血管紧张素受体脑啡肽酶抑制药（ARNI）、钠－葡萄糖协同转运蛋白 2（SGLT2）抑制剂、伊伐布雷定、地高辛、血管扩张药及其他能量代谢类药物、中医中药。

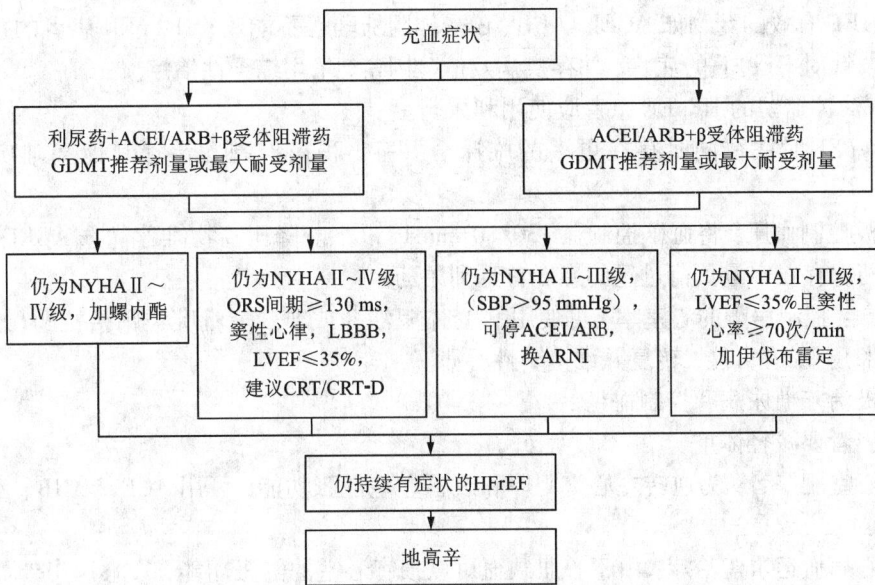

```
                          充血症状

        ┌──────────────────────┐        ┌──────────────────────┐
        │ 利尿药+ACEI/ARB+β受体阻滞药 │        │  ACEI/ARB+β受体阻滞药    │
        │ GDMT推荐剂量或最大耐受剂量  │        │ GDMT推荐剂量或最大耐受剂量  │
        └──────────────────────┘        └──────────────────────┘
```

| 仍为NYHA Ⅱ~Ⅳ级，加螺内酯 | 仍为NYHA Ⅱ~Ⅳ级，QRS间期≥130 ms，窦性心律，LBBB，LVEF≤35%，建议CRT/CRT-D | 仍为NYHA Ⅱ~Ⅲ级，（SBP＞95 mmHg），可停ACEI/ARB，换ARNI | 仍为NYHA Ⅱ~Ⅲ级，LVEF≤35%且窦性心率≥70次/min加伊伐布雷定 |

```
                  仍持续有症状的HFrEF

                        地高辛
```

图 8 - 4　慢性心力衰竭的药物治疗

注：ACEI，血管紧张素转换酶抑制药；ARB，血管紧张素Ⅱ受体拮抗药；GDMT，指南指导的药物治疗；NYHA，纽约心脏病协会；LBBB，左束支传导阻滞；CRT，心脏再同步治疗；CRT - D，具有心脏转复及除颤功能的 CRT；LVEF，左心室射血分数；ARNI，血管紧张素受体脑啡肽酶抑制药；SBP，收缩压；1 mmHg = 0.133 kPa

5. 非药物治疗

慢性心衰的非药物治疗流程见图 8 - 5。

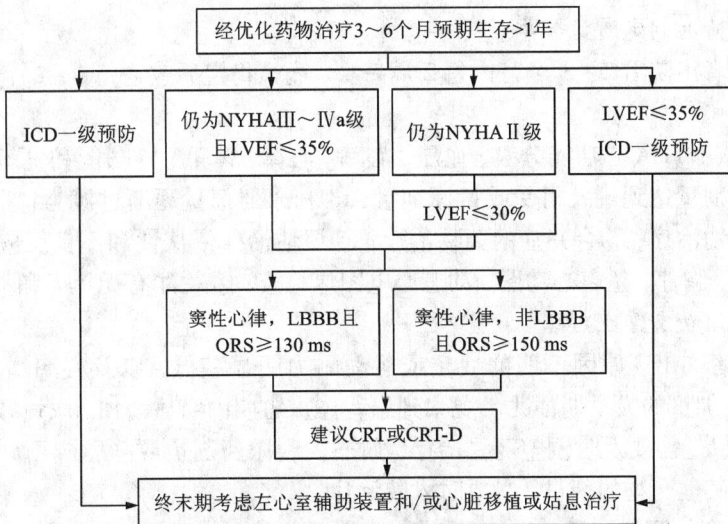

```
              经优化药物治疗3~6个月预期生存>1年

  ┌────────┐ ┌──────────────┐ ┌────────────┐ ┌──────────┐
  │ ICD一级预防 │ │ 仍为NYHAⅢ~Ⅳa级 │ │ 仍为NYHAⅡ级   │ │ LVEF≤35%  │
  │          │ │ 且LVEF≤35%    │ │            │ │ ICD一级预防 │
  └────────┘ └──────────────┘ └────────────┘ └──────────┘
                                  LVEF≤30%

        窦性心律，LBBB且          窦性心律，非LBBB
        QRS≥130 ms              且QRS≥150 ms

                    建议CRT或CRT-D

          终末期考虑左心室辅助装置和/或心脏移植或姑息治疗
```

图 8 - 5　慢性心力衰竭的非药物治疗流程图

注：ICD，植入式心律转复除颤器；LBBB，左束支传导阻滞；NYHA，纽约心脏病协会；CRT，心脏再同步治疗；CRT - D，具有心脏转复除颤功能的 CRT；LVEF，左心室射血分数

(二)慢性 HFpEF 的治疗

对 HFrEF 有效的药物如 ACEI、ARB、β 受体阻滞药等不能改善 HFpEF 患者的预后和降低病死率。针对 HFpEF 的症状、并存疾病及危险因素，采用综合性治疗。

（1）有液体潴留的 HFpEF 患者应使用利尿药。

（2）HFpEF 时往往同时存在更多的临床合并症，积极控制和治疗其他基础疾病和合并症：

1）积极控制血压：将血压控制在 130/80 mmHg 以下。降压药物推荐优选 ACEI/ARB、β 受体阻滞药。存在容量负荷过重的患者首选利尿药。

2）房颤：控制房颤的心室率，可使用 β 受体阻滞药或非二氢吡啶类钙拮抗药（地尔硫草或维拉帕米）。如有可能，转复并维持窦性心律。

3）积极治疗糖尿病和控制血糖。

4）肥胖者要减轻体重。

5）左心室肥厚者：为逆转左心室肥厚和改善左室舒张功能，可用 ACEI、ARB、β 受体阻滞药等。

6）冠心病血运重建治疗：由于心肌缺血可以损害心室的舒张功能，冠心病患者如有症状或可证实存在心肌缺血，应作冠状动脉血运重建术。

(三)心理康复

慢性心衰患者由于疾病过程中，常常会经历多次危险发作和长期病痛的折磨，多伴有不同程度的精神和心理伤害，在躯体上常常会有活动能力下降。综合性情感干预（包括心理疏导）可改善心功能，必要时酌情应用抗焦虑或抗抑郁药物。

五、康复护理指导

(一)慢性心衰的随访管理

1. 根据患者情况制定随访频率

心衰住院患者出院后 2~3 个月内每 2 周一次，病情稳定后改为每 1~2 个月一次。

2. 随访内容

①监测症状、NYHA 心功能分级、血压、心率、心律、体重、肾功能和电解质；②调整神经内分泌拮抗药剂量达到最大耐受或目标剂量；③利尿药剂量逐渐过渡为口服最小有效量；④针对病因的药物治疗；⑤合并症的药物治疗；⑥评估治疗依从性和不良反应；⑦必要时行 BNP/NT-proBNP、胸片、超声心动图、动态心电图等检查；⑧关注有无焦虑和抑郁。

3. 慢性心衰的动态管理内容

需注意，患者如出现原因不明的疲乏或运动耐力明显减低，以及心率增加 15~20 次/min，可能是心衰加重的最早期征兆。观察到患者体重短期内明显增加、尿量减少、入量大于出量提示液体潴留，需要及时调整药物治疗，如加大利尿药剂量或静脉应用利尿药，根据患者生命体征调整其他药物的剂量，必要时入院治疗。

(二)慢性心衰的预防指导

1. 对心衰危险因素的干预

①高血压：血压应控制在 130/80 mmHg 以下。②血脂异常：对冠心病患者或冠心病高危人群，使用他汀类药物降脂治疗预防心衰。③糖尿病：钠-葡萄糖协同转运蛋白 2（SGLT$_2$）

抑制剂能降低具有心血管高危风险的 2 型糖尿病患者的死亡率和心衰住院率。④其他危险因素：对肥胖、糖代谢异常的控制，戒烟和限酒有助于预防或延缓心衰的发生。⑤检测 BNP 筛查高危人群：检测 BNP 水平以筛查心衰高危人群（心衰 A 期），控制危险因素和干预生活方式有助于预防左心室功能障碍或新发心衰。

2. 对无症状的左心室收缩功能障碍的干预

所有无症状的 LVEF 降低的患者，使用 ACEI 或 ARB 和 β 受体阻滞药预防或延缓心衰发生。血压不达标患者应优化血压控制，预防发展为有症状的心衰。冠心病伴持续缺血表现的患者应尽早行血运重建治疗。

3. 健康教育

教育内容见表 8 – 13。

表 8 – 13　心力衰竭患者健康教育内容

项目	主要内容
疾病知识介绍	纽约心脏病协会（NYHA）心功能分级、分期，心力衰竭的病因、诱因、合并症的诊治和管理
限钠	心力衰竭急性发作伴容量负荷过重时，限制钠摄入 <2 g/d；轻度或稳定期时不主张严格限制钠摄入
限水	轻中度心力衰竭患者常规限制液体并无获益。慢性 D 期心力衰竭患者可将液体摄入量控制在 1.5~2 L/d，也可根据体重设定液体摄入量，体重 <85 kg 患者每日摄入液体量为 30 mL/kg，体重 >85 kg 患者每日摄入液体量为 35 mL/kg
监测体重、出入量	每天同一时间、同一条件下测量并记录体重
监测血压、心率	介绍血压、心率的测量方法，将血压、心率控制在合适范围
营养和饮食	低脂饮食，戒烟限酒，肥胖者需减肥，营养不良者需给予营养支持
监测血脂、血糖、肾功能、电解质	将血脂、血糖、肾功能、电解质控制在合适范围
随访安排	详细讲解随访时间安排及目的，根据病情制定随访计划，并需根据随访结果及时给予相应的干预措施
家庭成员	心肺复苏训练
用药指导	详细讲解药物使用及相关注意事项
症状自我评估及处理	呼吸困难加重、活动耐量下降、静息心率增加 ≥15 次/min、水肿加重、体重增加（3 d 内增加 2 kg 以上）时，应增加利尿剂剂量并及时就诊
康复指导	不建议完全卧床静养，建议康复专科就诊，遵循现有指南进行康复训练
心理和精神指导	建议患者保持积极乐观的心态，给予心理支持，必要时使用抗焦虑或抗抑郁药物

思考题

患者，女，54 岁，心悸、气短 5 年，加重伴双下肢水肿 1 年。患者于 5 年前由于过劳自觉心悸、气短，休息后可缓解。未经任何治疗，能胜任一般日常工作。近一年反复出现双下肢水肿，在当地医院用利尿药后水肿消退。近 2 天由于着凉，再次出现气短、水肿而来院求治。既往史：间断咳血 5 年。

体格检查：T36.5℃，P130 次/min，R20 次/min，BP120/70mmHg。呼吸略促，口唇发绀，可见颈静脉怒张，双肺底可听到干湿性啰音，心界叩诊向左扩大，心尖部可触及舒张期震颤，HR130 次/min，心律齐，心尖部可听到舒张中晚期隆隆样杂音，第一心音亢进，并听到开瓣音。全腹软，无压痛，肝脏肋下触及 3.0 cm。剑突下 5.0 cm，脾脏未触及，双下肢中度水肿。实验室检查：WBC 10×10^9/L，N 0.60，L 0.40，血清 K^+、Na^+、Cl^- 均在正常范围。尿常规未见异常。心电图窦性心律，心电轴右偏 +120 度，P 波呈双峰型，峰间距 > 0.04 s，RV_1 + $SV_5 = 2.1$ mV。心脏彩超示主动脉弹性降低，二尖瓣重度狭窄，左心房增大，室间隔与左右后壁心肌增厚，室间隔心肌收缩期增厚率降低，射血分数降低，LVEF42%，左室顺应性降低。

1. 请根据患者情况，判断心衰分类，并进行心衰程度评估及心衰阶段评估。

2. 请问还需为患者做哪些康复护理评估，根据评估结果，您将为该患者实施哪些康复护理措施？

3. 请为该患者制定随访计划，及进行预防指导。

第四节 慢性阻塞性肺疾病的康复护理

一、概述

(一)概念

慢性阻塞性肺疾病(chronic obstructive pulmonary disease，COPD)，简称慢阻肺，是一种常见的、可以预防和治疗的疾病，以持续呼吸症状和气流受限为特征，通常是由于明显暴露于有毒颗粒或气体引起的气道和(或)肺泡异常所导致。炎症仍是慢阻肺进展的核心机制，会导致肺结构性变化、小气道狭窄及肺实质破坏，最终破坏肺泡与小气道的附着，降低肺弹性回缩能力。慢性支气管炎 (chronic bronchitis) 和阻塞性肺气肿 (obstructive pulmonary emphysema) 是 COPD 最常见的疾病。临床表现主要为咳嗽、咳痰、气急、呼吸困难、严重时因缺氧并发呼吸衰竭、肺心病、肺性脑病等。

(二)病因及流行病学

病因学：引起慢阻肺的危险因素包括个体易感因素和环境因素，两者相互影响。①吸烟是慢阻肺最重要的环境发病因素；②大气中直径 2.5 ~ 10 μm 的颗粒物，即 PM(particulate matter)2.5 至 PM10 与慢阻肺的发生有关；③职业性粉尘(二氧化硅、煤尘、棉尘和蔗尘等)及化学物质(烟雾、过敏原、工业废气和室内空气污染等)的浓度过大或接触时间过久，均可导致慢阻肺的发生；④室内使用生物燃料烹饪时产生的大量烟雾，使暴露于此环境的发展中国家的女性、不吸烟的女性易发生慢阻肺；⑤反复呼吸道感染；⑥较低的社会经济地位与慢阻肺的患病风险增加有关；⑦慢阻肺有遗传易感性及基因多态性，已知的遗传因素为α1-抗胰蛋白酶缺乏，重度α1-抗胰蛋白酶缺乏与非吸烟者的肺气肿形成有关，谷胱甘肽S-转移酶基因 M1 和 T1 多态性与慢阻肺发生风险有关；⑧人类免疫缺陷病毒（human immunodeficiency virus，HIV）感染易患慢阻肺。

全球目前约有 6 亿人患有慢阻肺，到 2020 年，将成为全球第三大致死疾病，在我国慢阻肺患病率逐年升高，约有 4300 万患者，多为吸烟男性。WHO 数据显示，我国慢阻肺死亡率居各国之首，每年死于慢阻肺的患者约 128 万，死亡率达 17.6%，已成为居民第三位主要死亡原因，整体疾病负担已居我国疾病负担第二位，并高于全球水平。

（三）诊断标准

慢阻肺的诊断标准需基于症状和危险因素，并通过肺功能检查明确诊断。

（1）典型症状：慢性和进行性加重的呼吸困难、咳嗽和咳痰。

（2）有危险因素暴露史：①年龄≥35 岁；②吸烟或长期接触"二手烟"污染；③患有某些特定疾病，如支气管哮喘、过敏性鼻炎、慢性支气管炎、肺气肿；④直系亲属中有慢阻肺家族史；⑤居住在空气污染严重地区，尤其是二氧化硫等有害气体污染的地区；⑥长期从事接触粉尘、有毒有害化学气体、重金属颗粒等工作；⑦在婴幼儿时期反复患下呼吸道感染；⑧居住在气候寒冷、潮湿地区以及使用燃煤、木柴取暖；⑨维生素 A 缺乏或者胎儿时期肺发育不良；⑩营养状况较差，体重指数较低。

（3）肺功能检查：吸入支气管扩张剂（如沙丁胺醇）后第 1 秒用力呼气容积/用力肺活量（FEV_1/FVC）<0.7（70%）。

（4）X 线胸片等检查除外其他疾病。

知识拓展

慢性阻塞性肺疾病（简称慢阻肺）全球创议（global initiative for chronic obstructive lung disease，GOLD）自 1998 年开始启动，其目标是根据已发表的最佳研究结果制定慢阻肺的管理推荐。GOLD 2018 从"起始治疗"和"随访治疗"两个角度建立管理循环，对稳定期慢阻肺患者的药物治疗路径进行了更为详尽和明确的推荐，并纳入血嗜酸性粒细胞（eosinophil，EOS）作为指导吸入糖皮质激素（inhaled corticosteroid，ICS）临床应用的生物标志物；GOLD 2019 最重要的改变是在慢阻肺稳定期章节增加了慢阻肺初始药物治疗方案和随访期药物调整策略，并强调了血嗜酸性粒细胞作为慢阻肺患者吸入激素获益的生物标志物。

每年 11 月第三周的周三定为世界慢阻肺日，宗旨是帮助人们提高对慢阻肺的认识，提高全世界的 COPD 治疗水平。世界慢性阻塞性肺疾病日主题：首次 2002 年，为提高疾病知晓度，提出"为生命呼吸"的口号；2003 年，关爱肺，让呼吸更加畅快，并提出从儿童青少年起，锻炼肺功能；2004 年，慢性阻塞性肺疾病——不容忽视的病害；2005—2009 年，轻松呼吸不再无助；2010 年，呼吸困难，并非无助；2011 年，攻克慢阻肺治疗难题，改善患者生存环境；2012 年，还不算晚；2013—2014 年，关注慢阻肺，永远不晚；2015 年，为生命呼吸认识慢阻肺与合并症；2016 年，了解慢阻肺，顺畅呼吸；2017 年，慢性阻塞性肺疾病的多面性；2018 年，早防早治，始终不晚。

来源：慢性阻塞性肺疾病全球倡议

二、主要功能障碍

（一）呼吸功能障碍

1.有效呼吸降低

肺气肿使肺组织弹性回缩力减低，气流速度减慢，气道阻力进一步增加，有效通气量降低，影响了气体交换功能；长期慢性炎症，黏膜充血和水肿，管壁增厚，管腔狭窄，同时分泌物增加，引流不畅，加重了换气功能障碍，常导致缺氧和二氧化碳潴留；不同程度的驼背，肋软骨有不同程度的钙化，胸廓的活动受限，肺功能进一步下降，使有效呼吸降低。

2.病理式呼吸模式

COPD患者，肺组织弹性逐渐减退，平静呼吸过程中膈肌的上下移动减弱，肺通气功能明显减少。为了弥补呼吸量的不足，患者加紧胸式呼吸，增加呼吸频率，甚至动用了辅助呼吸肌(如胸大肌、三角肌、斜方肌等)，来增加氧的摄入，形成了病理式呼吸模式。这种病理式呼吸模式使正常的腹式呼吸模式无法建立，进一步限制了有效呼吸。

3.呼吸肌无力

患者呼吸困难及病理性呼吸模式的产生，有效呼吸减少，影响了膈肌、胸大肌、肋间肌等呼吸肌的活动，失代偿后产生呼吸肌无力。

4.能耗增加和活动能力减退

病理式呼吸模式中，许多不该参与呼吸运动的肌群参与了呼吸运动，同时呼吸困难常使患者精神和颈背部乃至全身肌群紧张，机体体能消耗增加。

（二）骨骼肌功能障碍

COPD患者肺通气功能减弱，摄氧量下降，从而导致其骨骼肌等器官发生低氧血症；同时，由于COPD患者运动能力明显降低，因此其运动积极性受到严重打击，进而造成废用性肌肉萎缩；COPD患者肺部炎症因子和活性氧随体内循环溢出到骨骼肌，导致患者肌肉形态结构发生病变。COPD骨骼肌功能障碍的表现主要体现在肌肉形态结构变化上，其中包括肌肉大小质量与肌纤维类型改变，从而导致肌肉耐力和肌力的病变。

（三）日常生活活动能力及社会参与能力下降

呼吸功能障碍和骨骼肌功能障碍，使COPD患者体能下降及运动功能下降，多数患者日常活动及社会参与能力、职业能力受到不同程度的限制。患者也因惧怕出现劳累性气短，限制自己的活动，甚至长期卧床，丧失了日常活动能力和工作能力。

（四）心理功能障碍

COPD患者因有效通气功能下降，机体供氧不足，病程长，反复发作，迁延难愈，家庭经济负担，或家属对患者的关心和支持不足等，导致心理压力大和精神负担重，易产生恐惧、焦虑、紧张、暴躁、压抑、悲观、埋怨等心理症状。部分患者因痰液难以咳出而出现呼吸困难、窒息，故恐惧心理尤为突出。

三、康复护理评估

（一）一般评估

根据诊断要点中危险因素暴露史进行评估。

（二）COPD 稳定期病情评估

COPD 稳定期评估的目的在于明确患者气流受限的水平及其对患者健康状况的影响，以及预测未来发生不良事件（如急性加重、住院或者死亡）的风险，以最终指导治疗。

1. 肺功能评估

严重程度的分级是根据临床 FEV_1/FVC，$FEV_1\%$ 预计值和症状来分级的。FEV_1/FVC 是指第一秒用力呼气容积 FEV_1 占用力肺活量 FVC 百分比，是评价气流受限的一项敏感指标；$FEV_1\%$ 预计值是第一秒用力呼气容积占预计值百分比。应用气流受限的程度进行肺功能评估，是评估 COPD 严重程度的良好指标（表 8-14）。吸入支气管扩张剂后，FEV_1 < 预计值的 80%，同时 FEV_1/FVC < 70%，可确定诊断为 COPD。

表 8-14 慢性阻塞性肺疾病气流受限严重程度的肺功能分级（基于支气管扩张剂后 FEV_1）

肺功能分级	气流受限程度	FEV_1 占预计值(%)
Ⅰ级	轻度	≥80%
Ⅱ级	中度	50% ~ 79%
Ⅲ级	重度	30% ~ 49%
Ⅳ级	极重度	< 30%

2. 症状评估

采用改良版英国医学研究委员会呼吸问卷（mMRC）对呼吸困难严重程度进行评估（表 8-15），或采用 COPD 患者自我评估测试（CAT）问卷也称 COPD 患者生活质量评估问卷（表 8-16）进行评估。mMRC 仅反映呼吸困难评分，0 ~ 1 分为症状少，2 分以上为症状多。CAT 评分为综合症状评分，分值范围 0 ~ 40 分（0 ~ 10 分为轻微影响；11 ~ 20 分为中等影响；21 ~ 30 分为严重影响；31 ~ 40 分为非常严重影响），10 分以上为症状多。

表 8-15 改良版英国医学研究委员会呼吸问卷（mMRC）对呼吸困难严重程度的评估表

评价等级	严重程度
mMRC 0 级	只在剧烈活动时感到呼吸困难
mMRC 1 级	在快走或上缓坡时感到呼吸困难
mMRC 2 级	由于呼吸困难比同龄人走得慢，或者以自己的速度在平地上行走时需要停下来呼吸
mMRC 3 级	在平地上步行 100 m 或数分钟需要停下来呼吸
mMRC 4 级	因为明显呼吸困难而不能离开房屋或者换衣服时也感到气短

表 8－16　慢性阻塞性肺疾病患者自我评估测试问卷／COPD 患者生活质量评估问卷（CAT）

症状	评分（分）	症状
我从不咳嗽	1 2 3 4 5	我总是在咳嗽
我一点痰也没有	1 2 3 4 5	我有很多很多痰
我没有任何胸闷的感觉	1 2 3 4 5	我有很严重的胸闷感觉
当我爬坡或上 1 层楼梯时，没有气喘的感觉	1 2 3 4 5	当我爬坡或上 1 层楼梯时，感觉严重喘不过气来
我在家里能够做任何事情	1 2 3 4 5	我在家里做任何事情都很受影响
尽管我有肺部疾病，但对外出很有信心	1 2 3 4 5	由于我有肺部疾病，对离开家一点信心都没有
我的睡眠非常好	1 2 3 4 5	由于我有肺部疾病，睡眠相当差
我精力旺盛	1 2 3 4 5	我一点精力都没有

注：数字 0～5 表示严重程度，请标记最能反映你当前情况的选项，在数字上打√，每个问题只能标记 1 个选项

3. 急性加重风险评估

根据症状、肺功能、过去 1 年急性加重史等预测未来急性加重风险。高风险患者具有下列特征：症状多，mMRC≥2 分或 CAT≥10 分；FEV_1 占预计值% <50%；过去 1 年中重度急性加重≥2 次或因急性加重住院≥1 次。

4. 慢性合并症的评估

慢阻肺常见合并症包括心血管疾病、代谢综合征、骨骼肌功能障碍、骨质疏松、焦虑、抑郁和肺癌等。

（三）COPD 急性加重期病情评估

COPD 急性加重期是指呼吸道症状急性加重超过日常变异水平，需要改变治疗方案。根据急性加重治疗所需要的药物和治疗场所将 COPD 急性加重分为：轻度（仅需使用短效支气管扩张剂治疗）、中度（需使用短效支气管扩张剂和抗生素治疗，有的需要加用口服糖皮质激素）和重度（需要住院或急诊治疗）。重度急性加重可能并发急性呼吸衰竭。

（四）运动能力评估

目的是了解掌握患者运动能力的大小，其在运动时是否需要氧疗，指导制定安全、适宜、个体化的运动治疗方案。主要的测定方法有：

（1）心肺功能试验（cardiopulmonary exercise test，CPET）评估

1）运动负荷试验：让患者在运动仪（活动平板、功率自行车），如踏车运动肺功能仪上进行运动量按一定程序递增的运动，通过心电图仪和气体分析仪，对运动中的心肺功能和体力情况进行动态分析。常用的指标有：最大吸氧量、最大心率、最大代谢当量（METs）值、运动时间等相关量化指标来评估患者运动能力。见第八章第一节冠心病内容。

2）6 分钟步行试验（6MWD）：是呼吸康复中最常用的评定运动功能的方法，以判断患者的运动能力及运动中发生低氧血症的可能性。采用 6 分钟步行试验（6MWD）记录及分级标准

表、Borg 呼吸困难评分标准等。见第八章第一节冠心病。

3）增量往返步行试验（incremental shulile walk test，ISWT）：患者需要在录音提示的速度下，在长度为 10m 的走廊间往返走。步行速度从 0.5 m/s 开始并以 0.17 m/s 的增幅加快，该方案共有 12 个级别，最高级别为 2.37 m/s，每个级别持续时间为 1 min。

（2）耐力运动试验：用一些运动耐力的标准进行评估，如在固定自行车上或步行器上，用最大负荷（由开始的渐进练习试验测得）测定耐力，选用的固定负荷为最大负荷的75% ～ 85%，并记录其速度和时间。于训练计划开始前和完成时进行，以使康复计划更加有效。

（3）呼吸肌力测定：呼吸肌是肺通气功能的动力泵，主要由肋间肌、膈肌和腹肌组成。呼吸肌力测定包括最大吸气压（MIP 或 PIMAX）、最大呼气压（MEP 或 PEMAX）以及跨膈压的测定。反映了吸气和呼气期间可产生的最大能力，代表全部吸气和呼气肌肉的最大功能，是咳嗽和排痰能力的一个指标。

（五）营养状况评估

COPD 患者营养不良，可以使疾病恶化，死亡危险性增加。常采用体质指数 BMI、皮下脂肪的充实程度等评估营养状况。判断皮下脂肪充实程度最适宜、最方便的部位常为前臂曲侧或上臂伸侧下 1/3 部位脂肪。及时补充营养，有利于改善患者呼吸肌总体感觉和功能，从而改善疾病状况。

（六）日常生活活动与生存、生活质量评定

（1）日常生活能力评定：COPD 患者常有日常生活或活动方面的障碍。评定主要包括日常活动、自我照顾、家务劳动、购物、交通（活动性）以及人际关系等。

（2）生存质量评定：针对呼吸系统疾病的生活质量评估量表，常用圣·乔治医院呼吸问题调查问卷（SGRQ）。

（3）COPD 生活质量评价量表 CAT（见表 8 - 16）：是国际上公认的 COPD 评估量表，帮助了解 COPD 对患者的健康和生活质量的影响，结果具有可靠性和有效性。

（七）心理社会评估

COPD 患者极易出现焦虑、抑郁、恐惧、悲观绝望、否认、埋怨、发怒和孤独、失去自信自尊、躲避生活和退出社会等的心理状态。此外由于慢性缺氧，引起器质性脑损害，可表现出认知、情绪等障碍。因此，需对患者进行相应的心理评估、社会支持评估、社会参与能力评估（职业评估）等。

四、康复护理原则与目标

（一）康复护理原则

COPD 患者的康复护理应遵循个体化、整体化、循序渐进、持之以恒的原则。

（二）康复护理目标

重建生理呼吸模式，有效的利用现存肺功能，并争取改善肺功能，预防肺功能降低；避免各种呼吸道刺激因素，改善气道功能，阻止或延缓肺部病变进展；提高体力活动能力，防止急性加重，预防和治疗并发症；改善心理及情绪状态；改善生活质量，提高生存质量，延长生命。分为短期目标和长期目标。

1. 短期目标

①改善胸廓活动，获得正常的呼吸方式，教育引导形成有效的呼吸模式，支持和改善心

肺功能；②提高机体能量储备，改善或维持体力，提高患者对运动和活动的耐力；③改善心理状况，建立"控制呼吸能力"的自信心，放松精神，缓解焦虑、抑郁、紧张、暴躁等心理障碍。

2. 长期目标

①开展积极的呼吸和运动训练，发掘呼吸功能潜力，通过物理医学手段治疗和预防并发症，消除后遗症；②提高机体免疫力，改善全身状况，增加日常生活自理能力，减少对住院的需求。

五、康复护理措施

(一)减少危险因素暴露

应督促及监督 COPD 患者戒烟，减少室外空气污染暴露，减少生物燃料接触，使用清洁燃料，改善厨房通风，减少职业粉尘暴露和化学物质暴露等。

(二)肺康复

肺康复是一种基于对患者全面评估并量身定制的综合干预措施，其包括但不限于运动训练、教育和行为改变，旨在提高 COPD 患者生理心理状况，并促使患者长期坚持促进健康的活动。肺康复分药物康复及物理康复两方面。

1. 用药护理

(1)常用药物护理：依据患者病情评估、药物的适应证和禁忌证、药物的可获得性以及卫生经济学评估等选择适宜的治疗药物。优先选择吸入药物，坚持长期规律治疗，个体化治疗。常用药物包括支气管扩张剂、糖皮质激素、磷酸二酯酶抑制剂以及其他药物(祛痰药、抗氧化剂等)。

(2)吸入技巧：根据患者是否能够自主吸入、有无足够的吸气流速、口手是否协调选择正确的吸入装置。雾化吸入给药对于一部分年老体弱、吸气流速较低、疾病严重程度较重、使用干粉吸入器存在困难的患者可能是更好的选择。每次随访均应检查患者吸入技术是否正确(图 8-6)。

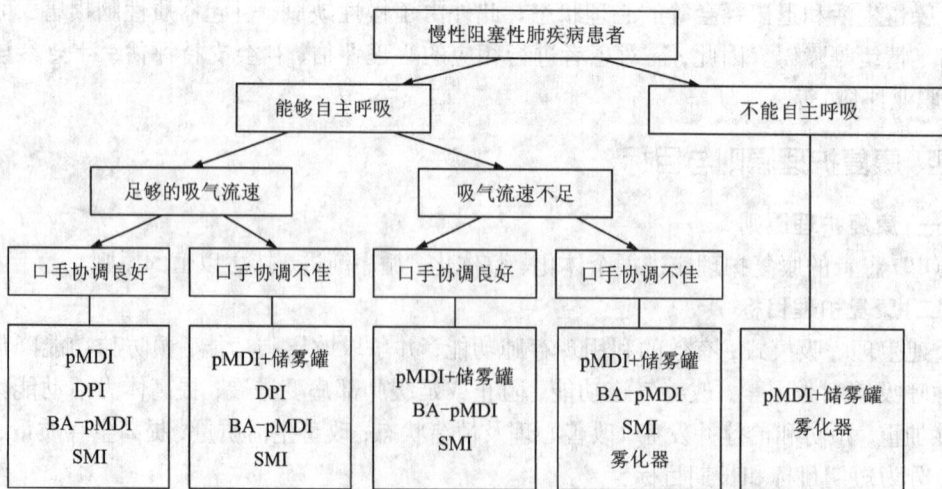

图 8-6　选择合适的吸入装置

注：pMDI 压力定量吸入气雾剂；DPI 干粉吸入器；BA-pMDI 呼吸驱动的压力定量吸入气雾剂；SMI 软雾吸入装置

(3)疫苗预防疗法：推荐 COPD 患者注射流感疫苗，年龄≥65 岁的患者推荐注射肺炎链球菌疫苗，如 13 价肺炎球菌结合疫苗(PCV13)和 23 价肺炎球菌多糖疫苗(PPSV23)。

2. 物理康复

(1)运动耐力训练：运动处方由医师、治疗师、护理人员等给患者按年龄、性别、心肺功能状态等采用处方形式制定的系统化、个性化运动方案，主要包括 4 个方面：

1)运动方式：主要分为有氧运动和抗阻运动两种类型：推荐的有氧运动形式有步行、慢跑、骑自行车或健身车、游泳、有氧运动操及太极拳等；抗阻运动初期首选弹力带和小量携重的运动形式，符合渐增后可以采取哑铃或杠铃等运动器械辅助。

2)运动强度：强度的确定可以根据实际情况采取无氧阈法、心率储备法、靶心率法或 RPE 分级法等不同的方法进行确定。

3)运动时间：进行有氧运动时，排除热身(约 5 ~ 10 min)及结束后的整理活动(约 5 ~ 10 min)，通常建议患者运动 10 ~ 60 min，最佳运动时长为 30 ~ 60 min。抗阻训练则为循环抗阻力量训练，一般要求患者有节律地完成规定组数的训练，在时间方面没有特别的限制。

4)运动频率：通常建议患者每周进行有氧运动 3 ~ 5 次，根据患者的危险分层和习惯也可增加至每周 5 ~ 7 次；抗阻训练运动推荐为每周 2 ~ 3 次或者隔天 1 次。为了保障治疗的顺利开展，需要注意安全性和有效性，运动前要对患者的心肺功能进行充分评估，常见的有氧运动能力评估方法为运动负荷试验，可以采用功率自行车或 6 分钟步行试验等多种方法。

(2)呼吸肌训练：主要是增加最大呼气肌和吸气肌的肌力、耐力，从而有助于肺泡排空，并改善肺泡侧支通气和小气道分泌物向大气道引流。

1)增强吸气肌训练：用抗阻呼吸器训练，训练时间一般限制在 5 ~ 20 min，2 ~ 3 次/天，可在静息通气和增加通气条件下进行，训练时要注意防止过度通气导致呼吸性碱中毒，且随着呼吸肌力量的增加，应及时调整阻力负荷并相应缩短训练时间。阻力和时间的选择应根据患者的主观症状和适应情况调整。

2)增强腹肌肌力训练：COPD 患者常有腹肌无力，使腹腔失去有效压力，从而减少膈肌支托及外展下胸廓的能力。患者取仰卧位，腹部放沙袋做挺腹训练，开始为 1.5 ~ 2.5 kg，以后可逐步增加至 5 ~ 10 kg，5 分钟/次；也可做仰卧位下双下肢屈髋屈膝，双膝尽量贴近胸壁的训练，以增强腹肌肌力。

(3)胸部扩张训练：通过加强胸廓的运动，有助于肺组织膨胀、扩张，增加肺容量，有助于促进过量支气管分泌物的排出，改善通气 - 灌注关系，增加肺通气量。训练时，治疗者用手掌在两侧下胸壁或胸背部或肺尖部加压，让患者对抗压力扩张局部胸壁，并进行积极吸气，对肺不张或肺膨胀不全者，充分吸气后应保持 3 秒，加压程度以患者耐受为度。

(4)呼吸再训练

1)重建生理呼吸模式：强调腹式呼吸，缓慢呼吸。训练方法：思想集中，肩背放松，先呼后吸，吸鼓呼瘪，呼时经口，吸时经鼻，细呼深吸。患者采取舒适体位(坐位或卧位)，一手放于胸骨底部感觉横膈活动，另一手置于上胸部感觉胸部和呼吸肌的活动，通过嘴唇慢慢呼气，上腹部向内回缩，通过鼻缓慢地吸气，上腹部逐渐向外扩张，放松呼吸，重复。

2)缩唇呼吸：主要是在呼气过程中通过缩唇，限制呼气气流，保持气道一定压力，防止肺泡、气管迅速塌陷，促进更多残余气体排出，改善通气量。训练方法：用鼻吸气，同时关闭嘴，强调噘嘴呼气(Kiss 或 O 型嘴)，吸/呼比率为 1/2 ~ 1/5，或是呼吸频率 <20 次/分钟。

3）暗示呼吸法：通过触觉诱导腹式呼吸，常用方法：①双手置上腹部法：患者仰卧位或坐位，双手置于上腹部（剑突下、脐上方），吸气时腹部缓缓隆起，双手加压做对抗训练，呼气时腹部下陷，两手随之下沉，在呼气末，稍用力加压，以增加腹内压，使横膈进一步抬高，反复练习可增加膈肌活动。②两手分置胸腹法：患者仰卧位或坐位，一手置于胸部（通常置于两乳间胸骨处），一手置于上腹部位置（剑突下、脐上方），呼气时腹部的手随之下沉，并稍加压，吸气时腹部对抗此加压的手，使之缓缓隆起，呼吸过程中胸部的手基本不动。此法可用以纠正不正确的腹式呼吸方法。③下胸季肋部布带束胸法：患者取坐位，用一宽布带交叉束于下胸季肋部，患者双手分别抓住布带两头，呼气时收紧布带，吸气时对抗此加压的布带而扩展下胸部，同时缓慢放松束带，反复进行。④抬臀呼气法：仰卧位，双足置于床架上，呼气时抬高臀部，利用腹内脏器重量将膈肌向胸腔推压，迫使横膈上抬；吸气时还原，以增加潮气量。

4）缓慢呼吸：这是与呼吸急促相对而言的缓慢呼吸。此呼吸有助于减少解剖死腔，提高肺泡通气量。通常先呼气后吸气，吸气方法同上，每次练习呼气次数不宜过多，宜练习 3 ~ 4 次，休息片刻再练，呼吸频率控制于 10 次/分钟左右，逐步做到习惯在活动中进行腹式呼吸。

（5）胸廓活动度及纠正驼背姿势练习

1）增加胸廓活动：患者取坐位，以扩展右侧胸为例，先做向左的体侧屈，同时吸气，然后用手握拳顶住右侧胸部，向右侧屈，同时吸气，重复 3 ~ 5 次，休息片刻，重复练习，一日多次练习。

2）活动上胸及牵张胸大肌：吸气时挺胸，呼气时两肩向前，低头缩胸。亦可仰卧位练习。

3）活动上胸及肩胛带练习：坐位或站立位，吸气时双上肢上举，呼气时弯腰屈髋同时双手下伸触地，或尽量下伸触地，重复 5 ~ 10 次，一日多次练习。

4）纠正头前倾和驼背姿势：患者面向墙站于墙角，双臂外展 90°，手扶两侧墙（牵张锁骨部）或两臂外上举扶于墙（牵张胸大肌、胸小肌），同时再向前倾，做扩胸练习。也可双手持体操棒置于后颈部以牵伸胸大肌和做挺胸练习。以上练习每次 2 ~ 3 min，每日多次练习。

（6）清除气道分泌物：气道分泌物的清除至关重要，因为周边气道分泌物潴留引起慢性阻塞性肺疾病加重，有效咳嗽和体位引流排痰技术有利于清除气道分泌物。

1）有效咳嗽：具体训练步骤：深吸气、暂停；放松呼气；重复以上程序；深吸气；腹肌收缩、两次连续咳嗽；结束。可以重复进行多次，直至分泌物排出。

2）体位引流排痰法：是指以支气管解剖为基础将身体摆放不同位置，利用地心引力的作用引流肺内容物、痰液至大气管，再配合正确的呼吸和咳痰方法，将分泌物排出。适用于神志清楚、体力较好、支气管分泌物较多的老年人。体位引流的程序：湿化、雾化、稀释痰液；据患者情况摆放体位：身体呈放松姿势，借助床、枕头、毛巾等支托身体；胸部扩张训练，配合叩击震颤；调整，深呼吸，屏气，腹肌收缩，用力咳嗽，排痰，放松；咳痰方法：腹式呼吸 3 ~ 5 次，深呼吸，屏气 2 秒，收缩腹肌，用力咳嗽，排痰，缩唇法调整呼吸，舒缓气喘，自然呼吸，结束。注意事项：体位引流时间，饭后 2 小时或饭前 1 小时；据分泌物量决定引流时间；多处引流，可根据每处量的多少决定先后顺序；过程中注意生命体征变化；下列情况禁忌：严重高血压、咯血；脑外伤、脑水肿、脑动脉瘤；严重心血管问题、主动脉瘤、心律失常；肺气肿、气胸、急性胸膜痛；贫血；食管、胃原因引起的胃液返流。具体方法参照第五章第三节排痰技术内容。

3)胸部叩击和振动：临床上体位引流时配合胸部叩击技术，可使黏附在支气管内的分泌物脱落并移至较大的支气管较易排出。叩击时，应持续一段时间或直到患者需要改变体位想要咳嗽，操作者应保持肩、肘和腕部灵活和松弛的操作。此操作不应引起身体不舒适或者疼痛。高龄或皮肤易破损者可用薄毛巾或其他保护物包盖在叩击部位以保护皮肤。注意观察患者的生命体征和表情。良好的振动操作来自操作者从肩到手的等长收缩上肢的肌肉。具体方法参照第五章第三节排痰技术内容。

（7）物理因子治疗

1)消炎排痰：超短波疗法、超声雾化吸入疗法等有助于消炎、抗痉挛、利于排痰、保护纤毛功能。①超短波疗法，一般采用无热量或微热量，1次/天，15～20次/疗程；②超声雾化吸入疗法，20～30分钟/次，1～2次/天，7～10次/疗程。

2)膈肌起搏/电刺激呼吸：使用低频通电装置，非刺激电极放在胸壁，刺激电极放在胸锁乳突肌外侧，锁骨上2～3 cm部位（膈神经），用通电时间短的刺激，当确定刺激部位正确，确定产生强力吸气后，即可用脉冲波进行刺激治疗。适用于经呼吸锻炼后，膈肌运动仍不满意或由于粘连限制了膈肌活动时。由于电极靠近臂丛神经，操作需小心，开始时每日6～15次，逐渐增加到每日100次左右。

3)呼吸反馈训练：使用视听反馈呼吸训练系统，可以帮助患者学习和掌握有效呼吸的方法，它是利用一种闪光调控系统，患者只需努力保持呼吸与其闪光同步，按顺序进行吸气－暂停－呼气－暂停的规律进行，就可逐步学会和达到较正常的呼吸方式，在患者熟练掌握呼吸锻炼方式后，此仪器还可以提供进一步帮助，发出一种柔和连续的声音伴着患者呼吸，当患者不能跟上固定节奏时，仪器的声音就变得紊乱和断续。仪器节奏的快慢是可调的，据患者情况予以选择。

（8）作业训练

1)选择提高上肢活动能力的作业活动：上肢肩带部很多肌群不仅是上肢活动肌，也是辅助呼吸肌。患者上肢固定时，这些肌群可作为辅助呼吸肌群参与呼吸活动；上肢活动时，因这些肌群减少了对胸廓的辅助活动而易使患者产生气短、气促，对上肢活动不能耐受，影响日常生活，因此需要加强上肢训练：①上肢功率车训练，从无阻力开始，按照5 W/级增加运动负荷，运动时间20～30 min，转速50 rpm，以运动时出现轻度、中度气促为度。②上肢体操棒训练可按本体感觉神经肌肉促进法进行，要求肩屈曲时必须超过头部水平，如低于肩水平，则不能起到上肢训练的目的。还可以进行提重物训练，开始时0.5 kg，以后渐增至2～3 kg，每活动1～2 min休息1～2 min，2次/天，各方向活动必须高于肩部或水平于肩部。在整个上肢训练时，应该避免患者屏气。

2)选择提高耐力的作业活动：有氧训练为主的活动，可明显增加患者的活动耐力，减轻呼吸困难症状，改善精神状态。常见的提高耐力的作业活动包括：文体活动中快走、划船、骑车、游泳等，文娱治疗中的游戏、登山、跳健身舞等及职业治疗中的木工活、家务劳动、陶瓷工艺制作等。可以先行活动平板或功率车运动试验，得到实际最大心率或峰值摄氧量来确定运动强度，起始强度为最大心率或峰值摄氧量的60%，训练频率2～5天/周，靶强度时间10～45 min，疗程4～10周。需长期坚持训练以保持训练效应，每次训练前后宜做肢体牵拉或体操作为准备和结束活动。严重患者(稍动即出现呼吸急促者)可在运动前和运动中吸氧，以增强活动能力。

3）提高日常生活活动能力：①学会日常活动中的有效呼吸：目的主要是教会患者如何将正常呼吸模式即呼吸控制与日常生活协调起来，如何正确运用呼吸，增强信心，避免生活中的呼吸困难。训练要求：患者需要掌握身体前倾、用下胸部的自然呼吸，并且上肢应该有所支撑，以减轻上身的负重，并使膈肌活动最大化。在上楼梯或爬坡时，先吸气再迈步，以"吸–呼–呼"对应"停–走–走"；如果要将物品放在较高的地方，则先拿好物品同时吸气，后边呼气边将物品放在所需位置。如一次呼吸无法完成的活动，则可分多次进行，必须牢记吸气时肢体相对静止，边呼气边活动。②在日常生活中采用能量节约技术，减少日常生活中的氧耗，以减轻或避免呼吸困难，此技术主要包括物品摆放有序化、活动程序合理化、简化操作动作、劳动工具化、活动省力化等。

（三）氧疗及无创通气治疗

1. 长期氧疗

对于具有静息状态下低氧血症的严重患者，长期氧疗（long term oxygen therapy，LTOT）（一昼夜吸入低浓度氧 >15 小时/天）对其血流动力学、呼吸生理、运动耐力和精神状态会产生有益影响，可改善患者生活质量，提高生存率。氧疗指征，具备以下任一项即可：①静息时，$PaO_2 \leqslant 55\%$ 或 $SaO_2 \leqslant 88\%$，有或无高碳酸血症。② 56 mmHg $\leqslant PaO_2 <$ 60 mmHg，$SaO_2 <$ 89%伴下述之一：继发红细胞增多（红细胞压积 >55%）；肺动脉高压（平均肺动脉压 $\geqslant$ 25 mmHg）；右心功能不全导致水肿。氧疗方法：一般采用鼻导管吸氧，氧流量为 1.0～2.0 L/min，吸氧时间 >15 小时/天，使患者静息状态下，达到 $PaO_2 \geqslant$ 60 mmHg 和（或）使 SaO_2 升至90%以上。

2. 无创通气治疗

用无创正压通气治疗作为辅助治疗，可改善患者呼吸困难和运动耐力。通常采用 2 种无创通气方式：①运动中进行无创正压通气，包括持续气道正压通气技术、压力支持和比例辅助通气；②运动期间使用夜间无创正压通气治疗。

（四）营养治疗

营养不良可影响肺部修复、表面活性剂合成、通气控制以及对缺氧的反应、呼吸肌功能和肺的机械功能以及体内水的平衡，进而可致呼吸肌萎缩、运动能力降低、增加患者住院率。营养不良患者短期补充营养可在骨骼肌功能没有明显变化时，改善呼吸肌耐力，增加呼吸肌力。对于高碳酸血症患者，高脂肪高热量膳食可以缓解高碳酸血症。

（五）心理康复

心理康复是 COPD 康复治疗方案中的一个重要组成部分。康复过程患者可能经历多种心理变化阶段，针对不同的阶段，采用支持性心理治疗、认知行为治疗、放松疗法、生物反馈疗法、音乐疗法等方法，以上方法可单独或者联合使用，可改善无望、抑郁、焦虑、失落、否认、发怒和孤独等异常的心理状态，有助于患者以积极主动的态度参与康复治疗，提高疗效。需注意，若患者康复过程中反复出现依从性不好，出现明显的行为异常如自伤行为，应请精神科或临床心理科会诊。

（六）中医传统康复治疗

中医传统康复治疗技术主要以外治技术为主，包括针刺疗法、推拿疗法、中药穴位贴敷疗法（包括贴法、敷法及熨帖）、经穴体外反搏疗法、熏洗疗法、耳穴疗法、艾灸疗法、拔罐疗法、中药热奄包疗法、中医导引技术（以太极拳 48 式、24 式或改良太极拳 6 式、易筋经、五禽戏、八段锦、六字诀、内养功等传统功法为主要手段）、食疗等。如肺道音方案（由中国古代道音技术演变而来）是一种康复技术，结合了特殊设计的手臂和身体动作以及控制呼吸练习，改善慢性呼吸系统疾病患者的生理和心理状态。

（七）家庭环境改造及辅助器具使用

通过某些机动踏板车和助行车可以极大改善 COPD 患者的运动能力和生活质量。对于步行不到 300 m 及需要在独立 6 分钟步行中休息的患者将受益，可减少呼吸困难以及休息时间，增加步行距离。在家中有意设计的扶手、升高马桶座等安全有效的家居环境改造都是非常有用的。

学科前沿

慢性阻塞性肺疾病管理循环 2019 年全球慢性阻塞性肺病全球创议（GOLD）借鉴全球哮喘防治创议中哮喘管理的理念，提出制订慢阻肺起始治疗方案后，应重新评估患者的治疗目标，并在回顾患者对起始治疗的反应后，调整药物治疗。主要依据患者的症状和急性加重风险、吸入技术及依从性、非药物治疗（包括肺康复和自我管理）、患者的治疗反应包括是否存在不良反应等的评价来调整用药方案，如换用其他吸入装置、更换不同的化学成分药物、采取升/降阶梯治疗策略。

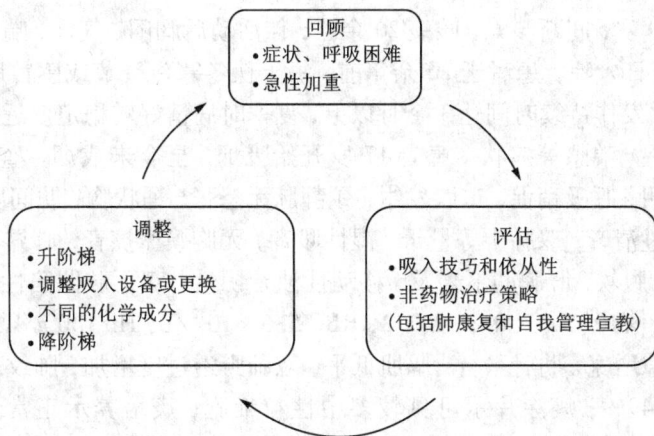

图 8-7　慢性阻塞性肺疾病管理循环

来源：2019 年全球慢性阻塞性肺病全球倡议（GOLD）

六、康复护理指导

（一）随访与评估

一旦确诊 COPD，建议纳入 COPD 患者分级管理，定期对患者进行随访与评估。对重度以上 COPD（FEV_1 占预计值% <50%）的患者每 6 个月检查 1 次，对轻度/中度慢阻肺（FEV_1 占预计值% ≥50%）的患者每年检查 1 次。检查内容应包括：①吸烟状况（一有机会就提供戒烟疗法）。②肺功能（FEV_1 占预计值%）是否下降。③吸入剂使用方法：多达 90% 的患者存在吸

入技术不正确的问题，在采用定量定压式气雾器时尤其常见。因此，需要在每次检查时检查患者吸入技术，并在必要时更正。如在使用定量定压式气雾器时使用储雾罐会显著提高药物在肺部的沉积量。④患者了解其疾病以及自我管理的能力。⑤急性加重频率：每年≥2 次为频繁加重，考虑专科诊治。⑥运动耐量：mMRC 呼吸困难分级 3 级或以上，进行肺康复。⑦BMI：过高或过低，或随时间变化，为不良预后指标，考虑饮食干预。⑧血氧饱和度：如果吸入空气血氧饱和度 <92%，进行血氧评估。⑨疾病的心理影响：采用量表工具量化焦虑或抑郁程度，并提供心理护理及对症治疗。⑩并发症：出现肺源性心脏病等并发症，为不良预后指标，应专科诊治。

(二) 预防

①一级预防：戒烟，减少危险因素的接触，预防接种；②二级预防：早发现、早诊断、早治疗；③三级预防：定期检查、规范治疗，防止伤残，促进功能恢复。

(三) 健康教育

①教育与督促患者戒烟；②了解 COPD 的危险因素及常见症状；③正确使用吸入装置的指导和培训；④学会自我控制病情的技巧，如腹式呼吸及缩唇呼吸等；⑤掌握 COPD 急性加重的自我管理及赴医院就诊的时机。

思考题

患者，男性，69 岁，间断咳嗽、咳痰 20 余年，伴活动后胸闷、气促、喘憋 5 年，加重伴双下肢凹陷性水肿 10 日入院。患者于 20 余年前，每于秋冬寒冷季节或感冒后即出现咳嗽、咳白痰，无喘息，每次发作持续时间达 3 个月以上，夏季时病情好转稳定。近 5 年病情渐重，出现活动后胸闷、气促、喘憋等症状。患者 17 岁开始吸烟，至今未戒烟。查体：一般状态可，慢性病容，神清语明，呼吸稍促，口唇发绀，颈静脉无怒张，桶状胸，肋间隙增宽，双侧触觉语颤减弱，叩诊呈过清音，双肺中等量干、湿性啰音，无胸膜摩擦音，心界不大，心率 90 次/分，律齐，无杂音，腹软，肝脾肋下未及，移动性浊音阴性，双下肢凹陷性水肿。辅助检查：血常规示 WBC 12.8×10^9/L，N 0.8，L 0.2，RBC 5.6×10^{12}/L，Hb 130 g/L；胸部 X 线示胸腔前后径增大，肋间隙增宽，肋骨平行，膈肌低平，双肺野透过度增加，肺纹理减少；肺功能检查示 FEV1/FVC 为 49%；痰涂片示可见较多中性粒细胞；痰培养示正常。血气分析示 pH 7.32，PaO_2 70 mmHg，$PaCO_2$ 50 mmHg。

请思考

1. 请准确解释肺康复的概念。

2. 请结合病史对患者进行康复护理评估，另患者还需做哪些评估？

3. 根据护理评估结果，对该患者提出相应的康复护理措施及指导。

第五节　支气管哮喘

一、概述

(一)概念

支气管哮喘(bronchial asthma，简称哮喘)，是由多种细胞包括嗜酸性粒细胞、肥大细胞、T淋巴细胞、中性粒细胞、平滑肌细胞、气道上皮细胞等及细胞组分参与的气道慢性炎症性疾病。其临床表现为反复发作的喘息、气急、胸闷或咳嗽等症状，常在夜间及凌晨发作或加重，多数患者可自行缓解或经治疗后缓解，同时伴有可变的气流受限和气道高反应性，随着病程的延长可导致一系列气道结构的改变，即气道重塑。哮喘是一种异质性疾病，具有不同的临床病程和治疗反应。哮喘分为急性发作期、慢性持续期和临床缓解期。临床典型的哮喘患者根据症状和相关检查可迅速诊断，但对无喘息症状、也无哮鸣音的不典型哮喘患者常常易漏诊或误诊。可变气流受限客观检查对不典型哮喘的诊断更为重要，可有效减少不典型哮喘的漏诊和误诊。

(二)病因及流行病学

1.诱因或危险因素

哮喘是一种具有多基因遗传倾向的疾病，患者个体的过敏体质与外界环境的相互影响是发病的重要因素。很多变应原和诱因会导致哮喘急性发作，常见的诱因见表8-17。

表8-17　支气管哮喘的常见诱因

类别	变应原或诱因
急性上呼吸道感染	病毒、细菌、支原体等
室内变应原	尘螨、家养宠物、霉菌、蟑螂等
室外变应原	花粉、草粉等
职业性变应原	油漆、饲料、活性染料等
食物	鱼、虾、蛋类、牛奶等
药物	阿司匹林、抗生素等
非变应原因素	寒冷、运动，精神紧张、焦虑，过劳，烟雾(包括香烟、厨房油烟、污染空气等)、刺激性食物等

2.发病机制

哮喘的发病机制尚未完全阐明，目前可概括为气道炎症-免疫机制、神经调节机制和遗传机制。气道慢性炎症、气道高反应性(airway hyperresponsiveness，AHR)是哮喘的基本特征，气道重构(airway remodeling)是哮喘的重要病理特征。神经因素是哮喘发病的重要环节之一，支气管受复杂的自主神经支配，除肾上腺素能神经、胆碱能神经外，还有非肾上腺素能非胆碱能(NANC)神经系统。遗传机制：哮喘具有家族集聚现象，即哮喘患者及其家庭成员患过敏性疾病如哮喘、过敏性鼻炎、荨麻疹等几率较一般人群的患病率高，并且亲缘关系越近，患病率越高；患者病情越严重，其亲属患病率也越高。

3. 流行病学

近年哮喘患病率在全球范围内有逐年增长的趋势。目前，全球哮喘患者至少有 3 亿人，中国哮喘患者约 3000 万人。据全球哮喘防治创议（Global Initiative for Asthma，GINA）预计，2025 年全球哮喘患者将增加至 4 亿。亚洲地区哮喘流行病学调查数据显示，亚洲的成人哮喘患病率在 0.7% ~11.9%，平均不超过 5%。2010 年在中国 7 个地理区域的 8 个省市进行的"全国支气管哮喘患病情况及相关危险因素流行病学调查"（China asthma and risk factors epidemiologic investigation study，CARE）的研究显示，我国 14 岁以上人群哮喘患病率为 1.24%。我国轻度哮喘占全部哮喘患者的 75% 左右，轻度哮喘会影响患者生命质量，导致活动受限、误工。

（三）诊断标准

（1）可变的呼吸道症状和体征：①反复发作喘息、气急，伴或不伴胸闷或咳嗽，夜间及晨间多发，常与接触变应原、冷空气、物理、化学性刺激以及上呼吸道感染、运动等有关；②发作时双肺可闻及散在或弥漫性哮鸣音，呼气相延长；③上述症状和体征可经治疗缓解或自行缓解。

（2）可变的呼气气流受限客观证据：有气流受限的客观证据（在随访过程中，至少有 1 次气流受限的证据，$FEV_1/FVC\% <75\%$），同时具备以下气流受限客观检查中的任 1 条：①支气管舒张试验（bronchial dilation test，BDT）阳性（吸入支气管舒张剂后，FEV_1 增加 >12% 且绝对值增加 >200 mL）；②呼气流量峰值 PEF 平均每 13 昼夜变异率 >10%（每日监测 PEF2 次、至少 2 周）；③抗炎治疗 4 周后，肺功能显著改善（与基线值比较，FEV_1 增加 >12% 且绝对值增加 >200 mL）；④运动激发试验阳性（与基线值比较，FEV_1 降低 >10% 且绝对值降低 >200 mL）；⑤支气管激发试验（bronchial provocation test，BPT）阳性（使用标准剂量的乙酰甲胆碱或组织胺，FEV_1 降低 ≥20%）。

符合上述两条，并除外其他疾病所引起的喘息、气急、胸闷和咳嗽，可以诊断为哮喘。

知识拓展

胸闷变异性哮喘（chest tightness variant asthma，CTVA）没有典型的喘息症状及发作时哮鸣音，而以胸闷为唯一临床表现，常怀疑系"心脏疾病"或"心因性疾病"。肺功能检查提示这类患者存在气道高反应性或可逆性气流受限，气道活检标本证实与哮喘一致的病理学改变，予支气管扩张剂和吸入糖皮质激素治疗有效，符合支气管哮喘的诊断。由 2013 年沈华浩教授团队发现，从而在国际上第一次提出了胸闷变异性哮喘概念。

运动性哮喘，也称运动诱发哮喘（exercise - induced asthma，EIA）：指气道反应性增高者在剧烈运动后发生的急性气道狭窄和气道阻力增高。运动性哮喘在临床上并不少见，可发生在任何年龄组，尤其好发于青少年。患者一般在剧烈运动几分钟时开始出现胸闷、喘息、咳嗽、呼吸困难，运动停止后 5 ~10 min 症状达高峰，30 ~60 min 内自行缓解。EIA 可发生于任何气候条件下，但在呼吸干燥冷空气时发作机会增多，而在温暖、潮湿气候下则不易发生。

咳嗽变异性哮喘(cough variant asthma，CVA)：临床上存在无喘息症状的不典型哮喘，患者可表现为慢性咳嗽症状，以咳嗽为唯一症状的不典型哮喘称为咳嗽变异性哮喘。

来源：全球哮喘防治创议

二、主要功能障碍

1. 生理功能障碍

表现为肺功能改变、气流受限。哮喘发作时，有关呼气流速的各项指标均显著下降，在临床缓解期的部分哮喘患者中，可有闭合容量(CV)/肺活量(VC)%、闭合气量(CC)/TLC%、中期流速(MMEF)和 $V_{max}50\%$ 的异常。

2. 心理功能障碍

由于哮喘具有反复发作且治愈难的特点，患者易产生多种不良心理和情绪，如焦虑、恐惧、紧张等心理，情绪激动往往诱发和加重哮喘发作，形成一种恶性循环。在学龄儿童和青少年哮喘患者中，普遍存在自卑感和依赖感。突然的哮喘发作常常使患者不能适应，感到恐惧和无助，而依赖感和自信心的丧失常导致患者需要永久性的药物治疗。

3. 日常生活活动能力下降

哮喘反复发作将影响患者的购物、家务劳动等日常生活活动能力。

4. 社会参与活动能力受限

哮喘反复发作最终会影响患者的生活质量、劳动生产能力、就业和社会交往等能力。

三、康复护理评估

(一)一般评估

对患者的一般情况、家族史、既往史等进行评估。

(1)评估哮喘的诱发因素：评估职业、环境、气候变化，室内、室外、职业性变异原，药物和运动等。

(2)合并症评估：如变应性鼻炎、鼻窦炎、胃食管反流、肥胖、阻塞性睡眠呼吸暂停综合征等。

(3)评估患者药物使用的情况：哮喘患者往往需要使用支气管舒张剂来缓解喘息、气急、胸闷或咳嗽症状，支气管舒张剂的用量可以作为反映哮喘严重程度的指标之一，过量使用这类药物不仅提示哮喘未控制，也和哮喘频繁急性发作以及死亡高风险有关。此外，还要评估患者药物吸入技术和长期用药的依从性。

(二)哮喘急性发作期的病情严重度分级

急性发作期是指喘息、气急、胸闷或咳嗽等症状突然发生或症状加重，伴有呼气流量降低，常因接触变应原等刺激物或治疗不当所致。哮喘急性发作时其程度轻重不一，病情加重可在数小时或数天内出现，偶尔可在数分钟内危及生命，故应对病情作出正确评估，以便给予及时有效的紧急治疗。哮喘急性发作时严重程度可分为轻度、中度、重度和危重4级，可作为制定康复训练计划的依据。见表8-18。

表 8-18　哮喘急性发作时病情严重程度的分级

临床特点	轻度	中度	重度	危重
气短	步行，上楼时	稍事活动	休息时	-
体位	可平卧	喜坐位	端坐呼吸	-
讲话方式	连续成句	常有中断	单字	不能讲话
精神状态	可有焦虑/尚安静	时有焦虑/烦躁	常有焦虑/烦燥	嗜睡意识模糊
出汗	无	有	大汗淋漓	-
呼吸频率	轻度增加	增加	常 >30 次/分	胸腹矛盾运动
辅助呼吸肌活动及三凹征	常无	可有	常有	
哮鸣音	散在，呼吸末期	响亮/弥漫	响亮/弥漫	减弱或无
脉率(次/分)	<100	100~120	>120	脉率变慢或不规则
奇脉/深吸气时收缩压下降 (mmHg)	无/<10	可有/10~25	常有/10~25	无，提示呼吸机疲劳
最初支气管舒张剂治疗后 PEF 占预计值或个人最佳值%	>80%	60%~80%	<60% 或 <100 L/分或作用时间 <2 小时	-
PaO₂(吸空气, mmHg)	正常	≥60	<60	<60
PaCO₂(mmHg)	<45	≤45	>45	>45
SaO₂(吸空气, %)	>95	91~95	≤90	≤90
pH 值	-	-	-	降低

注：只要符合某一严重程度的某些指标，而不需满足全部指标，即可提示为该级别的急性发作；1 mmHg = 0.133 kPa；PEF 呼气流量峰值；SaO₂ 动脉血氧饱和度；- 无反应或无变化

(三)哮喘非急性发作期的控制水平分级

哮喘非急性发作期亦称慢性持续期，指患者虽然没有哮喘急性发作，但在相当长的时间内仍有不同频度和不同程度的喘息、咳嗽、胸闷等症状，可伴有肺通气功能下降。哮喘非急性发作期的严重度评估采用哮喘控制水平分级，评估内容包括对目前哮喘症状控制和未来发作风险的评估，哮喘控制水平又可分为良好控制、部分控制和未控制 3 个等级，有助于指导临床治疗，用作评价康复治疗护理的效果，具体指标见表 8-19。

表 8-19　哮喘控制水平的评估

项目	内容	评估事项
A.哮喘症状控制	过去四周，患者是否存在：①日间哮喘症状 >2 次/周；②哮喘造成夜醒；③症状需使用缓解性药物 >2 次/周；④哮喘引起活动受限	良好控制：无任何一项 部分控制：有 1~2 项 未控制：有 3~4 项

续表 8 - 19

项目	内容	评估事项
B. 哮喘结局不佳的危险因素	①诊断时以及之后要定期评估危险因素，尤其对于出现过哮喘加重的患者；②在起始治疗时测定 FEV_1，使用"控制性药物"3～6个月后，记录患者最佳肺功能，之后周期性进行风险评估	
a. 哮喘加重的危险因素 重要危险因素 其他潜在可改善的危险因素	存在未控制的哮喘症状 ①SABA 应用量大（ >1×200 剂量/（瓶·月）时死亡率风险升高）；②ICS 使用不足：未使用、依从性差、使用不当；③FEV_1低，尤其是 <60% 预计值；④支气管扩张后较高的可逆性；⑤重大心理/社会经济问题；⑥接触史：吸烟、过敏原；⑦合并史：肥胖、慢性鼻窦炎、明确的食物过敏；⑧痰或血液嗜酸性粒细胞增多；⑨妊娠	如果有任何一项，都会增加患者加重的风险，即使患者哮喘症状较少
其他主要独立的危险因素	①曾因哮喘气管插管/ICU 治疗；②过去 12 个月≥1 次严重发作	
b. 发展为固定性气流受限的危险因素	①早产，低出生体重，以及婴儿体重增加较大；②无 ICS 治疗；③接触史：吸烟；有毒化学物质；职业暴露；④初始 FEV_1低；慢性黏液分泌过多；痰或血液嗜酸性粒细胞增多	
c. 发生药物不良反应的危险因素	①系统：频繁使用口服糖皮质激素；长期、高剂量和/或强效 ICS 同时服用 P450 抑制剂；②局部：高剂量或强效 ICS；吸入装置差	

注：FEV_1第 1 秒用力呼气容积；ICS 吸入性糖皮质激素；SABA 短效 β_2受体激动剂

评估患者有无未来急性发作的危险因素：哮喘未控制、接触变应原、有上述合并症、用药不规范、依从性差以及过去 1 年中曾有哮喘急性发作急诊或住院等都是未来哮喘急性发作的危险因素。

（四）评估患者的临床控制水平

可采用哮喘控制测试（asthma control test，ACT）问卷评估哮喘患者的控制水平（表 8 - 20）。ACT 简便、易操作，适合在无肺功能设备的基层医疗机构应用。

表 8 - 20　哮喘控制测试（ACT）问卷

问题	1分	2分	3分	4分	5分	得分
1. 在过去的 4 周内，在工作、学习或家中，有多少时候哮喘妨碍您进行日常活动？	所有时候	大多数时候	有些时候	很少时候	没有	

续表 8 – 20

问题	1分	2分	3分	4分	5分	得分
2. 在过去的 4 周内,您有多少次呼吸困难?	每天 >1 次	每天 1 次	每周 3~6 次	每周 1~2 次	完全没有	
3. 在过去的 4 周内,因为哮喘症状(喘息、咳嗽、呼吸困难、胸闷或疼痛),您有多少次在夜间醒来或早上比平时早醒?	每周 ≥4 晚	每周 2~3 晚	每周 1 次	1~2 次	没有	
4. 在过去的 4 周内,您有多少次使用急救药物治疗(如沙丁胺醇)?	每天 ≥3 次	每天 1~2 次	每周 2~3 次	每周 1 次或更少	没有	
5. 您如何评估过去的 4 周内您的哮喘控制情况?	没有控制	控制很差	有所控制	控制很好	完全控制	

注:ACT 问卷得分判断:20~25 分,哮喘得到良好控制;16~19 分,哮喘部分控制;5~15 分,哮喘未控制

(五)肺功能评估

详见本章第四节 COPD 内容。

(六)运动功能评估

详见本章第四节 COPD 内容。

(七)日常生活活动能力及社会参与能力评估

哮喘患者往往存在日常生活活动方面的障碍,主要进行生活质量、劳动力和职业评估。

(八)心理社会评估

哮喘治疗的目标是控制症状、预防未来发作的风险,即在使用最小有效剂量药物治疗的基础上,或不用药物能使患者活动不受限制,并能和正常人一样生活、学习和工作。

四、康复护理原则和目标

(一)康复护理原则

哮喘患者的康复护理应遵循个体化、综合化、长期性的原则。根据患者所处的严重程度、控制水平的不同给予个体化的护理,同时坚持采用包括用药护理、康复护理和心理护理相结合的康复护理措施。

(二)康复护理目标

控制症状、预防未来发作的风险。短期目标:改善患者的心肺功能,提高其运动和活动的耐力,增加 ADL 能力。长期目标:提高患者的劳动力,提高其生活质量。

五、康复护理措施

(一)用药护理

1. 常见药物护理

治疗哮喘的药物主要分为两类:

(1)控制类药物:即需要每天使用并长时间维持应用的药物,主要通过其抗炎作用使哮喘患者维持在临床控制状态,包括吸入性糖皮质激素(ICS,最有效安全的控制类药物)、ICS,

长效 β₂受体激动剂(ICS/LABA)、全身性激素、白三烯调节剂(LTRA)、缓释茶碱、抗 IgE 单克隆抗体。

(2)缓解类药物,又称急救药物:急性发作时可按需使用,主要通过迅速解除支气管痉挛从而缓解患者哮喘症状,包括速效吸入和短效口服 β₂受体激动剂(SABA)、ICS/福莫特罗、全身性激素、吸入型抗胆碱能药物、短效茶碱等。

另注意,处方非甾体抗炎药(NSAIDs)前需询问患者有无哮喘,并告知哮喘患者若哮喘症状加重时需停用 NSAIDs;并非所有哮喘患者都禁用阿司匹林等 NSAIDs,只有既往服用 NSAIDs 药物后哮喘症状加重者才限制使用该类药物。

2. 正确使用吸入装置

哮喘药物吸入装置种类繁多,使用不当会因药物不能到达气道而不能起到充分抗炎和平喘作用,从而导致哮喘控制不佳,并增加哮喘急性发作的风险,以及口咽部沉积药物过多而增加吸入药物的不良反应,甚至使患者产生抵触吸入制剂的情绪。因此让患者掌握吸入制剂的正确使用方法非常重要。常用吸入装置的特点见表 8-21。

表 8-21　支气管哮喘治疗常用吸入装置的选择与特点

哮喘病情	吸入装置选择	主要特点
轻中度	定量压力气雾剂	使用方便,廉价,但需要压药与吸气的配合,为此肺部沉积率差异较大,在操作正确的情况下约10%～15%可达肺部
	定量压力气雾剂+储雾罐	不需要压药与吸气的配合,老少皆宜,减少了口咽部药物的沉积,约20%～30%的肺部沉积率;但体积较大,塑料储雾罐易产生静电
	干粉吸入器	便携,吸气启动,无需给药与吸气的配合,但需要一定的吸气速度才能使药物到达肺部,重症和衰弱的患者使用效果差;在正确的情况下干粉吸入器的肺部沉积率高于定量压力气雾剂
中重度	干粉吸入器	同上
	压缩雾化器溶液雾化剂吸入	需要深而慢的潮式呼吸,肺部沉积率约为10%
危重	压缩雾化器或呼吸机(侧孔连接储雾罐)溶液雾化剂吸入	需要深而慢的潮式呼吸,肺部沉积率约为10%

注:各种吸入装置的详细使用方法参照其使用说明书

(二)物理康复

呼吸训练、运动耐力训练、呼吸肌训练、呼吸再训练、作业训练详见本章第四节 COPD 物理康复方面建议。

(三)避免各种诱发因素

(1)脱离变应原:部分患者能找到引起哮喘发作的变应原或其他非特异刺激因素,使患者立即脱离并长期避免接触变应原是防治哮喘最有效的方法。了解所有成年起病的哮喘患者的职业情况,尽可能识别和去除职业相关的哮喘(职业性哮喘)。

（2）戒烟及避免香烟暴露：鼓励患者及家人戒烟。

（四）急性发作哮喘的康复护理

护理重点是去除诱因，使用支气管扩张剂、合理氧疗、适时足量全身使用糖皮质激素，随访。治疗康复护理管理流程可参考图8-8。

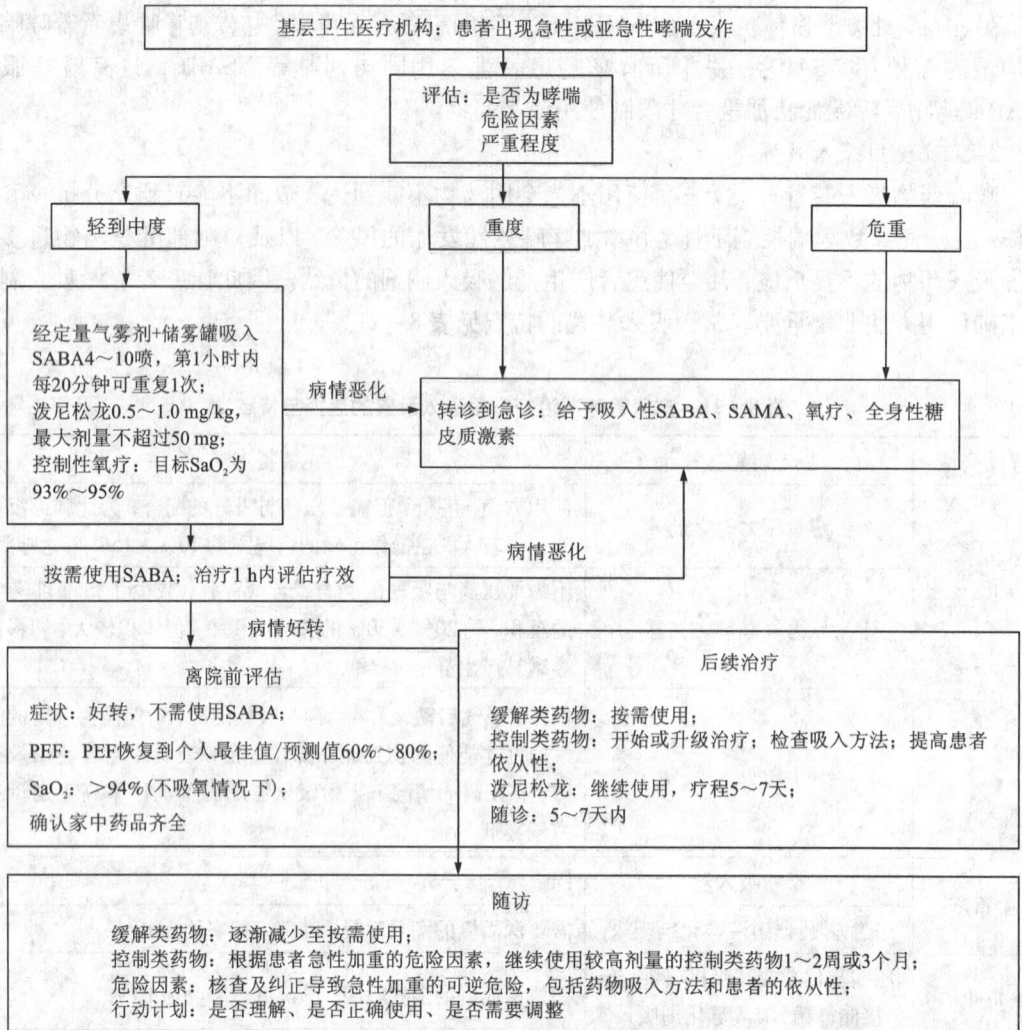

基层卫生医疗机构：患者出现急性或亚急性哮喘发作

评估：是否为哮喘
危险因素
严重程度

轻到中度 | 重度 | 危重

经定量气雾剂+储雾罐吸入
SABA4～10喷，第1小时内
每20分钟可重复1次；
泼尼松龙0.5～1.0 mg/kg，
最大剂量不超过50 mg；
控制性氧疗：目标SaO_2为
93%～95%

病情恶化 →

转诊到急诊：给予吸入性SABA、SAMA、氧疗、全身性糖皮质激素

病情恶化

按需使用SABA；治疗1 h内评估疗效

病情好转

离院前评估
症状：好转，不需使用SABA；
PEF：PEF恢复到个人最佳值/预测值60%～80%；
SaO_2：>94%（不吸氧情况下）；
确认家中药品齐全

后续治疗
缓解类药物：按需使用；
控制类药物：开始或升级治疗；检查吸入方法；提高患者依从性；
泼尼松龙：继续使用，疗程5～7天；
随诊：5～7天内

随访
缓解类药物：逐渐减少至按需使用；
控制类药物：根据患者急性加重的危险因素，继续使用较高剂量的控制类药物1～2周或3个月；
危险因素：核查及纠正导致急性加重的可逆危险，包括药物吸入方法和患者的依从性；
行动计划：是否理解、是否正确使用、是否需要调整

图8-8 支气管哮喘急性发作治疗康复护理管理流程

注：SABA 短效口服 β_2 受体激动剂；SAMA 短效抗胆碱能药物；PEF 呼气流量峰值；SaO_2 动脉血氧饱和度

（五）营养治疗

健康饮食，建议哮喘患者多吃水果、蔬菜。妊娠期妇女孕期进食富含维生素 D 和维生素 E 的食物可以降低儿童喘息的发生。

（六）心理康复

护理人员要了解患者的人格特征、感知能力、焦虑、抑郁等情况，针对患者不同的心理特征对其进行有针对性的护理；帮助患者鉴别焦虑症与哮喘症状，并对易引起恐慌的哮喘急

性发作的处理提供建议，尤其对于哮喘患儿；要热情耐心地对待患者，加强与患者的交往，帮助患者建立良好的心理状态。

六、康复护理指导

(一)正确使用吸入装置的指导和培训

相比全身给药，吸入制剂可在呼吸道达到较高浓度，起效更快、不良反应更小。大多数患者不能正确使用吸入装置，因此吸入装置的运用技巧培训十分必要。为确保有效使用吸入装置，护理人员要基于不同药物、不同患者花费选择合适的吸入装置，最好鼓励患者参与装置的选择过程；在使用定量压力气雾剂时接上储雾罐可改善吸入效果、减少药物不良反应；为避免混淆，最好不要同时使用多种吸入装置；反复对患者进行吸入技术教育，让患者现场展示吸入装置的使用方法，而不是问患者是否会使用；护理人员应当以实物正确演示患者处方中每一种吸入装置的使用方法(如使用装有安慰剂的吸入装置)；再次核对患者的吸入方法，重点关注错误步骤，告知患者正确方法并演示 2~3 次，若患者经过几次的吸入装置培训后仍不能掌握吸入装置的正确使用方法，才考虑更换装置；在初次的培训后，错误的吸入方法经常在 4~6 周后再次发生，所以护理人员需要定期核对患者吸入装置的使用方法。

(二)增加用药依从性

哮喘患者需要长期规范化治疗，提高患者依从性可显著改善哮喘控制水平。研究显示哮喘患者治疗依从性普遍较差，护理人员需要分析患者依从性差的原因，并根据存在的问题制定针对性的解决方案。以下措施有利于解决患者依从性差的问题：①通过医患共同决策药物/剂量的使用；②远程监测吸入装置；③使用低剂量 ICS 时选择每天 1 次给药的方法；④家庭随访。

(三)传授哮喘知识

包括哮喘的诊断、基本治疗原则、缓解药物与控制药物的区别、潜在的药物不良反应、预防症状及急性发作、如何识别哮喘恶化、应该采取什么方式、何时/如何寻求医疗服务、治疗并发症等。

(四)病情自我监测和管理

哮喘患者的自我管理可显著降低哮喘死亡率，减少1/3~2/3哮喘相关的住院率、急诊就诊率、夜间憋醒的症状。自我管理内容包括正确使用峰流速仪、准确记录哮喘日记、定期门诊。PEF 检查是一种实时哮喘监测的简单且有效的工具，是客观判断哮喘病情最常用的手段。PEF 监测分为短期监测和长期监测，短期监测的主要目的为急性加重后监测恢复情况、调整治疗后评估治疗反应、哮喘症状恶化的客观证据、帮助识别哮喘恶化的职业性及室内因素；长期监测主要适用于预测哮喘急性发作、尤其是那些对气流受限程度感知不敏感者、既往有突发的急性发作者以及难治性哮喘患者等。推荐患者起始治疗期间每日早晚做 1 次 PEF 测定，获得个人 PEF 最佳值，并书写以 PEF 记录表为主、附加症状和用药情况的哮喘日记。

(五)医务人员的定期评估

医务人员应定期对哮喘患者进行随访，包括患者主动按医嘱定期门诊随访，或医生通过电话进行随访。及时的电话随访有助于提高哮喘患者依从性，可减少门诊就诊的次数，降低再住院率。规范的随访应包括以下内容：

(1)评估哮喘控制：检查患者的症状或 PEF 日记，评估症状控制水平，如有加重应帮助分析加重的诱因；评估有无并发症。

（2）评估治疗问题：评估治疗依从性及影响因素；检查吸入装置使用情况及正确性，必要时进行纠正；询问对其他有效干预措施的依从性（如戒烟）；检查哮喘行动计划，如果哮喘控制水平或治疗方案变化时应及时更新哮喘行动计划。

思考题

患者，男性，35岁。咳嗽、发热2周，喘息5天。2周前受凉后出现咽痛、咳嗽、发热，以干咳为主，最高体温37.8℃。口服"感冒药"后发热症状明显改善，但咳嗽症状改善不明显。5天前出现喘息，夜间明显，自觉呼吸时有"喘鸣音"。常常于夜间憋醒。接触冷空气或烟味后症状可加重。既往患"过敏性鼻炎"5年，经常使用"抗过敏药物"。无烟酒嗜好。其父患湿疹多年。

查体：T 36.2℃，P 80次/分，R 24次/分，BP 120/80 mmHg，意识清楚，口唇无发绀，颈静脉无充盈。双肺可闻及散在哮鸣音。心界不大，HR80次/分，律齐，未闻及杂音。腹软，肝脾肋下未触及，双下肢无水肿，未见杵状指。辅助检查：血常规：WBC 7.6×10^9/L，N 75%，L 12%，E10%（正常值0.5~5%），Hb 135 g/L，PLT 234×10^9/L。胸片未见明显异常。

1. 请您为该患者进行一般评估、哮喘急性发作时病情严重程度的分级评估、哮喘控制水平的评估。

2. 请为该患者选择适合其支气管哮喘治疗的常用吸入装置，并指导其用法和注意事项。

3. 请结合评估结果，阐述该如何为患者实施康复护理措施？

4. 请制定支气管哮喘急性发作治疗康复护理管理流程，并为患者进行康复护理指导。

第六节　慢性呼吸衰竭

一、概述

（一）概念

慢性呼吸衰竭（chronic respiratory failure，CRF）是在原有肺部疾病基础上发生的，最常见病因为COPD，也多继发于严重肺结核、间质性肺疾病等呼吸系统病变，呼吸系统功能受损逐渐加重。早期可表现为Ⅰ型呼吸衰竭，随着病情逐渐加重，肺功能愈差，可表现为Ⅱ型呼吸衰竭。慢性呼吸衰竭稳定期，虽PaO_2降低和$PaCO_2$升高，但患者通过代偿和治疗，可稳定在一定范围内，患者仍能从事一般的工作或日常生活活动，也称为代偿性慢性呼吸衰竭。一旦由于呼吸道感染加重或其他诱因，在短时间内可表现为PaO_2明显下降，$PaCO_2$显著升高，称为慢性呼吸衰竭急性加重，其病理生理学改变和临床状况兼具有急性呼吸衰竭的特点。

（二）病因及流行病学

影响呼吸功能的众多因素均可引起慢性呼吸衰竭，最多见的是慢性高碳酸血症性通气功能衰竭。因此慢性呼吸衰竭可见于临床多个学科，属于跨学科的临床综合征。常见的慢性呼吸衰竭的病因为①呼吸功增加：COPD、哮喘、肥胖、气胸、严重烧伤、脊柱后侧凸、上呼吸道阻塞、胸腔积液、感染、强直性脊柱炎。②通气驱动降低：药物过量、睡眠呼吸暂停、脑干损伤、甲状腺功能低下、代谢性碱中毒、原发性肺泡低通气、脑炎。③呼吸肌疲劳或衰竭：格林－巴利综合征、肌萎缩性侧索硬化症、重症肌无力、酸性麦芽糖酶缺乏、膈神经损伤、肉毒中毒、多发性肌炎、系统性红斑狼疮、脊髓损伤、低钾、低磷、低镁、低钙血症等。

全球有数以亿计的人群罹患慢性呼吸系统疾病，WHO 将慢性呼吸系统疾病列为全球四大慢性非传染性疾病之一。《中国居民营养与慢性病状况报告（2015）》指出，在我国每 10 个 40 岁及以上人群中就有一个患有 COPD，慢性呼吸系统疾病死亡率高达 68/10 万，成为我国居民主要死因之一。在各种呼吸系统疾病引起死亡最直接原因是呼吸衰竭，其中又以慢性呼吸衰竭居首位。

（三）诊断标准

慢性呼吸衰竭多继发于 COPD，结合临床表现、血气分析有助于诊断。

（1）临床表现：除原发症症状外，主要有缺氧和二氧化碳潴留的临床表现，如呼吸困难、急促、精神神经症状等。可有口唇及甲床发绀、意识障碍、球结膜充血、水肿等。

（2）血气分析：在海平面正常大气压、静息状态、呼吸空气条件下，$PaO_2 < 60$ mmHg 和/或 $PaCO_2 > 50$ mmHg，并排除心内解剖分流和原发于心排血量降低等因素，即为呼吸衰竭。

（3）电解质检查：呼吸性酸中毒合并代谢性碱中毒时，常伴有高钾血症；呼吸性酸中毒合并代谢性碱中毒时，常有低钾、低氯血症。

（4）肺功能检查、胸部影像学检查等：根据原发病的不同而有相应的发现。

二、主要功能障碍

（一）呼吸功能障碍

主要为呼吸困难，多数患者有明显的呼吸困难，表现在呼吸频率、节律和幅度的改变。开始表现为呼吸费力伴呼气延长，严重时发展为浅快呼吸，辅助呼吸肌活动加强，呈点头或提肩呼吸。二氧化碳潴留加剧时，可出现浅慢呼吸或潮式呼吸。

（二）运动功能障碍

由于运动增加耗氧量可加重缺氧，造成呼吸困难，因此 CRF 患者常因惧怕缺氧而不敢运动，导致运动能力下降。运动减少又使心肺功能适应性下降，进一步加重运动障碍，形成恶性循环。

（三）认知功能障碍

以智力或定向功能障碍多见。

（四）日常生活活动能力及社会参与能力受限

慢性呼吸衰竭将影响患者的购物、家务劳动等日常生活活动能力，最终影响患者的生活质量、劳动生产能力、就业和社会交往能力。

（五）心理障碍

由于对病情和预后的顾虑，患者往往会产生恐惧、忧虑心理，极易对治疗失去信心，情绪烦躁，痛苦悲观，甚至产生绝望的心理反应；病情严重干扰患者的休息和睡眠，给患者带来极大的心理压力和精神负担。

三、康复护理评估

(一)一般评估

评估引起慢性呼吸衰竭的病因、患者的一般情况、BMI、既往史、吸烟史、症状、体征、辅助检查结果等。评估患者的职业情况、工作环境、运动锻炼情况、耐受程度、家庭情况等。

(二)呼吸功能评估

1.呼吸功能评估

CRF 的主要功能障碍为呼吸困难,对呼吸困难严重程度的评估常用一些测量工具,较常用的有:英国医学研究协会的呼吸困难量表(mMRC)、Borg 量表、可视 Analog 问卷(VAS)、WHO 呼吸困难问卷、ATS 呼吸困难评分、基线呼吸困难指数(BDI)、变化期呼吸困难指数(TDI)等。评估呼吸困难症状的影响与负担的常用测量工具有:慢性呼吸系统疾病呼吸困难因素问卷(CRQ)、圣乔治呼吸问卷(SGRQ)、肺功能状况评分(PFSS)、计算机自适应 BDI/TDI、计算机自适应 CRQ 等。对特定疾病的呼吸困难评估具有特定的临床意义,如目前对慢性阻塞性肺疾病的呼吸困难评估推荐用 mMRC 评估(见本章第四节 COPD 内容),mMRC 与慢性阻塞性肺疾病预后有明确相关性。

2.肺功能评估

见本章第四节 COPD 内容。

(三)运动能力评估

见本章第四节 COPD 内容。

(四)心理评估

患者产生恐惧、焦虑、紧张、情绪烦躁,悲观等心理问题,对 CRF 患者心理状况进行评估。

(五)日常生活活动能力评估

CRF 患者日常生活能力评估可参照英国医学研究协会的呼吸困难量表 mMRC 评估、美国胸科协会呼吸困难评分表(表 8 - 22)、Borg 量表、COPD 患者生活质量评估问卷(CAT)等。

表 8 - 22　美国胸科协会呼吸困难评分法

分级	临床表现
1 级	活动时无气短,活动能力正常,疾病对日常生活无明显影响
2 级	一般活动时出现气短
3 级	平地步行无气短,速度较快或登楼、上坡时,同龄健康人不觉气短而自己感气短
4 级	慢走不及百步既有气短
5 级	讲话或穿衣等轻微动作时既有气短
6 级	静息状态下出现气短,不能平卧

(六)社会参与能力评估

社会功能缺陷筛选量表(SDSS)可较全面反映 CRF 患者的社会功能活动能力,SDSS 评价的内容涵盖职业和工作、婚姻职能、父母职能、社会性退缩、家庭外的社会活动、家庭内活动过少、家庭职能、个人生活自理、对外界的兴趣和关心、责任心和计划性10个方面。

四、康复护理原则与目标

（1）康复护理原则与目标：CRF患者康复护理应遵循个性化、综合性、适度原则。

（2）康复护理目标：①短期目标：在保持呼吸道通畅条件下，改善通气及肺换气功能，纠正缺氧、二氧化碳潴留及代谢功能紊乱，防治多器官功能损害；②长期目标：改善患者的心肺功能，提高其对运动和活动的耐力，提高其生活质量。

五、康复护理措施

（一）长期氧疗 LTOT

主要目标是解决低氧血症（特别是夜间睡眠时的低氧血症），使患者的 SaO_2 维持在90%，而 $PaCO_2$ 上升不超过10 mmHg。目前推荐的对慢性呼吸衰竭患者开具LTOT处方时掌握的指征是：经积极药物治疗患者病情稳定后如 PaO_2 ≤55 mmHg 或 SaO_2 ≤88%，则应给患者实施LTOT；如 PaO_2 在55~59 mmHg，但有明显组织缺氧表现如合并肺动脉高压或有肺心病、继发高血红蛋白血症、运动时发生严重低氧血症或运动受到缺氧的限制、明显的认知功能障碍等情况时也是LTOT的适应证。长期吸入低浓度氧，尤其是长期夜间氧疗（1~2 L/min，每日10小时以上），对降低由COPD导致的CRF患者肺动脉压力，提高生活质量，延长生存期，降低医疗费用等方面均有意义。

（二）机械通气

近年来，在多种无创通气手段中，经口/鼻面罩实施的无创正压通气（non – invasive positive pressure ventilation，NIPPY）的临床应用正逐渐增多，其中家庭机械通气最受提倡。长期家庭机械通气治疗能明显改善某些病因导致的慢性呼吸衰竭患者的主观症状，减少呼吸衰竭急性加重的次数，减缓肺心病的发生速度，降低住院率和医疗费，但关于长期家庭机械通气治疗能否改善慢性呼衰患者的预后尚不明确。家庭机械通气可分为家庭无创通气和家庭有创通气，后者主要是指对气管切开的患者在家中进行机械通气治疗。目前经口/鼻面罩进行的NIPPV占主导地位，其他无创通气方法如负压通气、膈肌起搏、摇动床及气压带等都较少应用。

1. 限制性胸腔疾病家庭机械通气的适应证

只要具有胸廓异常、急性和慢性进展性神经肌肉疾患、肺疾病等限制性胸腔疾病病史并出现与夜间低通气有关的临床症状（晨起头痛、白天嗜睡、记忆力障碍、呼吸困难等），生理指标达到 $PaCO_2$ >45 mmHg，夜间氧饱和度≤88%并持续5 min以上，神经肌肉疾患患者最大吸气压 <60 cmH_2O 或 FVC <50%预计值之一时，即可对患者进行NIPPV治疗。

2. COPD家庭机械通气的适应证

患者存在晨起头痛、白天嗜睡、记忆力障碍、呼吸困难等症状并达到下述标准之一者应进行NIPPV治疗：① $PaCO_2$ ≥55 mmHg；②当吸氧流量 >2 L/min，$PaCO_2$ 在50~54 mmHg之间且脉搏氧饱和度≤88%并持续5 min以上；③ $PaCO_2$ 在50~54 mmHg之间，在一年内因高二氧化碳性呼吸衰竭住院2次以上者。

(三)物理康复

运动耐力训练、呼吸肌训练、胸部扩张训练、呼吸再训练、胸廓活动度及纠正驼背姿势练习、清除气道分泌物、物理因子治疗、作业训练内容见本章第四节 COPD 内容。

(四)营养治疗

根据呼吸衰竭患者病情轻重及其对饮食护理要求不同，给予相应的指导。重症期：给予高蛋白，高热量，高维生素易消化的流质或半流质饮食。在心功能允许的情况下，鼓励患者多饮水，补充足够的水分，使痰液易于咳出，减少并发症。缓解期：指导患者逐步增加食物中的蛋白质和维生素，食物以软而易于消化的半流质为主，可选用稀肉粥，馒头，新鲜蔬菜及水果等，每天 5~6 餐。恢复期：指导患者进普食，食物宜软，清淡可口。

(五)心理康复

了解和关心患者，特别是使用机械通气的患者，帮助患者克服焦虑、悲观、无助、绝望等心理危机，树立战胜疾病的信心。指导患者在护理人员或患者自己(默念)的指导语下使用放松训练：①练习与体验呼-吸与紧张-放松的感觉；②各部分肌肉放松训练，头部、颈部、肩部等；③放松训练结束语。放松成功的标志是，面部无表情，各肌肉均处于松弛状态，肢体和颈部张力减低，呼吸变慢。受训练者若处于仰卧位置，则出现足外展。

六、康复护理指导

(一)疾病知识指导

包括疾病知识、管理、物理治疗、药物、吸入治疗、戒烟、长期家庭氧疗(指导患者及家属学会合理的家庭氧疗方法)、保证用氧安全等。

(二)肺康复指导

对患者的病情和对日常生活活动的评估后，指导患者合理安排活动和休息。尤其是运动训练指导，包括有氧运动、力量训练、呼吸肌力量和耐力训练等。

(三)饮食指导

指导患者摄入足够的热量且富含食物纤维的饮食，并注意保证水的摄入。

(四)心理指导

由于慢性呼衰患者因缺氧造成的呼吸困难极大地限制了其活动范围和强度，而使部分患者丧失工作能力，甚至丧失生活自理能力，此时患者容易产生自卑、沮丧、忧郁、焦虑等情绪。指导患者学会放松肌肉，可减压和控制惊恐，有助于减轻呼吸困难及焦虑，家庭、朋友和社会的支持则使他们能从容面对现实，以增强能战胜疾病的信心。

思考题

患者男，62 岁，初中文化，退休工人，慢性咳嗽，咳痰 9 年，活动后气短，心悸 2 年，发热 3 天，咳黄色脓痰，但不易咳出，查体：T38.6℃、P 104 次/分、R 25 次/分，BP 150/100 mmHg，神志清楚，口唇发绀，呼吸费力，咳嗽无力，双侧下肢水肿，尿少，颈静脉怒张，桶状胸，叩诊过清音，听诊两肺呼吸音减低，两肺干湿罗音，心律齐，未闻杂音，腹部(-)，膝反射正常，巴氏征(-)。WBC 11×10^9/L，N 0.95，血气分析：pH 7.25，PaO_2 50 mmHg，$PaCO_2$ 60 mmHg。X 线示右下肺动脉干扩张，右室扩大。患者吸烟史 30 年，几次戒烟均失败，但现在由过去的30支/日降至20支/日。既往无心脏病。

1. 请问您为该患者做出的护理评估是什么？

2. 该患者应采取何种氧疗？为什么？如何观察？

3. 如果氧疗效果不好，请问您将为该患者使用哪种机械通气？

4. 请问该患者的康复护理指导的关键有哪些？

（陈凤辉　赵丽晶）

第九章 常见内分泌与代谢疾病患者的康复护理

学习目标

识记：

1. 能准确复述糖尿病的概念、分型和诊断标准。

2. 能复述骨质疏松症的定义、病因、主要临床表现和主要功能障碍。

理解：

1. 能归纳糖尿病患者的常见生理功能障碍、康复护理评估方法、康复护理措施及指导。

2. 能简述骨质疏松症患者的康复护理评估方法和康复护理措施。

运用：

1. 能应用本章所学知识对糖尿病患者进行康复护理评估和实施康复护理指导。

2. 能根据骨质疏松的特点，正确评估患者，根据评估结果为患者实施康复护理措施及指导。

第一节 糖尿病

一、概述

(一)定义

糖尿病(diabetes mellitus, DM)是一组由多病因引起的以慢性高血糖为特征的代谢性疾病，是由于胰岛素分泌和(或)作用缺陷所引起。长期碳水化合物以及脂肪、蛋白质代谢紊乱可引起多系统损害，导致眼、肾、神经、心脏、血管等组织器官慢性进行性病变、功能减退及衰竭；病情严重或应激时可发生急性严重代谢紊乱，如糖尿病酮症酸中毒(diabeticketoacidosis, DKA)、高血糖高渗状态(hyperglycemic hyperosmolar status, HHS)等。

随着我国城市化进程加快、人口老龄化、生活方式改变等原因，糖尿病的患病率显著增加，呈逐渐增长的趋势，成为继心脑血管疾病、肿瘤之后另一个严重危害人类健康的慢性非传染性疾病。据估计，2017 年全球糖尿病患者人数约为 4.25 亿，预计到 2045 年将达到 6.29 亿。而我国是全球糖尿病患者人数最多的国家，2017 年我国糖尿病患者人数为 1.14 亿，预计到 2015 年将达到 1.5 亿左右。更为严重的是我国约有 60% 的糖尿病患者未被诊断，而已接受治疗者，糖尿病的控制状况也很不理想。此外，儿童和青少年 2 型糖尿病的患病率也显著增加。糖尿病已成为严重威胁国人健康的公共卫生问题。

(二)分型

根据 WHO 糖尿病专家委员会(1999)提出的分型标准，糖尿病分为 4 类：1 型糖尿病、2

型糖尿病、妊娠期糖尿病和特殊类型糖尿病。1 型糖尿病绝大多数是自身免疫性疾病，遗传和环境因素共同参与其发病过程。发病机制是某些外界因素（如病毒感染、化学毒物和饮食等）作用于有遗传易感染的个体，激活 T 淋巴细胞介导的一系列自身免疫反应，引起胰岛 B 细胞破坏和衰竭，体内因素分泌不足和进行性加重，最终导致糖尿病。2 型糖尿病也是由遗传因素及环境因素共同作用而形成，目前病因和发病机制认识不足，可能是一种特异性疾病，其显著的病理生理学特征是胰岛素调控葡萄糖代谢能力的下降（胰岛素抵抗）伴随胰岛 B 细胞功能缺陷所导致的胰岛素分泌减少（或相对减少）。妊娠期糖尿病是在妊娠期间被诊断的糖尿病或糖调节异常，不包括已经被诊断的糖尿病患者妊娠时的高血糖状态。特殊类型糖尿病是从不同水平上病因学相对明确的一些高血糖状态，如胰腺炎、库欣综合征等引起的高血糖状态。在我国患病人群中，以 2 型糖尿病为主，其患病率为 10.4%，男性（11.1%）高于女性（9.6%），1 型糖尿病及其他类型糖尿病少见。

（三）诊断标准

1. 糖尿病诊断标准

我国目前采用 WHO 糖尿病专家委员会（1999）提出的诊断标准（表 9-1），依据是糖尿病典型症状、空腹血浆葡萄糖（fasting plasma glucose，FPG）、随机血糖或口服葡萄糖耐量试验（oral glucose tolerance test，OGTT）2 小时血糖值。糖尿病典型症状包括多饮、多尿、多食、体重下降等，空腹血糖是指至少 8 h 未进食热量后所测血糖值；随机血糖是指不考虑上次用餐时间，一天中任意时间的血糖。没有症状的诊断不应该基于单一的血糖测定，而是需要确定的血浆静脉测定。在另一天至少有一个血糖测试结果，其值在糖尿病范围内，这是必要的，从一个随机样品或两个小时后的血糖负荷禁食。如果空腹随机值不能诊断，应使用两小时值。

表 9-1 糖尿病的诊断标准（WHO 1999 年）

诊断标准	静脉血浆葡萄糖水平（mmol/L）
（1）典型糖尿病症状 + 随机血糖	≥11.1
或加上	
（2）空腹血糖（FPG）	≥7.0
或加上	
（3）OGTT2 小时血糖（2hPG）	≥11.1

注：若无典型"三多一少"症状，需再测一次予证实，诊断才能成立。随机血糖不能用来诊断 IFG 或 ITG

2. 妊娠糖尿病的诊断标准

诊断妊娠糖尿病的标准是不同的。如果孕妇患有以下任一种疾病，则应该诊断为妊娠糖尿病：①空腹血糖水平为 5.6 mmol/L 或以上；②2 小时血浆葡萄糖水平为 7.8 mmol/L 或以上。

知识拓展

用于诊断糖尿病的血红蛋白 A1c(HbA1c)检测标准

推荐使用 48 mmol/mol(6.5%)的 HbA1c 作为诊断糖尿病的临界点。小于 48 mmol/mol(6.5%)的值不排除使用葡萄糖测试诊断的糖尿病。所有患者的手指针刺检查必须通过实验室静脉 HbA1c 进行确认。对于没有糖尿病症状的患者,应重复实验室静脉 HbA1c。如果第二个样本 <48 mmol/mol(6.5%),则该患者应接受糖尿病高风险治疗,并且如果出现症状,应在 6 个月或更短的时间内重复检测。

HbA1c 不适用于诊断糖尿病的情况:①所有儿童和年轻人;②怀疑患有 1 型糖尿病的任何年龄的患者;③患有糖尿病症状的患者时间不到 2 个月;④患有急性病的高风险患者(例如需要住院治疗的患者);⑤患者服用可能导致血糖快速上升的药物,例如类固醇、抗精神病药物等;⑥急性胰腺损伤患者,包括胰腺手术;⑦在怀孕期间;⑧存在影响 HbA1c 及其测量的遗传、血液和疾病相关因素;⑨HbA1c 低于 48 mmol/mol(6.5%)的患者。

这些患者仍可能符合 WHO 糖尿病诊断的血糖标准,不建议常规使用此类葡萄糖测试,但在患有糖尿病或临床上有糖尿病风险的患者中使用 WHO 葡萄糖测试。

来源:2019 年世界卫生组织 WHO 公布糖尿病诊断标准

二、主要功能障碍

(一)生理功能障碍

糖尿病病程长,长期血糖控制不佳可导致眼、肾、心、脑、血管及神经等慢性并发症,是糖尿病致残致死的主要原因。

1. 糖尿病视网膜病变

糖尿病视网膜病变(diabetic retinopathy)是糖尿病高度特异性的微血管并发症,是导致成人失明的主要原因。糖尿病病程超过 10 年,大部分患者合并不同程度的视网膜病变,按国际标准分为 6 期、2 大类:①Ⅰ期:微血管瘤和小出血点;②Ⅱ期:黄白色硬性渗出和出血斑;③Ⅲ期,白色棉絮状软性渗出和出血斑;④Ⅳ期:眼底出现新生血管或有玻璃体积血;⑤Ⅴ期:眼底出现纤维血管增殖、玻璃体机化;⑥Ⅵ期:出现牵拉性视网膜脱离和失明。以上Ⅰ~Ⅲ期为非增殖期视网膜病变(NPDR),Ⅳ~Ⅵ期为增殖期视网膜病变(PDR)。此外,糖尿病还可引起黄斑病、白内障、青光眼、屈光改变、虹膜睫状体病变等,导致视力障碍乃至失明。

2. 糖尿病神经病变

糖尿病神经病变(diabetic neuropathy)是最常见的慢性并发症之一,糖尿病病程在 10 年以上,常有明显的临床糖尿病神经病变,其发生风险与糖尿病的病程、血糖控制不佳等相关。病变可累及中枢神经、周围神经及自主神经,以周围神经病变常见。

(1)中枢神经系统并发症:①伴随严重 DKA、高渗高血糖状态或低血糖症出现的神志改变;②缺血性脑卒中;③脑老化加速及老年痴呆等。

(2)周围神经病变:最常见的类型是糖尿病远端对称性多发性神经病变。下肢较上肢严重，感觉神经较易受累，病情进展缓慢。患者常先出现肢端感觉异常，如袜子或手套状分布，伴麻木、烧灼、针刺感或如踏棉垫感，有时伴痛觉过敏；随后有肢体疼痛，呈隐痛、刺痛，夜间及寒冷季节加重；后期累及运动神经，可有肌力减弱以至肌萎缩和瘫痪。

（3）自主神经病变：较常见，并可较早出现，临床表现为瞳孔改变、排汗异常、胃排空延迟、腹泻或便秘等胃肠功能紊乱，也可引起膀胱功能障碍，导致尿潴留并继发尿路感染；也可出现性功能障碍及月经失调。

3. 糖尿病性心血管病变

糖尿病微血管病变累及心肌组织，引起心肌广泛性坏死损害，诱发心力衰竭、心律失常、心源性休克和猝死。糖尿病大中动脉粥样病变，可引起冠心病，出现胸闷、胸痛、心悸等表现，甚至发生心肌梗死危及生命。

4. 糖尿病性脑血管病变

是糖尿病致死的主要原因之一，临床以脑梗死最多见，主要表现为运动感觉障碍（偏瘫）、语言障碍（失语）和认知功能障碍等。

5. 糖尿病肾病

糖尿病肾病（diabetic nephropathy）是导致终末期肾衰竭的常见原因。常见于糖尿病病史超过10年者。光镜下早期可见肾小球肥大、肾小球基底膜轻度增厚、系膜区轻度增宽。随着病情进展，肾小球基底膜弥漫增厚，基质增生，形成典型的K-W结节，称为结节性肾小球硬化症。部分患者无明显结节称为弥漫性肾小球硬化症。并常可见内皮下纤维蛋白帽、球囊滴、小动脉透明样变，伴随肾小管萎缩、近端肾小管上皮细胞空泡变性、肾乳头坏死及间质炎症细胞浸润等。

6. 糖尿病下肢动脉血管病变

糖尿病下肢动脉血管病变常与心脑血管疾病共存，表现为下肢动脉的狭窄或闭塞。糖尿病患者常累及股深动脉及胫前动脉等中小动脉。其主要病因是动脉粥样硬化。大多数患者无症状，10%~20%有间歇性跛行，严重者会因下肢缺血性溃疡、坏死而导致截肢。

7. 糖尿病足

糖尿病足（diabetic foot）指与下肢远端神经异常和不同程度的周围血管病变相关的足部（踝关节或踝关节以下）感染、溃疡和（或）深层组织破坏。根据病因可分为神经性、缺血性和混合性3类。糖尿病足是糖尿病最严重和治疗费用最高的慢性并发症之一，重者可导致截肢。糖尿病患者下肢截肢的相对风险是非糖尿病患者的40倍。基本发病因素是神经病变、血管病变和感染。常见诱因有：搔抓趾间或足部皮肤而致皮肤溃破、水疱破裂、烫伤、碰撞伤、修脚损伤及新鞋磨破伤等。轻者主要临床表现为足部畸形、皮肤干燥和发凉、酸麻、疼痛等，重者可出现足部溃疡与坏疽。

（二）心理功能障碍

由于糖尿病是一种慢性疾病，长期的饮食控制、频繁测血糖或者注射胰岛素，给患者的生活带来极大的不便，并加重了患者的经济负担，而对失明、脑梗死、截肢等严重并发症的担心更是给患者带来极大的精神心理负担，临床主要表现为抑郁、焦虑和躯体化症状群。有证据显示糖尿病患者抑郁症的患病率显著高于非糖尿患者群，糖尿病和抑郁症之间可能存在双向的因果关系。抑郁、焦虑等负性情绪可加重糖尿病的病情，抗抑郁治疗可改善糖尿病抑郁症患者的抑郁状态，但某些抗抑郁药可能对血糖控制和体重造成影响。

（三）日常生活活动功能障碍

糖尿病患者可出现的全身症状有乏力、易疲劳等，患者的日常生活活动能力受到一定限制。若发生眼、脑、心、肾脏、大血管和神经并发症，则可出现日常生活活动严重受限。

（四）参与能力障碍

由于糖尿病生理功能障碍或严重的心理障碍，不同程度地影响了患者的生活质量、劳动、就业和社会交往等能力。

三、康复护理评估

（一）生理功能评估

1. 生化指标测定

包括血糖、糖化血红蛋白（HbA1c）、口服糖耐量试验（OGTT）、血浆胰岛素、C - 肽、糖尿病抗体、血脂、肝肾功能、尿糖及水电解质检测等。

（1）血糖测定：空腹血糖调节受损（impaired fasting glycaemia，IFG）指一类非糖尿病性空腹血糖异常，其血糖浓度高于正常，但低于糖尿病的诊断值。糖耐量减低（impaired glucose tolerance，IGT）是葡萄糖不耐受的一种类型。根据世界卫生组织的标准，空腹血糖（FPG）3.9～6.0 mmol/L（70～108 mg/dL）为正常；FPG6.1～6.9 mmol/L（110～125 mg/dL）为 IFG；FPG≥7.0 mmol/L（126 mg/dL）应考虑为糖尿病。OGTT2h 血糖≤7.7 mmol/L（139 mg/dL）为正常糖耐量；OGTT2h 血糖7.8～11.0 mmol/L（140～199 mg/dL）为 IGT；OGTT2h 血糖≥11.1 mmo/L（200 mg/dL）应考虑糖尿病。见表9－2。

表 9 – 2　糖代谢状态分类（WHO 1999 年）

糖代谢分类	静脉血浆葡萄糖（mmol/L）	
	空腹血糖（FPG）	OGTT2h 血糖（2hPPG）
正常血糖	3.9～6.0	≤7.7
空腹血糖受损（IFG）	6.1～6.9	
糖耐量减低（IGT）		7.8～11.0
糖尿病	≥7.0	≥11.1

（2）糖化血红蛋白（HbA1c）测定：糖化血红蛋白能够反映过去 2～3 个月血糖控制的平均水平，它不受偶尔一次血糖升高或降低的影响。因此，对糖化血红蛋白进行测定，可以比较全面地了解过去一段时间的血糖控制水平。世界权威机构对于糖化血红蛋白有着明确的控制指标，美国糖尿病学会（American Diabetes Association，ADA）建议糖化血红蛋白控制在小于7%，国际糖尿病联盟（International Diabetes Federation，IDF）建议糖化血红蛋白控制标准为小于6.5%，目前我国将糖尿病患者糖化血红蛋白的控制标准定为 6.5% 以下。糖化血红蛋白与血糖的控制情况：①4%～6%：血糖控制正常；②6%～7%：血糖控制比较理想；③7%～8%：血糖控制一般；④8%～9%：控制不理想；⑤＞9%：血糖控制很差，是慢性并发症发生发展的危险因素。

（3）尿糖测定：正常人尿液中可有微量葡萄糖，尿内排出量＜2.8 mmol/24 h 用普通定性方法检查为阴性。当血糖浓度超过肾糖阈(一般为 8.8 mmol/L)或血糖虽未升高但肾糖阈降低,尿中即出现大量的葡萄糖。此时,尿糖定性实验阳性,称为糖尿。但出现尿糖阳性并非都是糖尿病,许多原因可导致尿糖增高。血糖增高性糖尿病最为常见,因胰岛素分泌量相对或绝对不足,使体内各组织对葡萄糖的利用率降低,血糖升高,超过肾糖阈出现糖尿。尿糖除作为糖尿病的诊断依据外,还可作为病情严重程度及疗效监测的指标。

2. 糖尿病视网膜病变

评定视网膜病变可用检眼镜、眼底荧光血管造影及眼底光学断层扫描等方法进行检查。糖尿病视网膜病变分为增殖型、非增殖型和糖尿病性黄斑水肿。增殖型糖尿病视网膜病变(proliferative diabetic retinopathy,PDR)改变是一种进展型改变;非增殖型糖尿病视网膜病变(non - proliferative diabetic retinopathy,NPDR)为早期改变,又分为轻度、中度和重度;黄斑水肿可以与上述两型同时存在。糖尿病眼病的国际临床分级标准如表 9 - 3。

表 9 - 3　糖尿病视网膜病变国际临床分级标准

疾病严重程度		散瞳眼底检查所见
无明显视网膜病变		无异常
非增殖型视网膜病变(NPDR)	轻度	仅有微动脉瘤
	中度	微动脉瘤,存在轻于重度 NPDR 表现
	重度	出现下列任何一个改变,但无 PDR 表现
		任一象限中有多于 20 处视网膜内出血
		在两个以上象限有静脉串珠样改变
		在一个以上象限有显著的视网膜内微血管异常
增殖型视网膜病变(PDR)		出现以下一种或多种改变:新生血管形成,玻璃体积血或视网膜前出血

糖尿病视网膜病变是最常见的致盲眼病。其致盲率为普通人群的 25 倍。由于糖尿病在确诊之前可能已经存在一段时间了,因此诊断时视网膜病变的发生率较高,因此 2 型糖尿病患者在确诊后应尽快进行首次眼底检查和其他方面的眼科检查,并进行定期的随访。无糖尿病视网膜病变患者推荐 1~2 年行检查一次;轻度病变患者每年 1 次;重度病变患者每 3~6个月 1 次;妊娠妇女需要增加检查频率。临床随访期间,主要观察指标除了全身指标外,眼部指标包括视力、眼压、房角、眼底等。

3. 糖尿病周围神经病变评定

周围神经病变评定包括感觉神经、运动神经和自主神经功能的体格检查及电生理学评估。所有 2 型糖尿病患者确诊时和 1 型糖尿病患者诊断 5 年后,应进行糖尿病神经病变筛查。随后至少每年筛查一次。评估远端对称性多发神经病变应包括详细病史、温度觉、针刺觉(小纤维功能)、压力觉和震动觉(大纤维功能)。

4. 糖尿病足评定

糖尿病足是由糖尿病引起的下肢远端神经异常和不同程度的周围血管病变,从而引起的足部感染、溃疡和(或)深部组织破坏的病变。糖尿病足的主要后果是足部溃疡和截肢,是导致糖尿病患者日常生活活动能力下降、遗留残疾的主要原因。糖尿病足的评定包括病史采集、体格检查、神经病变评定、血管病变评定及影像学检查等。

(1)病史和体格检查:①询问患者有无既往溃疡/截肢史、社交孤立状态、医疗条件、赤足行走情况;②询问神经病变症状,如下肢针刺感或疼痛,尤其是夜间;③询问血管病变症状,如有无间歇性跛行、静息痛等,触摸足背动脉搏动情况;④检查皮肤颜色、温度,水肿情况;⑤检查有无骨/关节畸形(如鹰爪趾、槌状趾)或骨性突出;⑥检查鞋袜的正反面,如袜子有否明显的粗糙的缝线接口、鞋内有否异物或突起。

(2)神经病变评定:①保护性感觉测试:常用 10 g 尼龙单丝(Semmes – Weinstein monofilament,SWM)进行测试,测试点为患者的大足趾和前足底内外侧(图 9 – 1)。将 5.07 cm 的尼龙单丝垂直于受试点皮肤用力压 1~2 秒,力量刚好使尼龙丝弯曲,可产生一个 10 g 的力量。询问患者是否有感觉以及测试的位置,同一测试点测试三次,至少有一次是假接触。如果患者能在每一处测试点都准确地感受到尼龙丝,能正确地回答 3 次测试中的 2 次,那么患者的保护性感觉正常,否则提示保护性感觉异常。②振动觉测试:采用 128 Hz 音叉测试,测试位置是双侧大脚趾的指间关节的背侧(图 9 – 2)。在同一测试点测试 3 次,至少有一次是假接触。3 次中有 2 次答错,提示振动觉缺失。其他的神经病变检查还包括患者的两点辨别觉、轻触觉、温度觉、跟腱反射等。

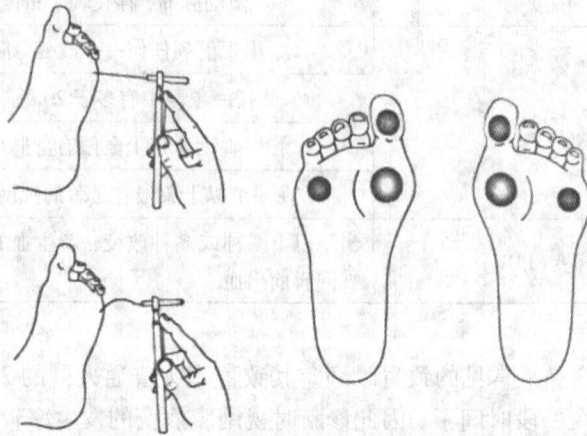

图 9 – 1   10 g 尼龙单丝测试方法及测试点

(3)血管病变评定:可以通过触诊足背动脉和胫后动脉的搏动,如足背动脉、胫后动脉搏动明显减弱时,则需要检查腘动脉、股动脉搏动。采用踝肱压力指数(ankle brachial pressure index,ABI)测定。ABI = 动脉收缩压/肱动脉收缩压,可反映下肢血压与血管的状态。ABI 正常值为 0.9~1.3,ABI ≤0.9 提示有明显的缺血,ABI >1.3 也属于异常,提示下肢动脉存在明显钙化。必要时可进行经皮氧分压(transcutaneous oxygen tension,TePO2)、血管超声、

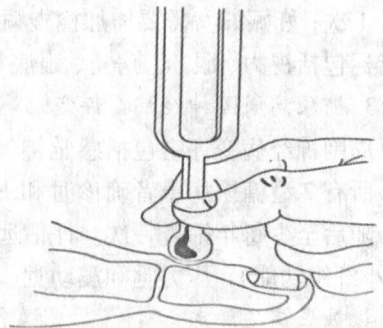

图 9 – 2   音叉测试位置

血管造影或 CT、磁共振血管造影检查。

（4）影像学检查：包括动脉彩色多普勒超声检查、CT 血管造影（CTA）、磁共振血管造影（MRA）和数字减影血管造影（DSA）。血管彩色多普勒检查具有无创、简便的特点，可以了解动脉硬化斑块状况及有无动脉狭窄或闭塞，适用于血管病变大范围筛查。CTA 和 MRA 具有成像清晰的特点，可以显示血管有无狭窄或闭塞，但准确率低于 DSA。对于肾功能正常者，CTA 目前可作为糖尿病足下肢血管病变的首选影像学检查手段。DSA 仍是诊断下肢血管病变的金标准，可以准确显示动脉堵塞状况及侧支循环建立情况，对外科治疗方案的选择有重要作用。

（5）糖尿病足分级：临床通常采用 Wagner 分级法对糖尿病足的严重程度进行分级。0 级为有发生足溃疡的危险因素，但目前无溃疡；1 级为足部表浅溃疡，无感染征象，穿透皮肤表层或全层；2 级为深达韧带、肌腱、关节囊或深筋膜的溃疡，无脓肿或骨髓炎；3 级为深部溃疡伴脓肿、骨髓炎或败血症；4 级为局限性坏疽（趾、足跟或前足背），其特征为缺血性坏疽，通常合并神经病变；5 级为全足坏疽。

知识拓展

糖尿病足溃疡严重程度分级

糖尿病足是糖尿病患者因下肢远端神经异常和不同程度的血管病变导致的足部感染、溃疡和深层组织破坏。因此，所有糖尿病慢性并发症中，糖尿病足是相对容易识别、预防比较有效的并发症。糖尿病足一旦诊断，临床上应该进行分级评估，目前临床上广为接受的分级方法主要是 Wagner 分级和 Texas 分级。Texas 分级法（表 9-4）是由美国 Texas San Antonio 大学 Lavery 等提出的，此分级方法从病变程度和病因两个方面对糖尿病足溃疡及坏疽进行评估，更好的体现了创面感染和缺血情况，相对于 Wagner 分级在评价创面的严重性和预测肢体预后方面更好。

表 9-4　糖尿病足的 Texas 分级

分级	特点	分期	特点
0 级	足部溃疡史	A 期	无感染和缺血
1 级	表浅溃疡	B 期	合并感染
2 级	溃疡累及肌腱	C 期	合并缺血
3 级	溃疡累及骨和关节	D 期	感染和缺血并存

来源：中国 2 型糖尿病防治指南（2017 年）

---

5. 糖尿病肾病评定

主要表现为不同程度蛋白尿及肾功能的进行性减退。由于 1 型糖尿病发病起始较明确，与 2 型糖尿病相比，高血压、动脉粥样硬化等的并发症较少，目前根据 1 型糖尿病的临床过程予以分期。Ⅰ期：临床无肾病表现，仅有血流动力学改变，此时肾小球滤过率（GFR）升高，肾脏体积增大，肾小球和肾小管肥大。在运动、应急、血糖控制不良时可有一过性微量蛋白尿。Ⅱ期：持续性微量白蛋白尿，GFR 正常或升高，临床无症状。肾脏病理肾小球/肾小管基底膜增厚、系膜区增宽等。Ⅲ期：蛋白尿/白蛋白尿明显增加（尿白蛋白排泄率 > 200 mg/24 h，蛋白尿 > 0.5 g/24 h），可有轻度高血压，GFR 下降，但血肌酐正常。肾脏病理出现局灶/弥漫性硬化，K-W 结节，入/出球小动脉透明样变等。Ⅳ期：大量蛋白尿，可达肾病综合征程度。Ⅴ期：肾功能持续减退直至终末期肾脏病。2 型糖尿病肾损害的过程与 1 型糖尿病基本相似，只是高血压出现早、发生率更高，其他并发症更多。2 型糖尿病患者在确诊糖尿病后每年均应做肾脏病变的筛查。最基本的检查是尿常规，检查有无蛋白尿，但是容易遗漏微量蛋白尿。微量蛋白尿的检测可采集随机尿样（清晨首次尿最佳）检测尿白蛋白肌酐比值（urine albumin creatinine ratio，UACR），若 UACR 为 2.5 ~ 25.0 mg/mmol（男），3.5 ~ 25.0 mg/mmol（女），可诊断为微量蛋白尿；UACR 持续 > 25.0 mg/mmol（无论男女）为大量蛋白尿。糖尿病肾病的肾功能分期如表 9-5。

表 9-5　糖尿病肾病肾功能分期

分期		特点描述	eGFR[mL/(min·1.73m^2)]
1		GFR 增加或正常伴肾脏损伤*	=90
2		GFR 轻度降低伴肾脏损伤*	60 ~ 89
3	3a	GFR 轻中度降低	45 ~ 59
	3b	GFR 中重度降低	30 ~ 44
4		GFR 重度降低	15 ~ 29
5		肾衰竭	<15 或透析

*肾脏损伤定义为病理、尿液、血液或影像学检查的异常

6. 糖尿病心脑血管病变评定

糖尿病确诊时及以后，至少应每年评估心血管病变的风险因素，评估的内容包括心血管病现病史及既往史、年龄、有无心血管风险因素（吸烟、血脂异常、高血压和家族史、肥胖特别是中心性肥胖）、肾脏损害（尿白蛋白排泄率增高等）、心房颤动（可导致卒中）。

7. 糖尿病控制目标

糖尿病的综合控制目标要根据患者的分型、年龄、病程、合并症、并发症等进行个体化综合调控。我国 2 型糖尿病综合控制目标见表 9-6。

表 9-6　中国 2 型糖尿病综合控制目标（2017 年中国 2 型糖尿病防治指南）

检测指标		目标值
血糖（mmol/L）	空腹	4.4 ~ 7.0
	非空腹	<10.0
	HbA1c（%）	<7.0
	血压（mmHg）	<130/80
	总胆固醇（mmol/L）	<4.5

续表 9 - 6

检测指标		目标值
高密度脂蛋白 胆固醇(mmol/L)	男性	>1.0
	女性	>1.3
三酰甘油(mmol/L)		<1.7
低密度脂蛋白 胆固醇(mmol/L)	未合并动脉粥样硬化性心血管病	<2.6
	合并动脉粥样硬化性心血管病	<1.8
体质指数		<24.0

(二)心理功能评定

糖尿病患者的心理改变,主要指由于疾病知识缺乏而产生的焦虑、抑郁、睡眠障碍等。可采用相应的量表测试评定,如 Hamilton 焦虑量表、焦虑自评量表(SAS)、Hamilton 抑郁量表、抑郁自评量表(SDS)、简明精神病评定量表、症状自评量表、睡眠自测 AIS 量表。

(三)日常生活活动评定

糖尿病患者的日常生活活动评定可采用改良 Barthel 指数评定。

(四)生活质量评定

糖尿病患者由于慢性并发症导致生理功能和心理功能障碍,不同程度地影响生活质量和职业能力。生活质量评价是对患者进行疾病、体力、心理、情绪、日常生活及社会生活等综合评价。目前国际上缺乏统一的生活质量评定量表,常用的普适性量表有《SF - 36 简明健康状况量表》、《世界卫生组织生存质量评定量表》(WHOQOL)、《诺丁汉健康评定表》(Nottingham health profile, NHP)等,疾病专用量表有《糖尿病患者生存质量特异性量表》等。

四、康复护理原则与目标

(一)康复护理原则

糖尿病患者的康复护理应遵循早期诊治、综合康复、个体化方案及持之以恒的原则。

1. 早期诊治

明确糖尿病的临床表现、并发症、诊断方法,尽早开始治疗性生活方式干预(TCL),及时启动降血糖药物治疗和适时开始胰岛素治疗。

2. 综合康复

采用综合治疗方案,包括运动疗法、饮食治疗、药物治疗(口服降糖药、胰岛素等)、糖尿病健康教育、自我监测血糖以及心理治疗。

3. 个体化方案

根据年龄与预期寿命、是否存在微血管和大血管疾病、CCVD 危险因素以及社会因素如医疗条件、经济条件和健康需求等制定血糖控制水平。

4. 持之以恒

糖尿病患者的康复护理不应仅局限于急性发作期,而应长期坚持改善功能。

(二)康复护理目标

(1)控制血糖,纠正各种代谢紊乱,消除临床症状。

（2）控制病情，防治并发症，降低患者的致残率和病死率。

（3）保证儿童、青少年患者的正常生长、发育，保证育龄期妇女的正常妊娠、分娩和生育，维持和提高成年患者正常的体力和工作能力。

（4）通过糖尿病教育，使患者掌握糖尿病的防治知识、必要的自我监测技能和提高自我保健能力。

（5）改善糖尿病患者的生活质量，使之成为一个能和正常人一样参与正常的社会劳动和社交活动，享有并保持正常人的心理和体魄状态的条件健康人。

五、康复护理措施

迄今为止，糖尿病尚无根治方法。糖尿病的慢性并发症是造成患者致死、致残的重要原因。其康复护理措施有饮食疗法、运动疗法、血糖监测等，并且要重视康复教育，进行自我管理，提早达到康复目的。

（一）饮食治疗

饮食治疗护理是糖尿病最基本的治疗护理措施，也是康复治疗护理的最主要措施。不论何型糖尿病，也不论病情轻重，有无并发症，是否采用药物治疗，均应采取饮食治疗。采取前应向患者介绍饮食治疗护理的目的、意义及具体的措施，使其积极配合。

1. 计算总热量

首先按照简易公式计算理想体重[理想体重(kg) = 身高(cm) - 105]，然后按照理想体重和工作性质、参照原来生活习惯等，计算每日所需总热量。成人糖尿病患者每天每 kg 体重所需的热量见表 9 - 7。

表 9 - 7　成人糖尿病每天每 kg 标准体重所需热量　单位：kJ/(kg·d)[kcal/(kg·d)]

劳动强度	消瘦	正常	肥胖
轻体力劳动	147(35)	126(30)	84 ~ 105(20 ~ 25)
中体力劳动	160(38)	147(35)	126(30)
重体力劳动	160 ~ 210(38 ~ 50)	160(38)	147(35)

2. 营养物质含量

（1）碳水化合物：膳食中碳水化合物供给量应占总热量的 50% ~ 60%，成年患者每日主食摄入量为 250 ~ 400 g，肥胖者酌情可控制在 200 ~ 250 g。不同种类碳水化合物引起血糖增高的速度和程度有很大不同，可用食物血糖生成指数(glycemic index, GI)来衡量。GI 指进食恒量的食物(含 50g 碳水化合物)后 2 ~ 3 小时内的血糖曲线下面积相比空腹时的增幅除以进食 50 g 葡萄糖后的相应增幅，是反映食物引起血糖应答特性的生理学指标。≤55% 为低 GI 食物，55% ~ 70% 为中 GI 食物，GI≥70% 为高 GI 食物。糖尿病患者应选择低 GI 食物，有利于血糖控制和控制体重。应限制单、双糖的摄入，可适量摄入糖醇和非营养性甜味剂。

（2）蛋白质：摄入量应占总热量的 15% ~ 20%，成年患者每日每 kg 理想体重 0.8 ~ 1.2 g；孕妇、哺乳期妇女、营养不良或伴消耗性疾病者增至 1.5 ~ 2.0 g；伴有糖尿病肾病而肾功能正常者应限制至 0.8 g；肾小球滤过率降低者，需降至 0.6 ~ 0.7 g。蛋白质应至少有

1/2 来自动物蛋白质，以保证必需氨基酸的供给。

（3）脂肪：摄入量占总热量的 25%~30%，其中饱和脂肪酸摄入量小于总能量的 10%，胆固醇摄入量 <300 mg/d。

（4）微量营养素：糖尿病患者膳食中矿物质、维生素应充足供给，尤其铬、锌、钙、维生素 B 族以及维生素 C。富含膳食纤维的食品可延缓食物吸收，降低餐后血糖高峰，有利于改善糖、脂代谢紊乱，并增加饱腹感。建议我国成人膳食纤维的摄入量为 25~30 g/d。

3. 合理分配三餐

应定时定量，根据患者的生活习惯、病情和配合药物治疗来安排。对病情稳定的糖尿病患者可按三餐 1/5、2/5、2/5 或 1/3、1/3、1/3，或分成四餐为 1/7、2/7、2/7、2/7，对注射胰岛素或口服降糖药且病情有波动的患者，可每天进食 5~6 餐，从 3 次正餐中匀出 25~50 g 主食作为加餐用。

4. 限盐和忌酒

食盐摄入量限制在每天 6 g 以内，每日钠摄入量不超过 2000 mg，合并高血压患者更应严格限制摄入量。糖尿病患者应忌酒，饮酒可以干扰血糖控制和饮食计划的执行，而且大量饮酒还可诱发酮症酸中毒发生。

（二）运动疗法

运动疗法是糖尿病康复治疗的基本方法之一。运动处方应根据患者的工作、生活习惯、个体差异、病情等制订，开始尽量在护理人员的监护下实施，逐渐过渡到自我监护，并定期复查，调整运动处方。

1. 适应证

轻度和中度的 2 型糖尿病患者；肥胖的 2 型糖尿病患者为最佳适应证；1 型糖尿病患者只有在病情稳定，血糖控制良好时，方能进行适当的运动，以促进健康和正常发育。

2. 禁忌证

①FBG >16.7 mmol/L；②反复低血糖或血糖波动较大；③有糖尿病酮症酸中毒等急性代谢并发症；④合并急性感染、增殖性视网膜病、严重肾病、严重心脑血管疾病（不稳定型心绞痛、严重心律失常、一过性脑缺血发作等）。

3. 运动处方

（1）运动方式：有氧运动有利于葡萄糖的代谢和脂肪分解，是糖尿病运动疗法的主体。糖尿病患者的运动锻炼方法主要是中等或中等偏低强度的有氧运动，中等强度的体育运动包括：快走、打太极拳、骑车、乒乓球、羽毛球和高尔夫球。较强体育运动为舞蹈、有氧健身操、慢跑、游泳、骑车上坡。可根据患者的兴趣爱好和环境条件加以选择。除有氧训练之外，一周最好进行 2~3 次抗阻运动（两次锻炼间隔≥48 h），帮助锻炼肌肉力量和耐力。锻炼部位应包括上肢、下肢、躯干等主要肌肉群，训练强度为中等。联合进行抗阻运动和有氧运动可获得更大程度的代谢改善。

步行是 2 型糖尿病患者最常用、简便易行的有氧运动训练方式，一般可在社区中进行。步行最好选择在空气新鲜的环境中进行，根据步行时速度是否改变分为变速步行法和匀速步行法。变速步行法时一般先中速或快速行走 30 s 至 1 min，后缓步行走 2 min，交替进行，每日步行路程 1000~2000 米；如果采取匀速步行法即每天坚持走 1500~3000 米路程，行走速度保持均匀而适中，并且不中断走完全程。可根据体力逐渐增加行走的路程，每次走完以略感觉疲劳为宜。

1 型糖尿病患者的运动训练应根据患者的年龄、病情、兴趣爱好和运动能力制定,这点尤其重要,因为 1 型糖尿病患者多为儿童,只有注意到运动的多样性和趣味性才能使患儿长期坚持。一般可选择步行、慢跑、踢球、跳绳、游泳、舞蹈等。强度以 50% ~60% 最高心率为宜,运动时间从 20 min 开始,每周运动 3~4 次。随着运动能力的提高,可逐渐增加运动的时间和运动次数,注意每次运动应适度,不要过度劳累,以免加重病情。

(2)运动强度:糖尿病的运动疗法必须有一定的强度限制。运动强度过大,无氧代阻的比重增加,治疗作用降低,且可引起心血管负荷过度,应予避免。强度太小又达不到锻炼身体控制血糖的目的。由于在有效的运动范围内,运动强度的大小与心率的快慢呈线性相关,因此常采用运动中的心率作为评定运动强度大小的指标。临床上将能获得较好的运动效果,且能确保安全运动的心率称靶心率(target heart rate,THR)。靶心率的确定可以通过运动试验获得,即取运动试验中最高心率的 60% ~80% 作为靶心率。健康人群被公认的运动有效心率范围为(220 - 年龄)×(50% ~70%),其中(220 - 年龄)为最高心率(HRmax)。糖尿病患者一般不推荐大运动强度的运动,体质较好的无症状期糖尿病患者,若进行大运动强度锻炼,一般心率不超过 150 次/min。但应注意有些药物对运动的影响,如 β 受体阻滞药、一些利尿药和他汀类药物等。

为了保证锻炼安全有效,运动时的运动强度必须控制在已确定的有效心率范围之内,开始锻炼时应选择最低运动强度(220 - 年龄)×50%(50% HRmax),以后随着体力的改善、病情好转、运动能力的提高,运动强度逐步加大,但不可超过最大运动强度,即(220 - 年龄)×70%(70% HRmax)或(220 - 年龄)×60%(60% HRmax)。若运动中患者出现了诸如血糖波动较大、疲劳感明显且难以恢复等不适应的情况,则应立即减小运动强度或停止运动。值得注意的是,虽然 2 型糖尿病为非胰岛素依赖,病情较轻,但患者多为中老年人,体力较弱,运动水平低,因此,运动中有效心率范围最好是依据运动耐力试验的结果来定。

运动强度还可以从运动后的自我感觉进行判断和调整。通常运动后的心率,应在休息后 5~10 min 内恢复到运动前水平。若 10~20 min 心率仍未恢复,则说明运动量过大,下次运动量应予减少;若每次运动后感觉良好,精神睡眠均佳,说明运动量合适或可适当增加运动量。

(3)运动时间:肌肉收缩的早期主要是以肌糖原供能为主,要燃烧脂肪作为能源。因此,运动时间于初始阶段可以稍短,每次 5~10 min,以后随机体对运动的逐步适应,运动时间视患者身体条件不同逐渐延长。每次运动应有运动前 5~10 min 的准备活动及运动后至少 5 min 的放松活动,运动中有效心率的保持时间必须达到 10~30 min。由于运动时间和运动强度配合,影响运动量的大小,所以当运动强度较大时,运动持续时间应相应缩短;强度较小时,运动持续时间则适当延长。

糖尿病的运动锻炼是一种治疗性运动,而非健身运动。最佳运动时间应在进食 1 h 后,因在此时运动患者的血糖升至最高值,故不仅不易发生低血糖,而且还能避免餐后高血糖的发生,有助于血糖的稳定。另外,应要求使用胰岛素或某种胰岛素促分泌剂的糖尿病患者调整药物治疗的剂量。运动日的胰岛素用量一般要减少 15% ~20% 或更多,尚无运动还要减少或拆除正规胰岛素的注射,下午运动还要减少上午的中效胰岛素剂量,通常减少 50%,或运动前增加摄入,为预计消耗热能的 50% 的碳水化合物。通常要求在运动前后 30 min 和运动后1~6 h监测血糖水平，注意补充水分，避免脱水。

（4）运动频率：以每周3~5次为宜，具体视运动量的大小而定。如果日运动量较大，每周频率可减少，但运动频率过少会导致运动锻炼效果及运动蓄积效应减少，难以产生疗效。停止锻炼3 d，已获得改善的胰岛素敏感性会随之消失，如果每次运动量较小且患者身体允许，则每天坚持运动1次最为理想。

（5）运动训练的实施：包括准备活动、运动训练和放松活动三个部分。①准备活动：通常包括5~10 min四肢和全身缓和伸展运动，多为缓慢步行或打太极拳等低强度运动。②运动训练：为达到靶心率的中等强度或略低于中等强度的有氧运动。③放松活动：包括5~10 min的慢走、自我按摩或其他低强度活动。合适的运动量应为运动时略感气喘但不影响对话，心率在运动后5~10 min恢复到运动前水平，运动后轻松愉快，食欲和睡眠良好，即使有疲乏、肌肉酸痛，短时间后也可消失。

5.运动注意事项

①制定运动方案前，应对患者进行全面的检查，详细询问病史及体格检查，以早期发现糖尿病患者潜在的疾病，为制定合理的运动处方提供科学依据。②运动训练应严格坚持个体化、循序渐进和持之以恒的原则。③合理处理好运动治疗与饮食治疗、药物治疗三者之间的关系，以达到最佳的运动疗效。④运动实施前后，要有充分的准备运动和放松运动，避免心脑血管意外或肌肉骨关节损伤的发生。⑤运动应适量，如果运动结束后10~20 min心率仍未恢复，且出现心悸、疲劳、睡眠不佳、食欲减退等症状，说明运动量过大，易发生糖尿病酮症酸中毒。如果运动后身体无发热感、无汗，脉搏无明显变化或在2 min内迅速恢复，表明运动量小。⑥注意运动时的反应，密切监测心率、血压、心电图和自我感觉等，如有不适应及时采取措施，修改运动方案，调整运动量。⑦存在糖尿病的并发症时，尤其要重视运动可能带来的危险。如：冠心病患者发生心绞痛、心肌梗死或心律失常的危险性增高，最初应在心电图监护及医务人员的指导下进行。增殖性视网膜病变的患者发生晶状体出血的可能性增高，应避免进行剧烈运动、低头动作或闭气动作等。如果自主神经功能紊乱，可引起汗腺功能障碍，热天时运动出汗多，应注意补充水分。如果患者存在感觉异常，宜穿合适的袜子和软底运动鞋。足底有轻度破损时，应停止运动，及时处理，防止破损扩大。⑧胰岛素注射部位应避开运动肌群，以免加快该部位的胰岛素吸收，诱发低血糖，注射部位一般选择腹部为好。运动训练的时间应选择在餐后的1~3 h，必要时减少口服降糖药和胰岛素的剂量。如果患者正在接受胰岛素治疗，应避免胰岛素作用高峰期运动，防止发生低血糖。运动中应适当补充糖水或甜饮料，预防低血糖的发生。

（三）药物治疗及血糖监测

1.药物治疗

高血糖的药物治疗多基于纠正导致人类血糖升高的两个主要病理生理改变——胰岛素抵抗和胰岛素分泌受损。根据作用效果的不同，口服降糖药可分为主要以促进胰岛素分泌为主要作用的药物（磺脲类、格列奈类、DPP-4抑制剂）和通过其他机制降低血糖的药物（双胍类、TZDs、α-糖苷酶抑制剂、SGLT2抑制剂）。磺脲类和格列奈类直接刺激胰岛B细胞分泌胰岛素；DPP-4抑制剂通过减少体内GLP-1的分解、增加GLP-1浓度从而促进胰岛B细胞分泌胰岛素；双胍类的主要药理作用是减少肝脏葡萄糖的输出；TZDs的主要药理作用为改善胰岛素抵抗；α-糖苷酶抑制剂的主要药理作用为延缓碳水化合物在肠道内的消化吸收。SGLT2 抑制剂的主要药理作用为通过减少肾小管对葡萄糖的重吸收来增加肾脏葡萄糖的排出。糖尿病的医学营养治疗和运动治疗是控制 2 型糖尿病高血糖的基本措施。在饮食和运动不能使血糖控制达标时应及时采用药物治疗。

2. 血糖监测

血糖监测是糖尿病管理中的重要组成部分，其结果有助于评估糖尿病患者代谢紊乱的程度，制定合理的降糖方案，反映降糖治疗的效果并指导治疗方案的调整。目前临床上血糖监测方法包括利用血糖仪进行的毛细血管血糖监测、持续葡萄糖监测（CGM）、糖化血红蛋白（HbA1c）的检测等。HbA1c 在临床已作为评估长期血糖控制状况的金标准，也是临床觉得是否需要调整治疗的重要依据。标准的 HbA1c 检测方法的正常参考值为 4% ~ 6%，在治疗之初建议每 3 个月检测一次，一旦达到治疗目标可每 6 个月检测一次。但对于患有贫血和血红蛋白异常疾病的患者，HbA1c 的检查结果是不可靠的。

（四）物理因子治疗

理疗具有调节神经内分泌系统的功能，增强胰腺的功能，促进糖代谢，改善全身状况，增强机体抵抗力，对糖尿病并发症也有治疗作用。

1. 超短波治疗

在上腹部胰腺区及胸髓 7 ~ 9 节，采用超短波中等剂量治疗，可增强胰腺功能，降低血糖，改善症状。在感觉神经受累部位，用微热量或温热量治疗，可改善感觉功能。

2. 紫外线照射

可加强组织细胞内的代谢和氧化过程，促进糖的分解，加强糖原的合成，使血糖及乳酸含量下降，并能增强机体的免疫力，预防感染，减少并发症。

3. 电刺激

主要用于运动神经受累，如肌张力降低、肌力减弱、肌萎缩及瘫痪患者的治疗，可采用正弦调制中频电或低频三角波、方波刺激相应受累的肌肉运动点，改善运动神经功能。

（五）健康教育

糖尿病健康教育包括了知、信、行三个方面，知是掌握糖尿病知识，提高对疾病的认识；信是增强信心，坚信糖尿病通过科学合理的治疗是可以控制的；行则是通过认知行为治疗将健康的生活方式落实到患者的日常生活活动中去。通过健康教育使患者自觉地执行康复治疗方案，改变不健康的生活习惯（如吸烟、酗酒、摄盐过多、过于肥胖、体力活动太少等），控制危险因素和疾病的进一步发展。糖尿病康复教育的具体内容包括疾病知识、饮食指导、运动指导、药物指导、胰岛素使用方法、血糖的自我监测、糖尿病日记、糖尿病足等并发症的预防及应急情况的处理等。

（六）心理康复

加强护患沟通，及时讲解糖尿病基本知识、治疗的价值，以解除焦虑、紧张心理，提高治疗的依从性。与患者家属共同商讨制订饮食、运动计划，鼓励亲属和朋友多给予亲情和温暖，使其获得感情上的支持。鼓励患者参加各种糖尿病病友团体活动，增加战胜疾病的信心。具体方法如下：

1. 支持疗法

是心理治疗的基础，其主要目标是支持患者渡过心理危机，指导患者有效地去面对困难。

2.分析疗法

是通过有计划、有目的地同糖尿病患者进行交谈,听取患者对病情的叙述,帮助患者对糖尿病有一完整的认识,建立起战胜疾病的信心。

3.集体疗法

是以集体为对象而施以心理治疗。一般由医务人员讲解糖尿病的有关知识,然后组织患者讨论,并邀请治疗较好的患者作经验介绍,通过患者的现身说法,起到示范作用。集体心理疗法一般每周 2 ~ 3 次,每次 1 小时,以 3 ~ 4 周为 1 个疗程,个别患者必要时可重复 1 个疗程。

4.家庭心理疗法

其特点在于把着眼点放在整个家庭系统上,让每一个成员都能理解、支持、同情、体贴、爱护和帮助患者,消除患者精神上的压力,减轻躯体痛苦。尤其对于一些心理病态的儿童,治疗患儿的母亲甚至比治疗患儿本身显得更为重要。

5.其他疗法

包括生物反馈疗法和音乐疗法。前者借助肌电或血压等生物反馈训练,后者通过欣赏轻松愉快的音乐,放松肌肉,同时消除心理紧张,间接地有利于血糖的控制。

（七）传统医学康复疗法

1.太极拳

太极拳是很有效的糖尿病的治疗方法,太极拳对糖尿病的治疗作用已逐步被认识,其动作柔和,姿势放松,不紧张用力,肌肉松弛,外周血管阻力下降,微循环充分改善,从而使血糖下降。

2.自我推拿

糖尿病患者可选用干沐浴法,即用手反复摩擦皮肤,这种糖尿病的治疗有促进血液循环、畅通经络的作用。

（八）糖尿病并发症的康复护理

1.糖尿病足

糖尿病足一般采用综合治疗,包括内科、介入、外科和康复治疗等。治疗前,首先要鉴别溃疡的性质,根据溃疡的性质采取不同的治疗方法。神经性溃疡常见于反复受压部位,如跖骨头足底面、胼胝中央,常伴有感觉缺失或异常,而局部供血良好。对于神经性溃疡,主要是制动减压(减压鞋垫、糖尿病足鞋),特别要注意患者的鞋袜是否合适。缺血性溃疡多见于足背外侧、足趾尖部或足跟部,局部感觉正常,但皮肤温度低、足背动脉和(或)胫后动脉搏动明显减弱或消失。对于缺血性溃疡,则要重视解决下肢缺血,轻 - 中度缺血的患者可以实行内科治疗;病变严重的患者可以接受介入治疗或血管外科成形手术,待足部血供改善后再进行溃疡局部处理。

在针对上述不同溃疡性质的糖尿病足进行积极的内外科治疗的同时,尚可综合运用下述康复治疗方法,具体主要包括物理治疗、作业治疗、康复工程、心理治疗等。

1.物理治疗

糖尿病足溃疡的物理治疗主要在于控制感染、增加血供及促进溃疡面肉芽生长。

(1)按摩及运动疗法:适合 0 级糖尿病足患者。按摩患肢,从足趾开始向上至膝关节,每次 20 min,每天 1 ~ 2 次;穿大小适中的软鞋,早晚坚持循序渐进的步行运动,步伐均匀一致,步行中出现不适可休息后继续行走，避免盲目加大运动量。

（2）超短波治疗：无热量，10～15 min，可抗感染并促进溃疡愈合。

（3）紫外线治疗：小剂量紫外线（1～2级红斑量）可促进新鲜溃疡愈合，大剂量紫外线（3～4级红斑量）可清除溃疡表面感染坏死组织。

（4）红外线治疗：温热量局部照射可促进新鲜溃疡加速愈合，如患者合并肢体感觉障碍、缺血应慎用，如溃疡面有脓性分泌物则禁用。

（5）He－Ne激光治疗：He－Ne激光可刺激血管扩张，促进上皮细胞及毛细血管再生，减少炎症渗出，使组织代谢加强，促进肉芽组织生长，从而达到抗感染、镇痛、加速溃疡面愈合的作用。一般采用散焦照射，输出功率25 MW，光斑直径3 cm，实用照射电流10 mA，距离25～50 cm，照射时15 min，照射时应保持光束与溃疡面相垂直，溃疡面若有渗液应及时蘸干，每日照射1次，15次为1个疗程，疗程间隔1周，照射完毕用无菌纱布敷盖溃疡面。

（6）气血循环仪治疗：压力50～70 mmHg（1 mmHg＝0.133 kPa），每次30 min，每天1次，心肾功能不良患者慎用或不用。

（7）旋涡浴治疗：水温38℃～42℃，浴液中加入甲硝唑250 mL或其他抗感染药物，治疗时喷水嘴对准治疗的重点部位，每次30 min。

（8）高压氧治疗：可降低血糖、提高机体对胰岛素的敏感性，增加血液氧含量，改善缺氧状态。采用多人氧舱，均匀加压20 min，至0.2 MPa稳压下戴面罩吸氧60 min，中间休息10 min，匀速减压20 min后出舱。

值得注意的是，上述物理治疗应根据患者溃疡分级选择运用。糖尿病足处于0级时，可指导患者掌握按摩手法，鼓励患者进行适宜的运动。1～3级的糖尿病足则可选用无热量超短波及紫外线控制感染、促进溃疡愈合。所有新鲜创面的溃疡都可运用红外线、He－Ne激光或高压氧以促进肉芽生长，2～3级患者还可根据设备条件加用气血循环仪或旋涡浴治疗。

2. 作业治疗

糖尿病足溃疡或截肢可影响患者的步行功能，对患者的日常生活活动影响较大。作业治疗的作用主要在于改善患者的步行功能，提高患者日常生活能力。

具体方法包括ADL训练、矫形器具的正确使用和穿戴、拐杖或轮椅的操作技能训练、假肢步行训练、适合患者的职业训练以及适当的环境改造等。

3. 康复工程

在糖尿病足的运用首先是采用特殊鞋袜以减轻足部压力。如足前部损伤可采用只允许足后部步行的装置来减轻负荷，即半"鞋"（half－shoes）或"足跟开放鞋"（heel－sandals）。全接触式支具或特殊支具靴通过把足装入固定型全接触模型可以减轻溃疡部分的压力。对于步行障碍的患者还可以使用拐杖或轮椅，截肢患者则可根据情况安装假肢，以改善患者的步行功能。

4. 心理治疗

糖尿病足溃疡经久不愈以及对步行功能的影响，严重影响患者的日常生活和社会交往，加之对截肢的恐惧，给患者带来沉重的心理负担，适时的心理治疗不仅可帮助患者树立战胜疾病的信心，还可增强治疗效果。

5. 其他并发症的康复护理

①糖尿病冠心病的康复护理：参照冠心病的康复护理措施。②糖尿病周围神经病变和脑

血管病变：参照神经病变和脑血管病变的康复护理措施。③糖尿病合并白内障、青光眼：可行手术治疗。④糖尿病肾病：如导致肾功能障碍主要依靠透析治疗。⑤糖尿病视网膜病变：视力残疾可采用超短波疗法、直流电离子导入疗法、助行器具的使用及家庭和环境适应性作业训练等。

特别需要注意的是，糖尿病足的预防和护理也是糖尿病足康复中的重要环节之一。对病程 5 年以上、血糖控制不佳的糖尿病或以往有足部溃疡史的患者，当发现足背动脉搏动减弱，或具有下肢缺血、感觉迟钝、麻木、疼痛、间歇性跛行等症状时，应行相应的检查。即使无糖尿病足，也要坚持每年 1 次的足部检查。对拟诊或已确诊者，应选择合适的鞋袜，避免赤足；注意保持足的清洁、温暖润滑，洗脚水的温度应低于 37℃；取暖、理疗时要防止烫伤；小心修剪指甲，不要自行修剪胼胝；积极治疗足部皮肤破损；每天坚持直腿抬高、提脚跟、足趾的背伸跖屈运动等小腿及足部运动，改善下肢血液循环。

六、康复护理指导

1. 用药指导

常用口服降糖药物有磺脲类、格列奈类、DPP－4 抑制剂、双胍类、TZDs、α－糖苷酶抑制剂、SGLT2 抑制剂等患者可根据病情选用一种或两种药物联合治疗。护士应指导患者掌握口服降糖药的应用方法和不良反应的观察。对于使用胰岛素的患者，护士应向患者详细讲解胰岛素的名称、剂量、给药的方法和时间，掌握正确的注射方法、不良反应的观察和低血糖反应的处理。

2. 饮食指导

告知患者及其家属糖尿病饮食原则和基本方法，如各类食品的营养价值、热量计算方法、三餐热量分配比例和如何编制食谱等。指导患者掌握并执行饮食治疗的具体要求和措施。根据病情指导患者灵活运用交换表格，选择合适食物，制定出自己的一日食谱。

3. 运动指导

鼓励患者进行适量运动，从短时间、小运动量开始，循序渐进使患者了解运动治疗的重要性，掌握运动治疗的具体方法和注意事项。运动时随身携带病情卡片和甜食，以备急需。如果出现头晕、心悸等症状，应立即终止运动。

4. 自我监测的指导

①疾病的监测：教会患者如何自我观察和记录病情，包括每天饮食、精神状态、体力活动、胰岛素注射及血糖、尿糖、尿酮的检查结果等。②血糖及尿糖检测：指导患者掌握有关检测的具体要求及方法。向患者推荐简单、方便、准确的血糖检测仪，教会其检测血糖、糖尿的方法，使其能进行自我监测。③让患者了解糖尿病的控制目标，定期复查 HbA1c。如原有血脂异常，每 1～2 个月监测 1 次，原无异常每 6～12 个月监测 1 次。体重每 1～3 个月监测 1 次，以便了解疾病控制情况，及时调整用药剂量。每 3～12 个月门诊定期复查，每年全身检查 1 次，以便尽早防治慢性并发症。

5. 并发症预防指导

介绍患者如何进行皮肤护理及足部护理，如何处理各种应急情况，要注意个人卫生，养成良好的卫生习惯。规律生活，戒烟戒酒，熟悉酮症酸中毒及高渗性昏迷等并发症的诱因、主要临床表现及应急处理措施。

6.心理指导

说明精神压力和情绪对疾病的影响，指导患者正确处理疾病所致的生活压力，帮助患者正确认识疾病，树立战胜疾病的信心，使其积极配合治疗，延缓并发症的发生发展，提高患者的生活质量，减少致残率和病死率。

7.强调三级预防

一级预防目标是控制 2 型糖尿病的危险因素，预防 2 型糖尿病的发生；二级预防的目标是早发现、早诊断和早治疗 2 型糖尿病患者，在已诊断的患者中预防糖尿病并发症的发生；三级预防的目标是延缓已发生的糖尿病并发症的进展、降低致残率和死亡率，并改善患者的生存质量。

思考题

患者女性，64 岁，小学文化，因"多饮、多食、消瘦十余年，下肢浮肿伴麻木一个月"门诊入院。

患者十年前无明显诱因出现烦渴、多饮，饮水量每日达 4000 mL，伴尿量增多，主食由 6 两/日增至 1 斤/日，体重在 6 个月内下降 5 kg，门诊查血糖 12.5 mmol/L，尿糖(＋＋＋)，服用降糖药物治疗好转。近一年来逐渐出现视物模糊，眼科检查"轻度白内障，视网膜有新生血管"。一个月来出现双下肢麻木，时有针刺样疼痛，伴下肢浮肿。大便正常，睡眠差。既往7 年来有时血压偏高，无药物过敏史，个人史和家族史，无特殊。

查体：体温 36.6℃，脉搏 78 次/分，呼吸 18 次/分，血压 160/100 mmHg。空腹血糖12.5 mmol/L，OGTT2 小时血糖 15.3 mmol/L，BUN 7.0 mmol/L，尿蛋白＋，尿葡萄糖 3＋。

请思考：

1. 如何对该患者进行康复护理评估？
2. 结合该病例的功能障碍提出相应的康复护理措施。

第二节　骨质疏松症

一、概述

(一)概念

骨质疏松症(osteoporosis，OP)是一种以骨量减少和骨组织微结构破坏为特征，导致骨骼脆性增加、骨强度降低，易于发生骨折的全身性代谢性疾病，特点是骨矿物质和骨基质呈等比例减少。该病可发生于不同性别和任何年龄，但多见于绝经后妇女和老年男性。骨质疏松症是由内分泌、免疫、营养、失用、遗传等多种因素共同作用的结果。

(二)病因

正常成熟骨的代谢主要以骨重建(bone remodeling)形式进行。原发性 OP 的病因和发病机制仍未阐明。凡可引起骨的净吸收增加和(或)骨形成减少的因素都会导致骨丢失和骨质量下降，脆性增加，直至发生骨折。更年期后，男性的骨密度下降速度一般慢于女性，因为后者除增龄外，还有雌激素缺乏因素的参与。

1. 骨吸收因素

(1)性激素缺乏：性激素可直接影响骨的代谢，雌激素、雄激素和孕激素抑制骨吸收、促进骨形成，对维持骨量起着重要的作用。雌激素减少使破骨细胞功能增强，加速骨的丢失，这是绝经后骨质疏松症的主要病因。而雄激素缺乏在老年性 OP 发病中起了重要作用。有关孕激素对骨骼的作用研究很少，孕激素可减少皮质骨丢失，维持皮质骨骨量，但不能增加脊柱骨密度。

(2)活性维生素 D 缺乏和甲状旁腺素(PTH)增高：由于高龄和肾功能减退等原因致肠钙吸收和 1,25-二羟维生素 D3 生成减少，PTH 代偿性分泌增多，导致骨转换率加速和骨丢失。

(3)细胞因子表达紊乱：骨组织的 IL-1、IL-6、肿瘤坏死因子(TNF)等分泌增加，均有明显促进骨吸收的功能。

2. 骨形成因素

(1)峰值骨量降低：青春发育期是人体骨量增加最快的时期，约在 30 岁左右达到峰值骨量(peak bone mass, PBM)。性成熟障碍致 PBM 降低，成年后发生 OP 的可能性增加，发病年龄提前 PBM 后，OP 的发生主要取决于骨丢失的量和速度。

(2)骨重建功能衰退：成骨细胞的功能与活性缺陷导致骨形成不足和骨丢失。可能是老年性 OP 的重要发病原因。

3. 骨质量下降

骨质量主要与遗传因素有关，包括骨的几何形态、矿化程度、微损伤累积骨矿物质与骨基质的理化与生物学特性等。

4. 营养

由于各种原因，老年人、青春发育期及妊娠哺乳期可发生营养障碍。蛋白质供给不足可能引起骨生成障碍，但蛋白质摄入过多可使尿钙排出增加，这都对钙的平衡和骨钙含量起负性调节作用，导致钙负平衡。钙的摄入不足与骨质疏松的关系密切，低钙饮食可呈现"负钙平衡"，反馈性甲状旁腺激素分泌上升，动员骨钙溶解，血钙上升。能通过继发性甲状旁腺激素(parathyroid hormone, PTH)分泌增多导致骨吸收加速。维生素 D 的缺乏导致骨基质的矿化受损，可出现骨质软化症。缺乏维生素 C 则可使骨基质合成减少。

5. 生活方式

运动特别是负重运动增加骨峰值，延缓骨量丢失。不运动、少运动或失重(制动)条件下，骨量丢失加快。吸烟引起骨吸收加快进而骨量丢失加快，同时会引起肠钙吸收下降和过早绝经。适量饮酒可减少骨量的丢失，而过量饮酒可使糖皮质激素分泌增多，尿钙增加，肠钙吸收减少，长期饮酒者性功能减退。

6. 药物因素

长期使用类固醇激素、抗惊厥类药物、肝素、含铝的抗酸药等可诱发骨质疏松症。

(三)分类

骨质疏松症系骨代谢障碍的一种全身性骨骼疾病，依据病因可分为原发性骨质疏松症(primary osteoporosis)、继发性骨质疏松症(secondary osteoporosis)和特发性骨质疏松症(idiopathic osteoporosis)。

1.原发性骨质疏松症

是一种随着年龄增长必然发生的生理性退变疾病,约占所有骨质疏松症的90%以上。可分为①绝经后骨质疏松症(postmenopausal osteoporosis):又称为Ⅰ型骨质疏松,一般发生在妇女绝经后5~10年内;②老年性骨质疏松症(senile osteoporosis):又称为Ⅱ型骨质疏松,指70岁以上后的老人发生的骨质疏松,一般认为65岁以上女性骨质疏松也列为Ⅱ型骨质疏松症。前者主要与绝经后雌激素不足有关,后者主要与衰老改变有关,两者的临床特点见表9-8。

表9-8 原发性骨质疏松的主要特点

内容	Ⅰ型	Ⅱ型
年龄(岁)	50~70	70以上
男:女	1:6	1:2
骨量丢失	主要为骨松质	松皮骨、皮质骨
骨丢失率	早期加速	较缓慢
骨折	椎体为主	椎体、股骨上端
甲状旁腺激素(PTH)	正常或稍低	增加
1,25(OH)	继发性减少	原发性减少
骨矿化不良	基本没有	常伴有

2.继发性骨质疏松症

是由某些疾病或药物病理性损害骨代谢所诱发的骨质疏松症,如代谢性疾病、内分泌疾病、结缔组织疾病和影响骨代谢的药物等引起的骨质疏松,可由一种致病因素或多种致病因素引起。诱发继发性骨质疏松症的常见原因如下:

(1)内分泌代谢性疾病:甲状旁腺功能亢进症、甲状腺功能减退、库欣综合征、糖尿病、慢性肾病、慢性肝病等。

(2)骨髓疾病:多发性骨髓瘤、白血病、转移瘤、淋巴瘤、贫血等。

(3)结缔组织疾病:红斑狼疮、类风湿关节炎等。

(4)营养因素:维生素C缺乏(坏血病)、维生素D缺乏(佝偻病或骨软化病)、胃肠吸收功能障碍致钙、蛋白质缺乏、微量元素缺乏等。

(5)药物因素:糖皮质激素、肝素、抗惊厥药、免疫抑制剂、性腺功能抑制药等。

(6)失用性因素:长期卧床、瘫痪、骨折后制动等。

3.特发性骨质疏松症

主要见于8~14岁的青少年或成人,无明确的原因,多伴有家族遗传病史,女性多于男性。此外,妇女在妊娠期和哺乳期钙常摄取不足,骨钙可流失8%~10%,因而易发生骨质疏松。

(四)临床表现

骨质疏松症初期通常没有明显的临床表现,因而被称为"寂静的疾病"或"静悄悄的流行病"。但随着病情进展,骨量不断丢失,骨微结构破坏,患者会出现骨痛,脊柱变形,甚至发生骨质疏松性骨折等后果。部分患者可没有临床症状,仅在发生骨质疏松性骨折等严重并发症后才被诊断为骨质疏松症。

1. 疼痛

是骨质疏松症最常见的症状，以腰背痛和膝痛多见，占疼痛患者中的70% ~ 80%。疼痛通常在翻身时、起坐时及长时间行走后出现，夜间或负重活动时疼痛加重，并可能伴有肌肉痉挛，甚至活动受限。在腰背部疼痛的情况下，如果再长时间地保持某一种姿态不变如久站、久坐等都可促使疼痛加重，在用力或持拿重物时可以诱发疼痛加重。若伴有骨折（无论有明显外伤或不明显外伤史），原有的持续疼痛症状会有所加重。

2. 脊柱变形

严重骨质疏松症患者，因椎体压缩性骨折，可出现身高变矮或驼背等脊柱畸形。多发性胸椎压缩性骨折可导致胸廓畸形，甚至影响心肺功能；严重的腰椎压缩性骨折可能会导致腹部脏器功能异常，引起便秘、腹痛、腹胀、食欲减低等不适。

3. 骨折

骨质疏松性骨折属于脆性骨折，是退行性骨质疏松症最常见和最严重的并发症，在骨质疏松症患者中的发生率为20%左右。通常指在日常生活中受到轻微外力时发生的骨折。骨折发生的常见部位为椎体（胸、腰椎），髋部（股骨近端），前臂远端和肱骨近端；其他部位如肋骨、跖骨、腓骨、骨盆等部位亦可发生骨折。骨质疏松性骨折发生后，再骨折的风险显著增加。

4. 呼吸受限

严重骨质疏松所致胸、腰椎压缩骨折，常常导致脊柱后凸、胸廓畸形、胸腔容量明显下降，有时可引起多个脏器的功能变化，其中呼吸系统的表现尤为突出。脆性骨折引起的疼痛，常常导致胸廓运动能力下降，也造成呼吸功能下降。虽然临床患者出现胸闷、气短、呼吸困难及发绀等症状较为少见，但不可忽视其影响。肺功能检查可测定呼吸功能受限程度。

（五）诊断要点

骨质疏松症的诊断基于全面的病史采集、体格检查、骨密度测定、影像学检查及必要的生化测定。临床上诊断原发性骨质疏松症应包括两方面：确定是否为骨质疏松症和排除继发性骨质疏松症。

1. 脆性骨折

脆性骨折是指受到轻微创伤或日常活动中即发生的骨折。如髋部或椎体发生脆性骨折，不依赖于骨密度测定，临床上即可诊断骨质疏松症。而在肱骨近端、骨盆或前臂远端发生的脆性骨折，即使骨密度测定显示低骨量（-2.5 < T - 值 < -1.0），也可诊断骨质疏松症。

2. 骨密度（bone mineral density, BMD）

骨密度是指单位体积（体积密度）或者是单位面积（面积密度）所含的骨量。骨密度及骨测量方法较多，不同方法在骨质疏松症的诊断、疗效监测以及骨折危险性评估中的作用有所不同。测定仅能反映大约70%的骨强度。BMD是目前诊断骨质疏松症、预测骨质疏松性骨折风险、监测自然病程以及评价药物干预疗效的最佳定量指标。

（1）双能X线吸收法（dual - energy X - ray absorptiometry, DXA）：DXA测量的骨密度是目前通用的骨质疏松症诊断指标。对于绝经后女性、50岁及以上男性，建议参照WHO推荐的诊断标准：①骨密度值低于同性别、同种族健康成人骨峰值不足1个标准差属正常；②降低1.0 ~ 2.5标准差（1.0 ~ 2.5SD）之间为骨量低下（骨量减少）；③降低程度等于和大于2.5

标准差(2.5SD)为骨质疏松；④骨密度降低程度符合骨质疏松症诊断标准同时伴有一处或多处骨折时为严重骨质疏松。用 T-score(T-值)表示，即 T-值 > -1.0 为正常；-2.5 < T-值 < -1.0为骨量减少；T-值 ≤ -2.5 为骨质疏松。常用的测量部位是腰椎 1~4(L1~L4)和股骨颈，DXA 测定骨密度要严格按照质量控制要求。但由于 DXA 是平面投射技术，其测量的 BMD 易受椎体退变和骨质增生等的影响。

对于儿童、绝经前女性和 50 岁以下男性，其骨密度水平的判断建议用同种族的 Z-值表示，Z-值 = (骨密度测定值 - 同种族同性别同龄人骨密度均值)/同种族同性别同龄人骨密度标准差。将 Z-值 ≤ -2.0 视为"低于同年龄段预期范围"或低骨量。

(2)定量超声测定法(quantitative ultrasound, QUS)：QUS 定量超声测量的主要是感兴趣区(包括软组织、骨组织、骨髓组织)结构对声波的反射和吸收所造成超声信号的衰减结果，通常测量部位为跟骨。QUS 测量结果不仅与骨密度有不同程度的相关，还可提供有关骨应力、结构等方面的信息。目前主要用于骨质疏松风险人群的筛查和骨质疏松性骨折的风险评估。

(3)X 线摄片法：虽可根据常规 X 线影像骨结构稀疏评估骨质疏松，但 X 线影像显示骨质疏松时其骨质已丢失达30%以上。胸腰椎侧位 X 影像可作为骨质疏松椎体压缩性骨折及其程度判定的首选方法。另外，X 像影像所示的骨质密度受投照条件和阅片者主观等因素的影响，且不易量化评估，故 X 线影像不用于骨质疏松症的早期诊断。但根据临床症状和体征选择性进行相关部位的骨骼 X 线影像检查，可反映骨骼的病理变化，为骨质疏松症的诊断和鉴别诊断提供依据。

(4)定量 CT(quantitative computed tomography, QCT)：QCT 是在 CT 设备上，应用已知密度的体模(phantom)和相应的测量分析软件测量骨密度的方法。该方法可分别测量松质骨和皮质骨的体积密度，可较早地反映骨质疏松早期松质骨的丢失状况。QCT 通常测量的是腰椎和股骨近端的松质骨骨密度。QCT 腰椎测量结果预测绝经后妇女椎体骨折风险的能力类似 DXA 腰椎测量的评估。QCT 测量也可用于骨质疏松药物疗效观察。

(5)骨转换标志物(bone turnover markers, BTMs)：是骨组织本身的代谢(分解与合成)产物，简称骨标志物。在正常人不同年龄段，以及不同疾病状态时，血液循环或尿液中的骨转换标志物水平会发生不同程度的变化，代表了全身骨骼代谢的动态状况。这些标志物的测定有助于鉴别原发性和继发性骨质疏松、判断骨转换类型、预测骨丢失速率、评估骨折风险、了解病情进展、选择干预措施，监测药物疗效及依从性等。原发性骨质疏松症患者的骨转换标志物水平往往正常或轻度升高。如果骨转换生化标志物水平明显升高，需排除高转换型继发性骨质疏松症或其他疾病的可能性，如原发性甲状旁腺功能亢进症、畸形性骨炎及某些恶性肿瘤骨转移等。

(6)实验室检查：血常规，尿常规，肝、肾功能，血钙、磷和碱性磷酸酶水平，血清蛋白电泳，尿钙、钠、肌酐和骨转换标志物等。此外，还有骨转化指标：①骨形成指标：血清碱性磷酸酶(ALP)、骨钙素(OC)、骨源性碱性磷酸酶(BALP)、Ⅰ型前胶原 C 端肽(PICP)、N 端肽(U-NTX)；②骨吸收指标：空腹 2 小时尿钙/肌酐比值，或血浆抗酒石酸酸性磷酸酶(TPACP)及 1 型胶原 C 端肽(S-CTX)，尿吡啶啉(Pyr)和脱氧吡啶啉(d-Pyr)，尿Ⅰ型胶原 C 端肽(U-CTX)和 N 端肽(U-NTX)。

二、主要功能障得

（1）负重能力下降：多数骨质疏松症患者常常因为疼痛等原因导致负重能力下降（约2/3），有的患者甚至不能负担自己的体重。

（2）躯干活动受限：表现为不能翻身、侧转及仰卧位从床上坐起。

（3）站立与行走受限：患者在长时间行走和站立后加重腰背部和下肢关节负重而导致站立行走障碍。

（4）日常生活活动或职业活动能力受限：由于骨质疏松症患者常有全身乏力、体力下降、精力不足等，从而导致其持续进行日常生活活动、社交活动或职业活动的能力下降，其骨质疏松的程度不同对活动能力的影响不同。

（5）呼吸功能障碍：严重骨质疏松会导致患者驼背和胸廓畸形，常伴有胸闷、气短、呼吸困难，甚至发绀等表现。肺活量、肺最大换气量和心排出量下降，从而导致上呼吸道和肺部感染。

（6）心理障碍：骨质疏松症及其相关骨折对患者心理状态的危害常被忽略，主要的心理异常包括恐惧、焦虑、抑郁、自信心丧失等。老年患者自主生活能力下降，以及骨折后缺少与外界接触和交流，均会给患者造成巨大的心理负担。应重视和关注骨质疏松症患者的心理异常，并给予必要的治疗。

三、康复护理评估

（一）危险因素评估

骨质疏松症是一种受多重危险因素影响的复杂疾病，危险因素包括遗传因素和环境因素等多方面。骨折是骨质疏松症的严重后果，也有多种骨骼外的危险因素与骨折相关。因此，临床上需注意识别骨质疏松症及其并发症骨折的危险因素，筛查高危人群，尽早诊断和防治骨质疏松症，减少骨折的发生。

骨质疏松症的危险因素分为不可控因素与可控因素，后者包括不健康生活方式、疾病、药物等。

1. 不可控危险因素

导致骨质疏松的不可控因素包括年龄、性别、种族、遗传、体形、内分泌影响等。80岁以上的老年人半数以上患有骨质疏松症。据研究表明，女性绝经后多见，男性则65岁以后发病较多。不同人种的发病率也不相同，白种人高于黄种人，而黄种人高于黑种人。遗传因素也是本病的重要危险因素，家族中患本病较多者，本人患此病的危险性明显增高。遗传因素决定个人的峰值骨量和骨骼大小，峰值骨量越高，骨骼越重，到老年发生骨质疏松的危险性就越小。一般认为，体形瘦小的人，峰值骨量也低于正常人，发生骨质疏松的危险性明显高于其他体形的人；受内分泌影响，老年人由于性功能下降，抑制骨吸收和促进骨形成的性激素水平明显降低，尤其是绝经后的女性。

2. 可控危险因素

不健康生活方式：包括体力活动少、吸烟、过量饮酒、过多饮用含咖啡因的饮料、营养失衡、蛋白质摄入过多或不足、钙和/或维生素 D 缺乏、高钠饮食、体质量过低等。

影响骨代谢的疾病：包括性腺功能减退症等多种内分泌系统疾病、风湿免疫性疾病、胃肠道疾病、血液系统疾病、神经肌肉疾病、慢性肾脏及心肺疾病等。

影响骨代谢的药物：包括糖皮质激素、抗癫痫药物、芳香化酶抑制剂、促性腺激素释放激素类似物、抗病毒药物、噻唑烷二酮类药物、质子泵抑制剂和过量甲状腺激素等。

3. 跌倒及其危险因素评估

①环境因素：光线暗、路上有障碍物、路面滑、地毯松动、卫生间缺少扶手；②健康因素：年龄、性别、心律失常、视力差、应激性尿失禁、既往有跌倒史、直立性低血压、行动障碍、药物（安眠药、抗惊厥药和影响精神的药物等）、久坐、缺乏运动、抑郁症、精神和认知能力疾患、焦急和易冲动、维生素D摄入不足及营养不良；③神经肌肉因素：平衡能力差、肌肉无力、驼背、感觉迟钝；④恐惧跌倒。

（二）病史评估

询问老年人有无腰痛的病史；骨折情况（骨折的时间和部位）；有无其他疾病病史。

（三）功能状况评估

（1）疼痛评估：详见第三章第六节疼痛评定。

（2）肌力评定：腰背肌力评定及腹肌力评定（详见第三章第二节运动功能评定中的肌力评定）。

（3）肌耐力评定：背肌耐力评定、腹肌耐力评定、小腿三头肌耐力的评定、股四头肌耐力的评定、动态等张评定法。

（4）平衡评定：多采用Berg平衡量表（Berg balance scale，BBS）来评定坐位和站立位的基本功能活动。大量研究已显示，Berg平衡量表（BBS）与跌倒风险度具有高度相关性。45分通常作为老年人跌倒风险的临界值。低于45分提示跌倒风险增大。通过平衡功能评定对跌倒的风险进行预测应是骨质疏松症患者必查的项目。

（四）骨质疏松症风险评估

骨质疏松症是受多因素影响的复杂疾病，对个体进行骨质疏松症风险评估，能为疾病早期防治提供有益帮助。国际骨质疏松症基金会（International Osteoporosis Foundation，IOF）骨质疏松风险一分钟测试题和亚洲人骨质疏松自我筛查工具（osteoporosis self - assessment tool for asians，OSTA），作为疾病风险的初筛工具。

1. IOF骨质疏松风险一分钟测试题

根据患者简单病史，从中选择与骨质疏松相关的问题，由患者判断是与否，从而初步筛选出可能具有骨质疏松风险的患者。该测试题简单快速，易于操作，但仅能作为初步筛查疾病风险，不能用于骨质疏松症的诊断，具体测试题见表9-9。

表9-9　国际骨质疏松症基金会（IOF）骨质疏松风险一分钟测试题

项目名称	问题	回答
不可控因素	1.父母曾被诊断有骨质疏松或曾在轻摔后骨折？	是□否□
	2.父母中一人有驼背？	是□否□
	3.实际年龄超过40岁？	是□否□
	4.是否成年后因为轻摔后发生骨折？	是□否□

续表 9 – 9

项目名称	问题	回答
	5. 是否经常摔倒（去年超过一次），或因为身体较虚弱而担心摔倒？	是□否□
	6. 40 岁后的身高是否减少超过 3 cm 以上？	是□否□
	7. 是否体质量过轻？（BMI 值少于 19kg/m²）	是□否□
	8. 是否曾服用类固醇激素连续超过 3 个月？	是□否□
	9. 是否患有类风湿关节炎？	是□否□
	10. 是否被诊断出有甲状腺功能亢进或是甲状旁腺功能亢进、1 型糖尿病、克罗恩病或乳糜泻等胃肠疾病或营养不良？	是□否□
	11. 女士回答：是否在 45 岁或以前就停经？	是□否□
	12. 女士回答：除了怀孕、绝经或子宫切除外，是否曾停经超过 12 个月？	是□否□
	13. 女士回答：是否在 50 岁前切除卵巢又没有服用雌/孕激素补充剂？	是□否□
	14. 男性回答：是否出现过阳痿、性欲减退或其他雄激素过低的相关症状？	是□否□
生活方式	15. 是否经常大量饮酒（每天饮用超过两单位的乙醇，相当于啤酒 1 斤、葡萄酒 3 两或烈性酒 1 两）？	是□否□
	16. 目前习惯吸烟，或曾经吸烟？	是□否□
	17. 每天运动量少于 30 min？（包括做家务、走路和跑步等）	是□否□
	18. 是否不能食用乳制品，又没有服用钙片？	是□否□
	19. 每天从事户外活动时间是否少于 10 min，又没有服用维生素 D？	是□否□
结果判断	上述问题，只要其中有一题回答结果为"是"，即为阳性，提示存在骨质疏松症的风险，并建议进行骨密度检查	

注：BMI 体质量指数；FRAX 骨折风险评估工具

2. 亚洲人骨质疏松自我筛查工具 OSTA

此工具基于亚洲 8 个国家和地区绝经后妇女的研究，收集多项雇主输送危险因素并进行骨密度测定，从中筛选出 11 个与骨密度具有显著相关的风险因素，再经多变量回归模型分析，得出能最好体现敏感度和特异度的 2 项简易筛查指标，即年龄和体重。OSTA 指数计算公式 ＝［体质量(kg) － 年龄(岁)］）×0.2。也可以通过简表 9 – 10 根据年龄和体质量进行快速评估。但需要指出，OSTA 需要的指标过少，其特异性不高，需结合其他危险因素进行判断，且仅适用于绝经后妇女。

表 9 – 10　亚洲人骨质疏松自我筛查工具 OSTA 评价骨质疏松风险级别

风险级别	OSTA 指数
低	> – 1
中	– 1 ~ – 4
高	< – 4

3. 骨质疏松性骨折的风险预测

WHO 推荐的骨折风险预测工具(fracture risk assessment tool, FRAX),根据患者的临床危险因素及股骨颈骨密度建立模型,用于评估患者未来 10 年髋部骨折及主要骨质疏松性骨折(椎体、前臂、髋部或肩部)的概率。骨折风险因子工具是基于对一些骨折风险因子循证医学研究的一系列数据分析得到的。研究发现在患者的 10 年骨折可能性超过 7% 时,对所有年龄段的患者进行干预治疗是非常值得的。输入患者性别、年龄、身高和体重,还有 7 个骨折风险因子(是否有既往低能量骨折史、是否父母有髋部骨折史、是否目前依然吸烟、是否长期服用糖皮质激素类药物、是否有风湿性关节炎、是否有其他继发性骨质疏松因素和是否每日饮酒超过 3 个单位或以上),可自动计算出患者 10 年内髋部骨质疏松性骨折发生的可能性。

四、康复护理原则与目标

1. 康复护理原则

改善骨骼生长发育,促进成年期达到理想的峰值骨量;维持骨量和骨质量,预防增龄性骨丢失;避免跌倒和骨折。

2. 康复护理目标

①短期目标:患者主诉疼痛症状减轻或消失;生活自理能力提高;患者焦虑/恐惧程度减轻;配合治疗及护理康复治疗期间未发生相关的并发症;患者掌握了相关用药知识及健康预防知识;②长期目标:提高疾病的康复水平;改善生存质量。

五、康复护理措施

(一)预防骨折的发生

骨折是骨质疏松症最严重的并发症。降低骨折发生率是康复护理的最重要和最终的目的。

1. 预防跌倒

跌倒是导致骨质疏松性骨折的重要危险因素,根据老年人情况采取有针对性的预防措施防止跌倒,可有效降低老年骨质疏松性骨折发生的机会。

2. 保持良好生活习惯

避免吸烟、喝酒等不良生活习惯,避免过量饮用咖啡、碳酸饮料;充足日照,建议 11:00—15:00 点间,尽可能多的暴露皮肤到阳光下晒 15～30 min(取决于日照时间、纬度、季节等因素),每周两次,以促进体内维生素 D 的合成,尽量不涂抹防晒霜,以免影响日照效果。但需注意,避免强烈日光照射,以防灼伤皮肤。

3. 药物预防

易患原发性骨质疏松症人群应保证钙剂及维生素 D 的补充。我国营养学会推荐健康成年人每天摄入钙元素 800 mg,而老年人和绝经期后妇女每天为 1000 mg,服用的最佳时间是晚上临睡前。维生素 D 的补充剂量标准为:成年人每天 200 U,老年人每天 400～800 U。若已诊断为原发性骨质疏松症,应合理选用抗骨质疏松药,大致分三类:

(1)抗骨吸收药物:如降钙素、双膦酸盐、雌激素等。降钙素给药途径为肌内注射或皮下注射,不能口服,使用时要观察有无低血钙和甲状腺功能亢进的表现;使用雌激素者,要注意阴道出血情况,定期做乳房检查,防止肿瘤和心血管疾病的发生。

（2）促骨形成药物：如氟化物及核查类固醇药物等，此类药有消化道反应，在晨起空腹服用，同时饮清水 200 ~ 300 mL，半小时内禁饮食，禁平卧。

（3）促进骨矿化药物：如钙制剂、维生素 D 类等。口服钙剂每日 1.0 ~ 1.5 g，连续服用一年以上，使用时不可与绿叶蔬菜一起服用，防止钙螯合物形成，降低钙的吸收，同时要增加饮水，防止泌尿系统结石与便秘。维生素 D 可改善骨质疏松，缓解腰背痛，与降钙素、钙剂、雌激素合用有较好的治疗效果，可长期小剂量安全使用。

（二）运动治疗

运动疗法简单实用，不仅可增强肌力与肌耐力，改善平衡、协调性与步行能力，还可改善骨密度、维持骨结构，降低跌倒与脆性骨折风险等，发挥综合防治作用。运动疗法需遵循个体化、循序渐进、长期坚持的原则。运动锻炼前要进行相关评估，任何过量、不适当活动或轻微损伤均可引起骨折。青少年和年轻人可以通过高冲击运动，如跳跃等活动提高骨峰值。老年人应根据自身身体情况，采取合适自身的运动方式。

1. 姿势训练

姿势训练主要关注的是身体各部分之间的直线性，不良体式会增加脊柱的负担，导致骨折，活动和休息时都应注意保持身体的直线性。①立位：保持耳、肩、手肘、臀膝、踝在一条直线上。②坐位：保持脊柱直立，臀部和膝盖在一条直线上，如坐在较软的沙发上，可用枕支撑背部。③卧位：仰卧放松训练，有利于增加背伸肌的耐力，保持脊柱的直立性，每天 5 ~ 10 min 为宜。

2. 负重运动

增加骨强度，预防骨折。

（1）高强度负重运动：可根据自身身体状况选择如跳舞、爬山、跑步、跳绳、乒乓球等强度较大的运动。每周 1 ~ 2 次，每次至少 30 min。

（2）低强度负重运动：可根据自身身体状况选择如身体支撑栏杆墙上压、手掌支撑墙面掌上压、握力训练、上下楼梯、快走等强度较低的运动。每周大于等于 3 次，每次至少 30 min。

3. 增加肌力和耐力的方法

①握力锻炼或上肢外展等长收缩，用于防治肱、桡骨的骨质疏松；②下肢后伸等长运动，用于防治股骨近端的骨质疏松；③防治胸腰椎的骨质疏松，可采用躯干伸肌等长运动训练，即在站位或俯卧位下进行躯干伸肌群、臀大肌与腰部伸肌群的肌力增强运动，每次 10 ~ 30 min，每周 3 次。

4. 改善平衡能力

提高平衡控制能力，预防摔倒。

（1）下肢肌力训练：①坐位：足踝屈伸；②坐位：轮流伸膝；③扶持立位：轮流向前提腿 45°（膝保持伸直）；④从坐位起立；⑤立位：原地高提腿踏步。

（2）平衡能力训练：①立位：摆臂运动；②立位：侧体运动；③立位：转体运动；④立位：着力平衡运动；⑤立位：髋部外展。

（3）步行训练：①平地步行，每日多次，每次 50 ~ 100 m，逐渐增加距离；②按照"8"字，行曲线行走，以锻炼步态稳定性和耐力，不宜走得过快。

（4）练习太极拳：太极拳动作缓慢，有节律，能使全身关节和肌群得到锻炼，可增强关节灵活性,增加髋部及腰椎骨密度,增强肌肉力量,改善韧带及肌肉、肌腱的柔韧性,提高本体感觉,加强平衡能力,降低跌倒风险。根据体能情况练习全套,或只练习几节基本动作。

(5)健足按摩:①按摩足底涌泉穴,早晚各做一次,以擦热为度;②按摩小腿足三里穴,每天 2~3 次,每次 5~10 min(自我按摩或由他人按摩)。

5. 脊柱加强训练

①卧位:头颈抗阻训练,每天 2 次,每次重复 10 个,每个动作持续 5 秒以上;②立位:直立后屈训练,每天至少 5 次,每次重复 5 个,每个动作持续 5 秒以上;③俯卧:俯卧抬胸训练,至少每天 1 次,感到不适停止,每个动作持续 5 秒以上;④立位:伸肌训练,每天 1 次,每次重复 15~20 个。

6. 有氧运动

运动形式有散步、有氧体操、太极拳太极剑等。可以通过刺激骨骼,增加骨量,防止骨量丢失。建议每日步行 2000~5000 米,防治下肢及脊柱的骨质疏松。

7. 游泳及水中负重训练

游泳不仅可以增加肌肉力量,强壮骨骼,还能改善心肺功能,促进血液循环。游泳由于不过度增加膝关节及脊柱负荷,特别适合老年患者及有骨质疏松症合并骨关节炎及腰椎病变患者。

(三)物理因子治疗

脉冲电磁场、体外冲击波、全身振动、紫外线等物理因子治疗可增加骨量;超短波、微波、经皮神经电刺激、中频脉冲等治疗可减轻疼痛;对骨质疏松骨折或者骨折延迟愈合可选择低强度脉冲超声波、体外冲击波等治疗以促进骨折愈合,神经肌肉电刺激、针灸等治疗可增强肌力、促进神经修复,改善肢体功能。联合治疗方式与治疗剂量需依据患者病情与自身耐受程度选择。在进行物理因子疗法时,需注意以下护理要点:

(1)明确物理治疗的适应证和禁忌证,以便及时发现问题,避免造成患者不必要的痛苦和损伤。

(2)向患者解释治疗的目的及康复作用,介绍治疗的方法,注意事项,以取得合作。

(3)做好治疗前的心理护理,说明所应用治疗方法的感受和反应,解除患者对治疗的顾虑和恐惧等不良心理反应。治疗后观察和询问患者的精神状况及反应,如有不适及时向医生和治疗师反映并给予处理。

(四)继发骨折的康复护理

1. 脊柱压缩性骨折

静卧期间可进行床上维持和强化肌力训练,主要进行腰背肌、臀肌、腹肌的等长运动训练,3~4 周后逐渐进行坐位、站立位的上述肌肉肌力和耐力训练。应坚持早期和以躯干肌等长训练为主的原则,禁止屈曲运动以免引起椎体压缩性骨折,卧位坐起时应保持躯干在伸直位,经侧卧位坐起,或戴腰围后坐起,以防屈曲躯干而加重疼痛或加重椎体压缩。

2. 全髋关节置换术后的康复护理

(1)体位:术后避免髋关节屈曲、内收、内旋以防脱位,同时卧位屈伸踝关节和收缩股四头肌,以活血消肿,防止肌肉、关节僵硬。

(2)卧-坐-立转移训练:训练时,应坐高椅,膝关节低于髋关节,不要交叉两腿及踝部,不要向前弯身大于 90°,坐时身体向后靠,腿向前伸,2 周内不要弯身捡东西,不要转身向后取东西。

（3）骨水泥固定术后：术后1周进行上下阶梯练习，上梯时应健腿先上，患腿后上，拐杖随后或同时上；下梯时，拐杖先下，患腿随后，健腿最后下，以减少患髋的负重和屈曲。采用多孔表面骨长入型假体，则至少术后6周才能练习步行，骨水泥型假体可在术后第3～7日训练开始，术肢由不负重–少负重–部分负重–完全负重的进行渐进负重练习，同时进行重心转移训练、立位平衡训练。

（4）全髋关节置换术后：避免跑、跳等剧烈活动，避免不良姿势，如低坐起立、跷"二郎腿"或两腿交叉、侧身弯腰或过度向前屈曲；床头柜应放在术侧；经常使患肢处于轻度外展或中立位；避免术侧髋关节伸直、内收、内旋位，避免摔倒。

六、康复护理指导

（一）用药指导

①钙剂宜空腹服用，多饮水，以增加尿量，减少泌尿系结石形成的机会。服用维生素D时，不可与绿叶蔬菜一起服用，以免形成钙螯合物而减少钙的吸收。补钙及维生素D时，注意复查血钙和尿钙，以免产生高钙血症和高尿钙症，以致发生尿路结石，若尿钙 >300 mg/d 和尿钙/尿肌酐比值 >0.3 时，应暂停服用。②性激素必须在医师的指导下使用，剂量要准确，与钙剂、维生素D同时使用。长期雌激素替代治疗，要密切衡量其利弊，因可能增加乳癌及子宫内膜癌的发生率，应定期行妇科及乳腺检查，并应注意血栓栓塞症发生的危险，由于有如此的危险性，现已较少应用此疗法。③服用二膦酸盐应晨起空腹服用，同时饮清水200～300 mL，服药后半小时内不能进食或喝饮料，也不能平卧，应取立位或坐位，以减轻对食管的刺激。不能咀嚼或吮吸药片，以防发生口咽部溃疡。如出现咽下困难、吞咽痛或胸骨后疼痛，应警惕可能发生食管炎、食管溃疡和食管糜烂等情况，应立即停用药。④服用降钙素应注意观察不良反应，如食欲减退、恶心、颜面潮红等。

（二）饮食调理

骨质疏松症者切勿吸烟、饮酒；应减少饮用含咖啡因的饮品等。骨质疏松症患者要加强营养，以富含钙、磷食物为主，应多进食乳制品、豆制品、绿色蔬菜，并注意补充维生素D含量较高的食物（如动物肝脏、蛋黄）。另外还需补充与骨代谢相关的其他营养，如维生素K、蛋白质以及必需微量元素（氟、锰、锌）等。还应减少钠盐摄入及少食腌制食物，如榨菜、罐头食品等，可减少钙质流失。骨质疏松症患者的饮食一日三次要均衡。专家推荐骨质疏松症一日食谱见表9－11。

表9－11　专家推荐骨质疏松症一日食谱

早餐	食材	牛奶、大米、鸡蛋、面粉等	午餐	食材	黄鱼、发菜、大米、油菜等
	食谱	如：花卷、高钙牛奶、煮鸡蛋		食谱	如：米饭、清蒸鱼、油菜香菇、发菜汤
晚餐	食材	豆腐干、虾皮、番茄、鸡蛋等	加餐		睡前一小时喝一杯牛奶
	食谱	如：虾皮豆腐干、番茄蛋汤、米饭			

(三)保持正确姿势

指导骨质疏松症患者有意识持续的保持良好的姿势。如正确的下蹲拾物姿势:先靠近物体,健腿在后,健腿微屈曲身体重心下移,腰部保持直立蹲下拾物。由地面提起重物,正确的动作应当像举重运动员提起杠铃时一样先蹲下,腰部保持直立位,然后双手握紧重物后起立;转身时,以脚为轴;身体和物体一起转动,不可扭转腰部,移动双腿搬运到指定地点,保持腰部直立蹲下放物。卧位时用硬床垫和较低的枕头尽量使背部肌肉保持挺直,站立时肩膀要向后伸展,挺直腰部并收腹;坐位时应双足触地,挺腰收颈,椅高及膝;站立时有意识的把脊背挺直,收缩腹肌增加腹压,使臀大肌收缩,做吸气的动作,使胸廓扩展,伸展背部肌肉;其次是面向前方,收回下腭,双肩落下。尽量做到读书或工作时不向前弯腰,尽可能地避免持重物走路。

(四)指导佩戴腰围上下床方法

指导患者正确佩戴腰围上下床方法。腰围佩戴时间为 3 个月,每日大约佩戴 13 小时。注意上床时佩戴腰围躺好后才能取下,下床时先佩戴好腰围才能起床。患者也不能过分依赖腰围,应根据腰背肌力量缩短佩戴腰围的时间,长时间佩戴腰围可致腰部力量减弱和腰背肌萎缩,反而产生腰背痛。

(五)安全措施

每年 65 岁以上的人群中约有三分之一的人发生跌倒。而跌倒最常见的结局就是骨折,因此要预防跌倒、做好生活中的防护。上下楼梯要扶扶手;转身欲转头动作宜慢不宜快;使用坐式便器而不用蹲式便器;睡前少饮水,夜间用床旁便器排尿;清醒后不宜马上起床,站起前先坐位半分钟;行走不稳的老年人应当使用行走辅助器,如手杖、助行器、轮椅等;夜晚出行时应尽量选择灯光明亮的街道;外出时尽量使用背包、腰包、挎包等,使双手闲置出来。

(六)强调三级预防

1. 一级预防

分为三个阶段。第一阶段,儿童-青少年:骨质疏松的预防应从儿童时期开始,至 35 岁左右骨量峰值形成前,应自幼养成良好的生活习惯,科学的饮食营养,合理的体育运动,充分的阳光照射。第二阶段,成年期:35～60 岁,重点是减少骨量丢失,加强骨营养,维护骨峰值量,给予适当的饮食或药物,补充蛋白质、钙、维生素 D。第三阶段,老年期:为骨量丢失,骨质量下降阶段,及时预防是非常重要的。

2. 二级预防

早诊断,早治疗。如果已诊断有骨质疏松症,除补充钙剂和维生素 D,需要在医生指导下进行药物与非药物相结合的综合治疗。

3. 三级预防

防止骨折发生,减少骨质疏松所引起骨折的致残率和死亡率,改善骨质疏松患者的生活质量。

思考题

1.患者,女,68 岁,近几年出现不明原因腰背疼痛,乏力,有时全身骨痛。无固定部位,劳累或活动后加重,不能负重。1 天前外出因路滑摔倒,脚痛加重不能活动,立即去医院就诊，诊断为"骨质疏松症，股骨颈骨折"。

请思考：

（1）引起患者骨折的原因有哪些？如何预防？

（2）如何给该患者进行康复护理？

2. 患者，女性，49岁。出现心慌心跳，夜间多汗1年余，近半年腰疼明显，特别是走路时间长时，腰疼加重，并时有夜间腿抽筋。既往有双膝骨关节炎病史。到医院经骨密度测定及实验室检查，最后诊断为继发性骨质疏松症。

请思考：

（1）护士应该对该患者实施怎样的康复护理措施？

（2）护士应该怎样指导患者对该疾病进行预防？

（陶子荣）

第十章 肿瘤患者的康复护理

学习目标

识记：

1. 能准确复述乳腺癌的定义、术后主要功能障碍。

2. 能准确复述喉癌的定义、术后主要的功能障碍。

3. 能准确复述肺癌的定义、术后主要的功能障碍。

4. 能准确复述大肠癌的定义、术后主要的功能障碍。

5. 能简述乳腺癌、喉癌、肺癌、大肠癌患者术后的康复护理评估内容和康复护理措施。

理解：

1. 能针对乳腺癌患者不同的术后情况，指导患者进行康复功能训练，并指导患者进行乳房自我检查及生活康复。

2. 能掌握喉癌患者吞咽及言语功能评定的评定方法。

3. 能够指导肺癌患者进行呼吸功能训练。

4. 能理解指导大肠癌术后患者进行人工肛门护理的重要性。

运用：

1. 能对乳腺癌、喉癌、肺癌、大肠癌术后患者进行护理评估，并提供适宜的康复护理措施和康复护理指导。

2. 能熟练的运用各种评估工具对患者进行功能评估。

肿瘤是机体成熟或发育中的正常细胞在各种致癌因素作用下，呈现过度增长或异常分化而形成的新生物局部肿块，肿瘤细胞具有异常的形态和代谢功能，常呈持续性生长，不仅能异常快速增殖，而且可发生扩散转移的肿瘤称为恶性肿瘤。

据 WHO 统计，2020 年全球癌症发病率将增加至 50%，每年新增 1500 万癌症患者，2030 年癌症的死亡人数可能会增加至 1320 万，其中 20% 的新发癌症病例发生在中国，24% 的死亡病例也在中国，癌症在摧毁人类健康的同时也摧残了人的心灵。战胜癌症，除了高水平的医疗技术，还应加入康复医学护理措施，通过教育，职业，心理等综合手段，改善原发和继发的具体功能障碍，恢复功能，提高生存和生活质量。

第一节　乳腺癌患者术后的康复护理

一、概述

乳腺癌是发生在乳腺腺上皮组织的恶性肿瘤，早期常无明显的临床症状，或仅表现为轻微的乳房疼痛，至晚期癌肿侵犯神经时则疼痛较剧烈，可放射到同侧肩、臂部；体征主要是乳房肿块，一般肿块多数位于单侧乳房外上象限，多为不规则形或圆形，表面不光滑或呈颗粒感，边界不清楚，活动度较差。部分乳癌可有乳头溢液、乳头糜烂、凹陷改变。癌块继续增大，如皮下淋巴管被癌细胞堵塞，引起淋巴回流障碍，出现真皮水肿，皮肤呈"橘皮样"改变。

乳腺癌在中国女性恶性肿瘤中已居首位，已成为当前社会的重大公共卫生问题。目前的治疗措施多采取手术治疗，但乳腺癌根治术后由于切除了胸部、腋下大量组织，而使胸、腋部皮肤张力高，术后容易影响呼吸，并致肩关节活动受限。此外，大量淋巴组织被切除，术后粘连压迫可致术侧上肢静脉淋巴回流障碍，而发生淋巴性水肿。本节就乳腺癌术后常见康复问题展开讨论。

二、主要功能障碍

1. 肩关节功能障碍

20%～30%的患者术后出现手臂水肿，加之疼痛使肩关节活动减少而引起肩关节活动受限、肩关节活动幅度下降、肢体乏力等上肢功能障碍。尤其是上肢外展、上举受限，严重者出现肩关节挛缩，肩部肌肉萎缩，出现"冰冻肩"。

2. 淋巴水肿

大量的乳房组织切除及广泛腋窝淋巴结清扫，使得淋巴系统受到破坏、淋巴回流受阻而引起患肢肿胀、沉重感，感觉异常，甚至影响关节活动；严重的淋巴水肿经常会合并患肢淋巴管网的炎症。

3. 疼痛、麻木

乳腺癌根治性手术时可能经常影响到区域的感觉神经，导致术后神经支配区域的感觉异常，出现患肢或患侧胸壁麻木、疼痛，甚至会出现术后的幻肢痛。

4. 呼吸功能障碍

乳腺癌手术后，胸部弹力绷带加压包扎以及切口部位的疼痛限制患者的呼吸功能。

5. 睡眠功能障碍

有研究以乳腺癌术后 ICF 核心分类集为基础，通过患者自填式问卷调查发现，术后 1 年以上乳腺癌患者最主要的健康问题是睡眠功能障碍，直至术后 3～4 年仍有 18% 患者被睡眠问题所困扰。

6. 自我形象的改变

乳腺癌根治术破坏了女性第二特征，患者常为失去乳房和健康而产生焦虑、抑郁症等表现。患者有强烈的不确定感及社会适应能力的改变。

三、康复护理评估

(一)测定乳腺癌患者的特异量表

FACT 是由美国结局研究与教育中心的 Cella 等研制出的癌症治疗功能评价系统 (functional assessment of cancer therapy, FACT)。FACT – B(V4.0)是由 FACT – G 和乳腺癌的特异模块(9 个条目)构成。云南省第一人民医院万崇华等老师,从 1998 年开始对 FACT – B(V4.0)进行汉化,最终形成适合于中国人使用的测试乳腺癌患者的量表。FACT – B (V4.0)的 36 个条目均采用等级式条目设置,分为五个等级,在评分时正向条目直接计 0 ~ 4 分,逆向条目(即回答选项的数码越大,生命质量越差)则反向计分,即填写第一个等级者计 4 分、填写第二个等级者计 3 分,依次类推。其中,GP1 ~ GP7、GE1、GE3 ~ GE6、B1 ~ B3、B5 ~ B8 为逆向条目,其余均为正向条目(具体见表 10 – 1)。

表 10 – 1　FACT – B 中文版

领域(个具体条目)	一点也不	有一点	有点	相当	非常
生理状况					
GP1 我精力不济	0	1	2	3	4
GP2 我感到恶心	0	1	2	3	4
GP3 因为我身体不好,满足不了家庭的需求	0	1	2	3	4
GP4 我感到疼痛	0	1	2	3	4
GP5 治疗的副作用让我觉得不舒服	0	1	2	3	4
GP6 我觉得病了	0	1	2	3	4
GP7 我不得不卧床	0	1	2	3	4
社会/家庭情况					
GS1 我和朋友们很接近	0	1	2	3	4
GS2 我在情感上得到家人的支持	0	1	2	3	4
GS3 我得到朋友的支持	0	1	2	3	4
GS4 我的家人已能正视我患病这一事实	0	1	2	3	4
GS5 我高兴和家人谈论我的病情	0	1	2	3	4
GS6 我与自己的配偶(或给我主要支持的人)很亲近	0	1	2	3	4
Q1 不管您近期性生活的程度,请回答下面的问题,如果您不愿意回答,请在这里注明					
GS7 我对自己的性生活感到满意	0	1	2	3	4
情感状况					
GE1 我感到悲伤	0	1	2	3	4
GE2 我为自己这样对待疾病感到自豪	0	1	2	3	4

续表 10 – 1

领域(个具体条目)	一点也不	有一点	有点	相当	非常
GE3 在与疾病的抗争中,我越来越感到失望	0	1	2	3	4
GE4 我感到紧张	0	1	2	3	4
GE5 我担心可能会去世	0	1	2	3	4
CE6 我担心自己的病情会更糟	0	1	2	3	4
功能状况					
GF1 我能够工作(包括家里的工作)	0	1	2	4	
GF2 我的工作(包括家里的工作)令我有成就感	0	1	2	4	
GF3 我能够享受生活	0	1	2	4	
GF4 我已能面对自己的疾病	0	1	2	4	
GF5 我睡的很好	0	1	2	4	
GF6 我在享受我过去常做的娱乐活动	0	1	2	4	
GF7 我对现在的生活质量感到满意	0	1	2	3	4
附加关注					
B1 我一直气促	0	1	2	3	4
B2 (由于疾病)我在意自己的穿着打扮	0	1	2	3	4
B3 我的一只或两只胳膊肿胀或无力	0	1	2	3	4
B4 我感到在性方面有吸引力	0	1	2	3	4
B5 脱发使我烦恼	0	1	2	3	4
B6 我担心家里其他人会得和我一样的病	0	1	2	3	4
B7 我担心紧张对我的疾病造成的影响	0	1	2	3	4
B8 体重的变化使我烦恼	0	1	2	3	4
B9 我仍能感到像一个女人	0	1	2	3	4

注:表内是一些与您疾病有关的重要问题,请在每一个问题后圈出一个数字,以表明在过去的七天中最适合您的情况。

(二)心理评估

　　患者易因术后肩部活动受限或上肢淋巴水肿产生焦虑,年轻女患者因术后乳房缺如的形象缺陷产生抑郁情绪。护理人员可运用汉密顿抑郁量表(HAMD)及汉密顿焦虑量表(HAMA)对患者进行评估(分别见表 10 – 2,表 10 – 3)。及时给予患者心理辅导。

10−2 汉密顿抑郁量表(HAMD)

圈出最适合患者的分数

	无	轻	中	重	极重
1. 抑郁情绪	0	1	2	3	4
2. 有罪感	0	1	2	3	4
3. 自杀	0	1	2	3	4
4. 入睡困难	0	1	2	3	4
5. 睡眠不深	0	1	2	3	4
6. 早醒	0	1	2	3	4
7. 工作和兴趣	0	1	2	3	4
8. 阻滞	0	1	2	3	4
9. 激越	0	1	2	3	4
10. 精神性焦虑	0	1	2	3	4
11. 躯体性焦虑	0	1	2	3	4
12. 胃肠道症状	0	1	2	3	4
13. 全身症状	0	1	2	3	4
14. 性症状	0	1	2	3	4
	无	轻	中	重	极重
15. 疑病	0	1	2	3	4
16. 体重减轻	0	1	2	3	4
17. 自知力	0	1	2	3	4
18. 日夜变化 A 早 B 晚	0	1	2	3	4
19. 人格或现实解体	0	1	2	3	4
20. 偏执症状	0	1	2	3	4
21. 强迫症状	0	1	2	3	4
22. 能力减退感	0	1	2	3	4
23. 绝望	0	1	2	3	4
24. 自卑感	0	1	2	3	4

注：HAMD 多数项目采用 0~4 分的 5 级评分法。各级的标准为：0 分表示无；1 分表示轻度；2 分表示中度；3 分表示重度；4 分表示极重度。少数项目采用 0~2 分的 3 级评分法，分级标准为：0 分表示无；1 分表示轻至中度；2 分表示重度。

表 10 – 3　汉密顿焦虑量表（HAMA）

圈出最适合患者的分数

	无	轻	中	重	极重
1. 焦虑心境	0	1	2	3	4
2. 紧张	0	1	2	3	4
3. 害怕	0	1	2	3	4
4. 失眠	0	1	2	3	4
5. 记忆或注意障碍	0	1	2	3	4
6. 抑郁心境	0	1	2	3	4
7. 肌肉系统症状	0	1	2	3	4
8. 感觉系统症状	0	1	2	3	4
9. 心血管系统症状	0	1	2	3	4
10. 呼吸系统症状	0	1	2	3	4
11. 胃肠道症状	0	1	2	3	4
12. 生殖泌尿系统症状	0	1	2	3	4
13. 自主神经系统症状	0	1	2	3	4
14. 会谈时行为表现	0	1	2	3	4

注：HAMA 的 14 个项目采用 0～4 分的 5 级评分法，各级的标准为：0 分没有症状；1 分表示轻；2 分表示中等（有肯定的症状，但不影响生活与活动）；3 分表示重（症状重，需加处理或已影响生活活动）；4 分表示极重（症状极重、严重影响其生活）。

（三）肩关节活动范围测定

对术后肩关节被动与主动活动范围进行的测定，并与健侧对比。

（四）上肢周径测定

测定术后上臂、前臂周径，并与健侧对比。

四、康复护理原则及目标

（一）康复护理原则

（1）根据患者的年龄、术式、伤口愈合情况、身体状况，制订功能锻炼计划。

（2）功能康复训练尽早进行，以免肩关节发生粘连、僵直和固定，伤口愈合良好是训练计划实施的基础，但需要在医生医嘱和患者知情下进行。

（3）护士耐心指导患者，掌握活动要领，循序渐进，有计划、有步骤地完成肢体功能锻炼，防止皮瓣裂开、意外拉伤等。

（二）康复护理目标

出院前，能完成轻量的活动；出院一个月后，完成中度活动，持重物不超过 5 kg，肩关节活动逐渐恢复正常；两个月后从事正常活动，患者的负面情绪逐渐缓解，顺利度过心理障碍期。

五、康复护理措施

(一)术后功能康复

在护士指导下,手术当天就可以开始康复功能锻炼。术后麻醉清醒后,尽早鼓励患者早期下床活动。目前乳腺癌手术方式改革、更新较快,康复护理措施的介入还应根据皮瓣愈合情况、引流管留置时间、是否带管出院等,在临床医生知情下进行。制订个性化康复护理方案,是比较理想的选择。

(1)手术当日:指、腕关节活动,进行握拳、松手的反复训练,每次10遍,每天4~6次,以训练手指各个小关节的功能。

(2)术后第1~2天:前臂、肘关节屈伸运动,每次10遍,每天5~6次。

(3)术后第3天:进行被动关节活动,用健侧上肢帮助术侧上肢,做前平上举动作,使患侧肢体举到与头部相平,每次3~4遍,每天3~5次。

(4)术后第4天:做肩关节的前屈、后伸、内收、外展。每天关节活动从40°增加10°~15°。还可用健侧手握住患侧拇指,帮助患肢向上方抬举,直到超过头部,每天3~4次。

(5)术后第5天:用健侧手托起患侧肘部,慢慢向前上方抬举,使之超过头部,尽可能伸直,每次2~3遍,每天2~4次。

(6)术后第6~7天:用患肢的手沿墙壁向上爬行,逐渐升高,每次2~3遍,每天3~4次,还可协助术侧上肢前屈90°,每次3~5遍,每天3~4次。

(7)术后第7~8天:协助术侧上肢上举,外展,逐渐超过头部,再让患肢独立完成上述动作。用患侧手掌越过头顶,触摸对侧耳朵,每次2~3遍,每天3~4次。

(8)术后第9天以患肢肩关节为轴心做旋转运动,旋转幅度逐渐增大,每次2~3遍,每天3~4次。

(9)术后第10天:用患肢举起物体,超过头顶,每次2~3遍,每天2~3次。

(10)术后第10天以后:根据体力和伤口愈合情况,经常做患肢抬举、旋转、外展等活动。

(二)呼吸功能康复

(1)术前指带患者进行适量的呼吸功能锻炼,练习腹式呼吸。患侧胸壁手术后,加压包扎会影响呼吸时的胸廓活动。

(2)术后要定时改变体位,叩打振动背部,促进呼吸道分泌物排出,防止肺部感染。

(3)患者能坐起或下地时需做深呼吸练习,双手放在上胸部锁骨下方,吸气时用鼻深吸气,双肩缓慢向外旋转,使胸廓扩张,呼气时用嘴呼气,胸廓放松。

(三)淋巴水肿的康复

(1)术后6小时开始由远端至近端按摩。操作者一手扶患肢手腕处,另一手大小鱼际紧贴患肢皮肤,由下向上、由外向内轻轻作环行按摩,促进血液循环,注意保护患侧,以防受伤。

(2)拆线后可轻轻拍打患侧上肢,用拇指和食指沿患肢淋巴走向由下向上、由外向内轻轻对捏,刺激近端淋巴管,促进淋巴液回流。

(3)可采用肢体循环空气加压泵辅助治疗。

(4)特别注意,一部分乳腺癌手术需要进行广泛腋窝淋巴结清扫,有些患者还需要术后放疗，部分患者可能出现上肢淋巴水肿。护士在测量血压、静脉输液、抽血、免疫接种等操作时应避开患侧，并注意术后抬高患肢。

（5）淋巴水肿的防治特别强调早期开始，药物、物理疗法为主，严重者可以进行手术治疗。

（四）手术拆线后可以进行的康复训练项目

（1）肩关节抗阻力训练："手指爬墙"、拉吊环等，坚持一年以上。

（2）上肢训练：站立，双手握拳、屈肘，两手相对，一起向上伸展，而后握拳收回，15～20遍，接下来左右手上下交替反复训练，每次15～20遍，每天3～4次。

（3）棒操：用1 m长木棒，双手间距约65 cm握棒，举棒过头，再曲肘将棒置于头后，重复训练动作15～20遍，每天2～3次。

（4）摇绳：绳一端系于门把上，术侧手握绳端，健手插在腰部，术侧上肢外展90°，与地面平行，尽可能大范围摇动绳子，并逐渐加速，每次15～20遍，每天2～3次。

（5）作业治疗：手术和放疗会造成臂丛神经损伤，对于这类患者要鼓励其使用术侧上肢完成穿脱衣服、系钮扣、洗漱、使用餐具等日常活动，或对术侧肢体进行冷热交替刺激，注意温度不宜过低或过高。

（6）心理康复：鼓励患者，直面术后带来的功能障碍，积极帮助其进行功能锻炼，对于胸部形态改变的问题，指导患者正确对待乳房缺失，可以佩戴假乳罩或行乳房重建术以补偿外形特征。让同类疾病且预后良好的患者与其交谈，鼓励其逐步接受变化了的自我形象，尽快适应新的生活，同时给予家属心理上的支持。

六、康复护理指导

（1）积极鼓励患者，护士要讲明锻炼的意义、目的，示教规范动作，指导患者执行康复计划，整个康复训练应循序渐进。

（2）避免患肢负重。

（3）避免穿戴过紧的内衣、项链和吊带胸罩，外衣尽量宽松，不戴过紧的首饰、手表等，以避免淋巴回流力增加。

（4）避免患侧上肢高温，如热水浸泡、日光暴晒、桑拿浴等。

（5）注意避免昆虫叮咬，预防皮肤损伤，防止细菌感染。

（6）建立高维生素、高纤维素、低脂肪的饮食结构，对于含有激素成分的食品及保健品应慎用。

（7）每月做一次乳房自检，最好在月经后一周进行。

（8）对于术后何时可以有正常的性生活，应进行个性化指导。乳腺癌术后原则上不限制正常的性生活，但是对于化疗的患者，应避免化疗后局部感染的问题，因此，建议化疗后2周内，骨髓抑制明显的阶段暂停性生活。

（9）需要化疗的患者，定期返院化疗。定期门诊复查。

知识拓展

早期乳腺癌的确诊检查

基本原则	
原发肿瘤评估	1. 体格检查 2. 双侧乳腺 X 线摄片 3. 超声 4. 乳腺磁共振 5. 空心针穿刺
区域淋巴结评估	1. 体格检查 2. 超声 3. 可疑病灶空芯针穿刺/细针穿刺
远处病灶评估	1. 体格检查 2. 胸部 CT 3. 腹部 + 盆腔影像学检查 4. 骨放射性核素扫描 5. PET/CT

来源：中国临床肿瘤学会 2019 年乳腺癌诊疗指南

思考题

患者张某，女性，51 岁，农民。因左侧乳房发现一肿块 3 个月而就诊。自述 3 个月前洗澡时发现左侧乳房有一小肿块，无疼痛，当时没有在意。近来发现肿块不断增大，乳房皮肤肿胀，急来就诊。检查见患者为中年女性，一般情况尚好，体温 36.7℃，脉搏 73 次/min。左侧乳房肿胀，皮肤出现橘皮样改变，触诊可触到一 3.5 cm×4.5 cm 大小肿块，质地硬，表面不光滑，与周围组织分界不清楚，活动性差，无压痛，左腋窝可触诊到 1～2 个较硬的淋巴结，无触痛。取活检病理检查报告为乳腺癌。入院 3 天后在全麻下行了"左乳癌改良根治术"，置腋窝负压引流管一根，术后患者自诉左肩部麻木，胸部疼痛。

请思考：

1. 该患者术后出现了哪些功能障碍？
2. 作为医务人员，可以为患者提供哪些康复指导？

第二节　喉癌患者的康复护理

一、概述

喉癌属头颈部常见恶性肿瘤，分原发性和继发性两种。原发性喉癌指原发部位在喉部的肿瘤，以鳞状细胞癌最为常见。继发性喉癌指来自其他部位的恶性肿瘤转移至喉部，较为少见。喉癌症状主要为声嘶、呼吸困难、咳嗽、吞咽困难、颈部淋巴结转移等。其发生率占耳鼻喉恶性肿瘤的 7.9% ~35%，占全身恶性肿瘤的 5.7% ~7.6%。男性多于女性，发病年龄一般在 40~60 岁。近年来，随工业化进程不断加剧，空气污染愈演愈烈，喉癌的发生率亦随之上升。手术是喉癌的主要治疗方法。

二、主要功能障碍

1. 吞咽功能障碍

患者喉切除术造成不同程度的喉腔缺损和解剖结构的破坏，使患者的吞咽功能受到损害。

2. 言语功能障碍

喉是发音器官，手术后由于结构的缺失而导致无法发声，失去了言语交流能力。

3. 心理障碍

由于吞咽功能受到影响，无法与人言语交流，担心疾病的预后，都易使患者出现痛苦、抑郁、烦躁等心理异常。

三、康复护理评估

（一）吞咽功能评估

通过吞咽时舌骨活动的次数和幅度、进食时是否有噎呛、声音变化评估患者吞咽功能。还可以通过常用的洼田饮水试验来评定患者的吞咽功能。

1. 操作方法

首先让患者依次喝下 1~3 mL 水，若无明显呛咳，可再让患者像平常样喝下 30 mL 水，观察并进行记录饮水所用时间、有无呛咳、饮水状况等。饮水状况的观察包括啜饮、含饮、水从嘴角流出、边饮边呛、小心翼翼地喝、饮后声音变化等。饮水试验不但可以观察到患者饮水的情况，而且可以作为能否进行吞咽造影检查的筛选标准。

2. 分级

具体情况见表 10-4。

表 10-4　饮水吞咽功能评定

分级	患者的情况
Ⅰ级	可一次喝完，无呛咳
Ⅱ级	分两次以上喝完，无呛咳

续表 10 - 4

分级	患者的情况
Ⅲ级	能一次喝完，且有呛咳
Ⅳ级	分两次以上喝完，且有呛咳
Ⅴ级	常常呛住，难以全部喝完

诊断标准：①正常：Ⅰ级，5 秒内完成；②可疑：Ⅰ－Ⅱ级，5 秒以上完成；③异常：Ⅲ、Ⅳ、Ⅴ级。

(二)言语功能评估

通过发声的清晰度、音色、声时、连贯性和流畅性评估患者言语功能。还包括评定发音器官神经反射、运动功能及言语功能等方面。评定方法主要是构音器官功能检查和物理检查。

1.构音器官功能检查

(1)言语：听患者说话时的声音特征；通过读字、读句及会话评定发音、语速和口腔动作是否异常。

(2)发音器官：观察患者的唇、舌、颌腭、咽、喉部在安静及说话时的运动情况以及呼吸状态。如在静坐时的呼吸情况，说话时是否气短。静态时口唇、颌、软腭、喉和舌的位置，鼓腮、发音和说话时的动作是否有异常。让患者做各种言语肌肉的随意运动以确定有无异常。

(3)反射：观察患者的咳嗽反射、吞咽动作和流涎情况来判断反射是否正常。最常用、方便的构音器官功能性检查是由英国布里斯托尔市弗朗蔡医院的 Pamela 博士编写的评定方法，该方法分为八个部分，包括反射、呼吸、舌、唇、颌、软腭、喉、言语可理解度，以及影响因素包括听力、视力、牙齿、语言、情绪、体位等。

2.物理检查

可进一步采用肌电图检查、光纤腭咽喉内窥镜检查、电视荧光放射照相术、气体动力学检查等评定技术。

(1)肌电图：以电流刺激神经记录神经和肌肉生物电活动以判断其功能的电诊断方法，可用来辅助诊断神经肌肉疾患的检查。

(2)光纤腭咽喉内窥镜：能立体地展示咽喉部的状况，咽喉部肌肉活动的程度，在诊断咽喉疾病中有积极的作用。

(3)电视荧光放射照相术：通过放射学手段来观察休息状态和发声时口、腭、咽的结构状态，并可同时观察言语生理和声学特征。操作时，将数滴钡剂滴入鼻腔使钡剂覆盖鼻咽，并口服 1/3 勺的钡剂，侧位可以清楚地观察到说话时颌、腭、唇、腭、咽部的生理功能。

(三)心理评估

患者在疾病的影响下，失去言语交流能力，或者是交流障碍。容易出现焦虑、抑郁的情绪。可用焦虑、抑郁量表来评估患者的心理状态。

四、康复护理原则与目标

(一)康复护理原则

(1)根据患者的情况，制订个性化的康复计划。

（2）功能康复训练尽早进行。

（3）护士耐心指导患者，掌握吞咽训练、发声训练的要领，循序渐进，有计划、有步骤地完成训练，防止二次损伤。

（二）康复护理目标

出院前，患者能掌握吞咽训练及发声训练的要领并独立完成训练。患者的焦虑、抑郁情绪得到缓解，心理状态得到改善。身心功能达到最佳的预后状态。

五、康复护理措施

（一）气管造口护理

（1）定时清除气管套管内的分泌物，保持套管内清洁通畅，防止分泌物与干痂堵塞套管，并注意保持管口周围清洁，防止感染。每天更换套管进行消毒。

（2）拔去套管后，气管造口前方覆盖一块双层清洁湿纱布，保护造口，防止呼吸道感染。

（3）患者应忌烟酒和辛辣食物，避免刺激。保持周围环境空气清新，温度湿度适中，无烟尘刺激。也可行超声雾化吸入，保持呼吸道湿润。

（二）吞咽功能康复

（1）术后患者鼻饲，第 4 天开始训练吞咽动作，吞咽少量唾液每 3 小时练习 3~5 min。

（2）术后第 7~10 天开始进食，先小口吃糊状食物，咀嚼后堵住造口再咽下。少量多餐，适应后加量并改变食物性状。

（三）言语功能康复

1. 非语言交流

术后初期可以让患者用文字、图画、手势、表情、肢体语言等完成交流。

2. 食管言语

喉切除患者最常用的言语康复是食管言语，不需要借助工具，基本原理是利用食管储存一定量的气体，借助胸内压力，将气体从食管内排出，冲击食管上端或咽部黏膜而发声。

训练方法：指导患者吸气时利用食管内负压，舌头用力顶住上腭，使上下牙齿咬紧，做吞咽的动作，将空气压入食管，练习腹肌收缩，增加胸内压力，然后张嘴发出"啊"的声音（训练要领：开始练习时，下巴回收，颈部后倾，当吞咽动作感觉喉部肌肉紧缩时发音效果最理想）。在发音训练的基础上，练习连续发音：重复前面的动作，使"啊"字不断地从食管中发出，当发音连贯自如时，可为下一步说话流畅打下基础，一般经 3~4 周的训练即可达到比较满意的效果。

3. 电子人工喉

使膈部气体通过发生装置而发生，再经构音器官加工成言语。适用于食管言语训练不成功的患者。人工喉若发音准确，容易被听懂，易被患者接受。讲话时用手把握，置颈侧喉头周围，无喉者说话时，借助舌、齿、唇等构语器官的活动及口型的配合发出声音。在使用时应将电子喉震动膜端放置于同侧颈部下颌骨下方，震动膜片贴住皮肤，用大拇指配合开关，此位置无论是声音的导入还是患者的控制都属于最佳。

4. 喉再造术

近年有研究以患者自身的软骨、肌肉等进行喉再造术，重建发声、呼吸、吞咽功能。

(四)心理康复

喉癌患者特有的心理障碍主要是失去言语交流能力或交流障碍,精神痛苦,抑郁、焦虑、烦躁、恐惧等。充分了解患者的心理障碍,使其迅速通过心理休克期、冲突期,进入适应期,能正确了解有关知识,纠正错误认识,引导其正确对待疾病,树立接受治疗的信心。动员患者家属、亲友和家属,配合医务人员了解和消除患者的心理障碍,适当解决其在经济、家庭、工作方面的实际困难和问题。

六、康复护理指导

(1)饮食指导:宜进食营养丰富的软食;禁食辛辣刺激性、坚硬的食物,如吃带骨头、煎的食物时应加倍小心。以免划伤切口,引起出血。加强口腔卫生,勤漱口。

(2)生活方式的指导:避免剧烈运动,保持个人卫生。按时作息、戒烟酒。

(3)感染预防指导:指导患者学会预防感染并发症的方法。如少去公共场所及人群密集的地方。避免各种异物进入气管内,居室内定时通风换气,保证正常的温度等。洗澡、洗脸时,勿将水溅入气管套管内,以免引起呛咳、呼吸困难等。

知识拓展

喉癌患者随访平台管理

喉癌患者由于疾病本身、外科手术及治疗相关毒副作用,易出现各种心理、生理和社会问题,如体重下降、营养不良、发声功能丧失、吞咽困难、外形破坏和长期带管并发症等,规范细致的随访管理可有效改善预后、提高生存质量。即时信息交流平台因方便、快捷和高效在恶性肿瘤等重病慢病的院后管理中占据巨大优势,运用其为喉癌患者设定随访计划、实时评估病情、指导食管发声和吞咽训练、接受饮食咨询以及提醒复诊等,对早期发现复发或转移、及时施行挽救性治疗、自我护理和术后康复具有重要意义。

来源:乐慧君,陈思宇,李芸,徐扬,雷文斌.喉癌诊疗策略及进展[J].临床耳鼻咽喉头颈外科杂志,2019,33(11):1017-1021.

思考题

患者王某,男,50岁,主诉声音嘶哑三月余,喉镜显示,左侧声带后部新生物。10年前急性肝炎病史,2年前梅毒病史。否认类似患者、否认家族遗传病史;无过敏史;吸烟23年(35支/天),饮酒20年、戒一年;已婚,育2子1女。患者入院两天后在全麻下行声带肿物切除术,快速病理提示:原位癌。给予扩大切除,送切缘后,病理示无明显癌变。术后安返病房。

请思考:

1. 患者病情稳定后,如何评估该患者的吞咽及言语功能?

2. 在病情恢复期,能够为该患者提供哪些康复指导?

第三节　肺癌患者的康复护理

一、概述

肺癌是严重危害人类健康和生命的疾病，占我国癌症发病率的第一位，男性多于女性，多在40岁以上发病。据资料显示，过去30年登记的肺癌死亡率已增加了464.8%，且发病率和死亡率还在不断增长。

原发性支气管肺癌（简称肺癌）为起源于支气管黏膜上皮或腺体的恶性肿瘤，90%~95%来源于各级支气管上皮，小部分来源于肺泡。临床分型按部位分为中央型和周围型；按组织病理学分类可分为非小细胞癌和小细胞肺癌。早期的肺癌可以通过手术的手段进行治愈，术后根据病理情况辅以放、化疗治疗；进展期的肿瘤可以同步实施放、化疗手段；而肺癌晚期则主要以减轻患者症状、延长生存为主。

二、主要功能障碍

1. 疼痛

疼痛多因肿瘤直接浸润增长，压迫局部组织，癌细胞转移累及骨和其他组织器官，抗肿瘤治疗损伤和并发症等因素所致，疼痛随病情进展而加重，影响患者生存质量。

2. 呼吸功能障碍

肺部肿瘤浸润和压迫致使气管狭窄或阻塞，肺感染、肺不张、胸腔积液、肺切除和术后瘢痕等，使肺通气量和换气量不足导致呼吸急促，如有胸膜或胸壁受侵持续疼痛，进步加重呼气困难。

3. 运动功能下降

疼痛、呼吸功能障碍、治疗副作用、身体虚弱和心理压力等因素，导致运动能力下降。

4. 心肺功能下降

疼痛、呼吸功能和运动功能下降，治疗的不良反应和恶病质等，使心肺功能适应性下降。

5. 心理功能障碍

癌症所致的痛苦和对死亡恐惧，以及生活和经济负担等可导致患者焦虑、抑郁、万念俱灰等心理功能异常。

6. 日常生活活动能力受限

疼痛、活动受限、心肺功能下降、恶病质及心理功能障碍，影响患者的日常生活能力至生活不能自理。

7. 社会参与能力受限

疼痛、运动功能和ADL功能下降、心理功能障碍和经济负担增加，害怕失去尊严等，会影响患者的人际交往、社会参与、活动和职业能力。

8. 生存质量下降

晚期癌患者的生物功能、心理功能和社会参与能力均下降，致使生存质量下降。

三、康复护理评估

(一)疼痛评估

1.视觉模拟评分法(VAS)

是用纸和笔方式或制作评分尺,在纸或尺上划 10 cm 长的直线,按厘米画上格;或做卡尺,卡尺上有可滑动的游标。两端分别表示"无痛"(0)和"最剧烈的疼痛"(10)。患者面对无刻度的一面,让患者根据自己的疼痛程度将游标放在能代表疼痛程度的部位;医生面对有刻度的一面,并记录疼痛程度。此评定方法也可用于疼痛缓解程度,在上述方法的基础上进行,作为镇痛治疗疗效的评价。

VAS

无痛 0 |—|—|—|—|—|—|—|—|—| 10 最剧烈的痛

2.简化的 McGill 疼痛问卷

McGill 疼痛问卷是根据疼痛的生理感受、患者的情感因素和知识成分等多方面因素设计而成的,因此能较准确地评价疼痛的强度和性质。简化的 McGill 疼痛问卷(SF - MPQ)是在 MPQ 基础上简化而来。由 11 个感觉类和 4 个情感类对疼痛的描述词以及体现疼痛强度(PPI)和 VAS 组成。所有描述词均用 0 ~ 3 表示"无痛""轻度痛""中度痛"和"重度痛"(表10 - 5)。

表 10 - 5　简化的 McGill 疼痛问卷

	无痛	轻微痛	中度痛	重度痛
跳痛	0)——	1)——	2)——	3)——
反射痛	0)——	1)——	2)——	3)——
刺痛	0)——	1)——	2)——	3)——
锐痛	0)——	1)——	2)——	3)——
压迫痛	0)——	1)——	2)——	3)——
绞痛	0)——	1)——	2)——	3)——
热灼痛	0)——	1)——	2)——	3)——
创伤痛	0)——	1)——	2)——	3)——
剧烈痛	0)——	1)——	2)——	3)——
触痛	0)——	1)——	2)——	3)——
割裂痛	0)——	1)——	2)——	3)——
疲劳感	0)——	1)——	2)——	3)——
不适感	0)——	1)——	2)——	3)——
恐惧感	0)——	1)——	2)——	3)——
受罪感	0)——	1)——	2)——	3)——

VAS 无痛 0 |—|—|—|—|—|—|—|—|—|—| 10 最剧烈的痛

PPI　0 - 无痛　1 - 微痛　2 - 疼痛不适　3 - 痛苦　4 - 可怕的痛苦　5 - 极度痛苦

3.癌痛的五级评定

美国对晚期恶性肿瘤多用的一种评定方法是根据患者应用镇痛药、麻醉剂情况将癌症疼痛分为五级，见表10-6。

表10-6　癌痛的五级评定标准

级别	应用镇痛药情况
0级	不痛
1级	需非麻醉药镇痛药
2级	需口服麻醉剂
3级	需口服与(或)肌内注射麻醉剂
4级	需静脉注射麻醉剂

（二）躯体功能评估

目前的评估方法多采用Karofsky(KPS)方法，实行百分制，将患者的身体状况评为不同等级。这种方法简便可靠，不仅可对晚期肿瘤患者全身状况进行评估，且可作为定量指标，作为肿瘤治疗前后的客观评估指标。见表10-7。

表10-7　Karofsky功能状况量表

Karofsky	评分
正常生活及工作，无症状和体征	100
能进行正常活动，有轻微症状及体征	90
勉强可进行正常活动，有一些症状及体征	80
生活可自理，但不能维持正常活动或工作	70
有时需人协助，但有完成大部分活动自理能力	60
需要他人较多照顾，需要一些医疗护理	50
生活不能自理，需要特殊照顾与协助	40
生活不能自理，应住院治疗和护理	30
病重，需住院和积极性的支持诊疗	20
病危，濒临死亡	10
死亡	0

（三）心肺功能评估

肺癌患者由于疾病的影响，存在着运动通气受限，运动中氧摄取量减少、无氧阈提前出现等问题。运动心肺功能的进一步减退与肺癌的分期，特别是与肺癌侵犯大血管有密切关系。评估患者的心肺功能，有利于康复护理人员为患者制定个性化的心肺功能康复计划。一般采用心电运动试验和心肺运动试验进行评定。

（四）心理功能评估

肺癌患者的严重心理压力多缘于其对癌症的认知不足，当得知自己患癌时，往往会感到震惊，甚至思维麻木，即所谓"休克期"，此期常比较短暂，接着怀疑诊断结果，当患者确认诊断后，会产生恐慌，精神和躯体上承受巨大痛苦，悲观失望、心情烦躁，甚至过分敏感、害怕和恐惧、对生活失去信心等影响治疗，多有不同程度的心理障碍，焦虑或抑郁。临床上心理评定应用较多的量表有：焦虑量表（SAS）、汉密顿焦虑量表（HAMA），抑郁自评量表（SDS）、情绪状态问卷（POMS）、汉密顿抑郁量表（HAMD）等。

（五）日常生活活动能力评估

肺癌患者由于疾病的影响，会使日常生活活动能力和生活质量下降，可用改良巴氏指数（MBI）和功能独立性评分（FIM）来评定患者日常能力，分别见表 10 - 8、表 10 - 9。根据患者评分情况来给予适当的生活帮助。

表 10 - 8　改良巴氏指数量表

ADL 项目	完全依赖 1 级	最大帮助 2 级	中等帮助 3 级	最小帮助 4 级	完全独立 5 级
进餐	0	2	5	8	10
洗澡	0	1	3	4	5
修饰（洗脸、刷牙、刮脸、梳头）	0	1	3	4	5
穿衣（包括系鞋带）	0	2	5	8	10
大便控制	0	2	5	8	10
小便控制	0	2	5	8	10
用厕	0	2	5	8	10
床椅转移	0	3	8	12	15
平地行走	0	3	8	12	15
上下楼梯	0	2	5	8	10

注：改良巴氏指数，其基本评定标准为：1 级：完全依赖别人完成整项活动；2 级：某种程度上能参与，但整个活动过程，即超过一半的活动过程，需要别人提供协助才能完成。3 级：能参与大部分的活动，但在某些过程中仍需要别人提供协助才能完成整项活动；4 级：除在准备或收拾时需要协助，患者可以独立完成整项活动；或进行活动时需要别人从旁监督或提示，以保证安全；5 级：可以独立完成整项活动而无须别人在旁监督、提示或者协助。

表 10 - 9　功能独立性评分(FIM)

评审项目		得分		
		入院	出院	随访
1. 自我照顾	1. 进餐			
	2. 梳洗			
	3. 洗澡			
	4. 上身穿脱			
	5. 下身穿脱			
	6. 上厕所			
2. 括约肌控制	7. 排尿			
	8. 排便			
3. 体位转移	9. 床 - 椅(轮椅)			
	10. 厕所			
	11. 浴盆、淋浴			
4. 行走	12. 步行/轮椅			
	13. 上下楼梯			
5. 交流	14. 理解			
	15. 表达			
6. 社会认知	16. 社会交往			
	17. 解决问题			
	18. 记忆			

注：评分标准 FIM18 项每项都分为七个等级，依据患者的独立程度、他人帮助程度、辅助设备的需求程度判定。具体评分标准如下：

1. 完全独立(7 分)：活动完成规范，无需矫正，不需辅助设备和帮助，并在合理的时间内完成。

2. 有条件的独立(6 分)：具有下列项或几项：①活动中需要辅助设备；②活动时间需要比正常的时间长；③有安全方面的考虑。

3. 监护和准备(5 分)：患者基本上能独立，仅需给予监护、示范或劝告，或帮助准备或传递必需用品，与患者没有身体的接触。

4. 少量身体接触性帮助(4 分)：帮助只限于辅助，在活动中自己用力75%或以上。

5. 中度身体接触性帮助(3 分)：患者需要给予较多的辅助，完成活动中自己用力达50%～75%。

6. 大量身体接触的帮助(2 分)：活动中自己用力 25%～50%。

7. 完全依赖(1 分)：活动中自己主动用力小于25%。

评分结果：每项最高为 7 分，最低为 1 分，18 项总积分为 126 分，最低 18 分。126 分 = 完全独立；108～125 分 = 基本独立；90～107 分 = 有条件的独立或极轻度依赖；72～89 分 = 轻度依赖；54～71 分 = 中度依赖；36～53 分 = 重度依赖；19～35 分 = 极重度依赖；18 分 = 完全依赖。

(六)生存质量评估

我国肺癌生存质量评定常用 QLICP - LU，体能状态评定的卡氏(KPS)评分。肺癌较多采用欧洲癌症研究与治疗组织肺癌患者生存质量量表(QLQ - LC43)，见表 10 - 10。

表 10 – 10　QLQ – LC43 量表计分方式

领域(子量表)/条目	条目数	计分方法
1. 功能子量表		
躯体功能(PF)	5	(Q1 + Q2 + Q3 + Q4 + Q5)/5
角色功能(RF)	2	(Q6 + Q7)/2
情绪功能(EF)	4	(Q21 + Q22 + Q23 + Q24)/4
认知功能(CF)	2	(Q20 + Q25)/2
社会功能(SF)	2	(Q26 + Q27)/2
2. 总体健康状况(CH)	2	(Q29 + Q30)/2
3. 症状子量表/条目		
疲倦(FA)	3	(Q10 + Q12 + Q18)/3
恶心与呕吐(NV)	2	(Q14 + Q15)/2
疼痛(PA)	2	(Q9 + Q19)/2
气短(DY)	1	Q8
失眠(SL)	1	Q11
食欲丧失(AP)	1	Q13
便秘(CO)	1	Q16
腹泻(DI)	1	Q17
经济困难(FI)	1	Q28

(七)社会参与能力评估

评估患者对患病的应对能力、工作性质、家庭及社会支持状况、经济状况和医疗状况。这些因素都会影响到患者疾病的预后。

四、康复护理原则与目标

(一)康复护理原则

(1)肺癌根治术后的患者,根据病情及身体状况制定个性化全身运动计划。

(2)功能康复训练应由弱到强,时间由短到长,以不感觉疲劳和症状加重为宜。

(3)应在医生、护士的指导下早期开始功能训练。

(二)康复护理目标

达到生物学意义上的康复(即"治愈"或至少 5 年以上未复发),恢复身心功能,促进患者回归家庭和社会。

五、康复护理措施

(一)运动功能康复

1. 早期床上和下床活动

手术当晚,如病情允许,固定好胸腔引流管,即可帮助患者床上翻身,抬臀、活动四肢,护士可按摩手术侧上肢并摩擦背部肌肉,以恢复肌张力。如生命体征平稳,术后第一天,就可鼓励患者做床上活动,术后第二天就可以协助患者下床活动了,搀扶患者在室内行走3~5 min,每隔4小时一次。术后3天,协助、督促患者用术侧手梳头、端水杯、拿勺;术侧手越过头顶,触摸对侧耳朵,每日3~4次,防止发生肌肉粘连、强直。

2. 上肢及肩关节(ROM)的康复

早期开始,可进行手法治疗和肌力训练。手法治疗时应采取舒适体位,先健侧后患侧,手法轻柔,避免疼痛。肌力训练可在床尾栏杆上系一根绳子,让患者用术侧手臂拉着绳子,自己练习坐起、躺下和下床动作,增加术侧肩、臂、背肌的肌力。

3. 恢复期的运动训练

术后两侧肺容量不等,容易造成脊柱侧弯畸形,除进行呼吸练习外,还应坚持做矫正体操。恢复期坚持合理运动,可以选择一些简单的耗氧量适中的有氧运动,如散步、匀速步行、打太极拳跳健身操、练气功、骑车及游泳等,从小运动量开始,循序渐进,持之以恒,避免过劳。

(二)呼吸功能康复

1. 咳嗽、排痰

患者采取手术侧侧卧位,全肺切除术后平卧位时,头与躯干抬高30°~45°,采取有利于呼吸道分泌物排出的体位。术后24~48小时,护士帮助保护伤口,从前后壁夹住手术侧胸壁,让患者主动用力咳嗽、咳痰并做深呼吸,护士协助患者行床上胸背部叩拍,促进分泌物排出去。指导患者进行有效咳嗽:第一步先进行深吸气;第二步吸气后要有短暂闭气;第三步关闭声门;第四步通过增加腹内压来增加胸内压,使呼气时产生高速气流,第五步声门开放,当肺泡内压力明显增高时,突然将声门打开,即可形成由肺内冲出的高速气流,促使分泌物移动,随咳嗽排出体外。

2. 腹式呼吸训练

又称膈肌呼吸训练,是通过增加膈肌活动范围,以提高肺的伸缩性来增加通气量,膈肌活动每增加1 cm,约增加肺通气量250 mL左右。方法是治疗师将手放在患者的前肋角下缘的腹直肌上,要求患者用鼻缓慢地深吸气,保持肩部的放松和上胸部的平静,允许腹部抬高,然后告诉患者缓慢呼气排尽气体,患者练习3~4次上述动作后休息。

3. 阻力呼吸运动训练

恢复期过渡到吹瓶子、吹气球等有阻力呼吸训练,以使肺部充分扩张,吹气球时嘱患者深吸一口气,然后慢慢吹出,间歇性反复练习,注意不宜过度用力和疲劳。

4. 增强局部通气

为加强肺上部通气,两手叉腰,充分放松肩带深呼吸;为加强肺下部通气和膈肌运动,做深呼吸,吸气期尽量高举双手,使双手尽量高于头部,呼气期手还原;为加强一侧肺下部通气和膈肌运动,身体向对侧屈,做深呼吸,吸气期尽量高举同侧上肢,呼气期手还原。

(三)心理康复

1. 关爱与支持

对患者要热情和关心,尽可能解除患者的孤独感和恐惧感,在不影响治疗情况下,鼓励家属和亲友探视,社会各方面也应多一些支持,多给予患者温暖与支持,减轻心理应激反应,防止患者完全丧失恢复信心。

2. 认知与行为引导

帮助患者树立积极心态,让患者了解癌症不是不治之症,是可以痊愈的疾病,并可介绍同种疾病痊愈的案例,增加患者治愈的信心,积极配合治疗。

3. 音乐疗法

通过聆听和欣赏乐曲,尤其音乐疗法加放松疗法,可调节癌症患者情绪和身心状态,调动体内积极因素,提高机体的自我调节力,可提高癌症患者的生活质量。

(四)社会参与能力康复

鼓励患者能够以良好心态回归社会,积极投身于各项有益的社会活动中,并承担相应家庭、社会角色与责任,社会各界应积极地为患者创造环境条件、职业条件和社交条件,使患者能早日融入社会。

六、康复护理指导

(一)健康生活

坚持健康的生活方式,生活规律,减少致癌因素对机体的影响,禁止吸烟越早越好,避免或减少到空气污染的环境,不饮酒或限量饮酒。

(二)合理膳食

以植物性食物为主,每天的食物中蔬菜、水果、豆类、谷物应占2/3以上,因为这些食物中富含维生素 C、维生素 E、胡萝卜素,微量元素硒、钳、锌、碘和膳食纤维等多种防癌物质。多吃高纤维饮食,如各种谷物、豆类、植物根茎做成的食物。少食肉类食品(猪、牛、羊),可选择鱼和禽肉代替瘦肉;限制高脂肪饮食,特别是动物脂肪,动物脂肪是饱和脂肪,摄入过多会增加患癌的危险性;少吃盐及腌制食品。不吃在常温下存放时间过长可能受真菌污染的食物。

(三)适量运动

劳逸结合,引导患者力所能及地参加体育锻炼,如游泳、徒步、打太极拳、练气功和健身操等。多到空气新鲜的自然环境中去参加户外运动,定期疗养,利用天然环境中的空气、日光、海水、矿泉森林草原等自然疗养因子,增进身心健康。

(四)心理平衡

良好的平衡心态是健康心理的基础,保持愉快的心境,做到善、乐、宽、淡,善良是心理养生的营养素,乐观是心理养生的不老丹,保持一颗平常心,拒绝一切有损身心健康的因素。

知识拓展

肺癌是我国30年来发生率增长最快的恶性肿瘤，20世纪70年代中期开展的我国第一次死因回忆调查资料说明，当时我国肺癌死亡率为5.47/10万，在癌症死因中，排在胃癌、食管癌、肝癌和宫颈癌之后，居第5位，占全部癌死亡的7.43%。我国第二次死因抽样调查结果显示，20世纪90年代肺癌死亡率已居癌症死因第3位，仅次于胃癌和食管癌。在21世纪开展的第三次死因回忆调查显示肺癌已居癌症死亡缘故首位。依照全国肿瘤登记中心的最新统计数据提示：我国2017年新增肺癌病例约65万例，有52万例死于肺癌，两者均排名恶性肿瘤的第一位。2018年我国新发肺癌病例73.33万（男性50.93万，女性22.40万），居恶性肿瘤首位（男性首位，女性第2位），占恶性肿瘤新发病例的17.09%（男性20.27%，女性12.59%）。同期，我国肺癌死亡人数为61.02万（男性43.24万，女性17.78万），占恶性肿瘤死因的21.68%（男性23.89%，女性17.70%）。地区分布上，我国城市肺癌死亡率均高于农村地区。东、中部城市和农村肺癌死亡率明显高于西部。发病年龄>40岁人群死亡率快速升高。

来源：2019年原发性肺癌诊疗规范

思考题

患者王某，男，58岁，于2018年2月出现咳嗽气喘并逐渐加重，6月17日至医院就诊，查胸部CT示左肺门占位伴左上肺炎性改变。纵隔淋巴结肿大，左侧胸腔积液，6月18日行支气管镜检查，病理示"左肺腺癌"。全身骨扫描示未见明显转移征象。患者既往有高血压病史10余年，无过敏史。入院两天后在全麻下行了左肺叶切除术，术后安返病房。

请思考：
1. 如何指导患者进行早期呼吸功能康复训练？
2. 在患者病情稳定期，如何对患者进行康复护理指导？

第四节　大肠癌患者的康复护理

一、概述

大肠癌（colorectal carcinoma）是指大肠黏膜上皮发生的恶性肿瘤。大肠癌包括结肠癌和直肠癌，占胃肠道癌症的1/4，发病年龄多在31～60岁，以男性居多，好发部位直肠、乙状结肠、降结肠、横结肠、升结肠等部位，但以直肠部位多发。

大肠癌发病与下列因素密切相关：不良生活习惯，如长期饮酒、肥胖、动物脂肪摄入过多，新鲜蔬菜、水果及硒摄入过少的人群发病率较高；遗传因素，一些大肠疾病，如肠息肉、溃疡性结肠炎、大肠腺瘤患者大肠癌发病率明显高于普通人群；放射线损害和血吸虫病的大肠肉芽肿、慢性细菌性痢疾、慢性结肠炎肉芽肿、假性息肉等。

大肠癌早期病变局限在黏膜层，及时手术和综合治疗并康复早期介入，5 年生存率高。大部分患者发现患病时已属中晚期，肿瘤生长致肠梗阻应造瘘，低位直肠癌大多行人造肛门。本节就对大肠癌患者术后常见康复问题进行讨论。

二、主要功能障碍

1. 肠道功能障碍

肠腔内肿瘤增长致使肠腔狭窄，导致不完全或完全性肠梗阻，以及晚期结肠癌不能切除者肠造瘘，均导致肠道消化及吸收功能障碍。

2. 大小便功能异常障碍

直肠癌常使子宫及附件、盆底腹膜、骶前神经收到侵犯，导致大小便功能和性功能障碍。

3. 生存质量下降

下段直肠癌常需切除肛门和人工再造肛门，导致患者的生存质量下降、日常活动能力也受到限制。

4. 心理功能障碍

由于对癌症的恐惧，患者常常会出现焦虑、抑郁情绪。部分患者因为排便途径的改变、佩戴粪袋、操作不便、感到不卫生、怕泄露，不愿意参加社会活动，情绪受到影响。

三、康复护理评估

(一)生理功能评估

(1)消化功能评估：肿瘤浸润增长形成腹部包块，肠腔狭窄导致肠梗阻和晚期造瘘等，导致肠道消化及吸收功能障碍。评估患者有无腹痛、腹胀及营养状况。

(2)排便功能评估：评估患者的饮食种类、大便性状次数、粪袋的使用情况。

(3)性功能和排尿功能评估：直肠癌常使子宫及附件、盆底腹膜、骶前神经受到侵犯，可导致性功能和排尿功能障碍。评估患者排尿情况有无异常。

(4)造口评估：造口及周围皮肤状况、造口直径。

(5)结构评估：直肠镜或纤维肠镜下，观察到肿物的大小、形态和部位。影像检查可见癌肿部位的肠壁僵硬，蠕动至病灶处减弱或消失，结肠袋形态不规则或消失，肠腔狭窄，充盈缺损等。CT、MRI、PET 进一步了解癌组织的侵犯范围，相邻或远隔脏器转移灶。

疼痛、活动能力、心肺功能等生理功能评定，详见本章第三节。

(二)心理功能评估

了解患者的心理状态，及时给予心理疏导。临床上常用的心理评定量表有：焦虑量表(SAS)、汉密顿焦虑量表(HAMA)，抑郁自评量表(SDS)、情绪状态问卷(POMS)、汉密尔顿抑郁量表(HAMD)等。

(三)日常生活活动能力评估

可用巴氏指数和功能独立性评分来评定患者日常能力。根据患者的评定情况，护士和家属给予其相对应的生活照护。

(四)社会参与能力评估

评估患者心理状态、工作性质、家庭和社会的支持情况、经济情况。还包括患者的兴趣爱好及休闲活动、情趣等方面。全面评估可能影响患者社会参与能力康复的因素。

四、康复护理原则与目标

(一)康复护理原则

(1)早期制定康复护理计划，术后患者在保证安全的前提下早期活动。

(2)注重患者心理方面的康复，保证其积极的回归社会与家庭。

(二)康复护理目标

使患者达到最佳的康复状态，恢复身心功能，指导患者掌握造口护理的相关知识，促进患者回归家庭和社会。

五、康复护理措施

(一)人工肛门康复

(1)术后排便习惯的建立：术后开始进食即要注意养成每天定时排便的习惯。参考患者过去排便的习惯时间，每天定时灌肠，一般经10天左右即可建立起每天定时排便的习惯。

(2)调整饮食：术后初期不吃含纤维素多的食物，以防粪便的量和次数过多，应选用蛋白含量高、热量高、脂肪低、对肠道刺激小且易消化的食物。

(3)注意清洁造瘘出口：局部减少刺激，以免出血和痉挛。粪袋使用后要及时清洗，更换粪袋后要用温水将造口洗净、擦干以免发生糜烂、感染。如造口发生出血、溃疡、脱垂、瘘管、退缩等异常现象时应及时到医院检查处理。

(4)防止造口狭窄：为防止造口周围瘢痕挛缩造成出口狭窄，自术后1~2周起，可用食指戴指套，外涂石蜡油，伸入造口进行探查扩张，每天1次，持续2~3个月，狭窄严重时需行手术扩口。

(5)注意活动强度：教会患者适当掌握活动强度，避免过度活动增加腹压而引起人工肛门黏膜脱出。

(二)排尿障碍的康复

(1)间歇导尿，根据膀胱容量及压力测定结果，每次导尿量以不超过患者最大安全容量为宜，一般每日导尿不超过6次。

(2)尿意迟钝的患者应当注意每隔一定时间自行排一次尿，从而不使膀胱内潴留过多尿液。

(3)针灸、电刺激、药物治疗等，促进排尿功能恢复。

(三)性功能障碍康复

主要采用心理疏导、针灸、电刺激和药物治疗等，促进性功能恢复。

(四)心理康复

部分患者的根治术需在腹壁做永久性造瘘或永久性人工肛门，改变排便途径常不易为患者所接受，甚至为此拒绝手术。术前应对患者充分说明手术的必要性和术后康复的措施，解除其顾虑，使之能愿意配合手术治疗与术后康复。术后患者对腹壁永久性造瘘或永久性人工肛门会很担心，担心会妨碍生活，担心别人嫌弃而自卑，妨碍与他人接触。因此，需家人和朋友的关爱和多接触，打消患者顾虑。当患者还未熟练掌握使用粪袋的方法以致粪便泄漏时，患者往往十分苦恼、烦躁、紧张、发窘，要做好心理辅导工作，给予具体的技术指导，帮助解决实际问题，鼓励患者乐观豁达。

六、康复护理指导

（1）进餐不宜过饱，不吃刺激性和粗糙坚硬的食物，少吃豆制品类等产气食物，防止胀气。

（2）生活保持规律，养成定时排便习惯。

（3）指导患者正确进行肠造口灌洗：洗出肠内积气、粪便，连接好灌洗装置，在集水袋内装入 500～1000 mL 约 37～40℃温水，经灌洗管道缓慢灌入造口，灌洗时间约 10 min 左右。灌洗液完全注入后，在体内尽可能保留 10～20 min，再开放灌洗袋，排空肠内容物。灌洗期间注意观察，若患者感腹部膨胀或腹痛时，放慢灌洗速度或暂停灌洗。灌洗间隔时间每日 1次或每 2 日 1 次，时间相对固定。定时灌洗可以训练有规律的肠道蠕动，使两次灌洗之间无粪便排出，从而达到人为控制排便，养成相似于常人的习惯性排便行为。（4）人工肛门坚持扩肛，1～2 次/周，持续 2～3 个月；适当地掌握活动强度，避免过度增加腹内压的动作，如剧烈咳嗽，提重物等，防止人工肛门的结肠黏膜脱出。

（5）术后 3 个月内忌作肛门指检或肠镜检查，以免损伤吻合口。

（6）嘱患者遵医嘱正确服用抗癌药物，并注意定期复查血细胞计数。

知识拓展

无症状健康人群的结直肠癌筛查

临床评估	Ⅰ级专家推荐	Ⅱ级专家推荐	Ⅲ级专家推荐
一般人群结直肠癌筛查	1.年龄 50～74 岁个体首次筛查进行高危因素问卷调查和免疫法大便隐血检测，阳性者行结肠镜检查。 2.后续筛查每年至少检查 1 次免疫法大便隐血，阳性者行结肠镜检查。	50～74 岁个体，直接结肠镜检查，结肠镜检查未发现肠道肿瘤者，每隔 5 年行结肠镜检查 1 次；发现肠道肿瘤者，根据肿瘤大小和病理类型在 1～3 年后行结肠镜复查；后续如未发现肿瘤复发，可延长间隔至 3～5 年。	
高危人群结直肠癌筛查	1.有结直肠腺瘤病史、结直肠癌家族史和炎性肠病者为高危人群。 2.应每年参加结直肠癌筛查。	1.进展期结直肠腺瘤（直径≥1 cm，或伴绒毛状结构，或伴高级别瘤变）患者应在诊断后 1～3 年内复查结肠镜，如未发现腺瘤复发，后续间隔可延长至 3～5 年。 2.有结直肠癌家族史进行遗传基因筛检，家系中遗传突变携带者定期结肠镜检查，非突变携带者以般人群筛查。 3.炎性肠病患者定期专科就诊，根据病变范围、程度和年限与医生商定结肠镜检查间隔。	1.非进展期腺瘤患者应在诊断后 2～3 年内复查结肠镜，如未发现腺瘤复发，后续间隔可延长至 3～5 年。

来源：中国临床肿瘤学会 2018 年结直肠癌诊疗指南

思考题

患者张某，男性，78 岁，以"反复排粘液血便 3 个月"为主诉步行入院，初步诊断为直肠癌、右腹股沟斜疝、高血压病、2 型糖尿病。完善各项相关检查，予补液、雾化吸入、控制血压等治疗，并积极做好术前准备。患者在全麻下行"超低位直肠前切除 Dixon + 预防性横结肠袢式造口术"，术后返回病房，予Ⅰ级护理、禁食、心电监护、给氧、左右骶前引流管护理、横结肠造口护理、防褥疮护理，并予制酸、镇痛、补液、抗感染及营养支持等治疗。

请思考：

1. 该患者术后容易出现哪些方面的功能障碍？
2. 在患者病情稳定期，如何指导其进行人工肛门的康复护理？

（彭丽丽）

参考文献

[1] 黄晓琳，燕铁斌.康复医学.第6版.北京：人民卫生出版社，2018.

[2] 王华宁.康复医学概论.第3版.北京：人民卫生出版社，2018.

[3] 燕铁斌，尹安春.康复护理学.第4版.北京：人民卫生出版社，2017.

[4] 马素慧，林萍.康复护理学.第1版.北京：北京大学医学出版社，2016.

[5] 陈立典.康复护理学.北京：中国中医药出版社，2018.

[6] 邱纪方.康复护理学.浙江大学远程教育学院，2015.

[7] 陈锦绣.康复护理学.第2版.北京：人民卫生出版社，2016.

[8] 陈爱萍，谢家兴.实用康复护理学.北京：中国医药科技出版社，2018.

[9] 郑彩娥，李秀云.实用康复护理学.第2版.北京：人民卫生出版社，2018.

[10] 许洪伟，柳明仁.康复护理学(案例版).北京：科学出版社，2018.

[11] 余瑾.中西医结合康复医学.北京：科学出版社，2017.

[12] 燕铁斌.内脏病康复学.北京：人民卫生出版社，2012.

[13] 倪朝民.神经康复学.第3版.北京：人民卫生出版社，2018.

[14] 王刚.社区康复学.第3版.北京：人民卫生出版社，2018.

[15] 燕铁斌.物理治疗学.第3版.北京：人民卫生出版社，2018.

[16] 窦祖林.作业治疗学.第3版.北京：人民卫生出版社，2018.

[17] 李胜利.言语治疗学.第3版.北京：人民卫生出版社，2018.

[18] 王玉龙.康复功能评定学.第2版.北京：人民卫生出版社，2013.

[19] 高素荣.失语症.第2版.北京：北京大学医学出版社，2006.

[20] 邱卓英.《国际功能、残疾和健康分类》研究总论[J].中国康复理论与实践，2003(01)：7－10.

[21] 郑彩娥，张苟芳.康复护理日常生活活动评定量表的研究[J].中国预防医学杂志，2006(04)：330－333.

[22] 中华医学会神经病学分会，中华医学会神经病学分会脑血管病学组，中华医学会神经病学分会脑血管病学组.中国脑卒中早期康复治疗指南[J].中华神经科杂志，2017，50(6)：405－412.

[23] 中国康复医学会心血管病专业委员会.中国心脏康复与二级预防指南2018精要[J].中华内科杂志，2018，57(11)：802－810.

[24] 中国高血压防治指南修订委员会，高血压联盟(中国)中华医学会心血管病学分会，中国医师协会高血压专业委员会，等.中国高血压防治指南(2018年修订版)[J].中国心血管杂志，2019，24(1)：24－56.

[25] 中华医学会，中华医学会杂志社，中华医学会全科医学分会，等.慢性心力衰竭基层诊疗指南(2019年)[J].中华全科医师杂志，2019，18(10)：936－947.

[26] 陈亚红.2019年GOLD慢性阻塞性肺疾病诊断、治疗及预防全球策略解读[J].中国医学前沿杂志(电子版)，2019，11(1)：1－14.

[27] 中华医学会呼吸病学分会哮喘学组.支气管哮喘防治指南(2016年版)[J].中国结核和呼吸杂志，2016，39(9)：675－697.

［28］ 黄玲，李力，雷凯荣. 排便障碍综合征及其评估手段［J］. 中国实用妇科与产科杂志，2017，33（10）：1030－1034.

［29］ Amanda C. de C. Williams，Kenneth D. Craig，张钰，刘风雨. 疼痛新定义［J］. 中国疼痛医学杂志，2016，22（11）：808－809.

［30］ Li C，Gong Y，Wang B. The efficacy of pelvic floor muscle training for pelvic organ prolapse：a systematic review and meta－analysis［J］. Int Urogynecol J，2016，27（7）：981－992.

［31］ Sergio Martin－Martin S，Angela Pascual－Fernandez A，Cristina Alvarez－Colomo1 C，et al. Urinary incontinence during pregnancy and postpartum，associated risk factors and influence of pelvic floorexercises［J］. Neurological and Urodinamic Urology，2014，67（4）：323－329.

［32］ Mak TW，Leung WW，Ngo DK，et al. Translation and validation of the traditional Chinese version of the faecal incontinence quality of life scale［J］. Int J Colorectal Dis. 2016，31（2）：445－50.

［33］ Jiang Y，Tang YR，Xie C，et al. Influence of sleep disorders on somatic symptoms，mental health，and quality of life in patients with chronic constipation［J］. Medicine（Baltimore）. 2017，96（7）：e6093.

［34］ Gorina Y，Schappert S，Bercovitz A，et al. Prevalence of incontinence among older americans［J］. Vital & Health Statistics. Series 3，Analytical and Epidemiological StudiesVital Health Stat 3，2014（36）：1－33.

［35］ Buckley B S，Lapitan M C. Prevalence of urinary incontinence in men，women，and children－current evidence：findings of the Fourth International Consultation on Incontinence［J］. Urology，2010，76（2）：265－270.

［36］ Bordeianou L，Hicks CW，Olariu A，et al. Effect of Coexisting Pelvic Floor Disorders on Fecal Incontinence Quality of Life Scores：A Prospective，Survey－Based Study［J］. Dis Colon Rectum. 2015，58（11）：1091－7.

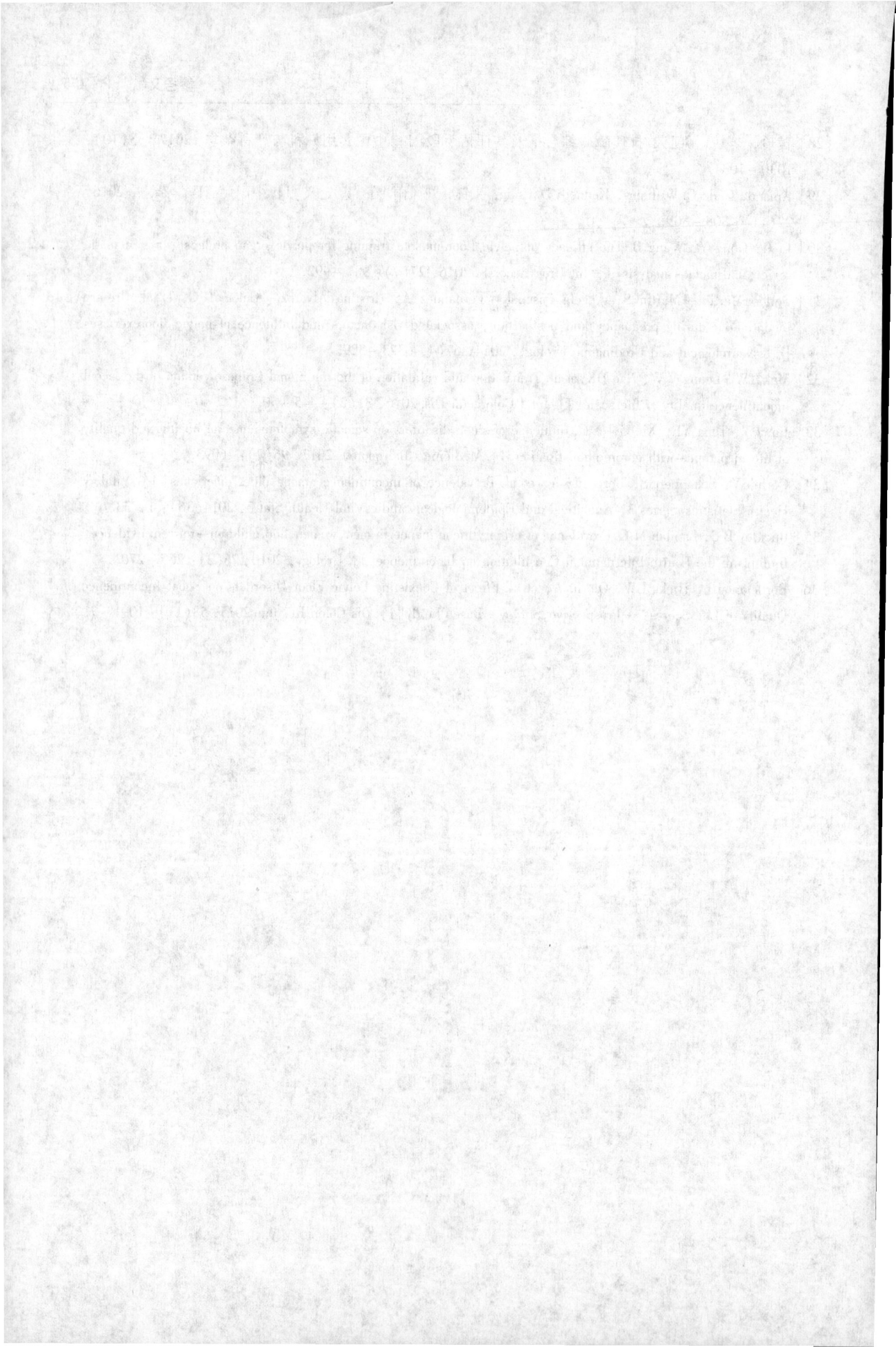

图书在版编目（CIP）数据

康复护理学／冯辉，马素慧主编. 一长沙：中南
大学出版社，2019.12
高等医药院校护理学"十三五"规划教材
ISBN 978 - 7 - 5487 - 3877 - 0

Ⅰ.①康… Ⅱ.①冯… ②马… Ⅲ.①康复医学－
护理学－高等学校－教材 Ⅳ.①R47

中国版本图书馆 CIP 数据核字（2019）第 271719 号

康复护理学

主编 冯 辉 马素慧

□责任编辑	李 娴	
□责任印制	易红卫	
□出版发行	中南大学出版社	
	社址：长沙市麓山南路	邮编：410083
	发行科电话：0731 - 88876770	传真：0731 - 88710482
□印　　装	长沙雅鑫印务有限公司	

□开　　本	787×1092　1/16	□印张 29.25	□字数 742 千字
□版　　次	2019 年 12 月第 1 版　□2019 年 12 月第 1 次印刷
□书　　号	ISBN 978 - 7 - 5487 - 3877 - 0
□定　　价	58.00 元